天然药物四百味

洪文旭　编著

中医古籍出版社

图书在版编目（CIP）数据

天然药物四百味/洪文旭编著．－北京：中医古籍出版社，2010.9

ISBN 978－7－80174－879－9

Ⅰ.①天…　Ⅱ.①洪…　Ⅲ.①中草药－普及读物
Ⅳ.①R28－49

中国版本图书馆CIP数据核字（2010）第145810号

天然药物四百味
洪文旭　编著

责任编辑　伊广谦
封面设计　天水工作室
出版发行　中医古籍出版社
社　　址　北京东直门内南小街16号（100700）
印　　刷　北京金信诺印刷有限公司
开　　本　850mm×1168mm　1/32
印　　张　17.625
字　　数　614千字
版　　次　2010年9月第1版　2013年9月第2次印刷
印　　数　2001～3500册
ISBN　978－7－80174－879－9
定　　价　29.80元

内容提要

本书是作者潜心中医药学术研究50年的倾力之作。天然药物是用于医疗保健的中华本草，全书将其分为草木药85味、根茎药87味、花卉药55味、果实药80味、动物药60味、矿石药53味，共计420味，其中附药80余味，从传说典故、现代研究、历代论述、简易疗法（附方2800余首）等方面予以系统阐述。全书汲取古今本草精华，融汇名医临床经验，能够反映现代中医药发展的新成果，对于普及天然药物知识、运用防病治病经验必将有所裨益。本书资料翔实，内容简明，观点新颖，非常实用，可供广大中医药工作者和中医药爱好者参考阅读。

作者简介

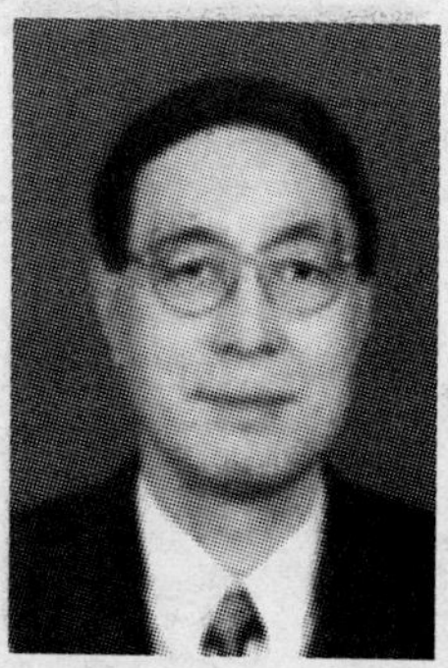

洪文旭，别号耘斋，1944年2月生，男，汉族，陕西省长武县人。1958年参加工作，1979年经全国统一考试获大学文化程度。现任陕西省中医药研究院主任医师，消化病专家，执业医师；陕西省中医药科技开发研究会第四届理事，孙思邈研究分会、名医传承研究分会委员。曾任陕西省中医药研究院附属专科医院消化内科主任，陕西省中医药学会文献医史专业委员会委员，孙思邈研究所研究员等。

洪文旭出身中医世家，早年研习医药，先后拜当地名医崔陟岳、曹甲三、崔俊德为师，受国内著名中医贺本绪、米伯让、谢海洲等老师教诲，擅长中医消化病、妇科病及中草药研究，倡言建立中医消化新学科，提出从毒痈论治新学说。研制的“千金胃肠宁”系列方剂，对于浅表、萎缩性胃炎，消化性溃疡，胃癌前期性病变，溃疡性结肠炎有一定疗效；治疗黄褐斑的“白芷美容霜”通过技术鉴定并批量生产。

洪文旭主编审定的《陕西省名老中医经验荟萃》（1～3辑，1990～1991）、《济阴济阳纲目》（校注本，1997）和《世界传统医学养生保健学》（1998）三个研究课题，分别获1993年、1997年和1999年陕西省中医药科技成果二、三等奖；整理的《谢海洲医学文集》获2005年度中华中医药学会科技成果（著作）一等奖；发表学术论文400余篇，其中多篇论文获全国和省级优秀论文奖；编撰专著20余部，代表有《中医胃病学》（1989）、《中医肝胆病学》（1990）、《实用中医消化病学》（1994）、《妇科条辨》（1989）、《妇科临床撷英》（1989）、《百花治百病》（1995/2005）、《中医医案学概论》（2009）等。全国著名中医学家董建华、谢海洲、吴一纯、危北海、哈荔田等为其著作题签、审稿、撰序，充分肯定他的研究和编撰成果。业绩载入《中国名医列传·当代卷》、《中国专家大辞典》、《中国当代中医名人志》、《中国当代中西名医大辞典》、《中国当代医药界名人录》、《中国世纪专家传略》等。

序　言

洪文旭教授大作完成之后，即问序于我，盛情难却。因为俗事繁忙，竟然拖到端午节前夕，方才动笔。

中医药与中华传统文化的关系，是树木与土壤的关系。每个中国人，基因里都有中医药的成分。在经过若干年的困惑之后，人们豁然醒悟：原来自己的祖先是难以想象的高明。中医药其实就在我们身边，我们在自觉不自觉地应用着它，只是可能浑然不觉而已。

人们熟知端午是纪念屈原的节日。其实，更早的传说是纪念曹娥、伍子胥的。而据闻一多考证，端午与龙神崇拜有关。透过端午节热闹的氛围和清新的粽香，你会发现这个节日是个不折不扣的古代医药节，其间盛行的诸多风俗都与医药有着密切的关联。

端午节最初的含义是避邪。在先秦认为“五”与“毒”有关，端午是“恶日”。阅读古籍时，会不时见到这样的说法：五月是毒月，五日是恶日。相传，这天邪佞当道，五毒并出。据《礼记》载，端午源于周代的蓄兰沐浴，沐浴是为驱邪。《吕氏春秋》记载在五月要禁欲、斋戒。《夏小正》中记载端午：“此日蓄药，以蠲除毒气。”古代以五月初五为恶日，是普遍现象。流传至今的众多习俗都是与此相关的，插菖蒲、艾叶以驱鬼，薰苍术、白芷和喝雄黄酒以避疫。

湖北黄石的端午民俗“西塞神舟会”去年被列入世界非物质文化遗产，他们的赛龙舟更多地保留了古代驱瘟除恶、消灾去病的原义，以祈求平安健康、益寿延年为核心，至今已有2000多年的历史。每年端午，家家户户都要在门边悬挂菖蒲、艾叶，门口设香案、燃香烛，摆上酒、茶、米、水果等供品。神舟每到一家，村民们都要放鞭迎接，撒茶米、祭拜，直到巡游完所有的街巷。农历五月十七晚，村民还要为神舟点燃48盏长明灯，通宵打醮守夜。十八日上午神舟出宫，道士和神舟会全体成员共同为神舟开路，由青壮小伙抬着神舟恭送江中，任由水流带着龙舟沿江而下，东流入海。沿江岸上众多渔船在船头摆香设案、鞭炮齐鸣、绕神舟三圈，以示送行。

采百草是最古老的端午节俗之一。《荆楚岁时记》："五月五日，竞采杂药，可治百病。"在历代本草书籍中记载的采药时月中，指定要用五月五日采的药材最多。大概是因端午前后草药地上部分生长茂盛成熟，药性好。更有些药物规定要在五月五日进行炮制。《遵生八笺》："五月五日宜合紫金锭、保生锭子，治小儿疾。方在医书录。内府此日用雄黄研末，少加朱砂，收真蟾酥作杵，阴干。凡遇恶毒初起，以唾磨搽，微痛，立消。"民间也有"端午节期间，百草为药"的说法。

端午捉蛤蟆制药的习俗源于汉代"蟾蜍辟兵"的传说，现代有不少地区还有端午捉蛤蟆之俗，其目的是取蟾酥，蟾酥是一种贵重的中药。清朝宫廷太医院，每年农历五月初五都要取酥。太医院官员饰官服，排仪仗，张旗举幡，齐奏鼓乐，浩浩荡荡前往南海，提取蟾酥。有人曾写诗讽刺道："抖擞威风出凤城，喧喧鼓吹拥霓旌。穿林披莽如雄虎，捉得蛤蟆剜眼睛。"还有小孩子在此时佩戴香囊是很多地区都有的习俗，也是避邪驱瘟之意。香囊内有朱砂、雄黄等药物，外包以不同装饰。

同其他民俗一样，这些与医药密切相关的端午习俗流传至今，已成为人民群众欢度佳节的娱乐节目，而原本的文化意义却因缺乏宣传而湮没无闻。从中我们不难感受到中医药与民族传统的水乳交融，更能体会到民间的百姓生活是中医药的源泉。历代药物学家，从神农到李时珍，从陶弘景到吴其浚，数不清的知名的、不知名的医药学家都是从民间汲取了丰富的营养，发现了众多的中草药，护佑着一代又一代黎民百姓。这些药物的不断发现，使古老的中医学至今仍然富有朝气。

《天然药物四百味》一书，倾洪文旭教授50年之心血，如今功德圆满，得偿洪教授之夙愿。之所以称为“天然药物”，乃因书中所述药物有许多都属于民间“草药”。或者容易购买，使用方便；或者就在周围，易于采用。有些确有独特疗效，虽然本草鲜有记载，临床也不常用，因开发利用潜力较大，也列入其中。书中从传说典故、现代研究、历代论述、功能主治、简易疗法等几方面予以系统阐述，汲取古今本草精华，融汇名医临床经验，同时反映了现代中医药发展的新成果，具有分类详细、内容实用的特点，对于普及天然药物知识、推广防病治病经验必将有所裨益。

与洪教授相识于2008年，其时我负责科技部科研院所社会公益研究专项——“文革”期间中草药运动资料的搜集整理研究，正于西安召开学术研讨会。洪教授亦参与其事，据个人亲历，撰写了“回忆‘文革’期间的中草药运动”、“秦岭中草药研究”等数篇论文。通过会议期间的多次交谈，我了解到洪教授出身中医世家，早年研习医药，先后向多位名医学习，深得真传。会议之后，我们仍常探讨学术，切磋技艺。

今年，我参加了国家中医药管理局中医药科普需求和宣传研究课题组。课题组选择具有地域、文化、经济差异的广东、江苏、吉林、甘肃等地区，进行了大量问卷、座谈和随访。调查发现，各类人群都对中医药有着广泛的需求，中医药普及仍须做大量的工作，尤其令人可喜的是调查结果发现许多中学生热望能够认识更多的中草药，他们对于中草药有着天然的好奇心。本书的出版，正好可以解决这方面的问题，它会让更多读者了解到，中草药不仅存在于药房里，还遍布在我们身边，在田间地头、在街头巷尾、在花园、在菜场、在厨房……中草药其实一直在保护着我们的健康。

中国中医科学院中药研究所研究员　张瑞贤

2010年6月12日于北京

自　序

在当前回归自然、崇尚绿色的呼声日益高涨的情况下，全世界都在寻找治病防衰、保健增寿的良药妙方，而中医理论的博大精深，中药经验的丰富多彩，具有历史悠久、应用灵活、资源丰富、副作用小等特点，更是受到广大人类的青睐。

天然药物即为医疗保健的中华本草，她承受天地日月之精华，山川河原之栽培，风雨霜雪之洗礼，春夏秋冬之考验，在为中华民族的繁衍昌盛做出了巨大贡献，其独特的方法、显著的疗效，治病范围之广，更是令世人瞩目而称奇！

进入历代本草之库，我们会看到熠熠闪光的鸿篇巨著——《神农本草经》（本经）、《新修本草》、《本草衍义》、《本草图经》、《滇南本草》、《本草纲目》，以及《中药大辞典》、《中华本草》等等。这些均倾注了古今医药学家的心血和智慧，激励着后代努力奋斗！

开启天然药物之门，我们会看到绚丽多彩的品种门类——奇草秀木、美花佳果、珍菌灵根、动虫静石，几乎囊括世间所有生物，其蕴藏量之丰富，潜力之巨大，更有待于人们进行深入地研究和广泛地研究，以期达到古为今用，从而造福于人类健康事业！

2008年，是我从医50周年，思幼年学医，转益多师，及长临证，防治疾病，普查药源，总结体会，誊写歌诀，编撰医著，如《长武中草药》、《方名释义》、《百花治百病》、《实用中医消化病学》、《妇科条辨》等，真乃废寝忘食，焚膏继晷，殚精竭虑，无怨无悔！尤其是在为谢海洲老师整理《壶天云烟》、《漫谈养生》、《谢海洲医学文集》书稿和总结学术经验时，受到他的耳提面命，使我获益良深、学业大进，从而坚信只有熟稔方药，勤于学习，不断积累，反复实践，一定会在临床获得显著疗效。

《天然药物四百味》的编写，是笔者数十年来的夙愿。全书分为六部分，即草木药85味，根茎药87味，花卉药55味，果实药80味，动物药60味，矿石药53味，共计收载天然药物420味，附药80余味，附方2800余首。这些多数为常用的中草药，有着容易购买、使用方便的特点，有的也许就在身边，随时可以采用，但在历代本草书中鲜有记载；有的虽然不常用，却在临床应用中有许多功效，开发利用的潜力很大，值得予以收录。

全书从药物的传说典故、现代研究、历代论述、功能主治、简易疗法等方面予以系统阐述，汲取古今本草精华，融汇名医临证经验，凝聚笔者多年心血，反映现代研究成果，自忖对于防治常见病、多发病定会有所裨益。如果为普及天然药物知识，弘扬中华本草文化遗产，能够略尽绵薄之力，笔者则感到非常欣慰！

本书编著过程中，我的亲属洪泓、洪泠、洪滟、黄保安、姚永平，以及张烈霞大夫等，参与资料搜集整理工作；出版时，承蒙中国中医科学院张瑞贤教授在百忙中赐序，并得到中医古籍出版社伊广谦教授的真诚帮助，在此一并表示衷心的感谢！

洪文旭　2007-08-06~2010-02-12

四修于西安耘斋

目　录

第一章　草木药

1. 一枝蒿

一枝蒿又名蜈蚣草、羽衣草、千条蜈蚣。为菊科植物蓍或西南蓍草的全草。以其形态而命名。赵学敏云："绍郡府佐李秉文，久客西陲，言巴里坤出一种药，名一枝蒿。生深山中，无枝叶，一枝茁土，气味如蒿。四月间，牧马卒驱马入山，收草携归，煎膏以售远客，有贩至兰州货卖者。"俗云"家有一枝蒿，不怕毒蛇咬。"民间以此治疗疮疖。蛇咬常获效。

现代研究：全草含蓍素、兰香油、生物碱、香豆素类、氨基酸、菊糖和桉叶素，并含少量挥发油、黄酮化合物、甾醇、酚类及还原性物质。药理证实有高度的抑制金黄色葡萄球菌、肺炎球菌、大肠杆菌、绿脓杆菌、宋内氏痢疾杆菌、福氏痢疾杆菌的作用，其有效成分可能为内酯香豆精类化合物；尚有抗炎、抗过敏、解热、镇痛、镇静作用。

一枝蒿最早载《本草纲目》："蓍叶主治痞疾。"此后本草书中亦有论述。《本草纲目拾遗》云："活血解毒，去一切积滞，沉痼阴寒等疾，驱风理怯。"《分类草药性》云："治一切热毒，涂疮生肌。"《东北药植志》云："为健胃、强壮剂，又为痔药。"其性味辛苦，微温。功能活血祛风，止痛解毒。主治风寒感冒，食积气滞，脘腹胀痛，跌打损伤，风湿疼痛，痞块，痈肿等症。内服10～15克，煎汤或入丸剂；外用熬膏或泡酒涂敷。孕妇忌服。

简易疗法

1. 伤风感冒：一枝蒿12克，荆芥、防风、羌活、苏叶各10克，水煎服。

2. 食积腹痛：一枝蒿、白芍、陈皮各10克，山楂、麦芽、神曲各12克，水煎服。

3. 各种炎症：一枝蒿、蒲公英、地丁草、金银花各15克，水煎服，或用鲜品捣烂外敷。

4. 风湿疼痛：一枝蒿、伸筋草、川牛膝、老鹳草、豨莶草各30克，浸泡于500毫升白酒中10日，每次15毫升，日服2次；或直接涂搽患处。亦用于跌打损伤肿痛。

5. 经闭腹痛：一枝蒿12克，当归15克，红花、元胡、赤芍各10克，水煎服。

6. 风火牙痛：一枝蒿捣绒，揉擦两太阳穴；如痛不止，再取叶含塞于痛处。

7. 痈肿疮毒：一枝蒿茎叶研末，制成60%凡士林软膏外敷患处。亦用于外科感染、阑尾炎、肠炎、乳腺炎、扁桃体炎、淋巴结炎、中耳炎、湿疹等。

8. 毒蛇咬伤：一枝蒿、白花蛇舌草适量，鲜品捣烂外敷伤口处。有止血止痛作用。

2. 十大功劳

十大功劳又名功劳叶、十大功劳叶。为小檗科植物阔叶、细叶及华南十大功劳的干燥叶。为清凉性滋补强壮药，多生用，有清热补虚，止咳化痰的作用。适用于结核性潮热，腰酸膝软，头晕耳鸣等症，多服久服有效；并谓能治肺痨，可止咳，化痰，退虚热，杀虫。枸骨叶亦作十大功劳叶入药。

现代研究：华南者叶含异汉防已碱、小檗碱、掌叶防已碱及药根碱；细叶及阔叶者均含小檗碱；枸骨叶中含咖啡碱、皂苷、丹宁及苦味素等。药理证实煎剂在体外对金黄色葡萄球菌、大肠杆菌、绿脓杆菌有一定抑制作用；对离体蛙心，药根碱先抑制后兴奋，而掌叶防已碱则为轻度兴奋，对麻醉兔可引起短暂和轻度的血压下降；所含生物碱在低浓度时，能促进离体肠管自发运动，高浓度时可导致张力上升、运动抑制；在以艾氏腹小癌作体内抗癌的筛选试验中，所含的异汉防已碱有抗癌作用。

十大功劳最早载《本草再新》："治虚劳咳嗽。"此后本草亦有论述。《植物名实图考》云："十大功劳，生广信。丛生，硬茎直黑，对叶排比，光泽而劲，锯齿如刺，梢端生长须数茎，结小实似鱼子兰。"《饮片新参》云："治肺劳，止咳化痰，退虚热，杀虫。"《陆川本草》云："泻火退热。治温病发热，心烦，下利，赤眼。"《西藏常用中草药》云："治湿热痢疾，目赤肿痛，痈肿疮毒。"其性味苦，凉。功能清热补虚，止咳化痰。主治肺痨咳血，骨蒸潮热，头晕耳鸣，腰酸腿软，心烦目赤等。内服煎汤。凡脾虚便溏者慎用。

简易疗法

1. 肺痨咳嗽：十大功劳叶、仙鹤草各15克，炙百部、炙百合、炙杏仁各10克，水煎服。

2. 治百日咳：十大功劳叶15克，鱼腥草、桑白皮、川贝母、枇杷叶各10克，加蜂蜜适量，水煎服。

3. 肾盂肾炎：十大功劳叶、桑寄生、稆豆衣各15克，车前子、续断各10克，白茅根、芦根各30克，水煎服。

4. 目赤肿痛：十大功劳叶、杭菊花、金银花各12克，决明子、车前子各10克，水煎服。

5. 风火牙痛：十大功劳叶15克，野菊花12克，薄荷6克，水煎顿服，每日1剂，痛甚者服2剂。

6. 骨蒸潮热：十大功劳叶12克，银柴胡、地骨皮、青蒿、鳖甲各10克，水煎服。

7. 腰膝酸痛：十大功劳根30克，乌贼骨15克，水、酒各半煎服。

3. 大青叶

大青叶又名大青。为十字花科植物菘蓝、草大青，马鞭草科植物路边青，蓼科植物蓼蓝，或爵床科植物马蓝等的叶。以其叶蓝而能染青得名。唐代刘禹锡《传信方》载：张荐员外住剑南，一日头部被斑蜘蛛所咬，有两道红色如筷子状绕颈上，从胸前下至心，二日后头面肿痛，大如升碗，痛苦几死。于是张公悬赏能疗此疾者。有一人应召，张公不信，欲验其方，其人云并不知方，但能救人性命。遂取粉投碗中，加水一搅，蜘蛛入之即死，又加药再试，蜘蛛随化为水。张公觉得神异，遂令点于伤处，两日后肿消，仅留一小疮。后询其法，言乃蓝汁加雄黄、麝香二味。蓝汁即大青叶之汁，表明有解毒之功。其根为板蓝根，干燥色青为青黛，均入药用。

现代研究：其菘蓝叶含色氨酸、靛红烷B、葡萄糖芸苔素、新葡萄糖芸苔素、靛蓝等；另分离出芥苷、新芥苷等。路边青叶含黄酮类；草大青叶、马蓝叶均含靛苷。药理实验表明其煎剂对金黄色葡萄球菌、甲型链球菌、脑膜炎双球菌、肺炎鏈球菌、卡他球菌、伤寒杆菌、大肠杆菌、流感杆菌、白喉杆菌及痢疾杆菌均有一定抑制作用；并有解热、抗炎、扩张血管、抑制肠蠕动、兴奋子宫平滑肌作用。

大青叶最早载《新修本草》，历代本草多有论述。《本草图经》云：“大青，春生，青紫茎，似石竹苗叶，花红紫色，似马蓼，亦似芫花，根黄。”《本草经集注》云：“疗伤寒方多用此，除时行热毒为良。”“蓝汁，至解毒。以汁涂五心，又止烦闷。甚疗蜂螫毒。”《本草正》云：“治瘟疫热毒发狂，风热斑疹，痈疡肿痛，除烦渴，止鼻衄、吐血，杀疳蚀，金疮箭毒。”大青叶性味苦，寒。功能清热解毒，凉血消斑。主治温邪入营，高热神昏，发斑发疹，黄疸，热痢，口疮，喉痛，腮腺炎，痈肿，吐血，衄血。板蓝根主治温毒发斑，舌绛紫暗，大头瘟疫，丹毒，痈肿，喉痛，腮腺炎，火眼。青黛主治温病热盛，斑疹，吐血，咯血，小儿惊痫，疮肿，丹毒，蛇虫咬伤。凡体虚而无实火热毒者忌服。

简易疗法

1. 流行性感冒：大青叶 30 克，生石膏 20 克，知母 10 克，黄芩 10 克，金银花 15 克，水煎服。

2. 支气管感染：大青叶 15 克，鱼腥草 15 克，金银花 15 克，连翘 10 克，水煎服。

3. 肺热咳嗽：鲜大青叶 60 克，榨汁煎服。

4. 泌尿系感染：大青叶 15 克，白茅根 15 克，车前草 15 克，金钱草 15 克，水煎服。

5. 传染性肝炎：板蓝根 30 克，茵陈 30 克，山栀 20 克，丹参 20 克，赤芍 20 克，研为细末，蜜丸，每次 9 克，日服 2 次。

6. 咽喉肿痛：板蓝根颗烂，每次 1~2 袋，日服 2~3 次。亦用于风热感冒。

7. 热毒发斑：板蓝根 30 克，生石膏 20 克，生地 15 克，黄芩 10 克，升麻 5 克，水煎服。

8. 流行性腮腺炎：青黛 3 克，黄柏 6 克，大黄 6 克，黄连 3 克，研为细末，米醋调和外涂。

9. 治脂肪肝：青黛、明矾、郁金各 15 克，黄连 10 克，熊胆 3 克，共研细末，每次 0.5 克，日服 2 次，开水送服。

10. 吐血咯血：青黛 2 克（包），杏仁 10 克，柿霜 5 克（烊化），白及 10 克，水煎服。

11. 小儿惊痫：青黛 3 克，天竺黄 3 克，钩藤 15 克，全蝎 3 克，僵蚕 3 克，水煎服。

4. 千里光

千里光又名千里及、黄花演、九里光、千里明。为菊科植物千里光的全草。其名喻其服药之后，目力可望及千里。传说王冕隐居九里山，过着以画易米的自足生活。一日因画荷花熬至深夜，次日双目肿痛，难以忍受。此时一位采药老人路过，顺手从路旁采了草药让他立即煎服，并将药渣布包热敷，不料用后药到病除，反而目力大增。他询问得知此草功效，并画图记载。后来王冕在朱元璋兵营当咨议参军，时值酷夏，兵士多患目疾，朱元璋十分焦急，王冕便将草药图献出，并说明使用方法。兵士采得药后如法服用，果奏奇效。为此朱元璋赐名此草为“千里光”。此药不但治疗眼疾，而且为外科圣药，南安人以花洗目，滇南人以草洗疮。谚云：有人识得千里光，全家一世不生疮。可见其功效神奇。

现代研究：全草经预试含黄酮化合物、酚类、鞣酸、有机酸，及少量的β-胡萝卜素；花含毛莨黄素、菊黄素、类胡萝卜素；还含生物碱为双稠吡咯啶的衍生物。药理实验对革兰氏阳性和阴性菌均有明显抑制作用，尤其对福氏、志贺氏痢疾杆菌最为敏感，对金黄色葡萄球菌、宋氏痢疾杆菌、伤寒杆菌、甲乙型副伤寒杆菌、八叠球菌有较强作用，对绿脓杆菌及脑膜炎双球菌也有抑制作用，能杀灭钩端螺旋体，抑制阴道滴虫；并有镇咳、解痉、抗肿瘤作用。

千里光最早载《本草图经》，历代本草亦有论述。《本草拾遗》云：“主疫气，结黄，疟瘴，蛊毒，煮服之吐下，亦捣敷疮，虫蛇犬等咬伤处。”《四川中药志》云：“杀虫止痒。治瘰疬及一切皮肤痒疹。”《贵州草药》云：“清热解毒，祛风除湿。治风热感冒，急性风湿关节痛，无名肿毒，痔疮，肾囊风，湿疹。”其性味苦，寒。功能清热解毒，杀虫明目。主治各种急性炎症，伤寒，菌痢，大叶性肺炎，扁桃体炎，肠炎，黄疸，风火赤眼，目翳，痈肿疔毒，丹毒，湿疹，滴虫性阴道炎。

简易疗法

1. 目赤肿痛：千里光9克，野菊花15克，夏枯草9克，甘草6克，水煎服或先熏后服。

2. 急性结膜炎：鲜千里光50克，水煎浓缩成100毫升，沉淀、灭菌后点眼，2小时1次。

3. 钩端螺旋体病：千里光50克，金银花25克，加水煎2次，浓缩成100毫升，每次10毫升，日服2次。

4. 细菌性痢疾：千里光片剂，每片含生药2克，每次6片，日服4次。亦用于上呼吸道感染、扁桃体炎等。

5. 痈肿疮毒：千里光15克，蒲公英15克，金银花15克，黄连6克，水煎服。或用鲜草捣烂外敷。

6. 化脓性感染：千里光30克，野菊花15克，研为细末，加凡士林

200克调制软膏，外涂包扎。

7. 干湿癣疮：鲜千里光60克，水煎浓缩成膏，加麻油调和外敷涂。

8. 滴虫性阴道炎：千里光100克，水煎取汁100毫升，棉球蘸药液阴道给药，12小时后取出。

5. 小　蓟

小蓟又名刺蓟菜、枪切菜、刺刺芽、刺萝卜。为菊科植物小蓟的全草或根。小蓟全身多刺，状如枪刀，又名刺儿菜。蓟，犹髫也，其花如髫，因而得名。传说蓟有惊人的再生功能，即是根被切断，其断面流出白色液体，会迅速凝结成痂，而且不长时间有新芽萌生。蓟有大、小之分，大蓟生山谷，较高大，叶皱；小蓟生平泽，较矮小，叶不皱。此处专论小蓟。

现代研究：全草含芸香苷、蒙花苷、刺槐素、原儿茶酸、绿原酸、咖啡酸、蒲公英甾醇等。药理证实有止血、升压、兴奋心脏、镇静、抗炎作用；对溶血性链球菌、肺炎双球菌、白喉杆菌、人型结核杆菌有抑制作用。

小蓟最早载《名医别录》，历代本草多有论述。《本草图经》云："小蓟处处有之，俗名青刺蓟。二月生苗，二、三寸时，并根作菜，茹食甚美。四月高尺余，多刺，心中出花，头如红蓝花而青紫色，北人呼为千针草。"《本草拾遗》云："破宿血，止新血，暴下血，血痢（崩），金疮出血，呕吐等，绞取汁温服。"《本草纲目拾遗》云："清火疏风豁痰，解一切疔疮痈疽肿毒。"其性味甘、苦，凉。功能凉血止血，祛瘀消肿。主治衄血，吐血，尿血，便血，崩漏，外伤出血，痈肿疮毒。脾胃虚寒而无瘀滞者忌服。

简易疗法

1. 吐血衄血：小蓟15克，大蓟15克，白茅根15克，茜草10克，山栀10克，水煎服。用于血热妄行所致者。

2. 血淋、尿血、小蓟15克，车前草15克，藕节15克，生地15克，滑石10克，水煎服。

3. 子宫出血：小蓟带根150克，益母草150克，水煎2次，浓缩成200毫升，分4次服。

4. 防治菌痢：小蓟60克，马齿苋60克，研为细末，每次10克，米汤调和服，日2～3次。

5. 疮疡痈肿：小蓟鲜品40克，榨汁20毫升，加凡士林80克，调成软膏，外敷患处。

6. 鼻内溃疡：小蓟鲜品30克，水煎滤液，用棉球蘸液塞鼻腔，日3~4次。

6. 马齿苋

马齿苋又名马齿菜、五行草、长命草、蚂蚱菜。为马齿苋科植物马齿苋的全草。李时珍云："其叶比并如马齿，而性滑利似苋，故名。俗呼大叶者为豘耳草，小叶者为鼠齿苋，又名九头狮子草。其性耐久难燥，故有长命之称。"又名五行草，以其叶绿、梗赤、花黄、根白、子黑而称。相传有一年夏秋之际，北方农村久旱无雨，赤日炎炎，田间禾苗枯焦而死。而且疫痢流行，饥病交加，老弱病残者相继死亡。朝廷、地方官吏对此视若无睹，漠不关心，百姓只能听天由命。少数壮年力强者勉强支撑，外出寻觅树皮野草充饥。说也奇怪，他们惊喜地发现，田埂路边长着有一种茂盛的野草，而且全草光滑无毛，肉质肥厚，心想这草一定可以充饥，于是把它连根拔出，采集了一大堆，带回家给全家充饥，吃完后再去寻觅。几天后，大家觉得有了精神，特别是所患的疫痢也逐渐好了。这个好消息不胫而走，于是村里的人们都去田野寻觅。因为叶子像马的牙齿，所以称"马齿苋"。由于马齿苋连根拔出后置于烈日下曝晒，多日后仍能存活，又称为"长命菜"、"长寿草"。夏季采摘茎叶，可作蔬菜食之，煮粥，做馄饨、饺馅，味道甘美，清爽可口，又能防治细菌性痢疾，实属一举两得，食药兼宜。

现代研究：全草含大量去甲基肾上腺素和钾盐（硝酸钾、氯化钾、硫酸钾等）；尚含二羟基苯乙胺、二羟基苯丙氨酸、苹果酸、柠檬酸、谷氨酸、天冬氨酸、丙氨酸及蔗糖、葡萄糖、果糖等；亦报道尚含生物碱、香豆素类、黄酮类、强心苷、蒽醌苷及蛋白质、脂肪、糖粗纤维、多种维生素及微量元素等。药理证实煎剂对多种痢疾杆菌均有抑制作用，对伤寒杆菌、大肠杆菌、炭疽杆菌、绿脓杆菌、金黄色葡萄球菌及某些致病性病毒、真菌也有抑制作用；尚有兴奋子宫、抑制小肠、松弛骨骼肌、降压、利尿、降低血粘度和血脂及延长糖尿病动物生命的作用。

马齿苋最早载《本草经集注》，历代本草多有论述。《本草图经》云："马齿苋，又名五行草，以其叶青，梗赤，花黄，根白，子黑也。"《新修本草》云："主诸肿瘘疣目，捣揩之；饮汁主反胃，诸淋，金疮血流，破血癖癥癖，小儿尤良。"《本草纲目》云："散血消肿，利肠滑胎，解毒通淋，治产后虚汗。”其性味酸，寒。功能清热解毒，凉血止血。主治热毒血瘀，痈肿疔疮，赤白痢疾，湿疹，丹毒，便血，痔血，崩漏，蛇虫咬伤。凡脾胃虚寒、大便溏泄者忌服。

简易疗法

1. 急性菌痢：鲜马齿苋120克，绿豆60克，水煎服，日2~3次。适于湿热较重者。或马齿苋90克，水煎，分3次1日服完。

2. 急性阑尾炎：马齿苋60克，蒲公英60克，败酱草15克，水煎服。

3. 治钩虫病：鲜马齿苋150克，加水煎至50毫升，去渣加白醋25毫升，白糖25克，混合于每晚睡前服1次，连服2次。

4. 宫颈糜烂：马齿苋3500克，甘草500克，煎煮去渣，浓缩至300毫升，加淀粉2000克，制成颗粒，每次2克，日服2次。

5. 带状疱疹：马齿苋60克，大青叶、蒲公英各15克，水煎服。或用鲜马齿苋120克，洗净捣烂成糊状，外敷患处，日换2次。

6. 皮肤溃疡：鲜马齿苋1000克，白酒500毫升，加水500毫升，密闭同煎至400毫升。早晚各食熟马齿苋120克，饮药汁50毫升。亦可鲜草捣烂，装于纱布袋内，压扁敷患处，日1次。

7. 马鞭草

马鞭草又名凤颈草、苦练草、铁马莲、紫顶龙芽。为马鞭草科植物马鞭草的全草。因其节生紫花，穗如马鞭而得名。缪希雍云：“本是凉血破血之药。下部疮者，血热之极，兼之湿热，故血污浊而成疮，且有虫也。血凉得解，污浊者破而行之，靡不瘥也。”近年用于治疗疟疾，且得到药理、临床之证实，疗效确凿可信。

现代研究：全草含马鞭草苷、强心苷、马鞭草醇、鞣质、挥发油；叶含马鞭草新苷、腺苷、β-胡萝卜素。药理实验表明煎剂有抗炎、镇痛、镇咳、兴奋子宫、促进血液凝固和乳汁分泌作用，强心苷有类似洋地黄作用；对疟原虫、白喉杆菌、金黄色葡萄球菌、福氏痢疾杆菌均有抑制作用，能杀死钩端螺旋体。

马鞭草最早载《名医别录》，历代本草有所论述。《本草纲目》云：“春月生苗，方茎，叶似益母，对生，夏秋开细紫花，作穗如车前穗，其子如蓬蒿子而细，根白而小。”《开宝本草》云：“利小便，平肝泻火。治赤疮，火眼。”《现代实用中药》云：“根用于赤白痢疾，慢性疟疾，水肿，膨胀等。并有泻下作用。”其性味苦，微寒，有小毒。功能活血祛瘀，清热解毒，利水消肿。主治月经不调，经闭痛经，风热感冒，咽喉肿痛，疟疾，痢疾，痈肿疮毒，水肿，腹水，跌打损伤。孕妇慎服。过量服用可引起胃肠道不良反应如恶心、呕吐、腹痛及头昏、头痛，严重可出现心动过缓、胸闷气短，甚至导致过敏性休克。

简易疗法

1. 疟疾日久：马鞭草30~60克，加黄酒煎煮取汁，于发作前2小时服。

2. 细菌性痢疾：马鞭草30克，马齿苋30克，水煎服。亦用于急性胃肠炎。

3. 黄疸型肝炎：马鞭草15克，大青叶15克，茵陈15克，黄柏6克，水煎服。

4. 流行性腮腺炎：马鞭草30克，板蓝根15克，金银花15克，水煎服。

5. 治百日咳：马鞭草100克，蜂蜜50克，加水熬成糖浆剂。3岁小儿每次服15毫升，日3次，按年龄酌增。

6. 肾炎血尿：马鞭草30~60克，生地榆30克，红枣5枚，水煎服。

7. 月经不调：马鞭草15克，红花10克，赤芍10克，当归10克，水煎服。

8. 急性乳腺炎：马鞭草鲜品50克，捣烂外敷，或水煎热敷。亦用于疮痈红肿。

8. 木贼草

木贼草又名锉草、节节草、无心草。为木贼科植物木贼的全草。李时珍云："此草有节，面糙涩。治木骨者，用之磋擦则光净，犹云木之贼也。"古代医家对其有所发挥，缪希雍云："木贼草，首主目疾，及退翳膜，益肝胆而明目也。"张德裕云："木贼，治疗肝胆木邪横逆诸病，能消目翳，破积滞，皆消磨有余之用也。然则为目科要药者，固不仅取其克木，能磨擦障翳，亦含有疏风、泄化湿热、升散郁火诸义。"可谓见解精辟。

现代研究：全草含犬问荆碱、二甲砜、胸腺嘧啶、阿魏酸、小量咖啡酸、香荚兰醛、对羟基苯甲醛，尚含磷酸盐与多量二氧化硅、硅酸盐、皂苷、树脂及葡萄糖、果糖；另含黄酮苷，主要是山柰酚的苷和槲皮素的苷。药理证实有降压、镇静、抗惊厥、抗血小板聚集、利尿、消炎、收敛、止血作用；亦对牛痘、腺病毒、脊髓灰质炎及副流感病毒有抑制作用。临床用于治疗疟疾、矽肺、牛皮癣。

木贼草最早载《嘉祐本草》："木贼、出秦、陇、华、成诸郡近水地。苗长尺许，丛生。每根一干，无花叶，寸寸有节，色青，凌冬不凋。四月采之。"历代本草亦有论述。《本草纲目》云："解肌，止泪，止血，去风湿，疝痛，大肠脱肛。"《本草正》云："发汗，解肌。治肠寒，疟疾，去风湿，散火邪。"其性味甘、苦，平。功能疏风散热，退翳止血。主治风热目赤，迎风流泪，目生云翳，肠风下血，血痢，脱肛，疟疾，喉痛，痈肿，黄疸，风疹。凡气血虚者慎服。

简易疗法

1. 黄疸型肝炎：木贼草 30 克，板蓝根 15 克，茵陈 15 克，水煎浓缩至 100 毫升，每次 50 毫升，早晚分服。

2. 目赤翳障：木贼草 20 克，谷精草 20 克，菊花 20 克，苍术 20 克，研为细末，炼蜜为丸，每次 6 克，日服 2 次。

3. 咽喉肿痛：鲜木贼草 30 克，水煎加蜜调服。

4. 下肢浮肿：木贼草 15 克，赤小豆 15 克，浮萍 9 克，红枣 6 枚，水煎服。亦用于脚气、肾炎者。

5. 治疗矽肺：木贼草 100 克，水煎浓缩成 20 毫升，每日 2 次分服，2 个月为 1 疗程。

6. 肠风下血：木贼草 30 克，槐角 15 克，荆芥 15 克，土茯苓 15 克，研为细末，每次 6 克，浓煎枣汤送服。

7. 脱肛不愈：木贼草适量，烧灰存性，研为细末，撒敷患处，按之还纳。

8. 治牛皮癣：木贼注射液，每次 2 毫升，肌内注射，日 2 次。

9. 车前草

车前草又名牛舌草、车轮菜、猪耳草、马蹄草。为车前科植物车前及平车前的全草。《诗经》称"芣苢"。说起车前草之名，传说东汉名将马武率兵去边疆征战，由于地形不熟，结果打了败仗，退守在一个山谷里。时值盛夏，酷热难耐，许多士兵和战马因缺水而得尿血症，军中无药可治，马武万分焦急。这时有个马夫说，他喂的几匹马吃了山上的野草，尿血病好了。于是找到野草，采集回来煎好，让人、马均服用，不几日，人和马的病都好了。马武很高兴的问此草叫什么名，马夫指着说，就在车前面。马武便说，真乃天助吾也，好个车前草！从此便传开了。其种子入药称车前子，唐代张籍诗云："开州午月车前子，作药人皆道有神。惭愧文君怜病眼，三千里外寄闲人。"宋代欧阳修亦用于治腹泻而愈。可见车前子明目利水之功效，有口皆碑。

现代研究：车前全草含车前苷、高车前苷、桃叶珊瑚苷，另含熊果酸，β-谷甾醇、豆甾醇、棕榈酸β-谷甾醇酯、棕榈酸豆甾醇酯、正卅一烷及维生素 B_1、C 等。药理证实有利尿、祛痰、镇咳、抗溃疡、解痉、调节心血管功能作用；对皮肤癣菌、金黄色葡萄球菌、宋氏痢疾杆菌、大肠杆菌、绿脓杆菌、伤寒杆菌有一定抑制作用。车前子含多量粘液质，其中有车前粘液 A 为粘液多糖，尚含车前子酸、胆碱、腺嘌呤、琥珀酸、维生素 B_1、脂肪油、蛋白质、树脂等；药理证实有祛痰、镇咳、利尿、缓泻作用。

车前草最早载《四声本草》，车前子载《本经》，历代本草均有论述。《本草图经》云："今江湖、淮甸、近汴、北地处处有之。春初生苗，叶布地如匙面。累年者，长及尺余。中抽数茎，作长穗如鼠尾。花甚细密，青色微赤。结实如葶苈，赤黑色。"《名医别录》云："主金疮，止血，衄鼻，瘀血血瘕下血，小便赤，下气，除小虫。"《本草汇言》云："主热痢脓血，乳蛾喉闭。能散，能利，能清。"对于车前子，《日华子本草》云："通小便淋涩，壮阳。治脱精，心烦。下气。"《本草纲目》云："止暑湿泻痢。"车前草性味甘，寒。功能清热利尿，凉血祛痰。主治水肿尿少，热淋涩痛，暑湿泻痢，痰热咳嗽，吐血衄血，痈肿疮毒。车前子主治水肿胀满，热淋涩痛，暑湿泄泻，目赤肿痛，痰热咳嗽，眼目昏暗。凡肾虚精滑、内无湿热者忌服。

简易疗法

1. 细菌性痢疾：鲜车前草 200 克，水煎浓缩至 200 毫升，每次 50~100 毫升，日 3~4 次，连服 7~10 日。

2. 支气管炎：车前草 15 克，鱼腥草 15 克，枇杷叶 10 克，水煎加蜂蜜 20 克调服。

3. 高血压病：鲜车前草 100 克，野菊花 15 克，罗布麻叶 6 克，水煎服。

4. 治胆囊炎：车前草 30 克，金钱草 30 克，茵陈 15 克，郁金 10 克，水煎服。

5. 肾盂肾炎：车前草 30 克，车前子 10 克，白茅根 30 克，益母草 15 克，水煎服。

6. 急性结膜炎：车前子 15 克，黄连 15 克，研为细末，每次 2.5 克，日服 2 次。

7. 视物昏花：车前子 20 克，杭菊花 20 克，枸杞子 20 克，草决明 20 克，研为细末，炼蜜为丸，每次 6 克，日服 2~3 次。

8. 头目眩晕：车前子 15 克，茺蔚子 15 克，野菊花 15 克，夏枯草 15 克，水煎服。亦用于高血压病。

9. 小儿腹泻：车前子 12 克，金银花 9 克，防风 6 克，鸡内金 3 克，研为细未，每次 1~3 克，日服 2 次。

10. 热淋血尿：车前子 15 克，车前草 15 克，黄柏 10 克，白芍 10 克，甘草 10 克，水煎服。

10. 月见草

月见草又名山芝麻、夜来香。为柳叶菜科植物月见草的全草及根。夜来香以夜间开花，气味芳香而得名。生于海拔 1100 米的向阳山坡、荒草地、沙质地及路旁河岸沙砾地等处。原产美洲温带，数百年前印地安人就已发现其医疗价值，将月见草浸泡在温水中，制成糊状而敷于皮肤表面治疗外伤与皮肤炎。至 18 世纪时才被运棉花的船只将种子夹带到英国，从此在欧洲将其功效发扬光大。目前中国已有引种，多在各地公园有栽培；另种待宵草原产南美智利、阿根廷，现在黑龙江、吉林、辽宁等地已成为野生。后来经过医学家进行深入的研究，发现其可以调节血液中类脂物质，对高胆固醇、高血脂引起的冠状动脉梗塞、粥样硬化及脑血栓病有防治作用，以及治疗多发性硬化症、异位性皮肤炎、糖尿病、肥胖症、风湿性关节炎、精神分裂症及过敏性皮炎有显著效果；因含多种不饱和脂肪酸，堪称是最重要的营养药物。还可将花提取香精浸膏应用于化妆品。

现代研究：成分主要为 70% 的亚麻油酸，9% 的 γ－亚麻酸，以及可合成各种激素、前列腺素、荷尔蒙等内分泌物质。药理证实有抗炎、降低血糖、降低胆固醇及甘油三酯、抑制血小板聚集、防止血栓形成、扩张血管、降低血压、抗肿瘤作用。

月见草最早载《贵州草药》："强筋壮骨，祛风除湿。治风湿病，筋骨疼痛。"此后本草书中亦有记载。《花果疗法》云："清热消肿，平肝明目，拔毒生肌。"其性味甘、苦，温。功能祛风除湿，清热明目。主治风寒湿痹，筋骨疼痛，目赤红肿，角膜云翳，疖疮痈肿，外伤糜烂。

简易疗法

1. 风湿痹症：月见草 12 克，豨莶草 30 克，透骨草 10 克，老鹳草 15

克，水煎服。

2. 筋骨疼痛：月见草 15 克，千斤拔 12 克，五加皮 10 克，骨碎补 15 克，水煎服。

3. 急性结膜炎：月见草 10 克，野菊花 15 克，木贼 6 克，浮萍 10 克，水煎服。亦用于角膜炎。

4. 外伤糜烂：月见草鲜品适量，洗净捣烂，外敷患处。亦用于疖疮痈肿、过敏性皮炎、湿疹等。

5. 高脂血症：月见草油制剂，口服每次 1.5～2.0 克，日服 2 次。为调节血脂及抗动脉硬化药，适于高甘油三酯血症、高胆固醇血症、动脉粥样硬化及肥胖症等。

11. 凤尾草

凤尾草又名小凤尾、井阑草、石长生、龙须草等。为凤尾蕨科植物凤尾草的全草。以其草之形态而命名。生长于半阴湿的岩石及墙角石隙中。分布云南、四川、广东、广西等大部分省。本品具有清热利湿，凉血止血，消肿解毒作用。用以治疗湿热泻痢，疮疡肿毒等证。

现代研究：地上部分含蕨素 B、C、F、O、S，蕨素 C－3－o－葡萄糖苷，2β，15α－二羟基－对映－16－贝壳杉－烯及烷，大叶凤尾苷 A、B，芹菜素－7－o－葡萄糖苷，木犀草素－7－o－葡萄糖苷。药理证实有抑制细菌（金黄色葡萄球菌、大肠杆菌、痢疾杆菌、伤寒杆菌、结核杆菌）、抗肿瘤（小白鼠肉瘤 S180）作用。

凤尾草最早载《本草拾遗》，历代本草亦有论述。《植物名实图考》云："治五淋，止小便痛。"《分类草药性》云："治一切热毒，消肿，清火。治痈疮，乳痈，淋症。"《泉州本草》云："治湿热小便不通，血淋，咽喉肿痛。"其性味淡、微苦，寒。功能清热利湿，凉血止血，消肿解毒。主治黄疸，腹泻，痢疾，淋浊，带下，吐血，衄血，便血，尿血，痄腮，咽喉肿痛，痈肿疮毒。内服煎汤，鲜品捣汁，外用捣烂或煎水洗。凡虚寒证忌用。

简易疗法

1. 传染性肝炎：凤尾草干品 30～60 克，鲜品用 90～120 克，白芍 30 克，为成人 1 日量，水煎分 3～4 次服，儿童酌减。或制成片剂，20 片含凤尾草干品 60 克，白芍 30 克，成人每日 4 次，每次 5 片，儿童酌减。

2. 小儿腹泻：凤尾草全草，煎煮 2 次，合并滤液浓缩；另将山楂煮至用手可捻烂，滤液与凤尾草煎液混合浓缩，每5毫升含生药凤尾草9克，山楂6克，按百分之一比例加枸橼酸、白糖稍煮，制成糖浆。每日服4次。每次2岁以下3~5毫升，2~7岁5~10毫升，7岁以上酌量增加。

3. 痢疾泄泻：凤尾草、马齿苋各15克，辣蓼草、地锦草、委陵菜各10克，水煎服。

4. 肾盂肾炎：凤尾草、车前草、白茅根、金钱草、萹蓄各15克，水煎服。

5. 尿赤涩痛：鲜凤尾草、鲜旱莲草各30克，水煎服。亦用于痔疮出血。

6. 乳痈乳疖：鲜凤尾草、鲜蒲公英、鲜地丁草各20克，水煎服，或捣烂外敷。

7. 赤白带下：凤尾草、海金沙、薏苡仁、车前草、鸡冠花各15克，水煎服。

12. 玉米须

玉米为主要的粮食作物，其产量很高，营养丰富，尤其是嫩玉米鲜美可口，更加受到男女老幼的喜爱，而开发出的多种食品，则满足了人们不同口味的需要。由于玉米应用范围极广，在化工、医药方面更是不可缺少的原料，产生的经济效益难以估量，其价值与日俱增。玉米也入药用，其根、叶、芯、须各有功效。玉米须又称玉麦须、棒子毛、玉蜀黍蕊。为禾木科植物玉蜀黍的花柱。

现代研究：玉米须含隐黄质、泛酸、肌醇、谷甾醇、豆甾醇、维生素C、K，苦味苷、皂苷、生物碱、树脂、挥发油（主含香荆芥酚）及大量硝酸钾等。药理证实有利尿、利胆、降压、降糖、降脂、止血作用。

玉米须最早载《滇南本草》："宽肠下气。治妇人乳结，乳汁不通，红肿疼痛，怕冷怕热，头痛体困。"民间草药书中亦有论述。《四川中药志》云："清血热，利小便。治黄疸，风热，出疹，吐血及红崩。"《现代实用中药》云："为利尿药，对肾脏病、浮肿性疾患、糖尿病等有效。又为胆囊、胆石、肝炎性黄疸等的有效药。"其性味甘，平。功能利尿泄热，平肝利胆。主治肾炎水肿，黄疸，胆囊炎，胆石症，高血压，糖尿病，吐血，衄血，乳痈，脚气。低血压者慎用。

简易疗法

1. 肾炎水肿：玉米须60克，水煎或泡水代茶饮。亦用于肾病综合征，同时加服氯化钾。

2. 肾炎蛋白尿：玉米须、生薏仁、淮山药各30克，黄芪、茯苓皮各15克，水煎服。

3. 胆囊结石：玉米须、蒲公英、茵陈各30克，水煎加白糖调服。适于发热疼痛者。

4. 泌尿系结石：玉米须30克，金钱草30克，冬葵子15克，琥珀3克（冲），水煎服。亦用于小便淋漓者。

5. 慢性胆囊炎：玉米须30克，垂盆草30克，金钱草30克，水煎服。亦用于传染性肝炎。

6. 乳糜血尿：玉米须30克，向日葵杆芯9克，侧柏叶9克，水煎服。

7. 高血压病：玉米须60克，泡水代茶饮。

8. 鼻腔出血：玉米须30克，生地15克，白茅根30克，阿胶9克，水煎服。亦用于血小板减少性紫癜。

13. 石　斛

石斛又名杜兰、金钗花、千年润、吊兰花。为兰科植物金钗石斛或其它同属植物的茎。古人惟以色黄如金、茎壮如钗者为贵，称“金钗石斛。”但目前其品种约有60余钟，其中20种可供药用。作为观赏花卉的有纯白色的金钗石斛；粉红色的美花石斛；淡蓝色的长爪石斛；淡黄色的的细叶石斛；紫色的重唇石斛；纯黄色的细叶石斛等。金钗石斛以其花大而艳、气味幽香而成为珍贵药品。还有一种经特殊加工制成的耳环石斛，有西枫斗、圆枫斗、结子斗等规格名称，不一而足。

现代研究：金钗石斛含石斛碱、石斛胺、石斛次碱、石斛星碱、石斛因碱、6－羟石斛星碱等生物碱，尚含粘液质、淀粉；细茎石斛含石斛碱、石斛胺及N－甲基石斛碱（季胺盐）；罗河石斛含石斛宁碱。药理证实能促进胃液分泌而助消化，使肠道蠕动亢进而通便；尚有镇痛、解热、消炎、升糖、降压、抑制呼吸、升高外周白细胞、抗衰老、防治白内障等作用。

石斛最早载《本经》，历代本草多有论述。《新修本草》云：“今荆襄及汉中、江左又有两种：一种似大麦，累累相连，头生一叶，而性冷，名麦斛；一种茎大如雀髀，叶在茎头，名雀髀斛。其他斛如竹，而节间生叶也。”《名医别录》云：“益精，补内绝不足，平胃气，长肌肉，逐皮肤邪热痱气，脚膝疼冷痹弱，定志除惊。”《本草纲目拾遗》云：“清胃除虚热，生津，已劳损，以之代茶，开胃健脾。定惊疗风，能镇涎痰，解暑，甘芳降气。”其性味甘、淡、微咸，寒。功能清热养阴，生津益胃。主治热病伤阴，口干烦渴；病后虚热，阴伤目暗。本品有敛邪助湿之弊，凡温热病不宜过早应用，湿温病未化燥者慎服。

简易疗法

1. 热病烦渴：石斛15克，生地15克，麦冬15克，玉竹各15克，均用鲜品，水煎服。

2. 阴虚发热：石斛10克，玄参10克，地骨皮10克，银柴胡10克，水煎服。

3. 萎缩性胃炎：石斛30克，沙参30克，麦冬20克，白芍30克，乌梅20克，研为细末，炼蜜为丸，每次9克，日服2次。适于脾胃阴虚者。

4. 胃热呕哕：石斛12克，竹茹10克，黄芩10克，旋覆花10克（包），代赭石10克，水煎服。

5. 干咳无痰：石斛15克，沙参15克，玉竹10克，枇杷叶10克，桑白皮10克，水煎服。

6. 治糖尿病：石斛20克，黄芪30克，花粉20克，沙参30克，山药20克，研为细末，每次6克，日服2次。

7. 视物昏花：石斛15克，天冬10克，茯苓10克，枸杞子12克，菊花12克，水煎服。

8. 肾虚腰痛：石斛30克，桑寄生20克，杜仲20克，牛膝20克，巴戟天20克，水煎取汁过滤得300毫升，加白酒300毫升，每次20毫升，日服2~3次。

14. 石见穿

石见穿又名石大川、月下红、乌沙草。为唇形科植物紫参的全草。说起药名的来由，相传有一采药老人，一天进深山采药，劳累时便坐在上大青石上休息，他发现石头上有许多小坑，星星点点，抬头一看，崖边长着一棵小草，枝叶茂盛，他思忖这是由于下雨时，小草上的雨水滴在石上，天长日久形成的。于是便采了小草为人治病。经过多次观察，用于治疗腹胀、水肿效果很好，故而命名“石见穿”，寓意服药后犹如“水滴石穿”一般。本药又名紫参，李时珍云：“古方所用牡蒙，多是紫参也。按：《钱起诗集》云：紫参，幽芳也。五葩连萼，状如飞禽羽举。故俗名五鸟花。”对其别名、形状有所论述。但本药与石打穿不同，后者为茜草科金毛耳草的全草，功效基本相似。

现代研究：全草含α-乳酸、齐墩果酸、β-谷甾醇及乌苏酸。药理证实有消炎、强心、利尿，退黄、降低谷丙转氨酶，抑制S180瘤株生长，调节免疫功能的活性，临床用于治疗急慢性肝炎或肝损伤、妇女带下，以及用于食管癌、胃癌、直肠癌、阴茎癌等。

石见穿最早载于《本经》，历代本草均有论述。《本草图经》云："今河中、晋、解、齐及淮、蜀州郡皆有之。苗长一、二尺，茎青而细。其叶青，似槐叶，亦有似羊蹄者。五月开花白色，似葱花，亦有红紫而似水荭者。根淡紫黑色，如地黄状，肉红白色，肉浅而皮深。三月采根，火炙紫色。"《名医别录》云："疗肠胃大热，唾血衄血，肠中聚血，痈肿诸疮，止渴益精。"《新修本草》云："治金疮，破血，生肌肉，止痛，赤白痢，补虚益气，除脚肿，发阴疡。"其性味苦、辛，平。功能清热解毒，利湿散结。主治疮痈肿痛，瘰疬痰核，湿热黄疸，赤白带下，咳喘痰多，噎膈反胃。

简易疗法

1. 急慢性肝炎：石见穿60克，糯稻根30克，水煎2次，加红糖15克，日服2次。

2. 泌尿系结石：石见穿40克，金钱草60克，石韦10克，鸡内金15克，水煎服。有溶石排石作用。

3. 赤白带下：石见穿60克，鸡冠花15克，日1剂煎服，连服5~7天。

4. 疮疡痈肿：石见穿30克，蒲公英15克，紫花地丁15克，水煎服。

5. 瘰疬痰核：石见穿20克，浙贝母12克，生牡蛎15克，蜈蚣1条，水煎服。

6. 噎膈反胃：石见穿15克，白花蛇舌草15克，急性子3克，水煎服。

15. 艾 叶

艾叶又名艾蒿、灸草、蕲艾、香艾。为菊科植物艾的干燥叶。艾为药用，由来已久。《荆楚岁时记》云："五月五日，采艾以为人，悬门户上，以禳毒气。"此后便相沿成俗。端阳节，以艾插门，饮雄黄酒，皆去疫毒。古人云：犹七年之病，求三年之艾。即是"艾灸百病"之最好说明。实际上，通过艾灸使温热之气内注筋骨，温煦气血，透达经络，逐寒外出。艾叶亦作食用，鲜品当蔬菜烹调，还可酿制酒类（如法国味美思），又作为香料添加剂，均具有食疗保健作用。近年来对艾叶的研究逐步深入，有许多制剂，如挥发油、丸剂、注射液的问世，既扩大了应用范围又提供了新药品种，值得推广。灸用艾绒作炷或卷。

现代研究：艾叶含挥发油，主要为a－水芹烯、莰烯、a－雪松烯、反式－香苇醇、榄香醇、香芹酮等，炒炭后挥发油含量降低；又含黄酮类、醇类、维生素类（A、B、C、D），尚含腺嘌呤、胆碱、鞣质和氯化钾，炒炭后鞣质含量升高可止血。药理证实挥发油有调节机体免疫，平喘、镇咳、祛痰、抗过敏、强心、镇静、解热、利胆、兴奋子宫作用；对多种致病性细菌（炭疽杆菌、溶血性链球菌、白喉杆菌、肺炎双球菌、葡萄球菌、枯草杆菌等）和皮肤真菌有抑制作用；艾叶烟薰对细菌和真菌有抗菌作用。

艾叶最早载《本草经集注》，历代本草多有论述。《本草图经》云："此种灸百病尤胜。初春布地生苗，茎类蒿，叶背白，以苗短者为良。三月二日，五月五日，采叶暴干。陈久者方可用。"《名医别录》云："主灸百病。可作煎，止下痢，吐血，下部疮，妇人漏血。利阴气，生肌肉，辟风寒，使人有子。"《本草再新》云："调经开郁，理气行血。治产后惊风，小儿脐疮。"其性味辛、苦、温。功能散寒止痛，温经止血。主治少腹冷痛，经寒不调，宫冷不孕，吐血，衄血，崩漏，妊娠下血；外治皮肤瘙痒；醋艾用于寒性出血症。凡阴虚血热者慎服。

简易疗法

1. 月经过多，艾叶炭10克，陈棕炭10克，阿胶10克，当时10克，水煎服。亦用于崩漏。

2. 赤白带下：艾叶20克，当归20克，香附20克，赤石脂20克，椿根皮20克，研为细末，炼蜜为丸，每次6克，口服3次。

3. 胃寒疼痛：艾叶10克，良姜10克，乌药10克，砂仁10克，元胡10克，水煎服。

4. 赤白痢疾：炒艾叶60克，炮姜15克，研为细末，醋糊为丸，每次6克，日服2～3次。

5. 皮肤瘙痒：艾叶10克，地肤子10克，白鲜皮10克，苍术10克，水煎熏洗。

6. 湿疹、癣病：艾叶60克，雄黄2克，硫黄2克，后者研为细末，加入艾绒中，制成艾卷，熏灸患处。

16. 龙葵草

龙葵草又名苦葵、天茄子、乌疔草、黑星星。为茄科植物龙葵的全草。其名言其性滑如葵也。古代医家认为以清热通利为用，为外科退热消肿之良药。近代从龙葵总碱中分离出的碱Ⅱ抗癌活性最强，因此对多种移植性肿瘤有抑制作用。

现代研究：全草含澳洲茄边碱、澳洲茄碱、茄微碱、茄达碱等甾类生物碱，叶中含槲皮素及其它多种糖苷，尚含较多的维生素 A、C 以及皂苷，皂苷元为薯蓣皂苷元和替告皂苷元；成熟浆果含绿原酸、咖啡酸。药理证实提取物有解热镇痛、抗炎、抗休克、止咳平喘、抗肿瘤、抗蛇毒、升血糖、降压、溶血、镇静、利尿作用；煎剂对金黄色葡萄球菌、痢疾杆菌、变形杆菌、大肠杆菌、绿脓杆菌及致病性皮肤真菌均有抑制作用；尚有抗过敏、抗蛇毒、升白细胞、溶血、利尿作用。

龙葵草最早载《药性论》，历代本草亦有论述。《新修本草》云：“龙葵，所在有之，即关河间谓之苦菜者。叶圆，花白，子若牛李子，生青熟黑。但堪煮食，不任生啖。”《滇南本草》云：“治小儿风热，攻疮毒，洗疥癞痒痛，祛皮肤风。”《现代实用中药》云：“利尿消炎。”其性味苦，寒，有小毒。功能清热解毒，活血消肿，祛湿利尿。主治痈肿疔疮，丹毒，肿瘤，痰热咳嗽，湿热淋病，跌打扭伤。过量对粘膜有强烈刺激作用，对呼吸中枢有麻痹作用。可致头痛、腹痛、腹泻，甚至错乱昏迷等中毒症状（常用量 10～30 克）。

简易疗法

1. 治疗癌症：龙葵草 15 克，白英 10 克，蛇莓 10 克，半枝莲 15 克，鳖甲 10 克，水煎服。或单味 30～60 克煎服。可用于肝癌、食管癌、绒毛膜上皮癌。

2. 高血压病：龙葵草，每 50 千克生药熬膏 750 克，加淀粉 500 克，制成黄豆大丸剂 4000 粒，每次 20 粒，日服 2 次。

3. 慢性气管炎：龙葵草 30 克，桔梗 9 克，甘草 3 克，制成片剂，分 3 次 1 日服完，10 日为 1 疗程。

4. 小便不利：龙葵草 15 克，车前子 10 克，泽泻 10 克，滑石 10 克，甘草 6 克，水煎服。

5. 痈肿疔毒：龙葵草 30 克，地丁草 30 克，蒲公英 30 克，金银花 30 克，均用鲜品，捣烂外戴患处。

6. 湿疹瘙痒：鲜龙葵草60克，水煎15~20分钟，先熏后洗。

17. 仙人掌

仙人掌又名龙舌、平虑草、神仙掌、观音掌。为仙人掌科植物仙人掌的茎叶。仙人掌属植物有300余种，以其植株奇特，千姿百态，四季常青，花朵妍丽，喜光耐旱，容易栽培而受到人们喜爱。清代李调元诗云："应是巨灵仙，遗得拓山手。捧出太华莲，长献西王母。"亦记得华山有一仙掌崖，形似五指朝天，峰岩陡峭，真乃奇观。仙人掌不仅能美化环境，陶冶情趣；而且能净化空气，有益健康，既可作为观赏花卉，又可作为保健食品，据说其纤维质能抑制人体内胆固醇和脂肪的积累过多，还有防治动脉硬化、肥胖症、糖尿病、结肠病的作用。从而验证明代黄佐所云"煨食可以补虚，久服轻身延年"之说可信。因此具有广阔的开发前景。

现代研究：茎叶含三萜、苹果酸、琥珀酸，灰分中含碳酸钾；花含异鼠李素和槲皮素的葡萄糖苷、异槲皮苷；果实含蛋白质、糖类。药理实验表明茎叶对金黄色葡萄球菌、枯草杆菌有明显抑制作用，并有明显抗癌活性成分，可用于治疗肺癌。

仙人掌最早载《本草纲目拾遗》，历代本草亦有论述。《陆川本草》云："消炎解毒，排脓生肌。主治疮痈疖肿，咳嗽。"《闽东本草》云："能去瘀，解肠毒，健胃，止痛，滋补，舒筋活络，疗伤止血。治肠风痔漏下血，肺痈，胃痛，跌打损伤。"其性味苦，寒。功能清热解毒，消肿止痛。主治心胃气痛，痞块，痢疾，痔血，咳嗽，喉痛，肺痈，乳痈，疔疮，烧伤，蛇伤。

简易疗法

1. 胃脘疼痛：仙人掌60克，猪肚1个或猪瘦肉500克，加水炖熟，佐以调料食用。

2. 肠炎、菌痢：仙人掌60克，鲜马齿苋60克，均榨汁，加水煮沸，分3次1日服完。

3. 心悸失眠：仙人掌30克，鲜百合30克，萱草花15克，水煎加糖服。

4. 支气管哮喘：仙人掌30克，鲜鱼腥草30克，水煎加蜂蜜30克，制成糖浆，分3次服完。

5. 治糖尿病：仙人掌60克，天花粉30克，山药30克，水煎服。

6. 急性乳腺炎：仙人掌30克，芒硝20克，捣烂加热外敷。

7. 急性腮腺炎：仙人掌30克，青黛粉10克，冰片3克，捣烂加醋调和外敷。

8. 水火烫伤：仙人掌100克，洗净刮去外皮捣烂后敷伤处，外用包扎，2日换药1次。

18. 仙鹤草

仙鹤草又名龙芽草、老鹳嘴、子母草、脱力草。为蔷薇科植物龙芽草的全草。仙鹤亦称丹顶鹤，是国家一类保护珍禽。而中药用仙鹤命名必有来由：传说有两个秀才进京赶考，途中经过一片荒凉地带，口渴难忍，有一个鼻中流血不止，他们无法可想，正在这时天上飞过一只仙鹤，将口中衔着一颗草掉了下来，他们便将此草放在口里咀嚼，不一会儿，口不渴了，鼻血也止了。后来他们中了进士，当了七品官，为了感谢仙鹤救命之恩，便将此草命名为“仙鹤草。”正好其叶有白色柔毛，类似仙鹤之羽毛，因而名实相符。

现代研究：茎含鞣质，主要是儿茶酚鞣质和焦性没食子鞣质，亦含黄酮类、有机酸（含抗菌成分鞣花酸、咖啡酸和没食子酸）、仙鹤草素、仙鹤草内酯、仙鹤草酚A、B、C、E及维生素C、K_1，甾醇、皂苷和挥发油。药理证实浸膏及提取物有止血、抗炎、强心，杀绦虫、蛔虫、血吸虫，杀精子，抗肿瘤，对枯草杆菌、金黄色葡萄球菌、大肠杆菌、绿脓杆菌、福氏痢疾杆菌、伤寒杆菌、结核杆菌及阴道滴虫有抑制和治疗作用。

仙鹤草最早载《滇南本草》：“治妇人月经或前或后，赤白带下，面寒腹痛，日久赤白血痢。”其他本草亦有论述。《百草镜》云：“下气活血，理百病，散痞满；跌扑吐血，血崩，痢，肠风下血。”《现代实用中药》云：“为强壮性收敛止血剂，兼有强心作用。适用于肺病咯血，肠出血，胃溃疡出血，子宫出血，齿科出血，痔血，肝脓疡等症。”其性味苦，涩，平。功能收敛止血，解毒止痢，主治咯血，吐血，衄血，尿血，便血，崩漏，腹泻痢疾，脱力劳伤，痈肿疮毒，阴痒带下。出血无瘀者用之最宜。其冬芽称鹤草芽，为驱肠虫药。

简易疗法

1. 上消化道出血：仙鹤草30克，白及30克，地榆炭30克，生槐花15克，水煎，连服5剂。

2. 吐血衄血：仙鹤草30克，小蓟炭15克，白茅根15克，阿胶10克，水煎服。

3. 过敏性紫癜：仙鹤草90克，生龟版30克，地骨皮60克，地榆炭60克，研为细末，炼蜜为丸，每次9克，日服3次。

4. 白细胞减少症：仙鹤草90克，山楂30克，鸡血藤30克，红枣20枚，水煎加红糖、黄酒调服。

5. 心动过速：仙鹤草20克，地锦草15克，龙眼肉30克，水煎加冰糖服之。

6. 各种出血：仙鹤草素片，每次6片，口服2~3次。

7. 心动过速：仙鹤草30克，龙眼肉10克，远志6克，地锦草6克，水煎服。

8. 赤白带下：仙鹤草15克，马鞭草10克，鸡冠花15克，乌贼骨10克，水煎服。

9. 滴虫性阴道炎：仙鹤草200克，水煎浓缩成100毫升，用带线棉球蘸药液阴道给药，3~4小时取出，7次为1疗程。

19. 白花蛇舌草

白花蛇舌草又名蛇舌草、蛇总管、鹤舌草、节节结蕊草。为茜草科植物白花蛇舌草的全草。传说有一位采药老人，在山林旁休息时，忽然发现一条白花蛇与青竹蛇相斗，结果被青竹蛇咬伤，随之藏匿于草丛中，食一小草之叶，片刻后复出，又与青竹蛇斗而取胜。采药老人自忖此草一定能治蛇伤，便采回此草用以治疗蛇伤，不知挽救了多少病人。有人问起此草之名，他灵机一动，起名“白花蛇舌草”。近年对其深入研究，应用比较广泛，而且为了扩大药源，已从野生变为家种，产量增加，从而满足了医疗需要。

现代研究：全草含车叶草苷、车叶草苷酸、齐墩果酸、熊果酸、对-香豆酸、豆甾醇、β-谷甾醇-β-D-葡萄糖苷、卅一烷、鸡屎藤次苷类及蒽醌成分。药理证实有抗肿瘤（白血病、艾氏腹水癌、吉田肉瘤等）、抗菌（绿脓杆菌、变形杆菌、伤寒杆菌）、消炎、保肝、利胆、增强肾上腺皮质功能、抑制生精等作用。

白花蛇舌草最早载《广西中药志》，为近代发现的中草药，南方草药书中有所论述。《泉州本草》云：“清热散瘀，消痈解毒。治痈疽疮疡，瘰疬。又能清肺火，泻肺热。治肺热喘促、嗽逆胸闷。”《广西中草药》云：“清热解毒，活血剂尿。治扁桃体炎，咽喉炎，阑尾炎，肝炎，痢疾，尿路感染，小心疳积。”其性味苦、甘，寒。功能清热解毒，利湿通淋。主治痈肿疮毒，咽喉肿痛，肺热咳喘，肠痈腹痛，毒蛇咬伤，热淋血淋，湿热黄疸。近年用于治癌瘤。孕妇慎服。

简易疗法

1. 毒蛇咬伤：白花蛇舌草15克，加白酒250毫升，煮沸3~5分钟去渣，口服2/3，外敷1/3（先挤去毒血，纱布浸湿敷料外贴）。

2. 早期胃肠癌：白花蛇舌草75克，薏苡仁30克，黄药子9克；三七粉3克（冲），水煎服，日1剂。

3. 黄疸型肝炎：白花蛇舌草312.5克，夏枯草312.5克，甘草156.25克，水煎制成糖浆500毫升，每次25毫升，日服2次，28日为1疗程。

4. 单纯性阑尾炎：白花蛇舌草30克，紫花地丁15克，败酱草15克，大黄10克，水煎服，日1~2剂。

5. 胆道感染：白花蛇舌草30克，金钱草20克，车前草20克，郁金10克，水煎服。亦用于胆石症。

6. 赤白痢疾：白花蛇舌草30克，马齿苋30克，地锦草10克，黄连6克，水煎服。

7. 尿路感染：白花蛇舌草60克，石韦10克，萆薢10克，黄柏6克，水煎服。

8. 呼吸道感染：白花蛇舌草注射液，每次2~4毫升，肌内注射，日2次。

20. 半枝莲

半枝莲又名通经草、紫连草、四方草、耳挖草。为唇形科植物半枝莲的全草。半枝莲又称韩信草。传说韩信在年轻时家境贫寒，靠卖鱼渡日。不料却被无赖打了一顿，竟卧床不起，多亏邻居赵大妈照料，还从地里采回一种草药让他服用，伤势减轻，很快恢复了健康。后来入伍从军，帮助刘邦打败项羽，立下汗马功劳，成为开国大元帅。当每次战斗后，伤员很多，他就用赵大妈给他治病的草药给伤员煎服，结果都能奏效。人们都知道此草有消肿止痛作用，却不知药名。后来人们为了纪念元帅的功德，就将此草起名“韩信草”。还有一种同属植物叫“大韩信草”，形态大致相似，也有活血止痛功效，应与半枝连区别。现在半枝莲用于治疗癌症，使其应用范围更加扩大。

现代研究：全草含半枝莲素、红花素、高山黄芩素、高山黄芩素苷、汉黄芩素、芹菜素、木犀草素、对香豆酸、原儿茶酸、熊果酸、硬脂酸、

β－谷甾醇等；根含汉黄芩素、半枝莲素、菜油甾醇等。药理证实有抗癌（子宫颈癌、脑癌、肝癌、肉瘤S180），增强免疫功能，祛痰、利尿作用；煎剂对金黄色葡萄球菌、甲型链球菌、肺炎球菌、大肠杆菌、福氏痢疾杆菌、伤寒杆菌、绿脓杆菌等有抑制作用。

半枝莲最早载《江苏植物志》，南方中草药书中亦有论述。《广西药植图志》云："消炎，散瘀，止血。治跌打伤，血痢。"《泉州本草》云："清热，解毒，祛风，散血，行气，利水，通络，破瘀，止痛。内服主血淋，吐血，衄血；外用治毒蛇咬伤，痈疽，疔疮，无名肿毒。"其性味辛，平。功能清热解毒，散瘀定痛，止血抗癌。主治吐血，衄血，赤痢。黄疸，咽喉疼痛，肺痈，疔疮，瘰疬，癌肿，跌打刀伤，蛇虫咬伤。血虚者及孕妇慎服。

简易疗法

1. 慢性肝炎：半枝莲30克，丹参30克。赤芍20克，鳖甲20克，莪术10克，研为细末，炼蜜为丸，每次6克，日服3次。亦用于肝硬化。

2. 胃脘疼痛：半枝莲30克，猪肚1个，如法烹调食肉喝汤。

3. 各种癌症：半枝莲30克，白花蛇舌草15克，山慈菇10克，蚤休10克，龙葵草10克，水煎服，日1剂。

4. 各种出血：鲜半枝莲30克，仙鹤草30克，小蓟根30克，白茅根30克，水煎服。

5. 扁桃体炎：半枝莲15克，一枝黄花9克，水煎服。

6. 阑尾炎：半枝莲15克，地丁草15克，败酱草15克，冬瓜仁15克，水煎服。

7. 跌打损伤：半枝莲30克，透骨草30克，赤芍20克，乳香10克，没药10克，研为细末，每次6克，日服3次，黄酒送下。

8. 痈疽疮毒：鲜半枝莲50克，加少量食盐捣烂，外敷患处。

21. 半边莲

半边莲又名急解索、蛇利草、腹水草、疳积草。为桔梗科草本植物半边莲的带根全草。以其生于水边，花似莲花而小，且只生茎之一侧而得名。民谚云：家有半边莲，可以伴蛇眠。说明其有治疗毒蛇咬伤，有清热解毒的作用。目前在临床扩大其治疗范围，证实还有利水、抗菌、抗癌等功效，值得深入进行研究。

现代研究：全草含多种生物碱（含毒成分为山梗菜碱等）、黄酮苷、皂苷、琥珀酸、氨基酸；根茎含半边莲果聚糖等。动物实验表明其煎剂及生物碱制剂，对麻醉犬有显著的兴奋呼吸、降压作用；并有增强肠蠕动，抗溃疡，抗惊厥，镇痛、镇静、利尿、利胆、止血、缓下、催吐作用；对金黄色葡萄球菌、伤寒和副伤寒杆菌、福氏痢疾杆菌、大肠杆菌以及致病性真菌有抑制作用；对小鼠肉瘤 S180 有抑制作用；其制剂及琥珀酸成分，在注射蛇毒前口服有保护作用。

半边莲最早载《本草纲目》："生阴塍堑边，就地细梗引蔓，节节而生细叶，秋开小花，淡红紫色，止有半边，如莲花状。"又云："治蛇虺伤，捣汁饮，以滓围涂之。又治寒齁气喘，及疟疾寒热……"《陆川本草》云："解毒消炎，利尿，止血生肌。治腹水，小儿惊风，双单乳蛾，漆疮，外伤出血，皮肤疥癣，蛇蜂蝎伤。"其性味辛，寒，有小毒。功能清热解毒，利水消肿。主治疮痈肿毒，毒蛇咬伤，蜂蝎刺螫，大腹水肿，面足浮肿。亦用于胃癌、直肠癌、肝癌等。凡虚证水肿慎用，一般 10～15 克，用量过多可引起流涎，恶心，头痛，腹泻，血压增高，严重者痉挛，瞳孔散大，甚至呼吸中枢麻痹而死亡，应予注意。

简易疗法

1. 毒蛇咬伤：鲜半边莲 30～60 克，捣烂绞汁，加甜酒 30 克调服，重者日服 2 次，亦可用鲜草捣烂外敷。

2. 咽喉肿痛：鲜半边莲 30 克，桔梗 10 克，甘草 10 克，水煎服，或含漱。

3. 湿热黄疸：半边莲 15 克，茵陈 15 克，山栀 10 克，黄柏 6 克，水煎服。

4. 血吸虫病腹水：半边莲 30 克，茯苓 12 克，丹参 10 克，当归 10 克，水煎服。亦用于肾炎水肿。

5. 细菌性痢疾：半边莲 30 克，马齿苋 30 克，水煎加红糖服。

6. 跌打伤痛：半边莲 100 克，水煎浓缩，装瓶备用。用时以棉签蘸药液外涂患处，日数次。

7. 急性乳腺炎：半边莲 12 克，蒲公英 15 克，连翘 10 克，地丁草 10 克，水煎服。

8. 疔疮痈肿：半边莲 500 克，水煎浓缩后，如法制成膏药，外贴患处，2 日换 1 次。

22. 地丁草

地丁草又名箭头草、羊角子、紫地丁、宝剑草。为堇菜科植物紫花地丁、犁头草及豆科植物米口袋的带根全草。又称紫花地丁，以其叶似柳，其花色紫，因而得名。品种较多，因产地不同而异。从前有一少年，手指得了疔疮，日久难愈，痛苦异常。一日有位郎中路过，得知他的病情后，就随手在山坡上采了些草药，洗净放在石臼里捣烂，然后敷贴手指上，用布包扎。几日后竟然痛止肿消，直至痊愈。于是少年找到郎中，发誓要拜他为师，学医治病。郎中被他精神感动，收为徒弟。并告诉他，此草叫紫花地丁，专治疔疮。少年牢记在心，采药侍诊，精究医术，数年后成为有名的外科大夫。从此，紫花地丁使成为人所共知的消痈治疗的良药。

现代研究：全草含苷类、黄酮类、蜡（为蜡酸及不饱和酸等酯类）；花中含蜡为饱和酸、不饱和酸、醇类、烃二十四酰对羟基苯乙酸等。药理证实对绿脓杆菌、大肠杆菌、伤寒杆菌、痢疾杆菌、金黄色葡萄球菌、流感杆菌、白喉杆菌、甲型链球菌、乙型链球菌、肺炎球菌、白色葡萄球菌、白色念珠菌及毛癣菌有抑制作用；在试管内可抑制结核杆菌的生长，其醇提物对钩端螺旋体有抑制作用；尚有抗真菌、清热、消肿、消炎、降压作用。

地丁草最早载《本经逢源》，历代本草多有论述。《本草纲目》云："紫花地丁，处处有之。其叶似柳而微细，夏开紫花，结角。平地生者起茎，沟壑边生者起蔓。"又云："主治一切痈疽发背，疔肿瘰疬，无名肿毒，恶疮。"《滇南本草》云："破血，解痈疽疥癞，九种痔疮，诸疮毒症。"其性味苦、辛，寒。功能清热解毒，凉血利湿。主治疔疮肿毒，痈疽发背，丹毒，毒蛇咬伤，黄疸，痢疾，腹泻，目赤，喉痛。凡体质虚寒者忌服。

简易疗法

1. 疖疮痈肿：鲜地丁草100克，鲜芙蓉叶100克，榨汁加水煮沸，代茶频饮。

2. 急性腮腺炎：地丁草15克，野菊花15克，蚤休10克，赤芍10克，水煎服。或用鲜草捣敷。

3. 急性乳腺炎：地丁草15克，蒲公英15克，金银花15克，连翘10克，水煎服。

4. 急性阑尾炎：地丁草15克，败酱草15克，白花蛇舌草15克，丹皮10克，大黄6克，水煎服，日1~2剂。

5. 湿热黄疸：地丁草15克，半枝莲15克，茵陈15克，赤芍10克，山栀10克，水煎服，日1~2剂。

6. 肠炎痢疾：地丁草60克，马齿苋60克，地锦草10克，均鲜品榨汁，水煎分2~3次服。

7. 皮肤感染：地丁草200克，蒲公英200克，鲜品洗净，加水煎汁去渣，浓缩成膏外敷。

8. 毒蛇咬伤：地丁草30克，半枝莲30克，白花蛇舌草30克，均鲜品，捣烂外敷（先挤掉毒血）。

23. 地锦草

地锦草又名铺地锦、酱瓣草、红茎草、花被单。为大戟科植物地锦草的全草。以其形态命名，李时珍释云："赤茎布地，故曰地锦。"此草遍布我国南北各地的田野、路旁，每逢夏季可见有一种匍匐在地，茎花皆红，叶片椭圆，形态奇异的小草，好像铺在地上的锦色图案，非常美观。民间常用于治疗泄泻，痢疾，有止泻止痢作用。

现代研究：全草含黄酮苷（山柰酚、槲皮素等），还含香豆精成分，以及棕榈酸、没食子酸、内消旋肌醇等；叶含鞣质。药理证实对多种致病性球菌及杆菌有明显抑菌作用，分离出抗菌力更强的地锦素，对金黄色葡萄球菌、草绿色和溶血性链球菌、肺炎球菌、卡他球菌、白喉杆菌、大肠杆菌、绿脓杆菌、伤寒杆菌、副伤寒杆菌、痢疾杆菌、变形杆菌、百日咳杆菌及钩端螺旋体等有较好抑菌作用；尚有止泻、解毒、止血作用。

地锦草最早载《嘉祐本草》，历代本草皆有论述。《本草图经》云："地锦草，生滁州及近道田野中。其苗叶细弱作蔓遍地，茎赤，叶青赤，中夏茂盛。六月开红花，细实。"《名医别录》云："主心气，女子阴疝血结。"《本草纲目》云："主痈肿恶疮，金刃扑损出血，血痢，下血，崩中，能散血止血，利小便。"其性味辛，平。功能清热解毒，活血止血，利湿通乳。主治菌痢，肠炎，咳血，吐血，便血，崩漏，外伤出血，湿热黄疸，乳汁不通，痈肿疔疮，跌打肿痛。

简易疗法

1. 细菌性痢疾：地锦草30克，铁苋菜30克，马齿苋30克，水煎服。

2. 急性胃肠炎：鲜地锦草30~60克，百里香10克，水煎缓饮，或用生姜汤调服。

3. 肠道传染病：地锦草100克，水煎100毫升，分2次早晚服。或浓缩制成片剂，每片含生药2.5克，每次4片，日服3次。

4. 慢性气管炎：地锦草45克，研为细末，每次3克，日服3次，连用5日。

5. 各种出血：鲜地锦草30克，仙鹤草30克，墓头回15克，水煎服。用于咳血、吐血、便血、崩漏。

6. 病毒性肝炎：鲜地锦草45克，水煎加白糖20克调服。

7. 小儿疳积：地锦草9克，猪肝150克，洗净同炖熟，加调料食用。

8. 金疮出血：地锦草30克，研为细末，撒于伤口，外用包扎。

9. 牙龈出血：鲜地锦草15克，洗净水煎漱口。

10. 痈疮疔毒：鲜地锦草50克，捣烂外敷，日换数次。

24. 百里香

百里香又名山椒、山胡椒、地花椒。为唇形科植物百里香的全草。俗称地椒，生长于我国西北地区山坡、草地。小灌木状，花紫红色，叶椭圆形，气味辛香，随风飘逸，四野浓郁，因而得名。民间用以煮羊肉去膻味，也用于治疗上吐下泻病，效果非常显著。

现代研究：全草含挥发油，主要为百里香酚（即麝香草脑）、皂苷、熊果酸、咖啡酸、绿原酸等。药理证实挥发油有防腐、消毒作用，适于口腔、咽喉之灭菌，对金黄色葡萄球菌、大肠杆菌及革兰氏阳性和阴性细菌、真菌有抑制作用；百里香酚可在胃肠道迅速完全吸收，对腹痛、腹胀、腹泻有特效；叶提取物能促进支气管粘膜分泌，松弛支气管而达祛痰作用。但野百里香有小毒，大量服用可致头晕、目胀、血压升高反应，需要控制在常用量（9~12克）。

百里香最早载《嘉祐本草》，历代本草亦有论述。《中国药植图鉴》云："为镇痉、驱风、强壮剂。主治痉挛性咳嗽，百日咳，炎症，喉头肿痛。"《陕西中草药》云："温中散寒，健脾消食，祛风镇痛。治胃寒痛，小腹胀满，消化不良，周身疼痛，牙痛。"其性味辛，温，有小毒。功能温中散寒，驱风止痛。主治腹痛，呕吐，泄泻，食少痞胀，风寒感冒，咽肿，牙痛，肌肤瘙痒，全身疼痛。笔者临床验证对虚寒型胃肠道疾病，如恶心、呕吐、痞满、胃脘痛、腹痛泄泻效果显著。

简易疗法

1. 急性胃肠炎：百里香10克（鲜品20克），开水浸泡10分钟后煎服。若呕吐甚加灶心土（伏龙肝）12克，生姜6克同煎。

2. 胃脘寒痛：百里香10克，泡水代茶饮，连服7日。或用全草提取挥发油，每次5~10毫升，日服2~3次。

3. 消化不良：百里香6克，炒麦芽12克，莱菔子10克，水煎服。

4. 慢性泄泻：百里香15克，地锦草15克。马齿苋30克，薏苡仁30克，研为细末，每次6克，日服2次。

5. 中暑呕恶：鲜百里香叶5克，鲜藿香叶6克，泡水代茶饮。

6. 感冒咳嗽：百里香6克，紫苏叶6克，杏仁6克，陈皮6克，甘草6克，水煎服。

7. 大骨节病：百里香注射液，每毫升相当于生药3克，每次2毫升，肌内注射或穴位注射，日1次，10日为1疗程。亦用于风湿性关节炎。

8. 牙痛不止：百里香挥发油适量，涂搽痛处。

25. 老鹳草

老鹳草又名五叶草、老鸹嘴、狼巴巴草。为牻牛儿苗科植物牻牛儿苗或老鹳草等的全草。以其果实形似老鹳之嘴而得名。药用品种较杂，花色亦多：有蓝紫色的牻牛儿苗；白或淡红色的老鹳草；白色、淡红或紫色的尼泊尔老鹳草；紫色网纹状的西伯利亚老鹳草，以及同属植物野老鹳草、块根老鹳草等。入药分长嘴、短嘴两类，以长嘴老鹳草应用最广。

现代研究：牻牛儿苗含挥发油，主要为牻牛儿醇，又含槲皮素及其他色素、短叶苏木酚酸乙酯、鞣质；老鹳草主含鞣质及金丝桃苷。药理证实全草煎剂对卡他球菌、金黄色葡萄球菌、福氏痢疾杆菌、乙型链球菌、肺炎球菌及亚洲甲型流感病毒京科68－1株和副流感病毒Ⅰ型仙台株有明显抑制作用；尚有止泻、抗炎、抗癌作用。20世纪60年代，陕西省中医研究所通过对牻牛儿苗属狼巴巴草进行药理实验证明其作用，为防治流感、气管炎、细菌性痢疾提供了以上科学依据。

老鹳草最早载《本草纲目拾遗》：“去风，疏经活血，健筋骨，通络脉。治损伤，痹证，麻木，皮风，浸酒常饮。”历代本草亦有论述。《滇南本草》云：“祛诸风皮肤发痒。治筋骨疼痛，痰火痿软，手足筋挛，麻木，利小便，泻膀胱积热，攻散诸疮肿毒，退痨热发烧，治风火虫牙，痘疹疥癞等症。”《现代实用中药》云：“止久痢，厚肠胃，调中健脾。”其性味辛，苦，平。功能祛风除湿，疏经活络，止泻治痢。主治风湿痹痛，麻木拘挛，筋骨酸痛，泄泻痢疾。孕妇慎服。

简易疗法

1. 风湿性关节炎：老鹳草30克，透骨草30克，穿山龙20克，独活20克，威灵仙20克，水煎2次，浓缩至300毫升，加白酒300毫升混合，每次20毫升，日服2～3次。

2. 风湿痹痛：老鹳草30克，桂枝6克，木瓜10克，千年健10克，追地风10克，水煎服。

3. 细菌性痢疾：鲜老鹳草30克，水煎分2次服。或制或片剂，每次15~18片（含生药30克），日服2次。

4. 再生障碍性贫血：老鹳草30克，水煎加冰糖15克调服，日1剂，连服6个月。

5. 咽喉肿痛：鲜老鹳草30克，水煎服或含漱。亦用于急性咽炎。

6. 疱疹性角膜炎：20%老鹳草眼药水，点眼，每小时1次。

7. 乳腺增生病：老鹳草30~60克，煎服或泡水代茶饮，30~60日为1疗程。

8. 急性腰扭伤：老鹳草15克，赤芍10克，桂枝6克，红花6克，三七粉6克（冲），水煎服。

26. 华山矾

华山矾又名白花丹、华灰木、糯米树、豆豉果。为山矾科植物华山矾的枝叶。生于丘陵、荒坡、旷野、灌木丛中。分布陕西、江苏、安徽、湖南、湖北、四川、广西、广东、云南等地。果实及根亦入药。根名土常山，近年用于治疗疟疾、慢性气管炎有效果。

现代研究：从根中分离出9个化合物，并发现1个新三萜化合物。药理实验新三萜化合物有较强抗肿瘤活性；并对金黄色葡萄球菌、大肠杆菌、绿脓杆菌、枯草杆菌有抑制作用。

华山矾最早载《广西中药志》：果实"治烂疮。"南方本草多有论述。《江西民间草药验方》云：枝叶"清湿热，止血，止泻痢。外用收水，生肌，收敛疮口。"《南宁市药物志》云："敷毒疮。"又云：根"清热，化痰，截疟，消骨痛。治疟疾，痧气，疝气痛。"《常用中草药彩色图谱》云："清热解表，消肿。治感冒发烧，口渴心烦，疥疮。"其性味苦，温。功能清热利湿，止血生肌。主治痢疾，泄泻，跌打损伤，创伤出血，水火烫伤，溃疡。果实研末外敷主治疮疡；根主治感冒发热，疟疾，筋骨疼痛，疮疖。

简易疗法

1. 痢疾泄泻：华山矾叶、马齿苋、凤尾草叶，各用鲜品30克，捣烂取汁，加蜂蜜或白糖调和，空腹服2次。

2. 跌打损伤：华山矾嫩叶，用童便适量浸一宿，取出晒干，研末外敷伤处。

3. 水火烫伤：华山矾嫩叶，捣烂外敷患处；或干叶研末调敷。

4. 疮疖溃疡：华山矾干叶或果实，研为细末，加香油调敷。

5. 咳嗽气喘：华山矾根、毛冬青根各30克，陈皮、半夏各10克，麻黄6克，水煎服。

6. 治疗疟疾：华山矾根100克，加白酒50毫升浸泡，然后炒干研末，每次6克，日服2次，连服5日。

7. 筋骨疼痛：华山矾根30克，五加皮10克，宣木瓜15克，水煎服。

27. 刘寄奴

刘寄奴又名金寄奴、乌藤菜、六月雪、九牛草。为菊科植物奇蒿的全草。刘寄奴为南北朝宋高祖刘裕的小名，相传此药是他先发现的。据《南史》载，刘裕年轻时家中贫穷，曾带兵伐狄于新洲，沿途遇一条大蛇，长约数丈，即拔箭射之，大蛇受伤而逃。次日他到那里察看，见有几位青衣童子捣药，他便问其缘故，童子言其王被刘寄奴射伤，捣此药是为敷伤。刘裕便说你主人看来是神仙，何不将他杀掉。童子说刘寄奴将来要当皇帝，不能杀他。刘裕大吼一声，童子急忙逃匿，只留下药臼与草药，他便将此药收好，此后遇到士兵受伤，便用此药治疗，效果神奇。人们为了纪念他，便将草药称为“刘寄奴。”后世医家称其为“金疮要药”。

现代研究：全草含奇蒿黄酮、奇蒿内酯、香豆精、异泽兰素、东莨菪素、伞形花内酯、刘寄奴内酯、西米杜鹃醇、反式－邻－羟基桂皮酸、反式－邻－羟基对甲氧基桂皮酸及黄色挥发油。药理证实有利胆，增加冠脉血流量，改善心脏功能，抗脑部缺氧，降低血粘度作用；对宋内氏、福氏痢疾杆菌有抑制作用。

刘寄奴最早载《新修本草》，历代本草有所论述。《本草纲目》云：“刘寄奴，一茎直上，叶似苍术，尖长糙涩，面深背淡。九月茎端分开数枝，一枝攒簇十朵小花，白瓣黄蕊，如小菊花状，花罢有白絮，如苦荬花之絮。其子细长，亦如苦荬子。”《日华子本草》云：“治心腹痛，气水胀、血气，通妇人经脉结，止霍乱水泻。”《开宝本草》云：“疗金疮，止血为要药，产后余疾，下血、止痛。”其性味苦，温。功能破血通经，散瘀止痛，敛疮消肿。主治经闭癥瘕，产后瘀血腹痛，扑损伤痛，金疮出血，痈痛红肿，食积脘腹胀痛。凡气血虚弱、脾虚泄泻者忌服。

简易疗法

1. 食积腹痛：刘寄奴10克，厚朴10克，枳实6克，山楂12克，麦芽12克，水煎服。

2. 产后恶露不尽：刘寄奴10克，当归12克，益母草15克，桃仁6克，炮姜6克，水煎加黄酒调服。

3. 跌打损伤：刘寄奴30克，骨碎补30克，延胡索20克，水煎加黄酒、童便，分3次服完。

4. 细菌性痢疾：刘寄奴片，每片含生药1克，每次6片，日服4次，5日为1疗程。

5. Ⅱ度烧伤：刘寄奴40克，冰片1克，研为细末，加入灭菌香油60毫升，调成糊状外敷，每日换药1次，连用3~5日。

6. 痈疖肿毒：鲜刘寄奴适量，捣烂外敷患处。

28. 羊红膻

羊红膻又名苦爹菜、六月寒、蛇咬草、鹅脚板。为伞形科植物缺刻叶茴芹的全草。以其有羊膻气味、茎呈红色而得名。为一民间草药，主要分布在陕西省北部地区，很早就用来防治家畜疾病，因此有“家有羊红膻，老牛老马养满圈”之说，陕北人用来治疗家畜伤力、倒毛及仔猪白痢等，畜牧兽医专家用其对家畜的体力过早衰退，以及牛马软骨病等新陈代谢方面的有一定效果。从上世纪70年代开始，各地区采取不同的方法对此草药进行了化学、药理、临床等方面研究，认为对于心脑血管系统等疾病有显著疗效。

现代研究：全草含17种氨基酸，18种挥发油，以及黄酮类、苯丙素类、内酯类等；果实含挥发油。药理证实黄酮类成分有增强冠脉血流量，扩张血管，降血压、改善心肌的能量代谢，降血脂作用；临床表明有调节和改善细胞免疫功能的作用，对冠心病有较好疗效。

羊红膻最早载《峨嵋药植》：“捣烂敷手腕上，可治疟疾。”此后中草药书中亦有论述。广州部队《常用中草药手册》：“散瘀，消肿，解毒。治毒蛇咬伤，蜂螫伤，痢疾。”《福建中草药》：“健胃，消积，抬小儿疳积。”《广西药植名录》：“清凉解热。治跌打，疥疮。”《陕甘宁青中草药选》：“祛风散寒。治感冒风寒。”其性味辛苦，温，有小毒。功能散寒化积，祛瘀消肿。主治感冒风寒，痢疾，小儿疳积，皮肤瘙痒。内服煎汤，外用捣敷或煎水洗。

简易疗法

1. 高血压病：羊红膻、夏枯草、野菊花、石决明各15克，水煎服。

或羊红膻片（每片3.33mg），每次4片，日服3次。

2. 治冠心病：羊红膻30克，丹参、葛根各15克，槐米、降香各10克，水煎服。或舒心宁片（主含羊红膻），按说明服。亦用于心绞痛、脑动脉硬化及脑血管意外后遗症。

3. 高脂血症：羊红膻、草决明各15克，泽泻、山楂各10克，水煎服，或研粗末，泡水代茶饮。

4. 治克山病：羊红膻50克，黄精15克，水煎服，一般连服5~10日。

5. 皮肤瘙痒：羊红膻、蛇床子、地肤子、白鲜皮各15克，水煎外洗。

29. 红　藤

红藤又名血藤、大活血、血木通、过血藤。为木通科植物大血藤的茎。因其内皮淡红棕色而得名。洪迈《夷坚志》载："赵子山苦寸白病。医令戒酒，而素性耽之。一日寓居邵武天王寺，夜半醉归，口渴甚。见庑间瓮水，映月莹然，即连酌饮之，其甘如饴。迨晓虫出盈席，心腹顿宽，宿疾遂愈。皆惊异之，视所饮水，乃寺仆织草履，浸红藤根水也。"说明有驱虫之功。红藤为近年应用较广的药物，笔者用于治疗慢性胃炎、溃疡性结肠炎、阑尾炎、风湿病及妇科炎症，效果满意，而且安全可靠，无副作用。

现代研究：茎含鞣质，已分离出5种结晶单体，经鉴定为大黄素、大黄素甲醚、胡萝卜苷、β-谷甾醇及硬脂酸等。药理证实粉及提取物之鞣质有促凝止血作用；水提取物对实验性心肌梗死有缩小梗死范围、改善心肌乳酸代谢紊乱、降低心电图S-T段的作用；并对金黄色和白色葡萄球菌、溶血性链球菌、变形杆菌、大肠杆菌、绿脓杆菌、卡他球菌有杀灭作用。

红藤最早载《简易草药》，各地中草药书中有所论述。《植物名实图考》云："大血藤，今江西庐山多有之。蔓生，紫茎，一枝三叶，宛如一叶擘分，或半边圆，或有角而方，无定形，光滑厚韧。根长数尺，外紫内白。有菊花心，掘出曝之，紫液津润。浸酒一宿，艳红如血。"《中药志》云："祛风通经络，利尿杀虫。治肠痈，风湿痹痛，麻风，淋病，蛔虫腹痛。"《陕西中草药》云："抗菌消炎，消肿散结，理气活血，祛风杀虫。治阑尾炎，月经不调，崩漏，小儿疳积，蛔虫、蛲虫症。"其性味苦，平。功能清热解毒，活血通络，祛风杀虫。主治肠痈腹痛，经闭痛经，月经不调，风湿痹症，跌扑肿痛，疳积虫症。孕妇慎服。

简易疗法

1. 单纯性阑尾炎：红藤15克，金银花15克，丹皮10克，连翘10克，大黄6克，水煎服。

2. 慢性胃炎：红藤30克，蒲公英30克，朱砂莲20克，厚朴20克，白蔻仁20克，研为细末，装入胶囊，每次3克，日2~3次，饭前服。

3. 溃疡性结肠炎：红藤15克，槐米10克，炒苦参10克，地榆炭10克，徐长卿10克，水煎服。

4. 月经不调：红藤15克，益母草15克，丹参12克，当归12克，香附10克，水煎服。亦用于经闭、痛经。

5. 急性乳腺炎：红藤15克，蒲公英15克，地丁草15克，瓜蒌10克，浙贝母10克，水煎服。

6. 风湿痹痛：红藤30克，威灵仙20克，五加皮20克，木瓜20克，浸泡于白酒500毫升中7日，每次20毫升，日服2次。

7. 缺铁性贫血：红藤30克，鸡血藤30克，黄芪30克，当归30克，山楂20克，研为细末，炼蜜为丸，每次9克，日服2~3次。

8. 跌打损伤：红藤30克，骨碎补20克，川续断20克，木瓜20克，三七10克，水煎2次，滤汁250毫升，加白酒250毫升，每次15毫升，日服3次。

30. 寻骨风

寻骨风又名白毛藤、猫耳朵、穿地节等。为马兜铃科草本植物绵毛马兜铃的全草或根茎。其名寓意搜寻筋骨之中风邪，亦即祛除经络之风，因其有祛风除湿作用。多生于山地、路旁、田边及山坡向阳草丛中，我国江苏、浙江、湖北、江西、河南、陕西、山东各地均有分布。

现代研究：全草含有生物碱、挥发油、内酯、树脂和糖类等；亦从茎叶中分离出马兜铃酸A、B，香草酸、马兜铃内酰胺、6－甲氧基马兜铃内酰胺、棕榈酮、正三十醇、β－谷甾醇、胡萝卜苷和硬脂酸等；根茎含尿囊素、马兜铃内酯、β－谷甾醇、马兜铃酸等。药理证实有镇痛、抗炎、解热、及抗生育作用；尚对艾氏腹水癌和腹水总细胞数均有明显抑制作用。

寻骨风最早载《植物名实图考》，此后民间草药多有论述。《饮片新参》云："苦，平。散风痹，通络，治骨节痛。"《分类草药性》云："治跌打损伤，风湿麻木，筋骨疼痛，熬水服。”《江西民间草药》云：“治疟疾，风湿关节痛。”其性味辛、苦，平。功能祛风除湿，止痛抗癌。主治风湿关节痛，胃脘疼痛，疟疾，痈肿，跌打伤痛；亦用于治癌症，外用治刀伤出血。凡阴虚内热者忌用。

简易疗法

1. 风湿性关节炎：寻骨风60克，水煎服，日1剂，连服15日。或寻骨风根粗末配甘草粉、滑石粉加淀粉制成片剂（名风湿宁片），按说明服；或用寻骨风、陈艾叶、杭菊花各30克，混合均匀，做成护膝外用。

2. 风湿痹痛：寻骨风15克，五加根30克，地榆15克，酒水各半煎浓汁服。

3. 疟疾寒热：寻骨风根长约4寸，剪细，加水少量蒸汁，分3次服，每隔4小时服1次，最后1次在发作前2小时服下。

4. 急性乳腺炎：寻骨风30克，水煎服；或打入鸡蛋1枚煮熟，吃蛋喝汤。

4. 痈肿疼痛：寻骨风30克，车前草15克，苍耳草10克，水煎服。

5. 跌打损伤：寻骨风15克，威灵仙15克，三七粉6克（分冲），水煎服。

31. 芦　荟

芦荟又名讷会、象胆、奴会。为百合科植物以上同属的鲜叶或叶液加工干燥品。芦荟有库拉索、好望角、斑纹芦荟三种。因其四季碧绿，叶片肥厚，既为观赏花卉，又能食药两用，加之营养丰富，深得海内外人士的青睐。美国将其制成“三明治”，日本制成果汁、药酒，美味可口。近年研究，从芦荟中提取有效成分，对于面部皮肤有滋润美容作用，因而在化妆品、洗面奶、沐浴液方面用途极广。

现代研究：库拉索芦荟叶的新鲜汁液含芦荟大黄素苷、异芦荟大黄素苷、对香豆酸、少量α-葡萄糖、戊醛糖、蛋白质及草酸钙结晶；好望角芦荟叶的新鲜汁液含芦荟大黄素苷及异芦荟大黄素苷。药理证实有泻下、调节免疫、促进创伤愈合、抗癌、利尿作用；对金黄色葡萄球菌、大肠杆菌、福氏痢疾杆菌、人型结核杆菌及致病性皮肤真菌有一定抑制作用。

芦荟最早载《开宝本草》，历代本草有所论述。《植物名实图考》云：“象鼻草，初生如舌，厚润有刺，两叶对生，高可尺许，边微内翕。外叶冬瘁，内叶即生，栽之盆玩，喜阴畏暵，盖与仙人掌相类。”《药性论》

云："杀小儿疳蛔。主吹鼻杀脑疳，除鼻痒。"《本草再新》云："治肝火，镇肝风，清心热，解心烦，止渴生津，聪耳明目，消牙肿，解火毒。"其性味苦，寒。功能通肠泻下，清肝杀虫。主治习惯性便秘，热结便秘，小儿疳积，皮肤癣症。内服过量可引起恶心呕吐、腹痛腹泻、胃出血、便血等，长期应用可致结肠炎。凡脾虚泄泻及孕妇忌服。

简易疗法

1. 头痛目赤：芦荟粉3克（冲），龙胆草10克，菊花10克，山栀10克，黄连3克，水煎服。

2. 治百日咳：鲜芦荟叶30克，绞汁加冰糖30克，兑水200毫升，煎至100毫升，每次10毫升，日服3次。

3. 大便秘结：鲜芦荟汁30毫升，兑水煎顿服。或芦荟胶囊，每次2~3粒（每粒0.5克），均晚睡前服1次。

4. 小儿疳积：鲜芦荟20克，胡黄连20克，使君子20克，丁香10克，研为细末，每次1~3克，日服2次，米汤调下。

5. 治蛔虫病：芦荟粉3克，苦楝皮9克，槟榔3克，水煎服。

6. 面部黑斑：鲜芦荟汁，取适量外搽面部，日3~4次。亦用于痤疮、雀斑、黄褐斑、瘢痕等。

7. 慢性鼻炎：鲜芦荟汁，用棉球浸透塞入鼻孔，日换1次。

8. 创伤出血：鲜芦荟叶，去皮捣烂外敷。或用芦荟粉直接撒布患处，包扎。

32. 旱莲草

旱莲草又名墨旱莲、墨斗草、水旱莲。为菊科植物鳢肠的全草。称鳢肠因鳢鱼色黑，其草揉搓茎叶有黑汁流出而得名。《寿亲养老书》云："纳合相公用此方，年七十须发不白，恳求始得。后遇张经，始传分两也。旱莲草一两半，麻姑饼三两，升麻、青盐各三两半，诃子（连核）二十个，皂角三梃，晚蚕沙二两。为末，薄醋面糊丸弹子大，晒干入泥瓶中，火煨令烟出存性，取出研末。日用揩牙。"以揩牙乌发，此法奇特，录此供有心者研究。但旱莲草确有乌发固齿之功。

现代研究：全草含黄酮类、三萜类、噻吩类化合物，生物碱、皂苷、烟酸、鞣质、维生素A、鳢肠素、蛋白质、氨基酸；叶含蟛蜞菊内酯、去甲基蟛蜞菊内酯、去甲基蟛蜞菊内酯-7-葡萄糖苷。药理证实有增强免疫功能，增加冠脉血流量，保护肝脏，止血，抑菌（金黄色葡萄球菌、宋内氏痢疾杆菌、绿脓杆菌)、抗炎，镇痛镇静，促进毛发生长，使头发变黑，抗癌等作用。

旱莲草最早载《新修本草》，历代本草皆有论述。《本草图经》云："生下湿地，今处处有之，南方尤多。此有二种，一种叶似柳而有光泽，茎似马齿苋，高一、二尺许，花细而白，其实若小莲房，苏恭云苗似旋覆者是也；一种苗硬枯瘦，颇似莲花而黄色，实亦作房而圆，南人谓之连翘者。二种摘其苗，皆有汁出，须臾而黑，故多作乌髭发药用之。"《日华子本草》云："排脓，止血，通小肠，敷一切疮并蚕瘑。"《本草纲目》云："乌须发，益肾阴。"其性味甘，酸，凉。功能滋阴益肾，凉血止血。主治肝肾阴虚的头目眩晕、须发早白，阴虚血热的吐血、咳血、衄血、尿血、便血以及外伤出血。凡脾胃虚寒、大便溏泻者慎服。

简易疗法

1. 治疗白喉：鲜旱莲草50克绞汁，加蜂蜜50克，煎沸分4次1日服完。

2. 肺结核咯血：旱莲草、白茅根制成注射液，每毫升含两药各50克，每次4毫升，肌内注射。

3. 细菌性痢疾：旱莲草120克，红糖30克，水煎，日1剂，连服3~4日。

4. 须发早白：旱莲草60克，黑芝麻30克，何首乌30克，熟地黄30克，研为细末，炼蜜为丸，每次9克，日服2次。或单味熬膏内服、外搽。

5. 肝肾不足：旱莲草300克，女贞子300克，研为细末，加水熬膏制丸，每次6~12克，日服2次，淡盐汤送下。用于此症引起的头晕目眩、腰背酸痛、下肢痿软。或服二至丸（成药）。

6. 水田皮炎：复方墨旱莲软膏（鲜草8000克，明矾75克，凡士林适量制成)，于下田前将药涂于四肢及接触水的皮肤，有预防作用。

33. 伸筋草

伸筋草又名筋骨草、盘龙草、宽筋藤、火炭葛等。为石松科草本植物石松的带根全草。因其有舒筋活络作用而命名。多生于疏林下岩石隐蔽处，状如松形，故名"石松"；其小者称"玉柏"，李时珍云："此即石松之小者也。人皆采置盆中养，数年不死，呼为千年柏、万年松。"而功效轻身、益气、止渴，与本药迥然不同。

现代研究：全草含石松碱、伸筋草碱、石松宁碱、法氏石松碱、石松灵碱等生物碱，还含香荚兰酸、阿魏酸等酸性物质，以及α-芒柄花醇、石松醇等三萜醇化合物。药理证实水浸剂对由皮下注射枯草浸剂引起发热之家兔有降温作用；并有利尿、增进尿酸排泄，镇痛，兴奋小肠、子宫，解除小儿之痉挛性尿潴留及便秘等作用；对福氏、宋内氏痢疾杆菌高度敏感，志贺氏痢疾杆菌中度敏感。

伸筋草最早载《本草拾遗》："石松，生天台山石上。如松，高一、二尺也。"又云："主久患风痹，脚膝疼冷，皮肤不仁，气力衰弱。"历代本草皆有论述。《滇南本草》云："下气，消胸中痞满横格之气，推胃中隔宿之食，去年久腹中坚积，消水肿。"《生草药性备要》云："消肿，除风湿。浸酒饮，舒筋活络。"其性味苦、辛，温。功能祛风散寒，除湿消肿，舒筋活络。主治风寒湿痹，关节酸痛，肌肤麻木，活动不利，肢体浮肿，跌打损伤。凡孕妇及出血过多者忌用。

简易疗法

1. 风湿关节疼痛：伸筋草30克，穿山龙15克，老鹳草15克，防己10克。水煎服。

2. 治颈椎病：伸筋草20克，羌活12克，葛根12克，桑枝15克，水煎服。适于头晕目眩、手指发麻者。

3. 腰痛麻木：伸筋草30克，五加皮20克，豨莶草20克，木瓜20克，共为粗末，加入白酒500毫升中浸泡7日，每次15毫升，日服2次。

4. 四肢浮肿：伸筋草15克，石见穿15克，白茅根15克，槟榔6克，水煎服。

5. 痛风发作：伸筋草30克，寻骨风15克，豨莶草15克，地鳖虫10克，水煎服。适于尿酸过高者。

6. 细菌性痢疾：伸筋草15克，马齿苋15克，白芍15克，黄连6克，水煎服。

7. 治硬皮病：伸筋草20克，透骨草、刘寄奴、穿山甲各15克，艾叶、桑枝各30克，红花、苏木各9克，共研粗末，装纱布袋内，蒸热后溻于患处，或水煎外洗。亦用于下肢静脉曲张。

8. 跌打损伤：伸筋草15克，骨碎补15克，红花10克，没药10克，水煎服。

34. 谷精草

谷精草又名戴星草、珍珠草、佛顶珠、天星草等。为谷精草科植物谷精草的带花茎的花序。李时珍释名云："谷田余气所生，故曰谷精。"多生长于水稻田或池沼边潮湿地。同属赛谷精草、毛谷精草、华南谷精草亦入药。古代医家对其运用较多，刘若金谓"谷精草入肝补气，是固风剂也"；黄宫绣言"且退翳明目，功力驾于白菊，而去星明目，尤为专剂"；张德裕云"能疏散头部风热，治目疾头风，并疗风气痹痛者，亦以轻清之性，善于外达也。"皆为经验有得。

现代研究：全草约含1.5%的酚性成分。其水煎剂对金黄色葡萄球菌、绿脓杆菌、福氏痢疾杆菌、伤寒杆菌、大肠杆菌有抑制作用；水浸剂对奥杜盎小芽胞癣菌、铁锈小芽胞癣菌、絮状表皮癣菌及絮状表皮癣菌、石膏样小芽孢癣菌等皮肤真菌有不同程度的抑制作用。

谷精草最早载《开宝本草》，历代本草皆有论述。《本草纲目》云："此草收谷后，荒田中生之，江湖南北多有。"《滇南本草》云："为清肝明目之品。治喉痹，牙痛，退翳膜、散火热、疗疮疡。"《本草纲目》云："治头风痛，目盲翳膜，痘后生翳，止血。"其性味甘，平。功能疏散风热，清肝明目。主治风热目赤，肿痛羞明，翳膜遮睛，风热头痛，齿痛，喉痹，鼻衄。凡血虚病目者禁用。

简易疗法

1. 目生翳膜：谷精草10克，龙胆草10克，密蒙花6克，白蒺藜10克，蝉蜕6克，水煎服。

2. 目赤肿痛：谷精草10克，杭菊花12克，荆芥穗10克，木贼草10克，水煎服。

3. 小儿夜盲：谷精草30克，羯羊肝1具，共煮熟，捣烂作丸，如绿豆大，每次20丸，日2次，清茶送下。

4. 高血压病：谷精草15克，旱莲草、夏枯草、野菊花、草决明、地龙各10克，水煎服。

5. 风热头痛：谷精草10克，夏枯草10克，蔓荆子10克，白芷10克，水煎服。

6. 副鼻窦炎：谷精草10克，辛夷花10克，苍耳子10克，细辛3克，水煎服。

7. 偏正头痛：谷精草6克，铜绿1克，硝石1克，共研细末，吹入鼻内，右痛吹左，左痛吹右。

35. 沉　香

沉香又名蜜香、沉水香、海南沉、伽南沉。为瑞香科植物沉香或白木香的含有树脂的木材。李时珍释名云："木之心节置水则沉，故名沉水，亦名水沉。半沉者为栈香，不沉者为黄熟香。"宋代陆游有诗赞曰："书卷纷纷杂药囊，拥衾时炷海南香。衰迟自笑壮心在，喜听北风吹雪床。"野生于低山丛林者，主产于印度尼西亚、马来西亚、柬埔寨、越南等国，我国广东、海南、广西、福建等地亦产。为常用降气药，其性芳香辛散味苦，质量沉降，善于温胃降气以止呕，温肾纳气以平喘，散寒行气以止痛；用于胃寒呕吐、久呃，下元虚冷，肾不纳气之虚喘及寒凝气滞之脘腹胀痛等症；近年用于治疗支气管哮喘有明显疗效。

现代研究：沉香含挥发油，主要成分为沉香螺醇、沉香醇、石梓呋喃、α、β－沉香呋喃、二氢沉香呋喃、去甲沉香呋喃酮、4－羟基二氢沉香呋喃等。药理证实其水煎液及水煎乙醇沉液能抑制离体豚鼠回肠的自主收缩及组织胺、乙酰胆碱引起痉挛性收缩，对新斯的明引起的小鼠肠蠕动减慢而呈现解痉作用；可使麻醉猫注射乙酰胆碱后肠管收缩幅度减少，蠕动减慢；并有镇静、降温作用。

沉香最早载《名医别录》，历代本草皆有论述。《日华子本草》云："调中，补五脏，益精壮阳，暖腰膝，止转筋，吐泻，冷气，破癥癖，冷风麻痹，骨节不任，风湿皮肤瘙痒，气痢。"《海药本草》云："主心腹痛，霍乱中恶；清神，并宜酒者服之；诸疮肿宜入膏用。"《本草纲目》云："治上热下寒，气逆喘急，大肠虚闭，小便气淋，男子精冷。"其性味辛、苦，温。功能行气止痛，温中止呕，纳气平喘。主治胸腹脘闷胀痛，胃寒呕吐呃逆，肾虚气逆喘急，腰膝虚冷，男子精冷，小便气淋。内服煎汤，研末冲服，或入丸散。凡阴亏火旺，气虚下陷者慎用。

简易疗法

1. 脘腹胀痛：沉香、木香各 6 克，乌药、砂仁、延胡索各 10 克，水煎服。

2. 呃逆呕吐：沉香、丁香各 6 克，紫苏、白豆蔻、柿蒂各 10 克，水煎服。

3. 胸膈痞塞：沉香 15 克，香附、砂仁各 30 克，枳实、甘草各 10 克，研为细末，每次 3 克，日服 2 次，加盐少许，沸汤点服。

4. 咳逆喘息：沉香 6 克，葶苈子、莱菔子、苏子、杏仁各 10 克，水煎服。适于肾虚不纳、肺气壅滞所致的痰气上逆、气喘等。

5. 老年寒喘：沉香、附子、肉桂各 6 克，干姜、五味子各 10 克，水煎服。

6. 气虚便秘：沉香 3 克，当归、肉苁蓉、枳壳、紫菀各 10 克，水煎服。

7. 小便淋涩：沉香3克，冬葵子、白头翁、土茯苓各12克，泽泻6克，水煎服。

36. 灵芝草

灵芝草又名木芝、神芝、瑞草、芝草。为多孔菌科植物紫芝或赤芝的全株。《本经》有紫、赤、青、黄、白、黑六芝，但原植物多为紫、赤两种。关于其传说较多，《山海经》载：炎帝的小女儿叫瑶姬，刚到出嫁之年，不幸早夭，她的精魂飘到姑瑶之山，化为瑶草，其叶葳蕤，其花黄灿。若有人吃了瑶草，便能和他思念之人在梦中相会。这一故事被后世文人加以演绎，称天帝哀怜，封她为巫山云雨之神，朝为霞云，暮为细雨，精魂为草，实为灵芝。迨至后来，民间流传着秦始皇遍求灵芝仙草，以求长生不老；白蛇智盗灵芝草，为救许仙的故事，使人们确信灵芝是延年益寿的仙草。有诗咏云："天地精华灵芝草，鬼斧神工形异巧。圆如寿龟海面浮，长似祥云空中绕。色呈赭红及紫褐，质同陶塑与木雕。悬于壁上常端详，向往自然乐逍遥。"但灵芝草确是食药两宜之品，而其多种功效正在被现代实验研究和临床研究所证实，已开发出诸如糖浆、冲剂、片剂、颗粒等制剂，获得卓著的保健治疗效果。

现代研究：灵芝含碳水化合物、多种氨基酸、挥发油、有机锗等微量元素和维生素B_2、C等营养成分；以及麦角甾醇、有机酸、生物碱、树脂、甘露醇、三萜类、香豆精苷、赤苞孢子酸。药理实验表明有镇静安神，抗肿瘤，增强心肌收缩力，增加冠脉血流量，抗动脉粥样硬化，抗心律失常，调节改善免疫功能；并有降血脂、降血糖、保肝、解毒、抗血栓形成、抗溃疡、抗缺氧、抗过敏、抗衰老作用。

灵芝草最早载《本经》：紫芝"主耳聋，利关节，保神，益精气，坚筋骨，好颜色。"赤芝"主胸中结，益心气，补中，增智慧。不忘。久食轻身不老，延年神仙。"历代本草亦有论述。《本草纲目》云："疗虚劳，治痔。"《中国药植图鉴》云："治神经衰弱，失眠，消化不良等慢性疾患。"《灵芝》云："治老年慢性气管炎咳嗽气喘。"其性味甘，平。功能滋补强壮，扶正固本，增强免疫，延缓衰老。主治冠心病，高脂血病，高血压，癌症，白细胞减少症，慢性肝炎，支气管炎，体弱多病，神经衰弱，失眠健忘。

简易疗法

1. 神经衰弱：灵芝草30克，人参10克，浸泡于白酒250毫升中10

日，随量酌饮。

2. 心悸失眠：灵芝草6克，黄芪20克，丹参10克，酸枣仁10克，水煎服。

3. 心律失常：20%灵芝注射液，每次5毫升，肌内注射，7日为1疗程。

4. 支气管扩张：灵芝草20克，桔梗10克，水煎取汁50毫升；另用粳米50克，大枣15枚熬粥，先后进服。

5. 慢性气管炎：灵芝发酵液，每次25~50毫升，日服2次，有止咳平喘祛痰作用。

6. 传染性肝炎：灵芝菌丝煎剂（人工培养），每次50毫升，日服2次。有改善症状、降酶作用。

7. 血小板减少性紫癜：灵芝露（每毫升含药0.175克），每次10~15毫升，日服3次，服2周至2个月。

8. 防治冠心病：灵芝糖浆（以发酵液20%制成），每次20毫升，日服2次，连服10~14周。

9. 年老体衰：灵芝胶囊（每粒0.27克），每次2粒，日服3次，2周为1疗程。

37. 鸡血藤

鸡血藤又名血风藤、大活血。为豆科植物密花豆等同属的藤茎。以剖断流汁、色赤若血而得名。品种较多，有密花豆、白花油麻藤、香花岩豆藤、亮叶岩豆藤4种。亦有木通科植物大血藤、豆科植物常绿油麻藤、昆明鸡血藤亦在河南、福建、广东、广西、甘肃等地药用。古代医家称“为血分之圣药”，有去瘀血，生新血，流通经脉，活血镇痛之功。近代发现其补血作用，主要通过补充血量，活血化瘀，从而改善微循环，保证身体组织得到充分血液供给来实现的。

现代研究：香花岩豆藤含鸡血藤醇、蒲公英赛酮及多种甾醇。药理证实能扩张血管，增加器官血流量，增强免疫功能；提取物有促凝（激活Ⅻ因子）、抗凝（抗凝血酶）、纤溶（激活纤溶酶原）、抗纤溶、降血脂、降血压、镇静催眠、抗早孕、抗单纯疱疹病毒、抗肿瘤作用；亦对甲醛性关节炎有显著疗效。

鸡血藤最早载《本草纲目拾遗》：“其藤长亘蔓地上或山崖，一茎长数十里。土人得之，以刀斫断，则汁出如血。每得一茎，可得汁数升，干者极似山羊血。”又云：“活血，暖腰膝，已风瘫。”近代本草亦有论述。《现代实用中药》云：“为强壮性之补血药，适用于贫血性之神经麻痹症，如肢体及腰膝酸痛，麻木不仁等。又用于妇女月经不调，月经闭止等，有活血镇痛之效。”其性味苦、微甘，温。功能行血补血，舒筋活络。主治月经不调，经行不畅，血虚闭经，关节酸痛，手足麻木，肢体瘫痪，风湿痹痛。

简易疗法

1. 筋骨酸痛：鸡血藤膏（含药及冰糖2∶1），每次15~25克，用温开水冲服。适于血虚本症及手足麻木、月经量少。

2. 风湿痹痛：鸡血藤15克，海风藤15克，络石藤10克，桑寄生10克，木瓜10克，水煎服。

3. 月经不调：鸡血藤15克，当归12克，白芍12克，生地10克，川芎10克，水煎服。

4. 慢性气管炎：鸡血藤30克，地龙21克，猪胆汁粉15克，研为细末，装入胶囊，每次2.2克，日服3次。

5. 缺铁性贫血：鸡血藤50克，制首乌30克，熟地黄30克，当归20克，阿胶20克，白术20克，研为细末，炼蜜为丸，每次9克，日服2~3次。

6. 白细胞减少症：鸡血藤糖浆（成药），每次10毫升，日服3次，连服3~5日。适于放射治疗所致者。

38. 鸡骨草

鸡骨草又名黄头草、猪腰草、红母鸡草。为豆科植物广东相思子的带根全草。因其茎杆形似鸡骨而得名。生长于山地或旷野灌木林边，分布广东、广西等地。近年来用于治疗急性传染性肝炎，有消除黄疸、恢复肝功能作用，但对慢性肝炎效果不佳。

现代研究：全草含相思子皂醇A、B、C、D、E、F、G，大豆皂醇、葛根皂醇、甘草次酸、相思子皂苷、胆碱、甾醇化合物、黄酮类、氨基酸等。药理证实有保护肝脏，促进淋巴细胞转化，增强肠管张力，抗炎，抗生育作用。

鸡骨草最早载《岭南采药录》，此后民间草药亦有论述。《南宁市药物志》云：“消炎解毒。治传染性肝炎，跌打驳骨。”《岭南草药志》云：“清郁热，舒肝，和脾，续折伤。”广州《常用中草药手册》云：“清热利湿，舒肝止痛。治急慢性肝炎，肝硬化腹水，胃痛，小便刺痛，蛇咬伤。”其性味微甘，凉。功能清热解毒，舒肝散瘀。主治黄疸肝炎，胃脘疼痛，乳痈，瘰疬，跌打损伤瘀血疼痛。

简易疗法

1. 黄疸型肝炎：鸡骨草60~90克，瘦猪肉200克，加水1000毫升同煎，沸后文火煎至300毫升，每日3次分服，直至痊愈。

2. 肝硬化腹水：鸡骨草60克，半枝莲30克，鳖甲15克，猪苓15克，水煎服。

3. 胃痛泛酸：鸡骨草30克，蒲公英30克，乌贼骨15克，瓦楞子15克，延胡索10克，水煎服。

4. 淋巴结炎：鸡骨草60克，豨莶草40克，共研细末，炼蜜为丸，每次6克，日服2次，连服2~4周。

39. 青 蒿

青蒿又名草蒿、香蒿、野兰蒿、黄花蒿。为菊科植物青蒿或黄花蒿的全草。《诗经》有“呦呦鹿鸣，食野之蒿”句，此处之蒿即为青蒿。古代医家对其功效颇多发挥：苏颂称“治骨蒸劳热为最”；陈士铎称“尤能泄暑热之火”；张璐称“为少阳、厥阴血分之药”；王学权称“为湿温疫疠要药。”现代对其从成分、药理方面进行了深入研究，并从中找到杀灭疟原虫的有效成分—青蒿素，通过6000余例临床验证，具有体内吸收好、分布广、排泄快、副作用小、速效低毒的优点，是抗疟药物研究史上一个重大的突破。

现代研究：青蒿茎叶含挥发油，主要有β－乙－香草烯、α－及β－丁香烯、乙酸金合欢酯；并含α－及β－蒎烯、莰烯、桉油精、蒿酮、α－侧柏酮等；茎叶尚含东莨菪内酯、原儿茶醛咖啡酸内酯。黄花蒿全草含挥发油，主为莰烯、异蒿酮、L－樟脑、β－蒎烯、β－丁香烯；近年从中提取出青蒿素及青蒿甲、乙、丙素，为新型倍半萜内酯。药理证实青蒿素对疟原虫红细胞内期有杀灭作用，亦能杀灭血吸虫；尚有抗心律失常、抗纤维化、免疫调节、抑制细胞增殖，降压、利胆、镇咳、平喘作用。

青蒿最早载《本经》，历代本草多有论述。《本草图经》云：“青蒿，今处处有之。春生苗叶，至夏高三、五尺，秋后开细淡黄花，花下便结子，如粟米大，八、九月间采子，阴干。根、茎、子、叶并入药用，干者炙作饮香尤佳。”《滇南本草》云：“去湿热，消痰。治痰火嘈杂眩晕。利小便，凉血，止大肠风热下血，退五种劳热，发烧怕冷。”《本草纲目》云：“治疟疾寒热。”其性味苦、辛，寒。功能清热解暑，除蒸截疟。主治暑邪发热，阴虚发热，骨蒸劳热，疟疾寒热，湿热黄疸，痢疾，疮疮瘙痒。凡虚寒泄泻者不宜用，多汗者慎服。

简易疗法

1. 骨蒸潮热：青蒿15克，炙鳖甲15克，生地15克，知母10克，白薇6克，水煎服。

2. 阴虚发热：青蒿15克，地骨皮10克，银柴胡10克，胡黄连10克，水煎服。

3. 暑热外感：青蒿25克，佩兰10克，连翘10克，滑石10克，甘草6克，水煎服。

4. 疟疾寒热：青蒿15克，柴胡12克，黄芩10克，常山6克，半夏10克，水煎服。

5. 鼻内出血：鲜青蒿30克，绞汁加冷开水冲服。亦可用汁液蘸棉球塞鼻孔。

6. 秋季腹泻：青蒿20克，水煎加红糖调服。

7. 扁平苔藓：青蒿30克，水煎含漱，日数次。

8. 皮肤瘙痒：青蒿50克，水煎先熏后洗。亦用于湿疹、疥癣。

40. 败酱草

败酱草又名鹿肠、马草、野苦菜、豆渣草。为败酱科植物白花、黄花败酱草或近缘植物的全草。因其根有陈败豆酱气而得名。有白花、黄花两种，南方部分地区尚以十字花科菥蓂、北方部分地区尚以菊科苦荬菜当作败酱草入药，功效是否一致，尚待研究。古代医家认为：败酱草“善排脓破血”（李时珍）；“善除暴热火疮”（张璐）；“能清热泄结，利水消肿，破瘀排脓”（张德裕）等。现代认为“善治内痈，为肺痈、肠痈的要药”。

现代研究：白花败酱根茎含环烯醚萜苷类成分，即白花败酱苷、番木鳖苷和莫诺苷，尚含挥发油，干燥果枝含黑芥子苷等；黄花败酱根含挥发油，油中以败酱烯与异败酱烯含量较高，根茎含多量三萜类皂苷，即为黄花败酱草，苷元为齐墩果酸或常春藤皂苷元，尚含黄花龙芽苷、β－谷甾醇葡萄糖苷、鞣质、糖类及微量生物碱。药理证实有镇静、催眠、保护肝脏作用；对金黄色葡萄球菌、白色葡萄球菌、类白喉杆菌有轻度抑制作用；对人子宫颈癌细胞有强抑制作用。

败酱草最早载《本经》，历代本草多有论述。《新修本草》云：“败酱，不出近道，多生岗岭间，叶似水莨及薇衔，丛生，花黄，根紫作陈酱色，其叶殊不似豨莶也。”《名医别录》云：“除痈肿，浮肿，结热，风痹不足，产后疾痛。”《日华子本草》云：“治赤眼，障膜，胬肉，聤耳，血气心腹痛，破癥结，产前后诸疾，催生、落胞、血运，排脓、补瘘，鼻洪吐血，赤白带下，疮痍疥癣，丹毒。”其性味辛、苦，微寒。功能清热解毒，消痈排脓，祛瘀止痛。主治肠痈，肺痈，血滞胸腹疼痛，产后瘀滞腹痛，下痢，赤白带下，热毒痈肿，目赤肿痛，疥癣。凡久病脾虚、泄泻不食、虚寒下脱者忌服。

简易疗法

1. 阑尾炎（肠痈）：败酱草 15 克，薏苡仁 30 克，地丁草 15 克，红藤 15 克，桃仁 10 克，水煎服。

2. 肺脓肿（肺痈）：败酱草 15 克，鱼腥草 15 克，金银花 15 克，芦根 15 克，桔梗 10 克，水煎服。

3. 急性胰腺炎：败酱草、红藤各 30 克，大黄、枳实、元明粉各 9 克，山楂 112 克，水煎服。

4. 产后恶露不尽：败酱草 15 克，益母草 15 克，山楂 10 克，水煎加红糖调服。

5. 盆腔炎症：败酱草 15 克，菝葜 15 克，乳香 5 克，没药 5 克，水煎服。

6. 扁桃体炎：败酱草 30 克，大青叶 30 克，均用鲜品，绞汁加水煎，分 2 次服。

7. 流行性腮腺炎：鲜败酱草 30 克，生石膏 15 克，共捣如泥，加鸡蛋清调和外敷。

8. 顽固性失眠：黄花败酱胶囊，每粒含挥发油 20 毫克，每次 2 粒，日服 1～2 次。

9. 毒蛇咬伤：败酱草 250 克，煎汤顿服，另以鲜草捣烂外敷。

41. 罗布麻

罗布麻又名吉吉麻、红花草、红柳子、野麻。为夹竹桃科植物罗布麻的全草。生长于河岸、山坡、沟渠的沙质地或盐碱地，其形酷似红柳，小叶深绿，红花灼灼，气味芬芳，耀眼迷人。最早发现的当属西北植物研究所，曾于 1972 年报道用罗布麻治疗高血压的临床观察，此后陕西省冠心病防治组、渭南地区医院、北京市石景山发电厂卫生所等单位科研协作，用其根治疗心力衰竭、叶片治疗高血压、制烟卷治疗慢性气管炎，使其功效得到进一步确认。另外其树皮由于纤维度高，是纺织、造纸、制绳工业的好原料；其全株所含的乳汁，可提炼为工人橡胶。总之，全草用途很大，在于很好的开发利用。

现代研究：全草含新异芸香苷；叶含加拿大麻苷、儿茶素、蒽醌、谷氨酸、丙氨酸、缬氨酸及氢化钾等；根含加拿大麻苷、毒毛旋花子苷元及k－毒毛旋花子次苷－β。药理证实有降压、强心、利尿作用，降压机理与所含黄酮苷及扩张血管等作用有关；加拿大麻苷可减轻心肌炎急性循环障碍的症状，防止心肌及冠状血管硬化，减慢平滑肌收缩频率；大花罗布麻叶具有降压、降脂、改善心功能及抑制血小板聚集的作用。用量过大可引起恶心、呕吐、腹泻、上腹不适、心动过缓和期间收缩症状；制成烟吸可出现头痛、头晕、哮喘、恶心、失眠等症，及时停药轻者可自行消失，重者应及时抢救。

罗布麻最早载《陕西中草药》：“味淡涩，性凉，有小毒。清凉泻火，强心利尿，降血压。治心脏病，高血压，神经衰弱，肾炎浮肿。”各地中草药书中亦有论述。《中国药植图鉴》云：“嫩叶，蒸炒揉制后代茶，有清凉去火，防止头晕和强心的功用。”《新疆中草药手册》云：“治肝炎腹胀，神经衰弱，眩晕，脑震荡后遗症，心悸，失眠，高血压，肝硬化腹水，浮肿。”其性味甘、苦，凉。功能清火降压，强心利尿。主治心脏病，高血压，神经衰弱，肝炎腹胀，肾炎浮肿。

简易疗法

1. 高血压病：罗布麻叶10克，开水冲泡代茶饮。或配钩藤15克，夏枯草15克，野菊花15克，水煎服。

2. 心力衰竭：罗布麻根（切碎）16克，加水300毫升浸泡12小时，文火煎1小时，滤液200毫升，分2次服完。心率改善后减至每次50毫升，日服1次。

3. 各种水肿：罗布麻根12～15克，水煎服。或配猪苓10克，泽泻10克，木通10克，水煎服。

4. 神经衰弱：罗布麻叶10克，开水冲泡代茶饮，勿煎煮。

5. 肝炎腹胀：罗布麻叶12克，延胡索10克，木香6克，甜瓜蒂3克，公丁香3克，研为细末，每次3～5克，日服2次。

6. 头晕失眠：罗布麻叶片剂，每片0.3克，每次4片，日服3次。适于高血压病所致者。

7. 高脂血症：罗布麻叶冲剂，每袋12克，含黄酮苷100毫升，每次1袋，日服2次。

8. 慢性气管炎：罗布麻叶3克，开水冲泡饮。或配烟丝制成烟卷，点燃吸入。

42. 昆　布

昆布又名海带、纶布、海昆布。为海科植物海带或翅藻科植物昆布、裙带菜的叶状体。海带生于较冷的海洋中，多附生于大干潮线以下1~3米深处的岩礁上，分布山东、辽宁一带沿海地区，目前已有人工养殖；昆布生于低潮线附近的岩礁上，分布福建，浙江等沿海地区；裙带菜生于近潮线以下1~4米深处的岩石上，分布浙江、福建、辽宁等沿海地区。本植物的根状固着器（海带根）亦供药用。其性咸寒，功效消痰软坚，利水消肿，与海藻相仿，但作用更强，常相须为用治疗瘿瘤、瘰疬、水肿胀满及脚气浮肿。

现代研究：海带含藻胶酸和昆布素、甘露醇、无机盐，又含胡萝卜素、核黄素、维生素C、蛋白质、脯氨酸等氨基酸；昆布含藻胶酸、粗蛋白、甘露醇、灰分、钾、碘；裙带菜含碘、溴、钙、藻胶酸、1，4－噻嗪烷－3－羧酸S－氧化物、核黄素、维生素B_{12}、丙氨酸、甘氨酸、脯氨酸、别异亮氨酸等氨基酸、有机酸，又含亚麻酸甲酯、植物醇、棕榈酸、岩藻甾醇、大褐马尾藻甾醇、无羁萜、黑麦草内酯、甘露醇等。药理证实可用来纠正缺碘而引起的甲状腺机能不足，同时也可暂时抑制甲状腺机能亢进的新陈代谢率而减轻症状，但不持久，可作术前的准备，其作用主要是所含的碘、碘化物引起的；尚有兴奋心脏、降血压、降血脂、减轻动脉粥样硬化、抑制支气管平滑肌及平喘、镇咳作用，亦有抗肿瘤作用。

昆布最早载《名医别录》；“主十二种水肿，瘿瘤聚结气，瘘疮。”历代本草亦有论述。《药性论》云：“利水道，去面肿，去恶疮鼠瘘。”《本草通玄》云：“主噎膈。”《本草从新》云：“顽痰积聚。”其性味咸，寒。功能软坚散结，消痰利水。主治瘿瘤，瘰疬，睾丸肿痛，痰饮，脚气浮肿。近年用于甲状腺肿及腺瘤、淋巴结结核、肝硬变及睾丸肿痛、高血压等。内服煎汤，或入丸散。不宜与甘草同用；凡脾胃虚寒湿蕴者忌用。

简易疗法

1. 淋巴结结核：昆布、海藻各10克，海蛤壳、夏枯草、生牡蛎各15克，水煎服。亦用于甲状腺肿大，瘿瘤初结者。

2. 卵巢囊肿：昆布、海藻、山慈菇、生鳖甲各12克，赤芍、车前子各9克，芥穗4.5克，白芷、乳香、没药各3克，水煎服。亦用于输卵管积水者。

3. 脚气浮肿：昆布、海藻、泽泻、桑白皮、防己各10克，水煎服。

4. 老年性白内障：昆布眼药水（由昆布100克，氯化钠90克，尼泊金5克，蒸馏水10000毫升配制而成），配合三维眼药水（维生素B_1、B_2、C），每日各点眼2次。

5. 耳痛生疮：昆布、龙胆草、牛蒡子、连翘、当归尾、黄芩、柴胡、桔梗各9克，黄连、甘草各3克，水煎食后服。

43. 虎耳草

虎耳草又名石荷叶、狮子草、金钱荷叶。为虎耳草科植物虎耳草的全草。因其叶形大如虎耳得名。生于阴湿处，溪旁树荫下，山间小溪旁或岩石上。分布山东、河南、江苏、安徽等全国大部分地区。本品具清热、祛风、凉血、解毒之功。临床用于风疹、湿疹、中耳炎、丹毒肺痈等证。

现代研究：成分含生物碱、硝酸钾及氯化钾、熊果酚苷；其叶绿体中所含的酚酶能将顺式咖啡酸氧化为相应的邻位醌，后者经自然氧化而生成马栗树皮素；近年研究尚含岩白菜素、槲皮素－3鼠李糖苷、槲皮素、没食子酸、原儿萘酸、琥珀酸、反甲基丁烯二酸。药理证实对变形杆菌、伤寒杆菌、痢疾杆菌、金黄色葡萄球菌、绿脓杆菌有抑制作用；鲜叶对人有利尿作用。

虎耳草最早载《履巉岩本草》：“治痔疾肿毒，用少些晒干入马子（便桶）内烧熏。”历代本草皆有论述。《本草纲目》云：“治瘟疫，擂酒服。生用吐利人，熟用则止吐利。又治聤耳，捣汁滴之。”《生草药性备要》云：“治耳内暴热毒，红肿流脓疼痛，捶汁滴入耳，或加冰片消散而愈。”《分类草药性》云：“清肺热，治咳嗽，疗风疹、丹毒。”其性味苦，寒。功能主治清热解毒，祛风清肺，凉血止血。主治风疹，湿疹，中耳炎，痈肿，丹毒，肺热咳嗽，肺痈，吐血，崩漏，痔疾，外伤出血。内服煎汤，外用捣汁滴或煎水熏洗。凡脾胃虚寒者慎用。

简易疗法

1. 肺热咳嗽：虎耳草、金银花、生石膏各15克，连翘、陈皮、杏仁10克，水煎服。

2. 治肺脓肿：虎耳草、鱼腥草、薏苡仁、红藤、芦根各15克，黄芩

10克，水煎服。

3. 月经过多：虎耳草、仙鹤草各15克，焦艾叶、荆芥穗、茜草炭各10克，水煎服。

4. 湿疹瘙痒：鲜虎耳草500克，切碎，先用95%酒精拌湿再加30%酒精1000毫升浸泡7日，去渣，外敷患处。

5. 治中耳炎：鲜虎耳草15克，洗净，捣烂取汁，加冰片少许，用前拭干外耳道，然后滴入耳内。

6. 外伤出血：鲜虎耳草适量，捣烂外敷。亦用于痈肿，丹毒，烫伤，腮腺炎等。

44. 佩　兰

兰有数种：兰草、泽兰、山兰，与兰花迥异。佩兰又名兰草、大泽兰、香水兰、千金草。为菊科植物兰草的茎叶。古人认为兰乃香草，能辟不祥，故常佩戴之，或水煎以洗身，浸油以涂发，成为习俗。佩兰入药由来已久，《黄帝内经素问·奇病论》云："夫五味入口，藏于胃，脾为之行其精气，津液在脾，故令人口甘也。""治之以兰，除陈气也。"此处之兰即佩兰。李东垣治消渴生津饮用兰叶，盖本于此；沈金鳌称"兰草因以荡涤为功，肃清肠胃者也"；张秉成称"佩兰，功用相似泽兰，而辛香之气过之，故能解郁散结，杀蛊毒，除陈腐，濯垢腻，辟邪气。"可谓发挥详明简约。

现代研究：全草含挥发油，分离出对-聚伞花素、乙酸橙花醇酯、百里香酚甲醚3种化合物；花叶含蒲公英甾醇、蒲公英甾醇棕榈酸酯、豆甾醇、二十八醇等。药理证实有增加胃黏膜血流量和唾液淀粉酶活性，尚有抗炎、抗癌、祛痰、促进子宫复位、增加乳汁等作用；对金黄色葡萄球菌、白喉杆菌、变形杆菌、伤寒杆菌及流感病毒有抑制作用。

佩兰最早载《本经》，历代本草多有论述。《本草图经》云："兰草叶似泽兰，尖长有歧，花红白色而香，生下湿地。"《得配本草》云："除陈气，止消渴，利水道，消痰癖，疗温、湿温病初起，胆疸，辟恶气，散痈肿，调月经。"《中药志》云："发表祛湿，和中化湿。治伤暑头痛，无汗发热，胸闷腹满，口中甜腻，口臭。"其性味辛，平。功能芳香化湿，醒脾开胃，发表解暑。主治湿浊中阻，脘痞呕恶，口中甜腻，口臭多涎，暑湿表证，头胀胸闷。凡阴虚、气虚者忌服。

简易疗法

1. 暑湿胸闷：鲜佩兰叶30克，开水冲泡代茶饮。适于纳差、口甘者。

2. 感冒头痛：佩兰9克，黄芩9克，厚朴9克，野菊花9克，薄荷6克，水煎服。适于夏季感冒发热者。

3. 急性胃肠炎：佩兰9克，藿香9克，苍术9克，生姜6克，黄连6克，水煎服。

4. 胃胀呕恶：佩兰9克，半夏9克，白蔻仁6克，厚朴9克，陈皮6克，水煎服。

5. 消化不良：佩兰9克，麦芽9克，山楂9克，生姜6克，莱菔子6克，水煎服。

6. 预防中暑：佩兰10克，绿豆20克，鲜荷叶20克，薏苡仁30克，水煎至豆烂米熟，缓慢温饮。

45. 垂盆草

垂盆草又名佛指甲、地蜈蚣、鼠牙半支。为景天科植物垂盆草的全草。以其长势下垂而得名。传说南方一座山下，住着一对青年农民，子女各一，男耕女织，生活过得很好。夏天男主人忽然腹痛，里急后重，大便粘液带血，一日20多次，急请当地医生诊治，诊断为痢疾，服药却无效。有一天，女儿拔了一篮猪草回来，内中有很多垂盆草，他想起此草能治猪的腹泻，便要妻子煮一碗给自己配粥吃。刚吃2次就腹痛消失，连服3天，粘液脓血全止，痢疾痊愈。邻里人患同样痢疾者，也用此草配粥吃，全都好了。这样一传十，十传百，很多人都知道了垂盆草治疗痢疾有神效。由于此草若栽在盆内则下垂，而称垂盆草。原为民间用于治疗湿热黄疸、小便不利、疮痈及毒蛇咬伤的常用草药。近年来治疗传染性肝炎，对降低转氨酶有良好的近期疗效。

现代研究：主要含氰苷类化合物垂盆草苷，尚含N－甲基异石榴皮碱、二氢－N－甲基异石榴皮碱、景天庚糖、葡萄糖、果糖及蔗糖等；临床证明垂盆草苷为垂盆草中降低血清谷丙转氨酶的有效成分，垂盆草苷遇稀碱即能转变为异垂盆草甙苷，而失去生理活性。药理证实垂盆草对四氯化碳造成的大、小鼠肝损伤均有明显保护作用，其稀醇提取物的水溶部分对亚急性肝损伤大鼠尚能明显降低血清谷丙转氨酶及磺溴酞钠滞留率；垂盆草总氨基酸是降谷丙转氨酶的主要活性成分，生物碱也有效，并且总氨基酸能减轻四氯化碳引起的肝细胞损伤。垂盆草注射液对金黄色葡萄球菌、白色葡萄球菌、大肠杆菌、伤寒杆菌、绿脓杆菌、甲型链球菌、乙型链球菌、白色念株菌、福氏痢疾杆菌等均有一定抑制作用。

垂盆草最早载《本草纲目拾遗》："鼠牙半支，生高山石壁上。立夏后发苗，叶细如米粒，蔓延络石，其根嵌石罅内，白如鼠牙。"历代本草有所论述。《天宝本草》云："利小便，敷火疮肿痛，汤火症；退湿热，兼治淋症。"《四川中药志》云："治喉头红肿，消痈肿，敷蛇伤及足生鸡眼。"其性味甘、淡、微酸，凉。功能清热解毒，利水消肿。主治湿热黄疸，小便不利，口苦咽肿，胃纳不佳，小便黄赤，痈肿疮疡，毒蛇咬伤，水火烫伤。凡体虚气弱者慎用。

简易疗法

1. 急性肝炎：鲜垂盆草120克，矮地茶30克，蔗糖30克，水煎煮2次，分别过滤，浓缩后合并，加蔗糖，使之溶解，加苯甲酸钠0.5%，最后加蒸馏水搅匀，过滤即得。每服50毫升，每日2次。

2. 迁延性肝炎：垂盆草150克，紫金牛3克，丹参30克，水煎浓缩，制成糖浆200毫升，分4次服完，日2次，15日为1疗程。

3. 湿热黄疸：垂盆草30克，积雪草15克，鸡骨草15克，茵陈15克，水煎加糖服。

4. 咽喉肿痛：鲜垂盆草100克，绞汁煮沸，频频啜饮。

5. 急性乳腺炎：垂盆草50克，地丁草30克，蒲公英30克，均鲜品，捣烂加面粉少许，调成糊状，外敷患处，每日或隔日1次。

6. 痈肿疮疡：鲜垂盆草60克，轧汁兑水顿服；或捣烂外敷患处。亦用于水火汤伤、毒蛇咬伤。

46. 金钱草

金钱草又名遍地香、地钱儿、铜钱草，马蹄香。为唇形科植物活血丹的全草。因其叶圆形，类似古代之钱币，真乃天地之精灵所化，引起诗人的好多遐想。如唐代皮日休云："阴阳为炭地为炉，铸出金钱不用模。莫向人间呈颜色，不知还解济贫无?"语带诙谐，令人感喟！相传从前有一对年青夫妇，日子过得挺美满。谁知有一天，丈大突然肋下疼痛，好像刀绞针刺一般，医生根据发病的部位，诊断为胆石病，但苦于无法治疗。后来反复发作，有一位老医生发现一种能化石头的药草，让他煎服一段时间，效果很好。因为这种草的叶子是圆形的，很象金钱；而且，它能化开胆里的石头，都说它比金钱还贵重，所以医生就叫它"金钱草"。金钱草除本种入药外，还有好多品种如报春花科过路黄，又称大金钱草；旋花科马蹄金，又称小金钱草；伞形科白毛天胡荽，又称江西金钱草；豆科金钱草，又称广东金钱草，均供当地使用。其功效不尽相似，需注意鉴别。

现代研究：全草含酚性成分、甾醇、黄酮类、氨基酸、鞣质、挥发油及胆碱等；从中分离出6个黄酮类化合物为槲皮素、山柰素等，从大金钱草中分离出对羟基苯甲酸尿嘧啶等。药理实验表明有利胆排石、利尿排石并能溶石；可使冠脉、肾及脑血流量增加及有显著抗凝作用，可能是心脑血管硬化的有效药物；对白喉杆菌、金黄色葡萄球菌、溶血性链球菌、枯草杆菌及大肠杆菌有抑制作用。

金钱草最早载《本草纲目拾遗》，历代本草有所论述。《百草镜》云："治跌打损伤，疟疾，产后惊风，肚痈，便毒，痔漏；擦鹅掌风；叶漱牙痛。"《现代实用中药》云："解热，镇咳，止渴，止血，利尿。治小儿痫热，疳病，瘰疬；研汁点暴赤眼；以盐揉贴肿毒并风癣。"其性味甘、咸，微寒。功能清热利湿，通淋消肿。主治热淋、沙淋，尿涩作痛，黄疸，尿赤，痈肿疔疮，毒蛇咬伤，肝胆结石，尿路结石。凡阴疽肿毒、脾虚泄泻者忌捣汁生服。

简易疗法

1. 尿路结石：金钱草15克，海金沙15克，滑石15克，石韦10克，车前子10克，水煎服。

2. 胆道感染：金钱草60克，车前草60克，分10次泡水代茶饮。亦用于胆囊术后综合征。

3. 胆管结石：金钱草30克，茵陈15克，郁金10克，大黄10克，鸡内金10克，水煎服。

4. 黄疸型肝炎：金钱草30克，虎杖15克，黄柏10克，山栀10克，水煎服。

5. 疮疡痈肿：金钱草15克，地丁草15克，均用鲜品，捣烂外敷。

6. 跌打损伤：鲜金钱草30克，绞汁加童便水煎服。

7. 水火烫伤：鲜金钱草叶30克，煅龙骨10克，捣烂如泥，加香油调和，敷于伤处。

8. 毒蛇咬伤：鲜金钱草、鲜白花蛇舌草各适量，洗净捣烂，挤出毒血后外敷。

47. 鱼腥草

鱼腥草又名蕺菜、肺形草、臭腥草、臭灵丹。为三白草科植物蕺菜的全草。因其新鲜茎叶有浓烈的鱼腥气而得名。传说古时有一县官，清廉公正，爱护百姓，不久积劳成疾，发烧咳嗽，咯吐脓血。百姓闻讯后非常焦急，四处寻求名医无果，县官病情笃重，竟至卧床不起。后来有一位白眉长发的老者，拿来一包草药，让他连服三日，以观效果。不料竟然很快好转，直至痊愈。有人辨认出草药是鱼腥草，于是人们皆知此药的妙用。鱼腥草可以凉拌生食，为美味蔬菜，亦可制成营养保健酒，以增进免疫功能。现已制成片剂、栓剂、注射液等，以满足治病之需要。

现代研究：全草含挥发油，其抗菌成分为鱼腥草素及月栓醛，均具特异臭气，并含甲基壬酮、香叶烯、癸醛、蕺菜碱；叶含槲皮苷、槲皮素等。药理证实煎剂对多种革兰氏细菌如金黄色和白色葡萄球菌、溶血性链球菌、肺炎球菌、卡他球菌、白喉杆菌、变形杆菌、多种痢疾杆菌、肠炎杆菌及钩端螺旋体、结核杆菌、流感病毒、某些皮肤癣菌均有一定抑制作用；并有增强免疫功能、利尿、抗炎、止咳、抗癌作用。

鱼腥草最早载《名医别录》，历代本草多有论述。《新修本草》云："蕺菜，生湿地山谷阴处，亦能蔓生。叶似荞麦而肥，茎紫赤色。山南、江左人好生食之。关中谓之菹菜。"《滇南本草》云："治肺痈咳嗽带脓血，痰有腥臭，大肠热毒，疗痔疮。"《本草纲目》云："散热毒痈肿，疮痔脱肛，断痁（疟）疾，解硇毒。"其性味辛，微寒。功能清热解毒，消痈排脓，利尿通淋。主治肺痈吐脓，痰热喘咳，热痢，热淋，痈肿疮毒，湿疹，疥癣，痔疮，脱肛。凡虚寒及阴性疮疡者忌服。

简易疗法

1. 慢性鼻炎：鱼腥草 15 克，辛夷花 10 克，苍耳子 10 克，金银花 10 克，水煎服。

2. 慢性气管炎：鱼腥草 100 克，蜂蜜 50 克，水煎制成糖浆 200 毫升，每次 20 毫升，日服 2 次。

3. 大叶性肺炎：鱼腥草 30 克，芦根 30 克，浙贝母 10 克，桑白皮 10 克，桔梗 10 克，水煎服。

4. 细菌性痢疾：鱼腥草 30 克，山楂炭 15 克，白头翁 10 克，黄连 6 克，水煎服。

5. 肾炎水肿：鱼腥草 15 克，冬葵子 15 克，车前子 10 克，白茅根 15 克，水煎服。

6. 痈疽痔疮：鱼腥草 30 克，败酱草 15 克，水煎先熏后洗。

7. 戒除烟瘾：鱼腥草 15 克，远志 15 克，薄荷 10 克，切成丝状，自制纸烟，代替烟卷吸。

48. 兔儿草

兔耳草又名月兔耳、和气草。为玄参科植物兔耳草的全草或带根全草。因其形态而名，赵学敏释云：“兔耳草，形如兔耳，贴地生，叶上面淡绿，下面微白，有筋脉，绿边黄毛，茸茸作金色。初生时，叶稍卷如兔耳形。沙土山上最多。”其叶子尖端有一个浅浅的棕色凹痕，因其肉質肥厚，並且有白色茸毛覆盖，看起來像是兔子的耳朵。兔耳草也开花，但她的花是淺绿色的。生于海拔3200~4500米的高山、草原、河滩、湖边砂质草地，分布于云南、广西、广东等地。同属植物噶穆兔耳草、高大兔耳草均分布于西藏地区，也做藏黄连用。

现代研究：药理实验证明其水提取物有明显促进大鼠慢性胃溃疡的愈合，而达抗溃疡作用；能显著延长戊巴比妥纳的睡眠时间，表明有较好的镇静作用。

兔耳草最早载《本草纲目拾遗》：“治虚痨吐血。行血凉血，清肺火。治吐血，痨伤，肺痈，肺痿，黄疸，心疼，跌打，风气，伤力，咳嗽咯血，肿毒。”此后本草书中亦有论述。《百草镜》云：“兔耳一枝箭，叶如橄榄形，边有针刺，只七、八叶贴地生，八月抽茎，高近尺许，花如柏穗而有萌刺，茎叶有毛。七月采。”《泉州本草》云：“清热泻肺火，凉血止血。治肺痈，肠痈，肺虚骨蒸痨热，痈疽肿毒。”《湖南药物志》云：“消炎解毒，止血生肌。”《贵州草药》云：“散寒解表，利水除湿，解毒软坚，镇惊。”其性味苦，微凉。功能清热解毒，补肾固精。主治咳嗽咯血，骨蒸劳热，湿热黄疸，肾虚腰痛，阳痿遗精，痈肿疮疡，高血压等症。

简易疗法

1. 咳嗽痰多：兔耳草、鱼腥草各15克，杏仁、桔梗各10克，水煎服。

2. 湿热黄疸：兔耳草、垂盆草、茵陈蒿各15克，陈皮、甘草各10克，水煎服。

3. 肾虚腰痛：兔耳草、女贞子、金毛狗脊各30克，猪腰（焙干）50克，共研细末，炼蜜为丸，每次9克，日服2次，淡盐汤早晚送服。

4. 阳痿遗精：兔耳草、仙灵脾、金樱子、枸杞子、沙苑子各30克，浸泡于白酒中15克。

5. 痈疮肿毒：兔耳草、蒲公英、紫花地丁适量，均用鲜品，捣烂外敷患处。亦用于急性乳腺炎。

49. 卷　柏

卷柏又名石莲花、回阳草、万年松、长生草。为卷柏科植物卷柏的全草。卷柏一般多在怪石嶙峋的岩石缝中，有极顽强的抗旱力和生命力，只要岩石上有一层薄薄的积土，即可生长繁殖。一般草木含水量需70%～90%，而卷柏竟可低于5%以下。在炎热的夏季极端缺水的情况下，茎高5～10厘米的卷柏，枝叶可以卷缩成拳，好似枯死似的，但一遇雨雾潮湿，便会舒展开来，浅绿色的枝叶会重现生机，所以又有“还魂草”之称。卷柏姿态奇异，植株小巧玲珑，可以栽培于山石盆景中，置于几前案头，犹如苍松翠柏，别具一番韵味。入药以绿色、叶多、完整不碎者为佳。炒焦成炭用。

现代研究：全草含黄酮、酚性成分，黄酮有芹菜素、穗花杉双黄酮、苏铁双黄酮、扁柏双黄酮和异柳杉素；以及氨基酸、海藻糖等多糖类及少量鞣质。药理证实能增加血小板数，缩短凝血时间，调节机体免疫功能；对金黄色葡萄球菌有抑制作用。

卷柏最早载《本经》，历代本草均有论述。《名医别录》云：“止咳逆，治脱肛，散淋结。头中风眩，痿蹶，强阴益精。”《日华子本草》云：“镇心，除面皯，头风，暖水脏。生用破血，炙用止血。”《南宁市药物志》云：“治热性肠出血及子宫出血，外用接骨。”其性味辛，平。功能生用活血，炒用止血。主治吐血，衄血，便血，尿血，子宫出血，外伤出血；或经闭成瘕，跌打肿痛，哮喘，脱肛。近年用于血小板减少症、白细胞减少症和急性传染性肝炎有效果。孕妇忌服。

简易疗法

1. 治疗吐血、衄血：卷柏炭10克，生地黄15克，仙鹤草15克，白茅根15克，水煎服。

2. 尿血、便血：卷柏炭10克，棕榈炭10克，荆芥炭10克，小蓟根15克，地榆10克，水煎服。

3. 子宫出血：卷柏炭10克，艾叶炭10克，阿胶10克，三七粉6克（冲），芥穗炭10克，水煎服。

4. 气虚脱肛：卷柏炭10克，仙鹤草15克，黄芪15克，红枣6枚，升麻6克，水煎服。

5. 妇人经闭：生卷柏10克，当归15克，白芍12克，川芎10克，丹参10克，水煎服。

6. 习惯性便秘：生卷柏15克，草决明20克，大黄15克，生首乌15克，研为细末，装入胶囊，每次3克，日服2次，有通便清肠作用。

7. 跌打损伤：生卷柏10克，刘寄奴15克，骨碎补10克，乳香5克，没药5克，水煎服。

8. 血小板减少性紫癜：江南卷柏片，按说明服。

50. 细　辛

细辛又名小辛、少辛、独叶草、金盆草。为马兜铃科植物辽、华细辛的全草。以其茎叶细小、气味辛香而得名。其品种较多，有产于东北的辽细辛，产于陕西的华细辛。此外各地入药的有江苏、浙江的杜衡；四川的大花细辛；两广的花叶细辛；广西的圆叶细辛，陕西、四川的盆草细辛；陕西的长花细辛；湖北、广西的茗叶细辛；广西的金耳环等，均称为土细辛。但以辽细辛、华细辛为优。

现代研究：辽细辛含挥发油主要是甲基丁香油酚，其它有黄樟醚、β－蒎烯、优葛缕酮等；华细辛与上相同，另有细辛酮、1，8－桉叶素、1－细辛素等；并从辽细辛中检出16种氨基酸和19种微量元素。药理证实有镇咳解痉、镇静、镇痛、解热、抗炎、强心、扩张血管、松弛平滑肌、增强脂质代谢、升高血糖及局部麻醉作用；对革兰氏阳性菌、枯草杆菌、伤寒杆菌、结核杆菌有抑制作用。用量过大可出现毒性反应，一般每次不超过3克。

细辛最早载《本经》，历代本草多有论述。《本草纲目》云："叶似小葵，柔茎细根，直而色紫，味极辛者细辛也；叶似马蹄，茎微粗，根曲而黄白色，味亦辛者杜衡也。"《名医别录》云："温中下气，破痰，利水道，开胸中，除喉痹，齆鼻，风痫癫疾，下乳结。"《日华子本草》："治咳，消死肌疮肉，胸中结聚。"其性味辛，温。功能祛风散寒，通窍止痛，温肺化饮。主治风寒感冒，头痛，牙痛，风寒湿痹疼痛，鼻塞鼻渊，痰饮咳喘。凡气虚多汗、血虚头痛及阴虚咳嗽者忌服。

简易疗法

1. 风寒感冒：细辛3克，羌活9克，防风9克，荆芥9克，桂枝6克，水煎服。

2. 慢性支气管炎：细辛3克，五味子6克，杏仁9克，茯苓9克，半夏9克，水煎服。

3. 慢性鼻窦炎：细辛3克，白芷9克，辛夷9克，苍耳子9克，水煎服。或单味研为细末，吹鼻中。

4. 口舌生疮：细末3克，研为细末和蜜调涂。或泡水含漱，日2~3次。

5. 中暑昏迷：细辛6克，甜瓜蒂6克，研为细末，棉花裹如豆大，塞鼻中。

6. 病窦综合征：细辛6克，制附片10克，黄芪15克，党参15克，桂枝6克，水煎服。

7. 偏正头痛：细辛6克，川芎15克，白芷10克，羌活10克，蔓荆子10克，水煎服。

8. 牙齿疼痛：细辛6克，露蜂房6克，水煎含漱。

9. 类风湿性关节炎：细辛6克，豨莶草30克，青风藤15克，鸡血藤15克，浸泡于白酒500毫升中7日，每次15毫升，日服2~3次。

51. 荆　芥

荆芥又名假苏、姜芥、稳齿菜、四棱杆蒿。为唇形科植物荆芥的全草。荆芥为常用的辛散祛风之药。古代医家颇多发挥，李士材云："风在皮里膜外，荆芥主之，非若防风能入骨肉也。"李时珍云："其功长于祛风邪，散瘀血，破结气，消疮毒。"张锡纯云："治风热在表在上诸症，能泻肺热而达皮毛，风热咳嗽宜之，风热外感头痛寒热，亦是主药。"古人亦将其作为蔬菜食用，所以有荆芥反鱼蟹、河豚之说，如《夷坚志》载："吴人魏几道，啖黄颡鱼羹，后采荆芥和茶饮。少顷足痒，上彻心肺，狂走，足皮欲裂。急服药，两日乃解。"亦有吐血、立死之例，多见于杂家笔记，应注意。。

现代研究：全草含较多挥发油，以穗中含量最高，炒炭后则降低；挥发油中有薄荷酮和胡薄荷酮等20余种成分，尚有锌、镁、钙、铜等12种微量元素，以穗中比茎中高。药理实验表明有抗皮肤过敏和微弱的解热、抑制癌细胞作用；对金黄色葡萄球菌、白喉杆菌抗菌较强，对炭疽杆菌、乙型链球菌、伤寒杆菌、痢疾杆菌、绿脓杆菌和人型结核杆菌有一定抑制作用；荆芥穗炒炭后能缩短出血时间和凝血时间，常用于止血。

荆芥最早载《本经》，历代本草多有论述。《本草纲目》云："荆芥原是野生，今有世用，遂多栽莳。二月布子生苗，炒食辛香。方茎细叶，似独帚叶而狭小，淡黄绿色。八月开小花，作穗成房，房如紫苏房，内有细子如葶苈子状，黄赤色，连穗收采用之。"又云："散风热，清头目，利咽喉，消疮肿。治项强，目中黑花，及生疮，阴癞，吐血，衄血，下血，血痢，崩中，痔漏。”《本草图经》云：“治头风，虚劳，疮疥，妇人血风。”其性味辛，温。功能发表祛风，透疹消疮，炒炭止血。主治外感风寒，头痛，发热，无汗，风疹瘙痒，麻疹透发不畅，疮疡初起；炒炭用于衄血，便血，崩漏，产后血晕。凡表虚自汗、阴虚头痛者忌服。

简易疗法

1. 风寒感冒：荆芥10克，防风10克，苏叶6克，白芷6克，生姜3克，加葱白水煎服。

2. 咽喉肿痛：荆芥10克，桔梗10克，板蓝根10克，木蝴蝶6克，甘草6克，水煎服。

3. 荨麻疹：荆芥10克，苦参10克，蝉蜕6克，苍术10克，地肤子10克，水煎服。

4. 面神经麻痹：荆芥30克，薄荷20克，僵蚕10克，全蝎10克，研为细末，炼蜜为丸，每次6克，日服2次。

5. 皮肤瘙痒：荆芥穗50克，研为细末，装入纱布袋内，均匀撒布患处，再用手掌反复磨擦至发热。

6. 月经过多：荆芥穗炭10克，仙鹤草30克，茜草10克，黄芪15克，党参15克，水煎服。适于气不摄血者。

7. 大便出血：荆芥穗炭10克，槐花10克，地榆炭10克，侧柏炭10克，水煎服。

52. 茵陈蒿

茵陈蒿又名因尘、绵茵陈、安吕草、野兰蒿。为菊科植物茵陈蒿的幼嫩茎叶。以经冬不死，更因旧苗而生，属于蒿类而得名。民谚有“三月茵陈四月蒿，五月蒿子当柴烧”之说。相传华佗治一黄疸病人，苦无良药，不久他发现有一病人已经康复，就询问服的什么药？病人说是一种绿茵茵的野草。华佗一看是蒿子，便采集了一些让其他病人服用，结果见效甚微，于是就问是何时的蒿子，回答是三月的。华佗方才醒悟到：春三月阳气上升，百草发芽，这时的蒿苗一定有药力。第二年春天，他便采了好多的蒿苗，疗效确实很好。经过几年的观察，终于知道只有幼嫩的茎叶可以治病，于是起名“茵陈蒿”。目前，除茵陈蒿入药外，尚有同属植物如东北的黄蒿，又称滨蒿、北茵陈；西藏的劲直蒿也在当地入药使用。

现代研究：茵陈蒿中含有利胆作用的蒿属香豆精、绿原酸和咖啡酸；

全草含精油约 0.27%，其成分有 β－蒎烯、茵陈炔酮、茵陈烯酮、茵陈炔、茵陈素，还含有脂肪酸、花生酸、褐煤酸；种子亦含蒿属香豆精及氯化钾。药理证实有促进胆汁分泌、防治肝损害，因而有利胆保肝作用；并有扩张冠脉、促进纤维蛋白质溶解、降脂、降压、解热、平喘及抑杀小鼠艾氏腹水癌细胞、杀死蛔虫的作用；对葡萄球菌、结核杆菌、大肠杆菌、痢疾杆菌及某些皮肤真菌、钩端螺旋体有抑制作用。

茵陈蒿最早载《本经》，历代本草多有论述。《本草图经》云："春初生苗，高三、五寸，似蓬蒿而叶紧细，无花实，秋后叶枯，茎干经冬不死，至春更因旧苗而生新叶，故名茵陈蒿。"《名医别录》云："治通身发黄，小便不利，除头热，去浮瘕。"《本草再新》云："泻火，平肝，化痰，止咳发汗，利湿，消肿，疗疮火诸毒。"其性味苦、辛，微寒。功能清热除湿，利胆退黄。主治黄疸，暑热，湿热，皮肤湿疹，风疹瘙痒；传染性黄疸型肝炎，胆囊炎，胆石症，胆道蛔虫。凡非因湿热所致发黄者忌服。

简易疗法

1. 湿热黄疸：茵陈蒿 30 克，山栀 10 克，虎杖 15 克，黄柏 10 克，大黄 10 克（后下），水煎服。

2. 治胆囊炎：茵陈蒿 30 克，金钱草 30 克，车前草 20 克，龙胆草 10 克，郁金 10 克，水煎服。

3. 胆道蛔虫症：茵陈蒿 15 克，黄连 6 克，乌梅 10 克，苦楝皮 10 克，花椒 3 克，水煎服。

4. 呕恶腹胀：茵陈蒿 15 克，苍术 15 克，厚朴 10 克，陈皮 10 克，甘草 6 克，水煎服。适于暑湿中阻所致。

5. 高脂血症：茵陈蒿 50 克，泽泻 20 克，葛根 20 克，山楂 20 克，草决明 20 克，研为细末，炼蜜为丸，每次 9 克，日服2～3 次。亦用于高血压、动脉硬化病。

6. 治冠心病：茵陈蒿 30 克，苍术 30 克，丹参 30 克，川芎 20 克，三七粉 10 克，研为细末，装入胶囊，每次 3 克，日服2～3 次。亦用于本病心绞痛。

7. 夫妇血型不合：茵陈蒿 15 克，黄芩 9 克，制大黄 3 克，甘草 1.5 克，水煎服，日 1 剂早晚服，服至分娩为止。预防新生儿溶血病。

8. 皮肤湿疹：茵陈蒿 30 克，鲜荷叶 30 克，荆芥 10 克，黄柏 3 克，水煎服。亦用于皮肤瘙痒。

53. 香　薷

香薷又名香菜、香戎、紫花香葇。为唇形科植物海州香薷的全草。又称香柔，以其气香性柔而得名。李时珍云："治水之功，果有奇效。"并举病案说明：有一妇人自腰至足浮肿，面目亦肿，喘急欲死，不能伏枕，大便溏薄，小便短少，服药无效。他经过诊脉判断，是病后冒风所致的风水症，投以利水消肿平喘药合薷术丸（香薷、白术）同用而获愈。古代医家对其有不少见解，如寇宗奭云："香薷有彻上彻下之功，治水甚捷"。倪纯宗称为"和脾利水之药。"缪希雍云："散水肿者，除湿利水之功也。"近代研究表明香薷能刺激肾血管而使肾小球充血、滤过性增大而有利尿作用。可见古今验证之一致。

现代研究：香薷一般均含挥发油，海州香薷的主要为百里香酚和香荆芥酚；而川香薷则以对聚伞花素为主。药理证实其挥发油有抗菌、发汗、解热作用，并可刺激消化腺分泌及胃肠蠕动；还有显著的利尿作用。

香薷最早载《名医别录》，历代本草多有论述。《本草衍义》云："叶如茵陈，花茸紫，在一边成穗，别是一种香。"《日华子本草》云："下气，除烦热，疗呕逆冷气。"《滇南本草》云："解表除邪，治中暑头痛，暑泻肚肠疼痛，暑热咳嗽，发汗，温胃，和中。"其性味辛，微温。功能发汗解表，和中利湿。主治暑湿感冒，恶寒发热，头痛无汗，腹痛吐泻，小便不利。凡表虚有汗者忌服。

简易疗法

1. 暑湿感冒：香薷 10 克，藿香 10 克，白扁豆 15 克，厚朴 10 克，甘草 6 克，水煎服。

2. 口中异味：香薷 20 克，分 4 次泡水含漱。

3. 受寒吐泻：香薷 10 克，白术 15 克，白芍 12 克，黄连 6 克，生姜 6 克，水煎服。

4. 寒湿疝气：香薷 10 克，小茴香 10 克，橘核 10 克，荔枝核 10 克，川楝子 10 克，水煎服，并用药渣热敷。

5. 小便不利：香薷 12 克，茯苓 10 克，白茅根 10 克，滑石 10 克，甘草 6 克，水煎服。

6. 甲沟炎：鲜香薷 6 克，捣烂外敷，每日换药 1 次。

54. 钩　藤

钩藤又名钓藤、钩丁、挂钩藤、倒挂金钩。为茜草科植物钩藤及同属多种植物的干燥带钩茎枝。李时珍释名云："其刺曲如钓钩，故名。"生长于山谷，溪边的疏林下。分布浙江、福建、广东、广西、江西、湖南、四川、贵州等地。为常用平肝息风药，其性甘凉疏泄、有清热息风，平降肝阳，清泄肝火的良好作用，为肝经突热证之要药，其息风止疼功效尤好。常用于肝热动风惊痫抽搐。肝阳上亢，头痛眩晕，肝火上升头痛，头胀，目赤肿痛。此外，现代药理研究证实，钩藤有良好的降血压功效，对高血压病，属肝热阳亢者疗效较佳。

现代研究：主含生物碱，其中活性成分为钩藤碱、异钩藤碱、异去氢钩藤碱、柯楠因碱、异柯楠因碱、硬毛钩藤碱、去氢硬毛钩藤碱等。药理证实有降压作用，机理与抑制血管运动中枢、抑制神经节和神经末梢逆质的释放、抑制血管内感受器及外周血管的直接扩张有关；尚有镇静和抗惊厥、降低离体回肠肌张力、兴奋离体子宫抑制心功能等作用。

钩藤最早载《名医别录》，历代本草皆有论述。《新修本草》云："钓藤出梁州。叶细长，其茎间有刺，若钓钩。"《本草纲目》云："大人头旋目眩，平肝风，除心热，小儿内钓腹痛，发斑疹。"《本草述》云："治中风瘫痪，口眼㖞斜，及一切手足走注疼痛，肢体挛急。又治远年痛风瘫痪，筋脉拘急作痛不已者。"其性味甘，凉。功能息风止痉，清热平肝。主治热病神昏惊厥，惊痫抽搐，头痛眩晕。内服煎汤，或入散剂。凡虚实证不宜使用。

简易疗法

1. 高血压病：钩藤、天麻各 10 克，杭菊花、夏枯草、罗布麻各 15 克，水煎服。适于肝阳上亢之面红目赤，心烦易怒，头胀头痛等。或用单味钩藤 20 克，白芥子 10 克，煎水趁温洗脚。

2. 头晕目眩：钩藤、菊花、桑叶、白蒺藜、石决明各 15 克，水煎服。

3. 小儿急惊风：钩藤、蝉蜕、僵蚕、菖蒲、薄荷各 6 克，水煎加糖服。

4. 外感风热：钩藤、柴胡各 10 克，桑叶、大青叶、金银花各 15 克，水煎服。

5. 顽固头痛：钩藤、川芎各 30 克，全蝎、僵蚕各 10 克，蜈蚣 2 条，共研细末。每次 3 克，日服 2 次。亦用于惊痫抽搐，四肢拘挛等。

6. 胎动不安：钩藤、茯神、人参、当归各10克，桔梗12克，寄生3克，水煎，每日1剂，分2次服。

55. 鬼针草

鬼针草又名鬼钗草、婆婆针、盲肠草、粘身草。为菊科植物鬼针草的全草。生于山坡、池畔，紫茎四棱，嫩叶分裂，瘦果带刺，扎衣如针，行为鬼祟，故而得名。全国南北各地路边、山坡、荒野均有分布。笔者曾于20世纪60年代开展中草药活动时，用全草制成散剂、煎剂，用以治疗阑尾炎、菌痢等，效果显著，深感中草药具有很大的潜力。

鬼针草最早载《本草拾遗》，历代本草皆有论述。《中国药植图鉴》云："治痢疾，咽喉肿痛，噎膈反胃，贲门痉挛及食管扩张等症。有解毒，止泻，解热功效。近用治盲肠炎。"《泉州本草》云："消瘀，镇痛，敛金疮。治心腹结痛，产后瘀血，月经不通，金疮出血，肠出血，出血性下痢，尿血。"

现代研究：全草含生物碱、鞣质、皂苷、黄酮苷；茎叶含挥发油、鞣质、苦味质、胆碱等；果实含油27.3%。药理证实对革兰氏阳性细胞有抑制作用，花、茎对金黄色葡萄球菌亦有抑制作用；对实验性动物关节炎有明显消炎作用；亦有降血脂、抗血栓形成的作用。

鬼针草最早载《本草拾遗》，历代本草皆有论述。《中国药植图鉴》云："治痢疾，咽喉肿痛，噎膈反胃，贲门痉挛及食管扩张等症。有解毒，止泻，解热功效。近用治盲肠炎。"《泉州本草》云："消瘀，镇痛，敛金疮。治心腹结痛，产后瘀血，月经不通，金疮出血，肠出血，出血性下痢，尿血。"其性味苦，平。功效清热解毒，散瘀消肿。主治肝炎，痢疾，腹泻，疟疾，胃痛，噎膈，肠痈，咽喉肿痛，急性肾炎。孕妇忌服。

简易疗法

1. 急性阑尾炎：鬼针草30克，地丁草30克，红藤15克，牡丹皮10克，大黄10克，水煎服。

2. 细菌性痢疾：鬼针草30克，委陵菜30克，水煎服。或加马齿苋30克煎服。

3. 胃脘疼痛：鬼针草50克，蒲公英30克，白芍30克，延胡索10克，研为细末，每次6克，日服2次。

4. 湿热黄疸：鬼针草30克，虎杖15克，水煎服。

5. 急性肾炎：鬼针草30克，金钱草30克，金银花15克，茯苓皮15

克，水煎服。

6. 治偏头痛：鬼针草30克，川芎30克，白芷20克，荆芥穗20克，研为细末，每次6克，日服2~3次。

7. 尿血、血淋：鬼针草30克，仙鹤草30克，白茅根30克，小蓟根30克，水煎分3次1日服完。

8. 蛇虫咬伤：鲜鬼针草30克，鲜白花蛇舌草30克，捣汁外涂（先挤净毒血），日数次。

56. 鬼箭羽

鬼箭羽又名卫矛、神箭、四面戟。为卫矛科卫矛属植物卫矛的具翅状物的枝条或翅状附属物。因其叶干如箭之羽，古代人焚烧以驱鬼祟而得名。又名卫矛，以其杆直有羽如持箭矛自卫之状。多生于阔叶混交林中，林缘及山坡草地或植于庭园，分布于我国北部、中部、华东以及西南各地。为破血通经之品，专散恶血，用于瘀血经闭，产后腹痛，癥瘕积聚；且能祛风杀虫，用治风湿痹痛，虫积腹痛。近年试用于过敏反应和癌症，有一定疗效。其根、叶亦有类似功效。

现代研究：含黄烷类、甾类、卫矛醇、糖类、草酰乙酸钠、亚油酸等；种子油中含饱和脂肪酸20%，以及油酸、亚油酸、亚麻酸、乙酸、己酸、苯甲酸；叶含卫矛醇、槲皮素、表无羁萜醇等。药理证实其煎剂中提得的草酰乙酸钠对正常或四氧嘧啶性糖尿病的家兔有降血糖、尿糖及增加体重之作用，说明能刺激β-细胞，调整不正常的代谢过程，加强胰岛素的分泌；同属欧卫矛种子中含强心苷，其效类似毒毛旋花素，并有中度的降低血压作用；此外亦有增加冠状动脉流量、收缩豚鼠肠管作用。

鬼箭羽最早载《本经》："主女子崩中下血，腹满汗出。"历代本草亦有论述。《本草纲目》云："生山石间，小株成丛。春长嫩条，条上四面有羽如箭羽，视之若三羽尔。青叶状似野茶，对生，味酸涩。三、四月开碎花，黄绿色。结实大如冬青子。"《名医别录》云："主中恶腹痛，去白虫，消皮肤风毒肿，令阴中解。"《药性论》云："破陈血，落胎。主中恶腰腹痛。"《日华子本草》云："通月经，破癥结，止血带带下，杀腹脏虫，及产后血绞肚痛。"其性味苦，寒。功能破血，通经，杀虫。主治经闭癥瘕，产后瘀滞腹痛，虫积腹痛。内服煎汤，或入丸散。孕妇忌用。

简易疗法

1. 瘀血闭经：鬼箭羽10克，丹参、益母草各15克，三棱、莪术各6

克，水煎服。

2. 产后腹痛：鬼箭羽、当归各10克，益母草15克，红花、山楂各6克，水煎服。亦用于恶露不尽等。

3. 乳汁不通：鬼箭羽、王不留行、漏芦、路路通、炮山甲各10克，水煎服。

4. 风湿痹痛：鬼箭羽、寻骨风各10克，豨莶草、透骨草各15克，羌活、独活各6克，水煎服。

5. 胸胁背痛：鬼箭羽、桃仁、赤芍、川芎、柴胡、薤白各10克，水煎服。

6. 治糖尿病：鬼箭羽提取物—草酰乙酸钠口服，每日100~1000毫克，有降糖作用。

7. 治疗疟疾：鬼箭羽、炮山甲各6克，研末为散，每服1字（0.3克），口畜在鼻中，临发时用。

8. 虫积腹痛：鬼箭羽、槟榔各6克，使君子、乌梅各10克，花椒3克，水煎服。

57. 绞股蓝

绞股蓝又名七叶胆、小苦药、甘茶曼、南人参。为葫芦科植物绞股蓝的全草。主产于我国长江以南各地，生长于山间阴湿之处。据说该药有“南方人参”之称，出自明代朱橚所著的《救荒本草》，他是朱元璋第五子，自幼好学，能辞善赋。由于明朝初期，田园荒芜，民不聊生，他经过考核可救饥馑食用的野生植物414种，分草、木、谷、果、菜五部，逐一绘图说明，刊于1404年，以备荒年充饥之用。在食疗与营养学方面有着相当大的贡献。有句俚语云“北有长白参，南有绞股蓝”，说明它与人参功效相仿，不但有消除疲劳、增强食欲、镇静催眠、延缓衰老等保健作用，同时在防治高血压、高血脂、冠心病、糖尿病、哮喘、传染性肝炎、偏头痛等疾病方面也有显著作用。自1972年报道云南治疗老年慢性气管炎537例临床观察，总有效率79%，受到医药界的极大关注。此后通过多年研究，发现绞股蓝既具有人参样的功效，又无人参的副作用，是调节人体生理功能、恢复形体与大脑疲劳的绿色保健食品。日本将其用于食品添加剂，生产出诸多保健食品，如面包、饼干、点心、面条、巧克力糖、饮料、啤酒及调味品。近年我国医药市场也生产出绞股蓝晶、绞股蓝茶、绞股蓝蜂王浆等，已畅销国内外市场，获得巨大的社会、经济效益。

现代研究：全草含绞股蓝皂苷约83种，其中Ⅲ、Ⅳ、Ⅷ、Ⅻ分别为人参皂苷Rb1、2、Rd和F2，Ⅰ－Ⅹ、Ⅳ经酶解得人参皂苷K，Ⅲ、Ⅳ、Ⅴ经弱酸水解得人参皂苷Rg3，因此共含6种人参皂苷；还含蛋白质和18种氨基酸和23种以上的元素、多种维生素、芸香苷、糖类、有机酸等。药理证实提取物对实验小鼠外周白细胞下降有保护作用；其皂苷能提高游泳小鼠的体力和耐受力，并可提高对常压缺氧的耐受性，能促进小鼠的生长发育，增强小鼠耐高温、抗疲劳的能力；对饲喂高糖高脂大鼠所致高脂血症有降脂作用，使其血清中性脂肪、总胆固醇水平下降，抑制血清氨基转移酶的升高；尚有延长果蝇平均寿命、增加二倍体成纤维细胞传代数、增强外周血淋巴细胞NK活性等作用，表明有滋补强壮和一定的延缓衰老功效；提高人体免疫功能及对中枢神经系统兴奋和抑制的双向调节作用；不仅对心肌梗死段心肌缺血再灌注损伤具有保护作用，而且对脑缺血具有保护作用，能改善缺血脑组织的形态学变化；绞股蓝皂苷对血小板聚集及血栓形成具抑制作用，降低全血黏度及血浆黏度，升高红细胞变形指数，缩短红细胞电泳时间；尚有抗动脉硬化、保护血管内皮细胞，降血糖、保肝，改善血液动力学，双向调节血压，增强免疫功能，强心、安抻镇静、抗溃疡及抗肿瘤作用。

绞股蓝最早载《救荒本草》，但后来应用较少。《中草药通讯》报道用此治疗慢性气管炎，有止咳祛痰作用，观察结果对吸烟的患者疗效较差，对痰湿化热型疗效比痰湿型好。《中药大辞典》云："消炎解毒，止咳祛痰。治慢性气管炎。"其性味苦，寒。功效消炎解毒，祛痰止咳，补虚涩精，养血安神。主治慢性气管炎，食欲不振，头痛失眠，慢性胃炎，肝炎，高脂血症，冠心病，心肌梗塞，心律失常，缺血性脑血管病，免疫低下症及肿瘤者的辅助治疗。

简易疗法

1. 心脑血管病：绞股蓝总苷胶囊（片），每粒含60毫克，每次1～2粒，日服3次。亦用于免疫低下、肝病、肿瘤的辅助用药。

2. 慢性气管炎：绞股蓝研为细末，装入胶囊，每次3克，日服3次，10日为1疗程。

3. 慢性胃炎：绞股蓝30克，蒲公英30克，白豆蔻20克，山慈菇10克，甘草10克，研为细末，炼蜜为丸，每次6克，日服2次。或单味泡水代茶饮。

4. 食欲不振：绞股蓝10克，山楂15克，麦芽15克，陈皮6克，甘草6克，水煎服。

5. 早期胃癌：绞股蓝50克，朱砂莲20克，徐长卿20克，三七粉10克，莪术10克，研为细末，每次3克，日服2~3次。

6. 原发性肝癌；绞股蓝30克，半枝莲30克，白花蛇舌草30克，土鳖虫10克，露蜂房10克，研为细末，每次6克，日服2~3次。

58. 穿心莲

穿心莲又名一见喜、榄核莲、四方莲、金香草。为爵床科植物穿心莲的全草。为清热解毒药，是近年应用广泛的中草药，治疗肝炎、肺炎、菌痢、伤寒、肺结核、绒毛膜上皮细胞癌、血栓闭塞性脉管炎及外科感染性疾患，有抗菌消炎作用。目前有片剂、胶囊及复方制剂面市，近年还开发出穿心莲内酯片，具有解热、抗炎、保肝、护心、抗溃疡功效，深受患者欢迎。

现代研究：全草含多种穿心莲内酯及甾醇皂苷、糖类、缩合鞣质等酚类物质；叶含二萜内脂化合物即穿心莲甲素、乙素、丙素及高穿心莲内酯、潘尼内酯，还含穿心莲烷、穿心莲酮、穿心莲甾醇、汉黄芩素、宁穿心莲内酯；又从嫩枝叶中分离出榄核莲内酯A、B、C三种。药理证实有解热、抗炎，提高外周白细胞吞噬能力，增强肾上腺皮质功能，终止妊娠、利胆作用；对金黄色葡萄球菌、绿脓杆菌、变形杆菌、痢疾杆菌、大肠杆菌有抑制作用。

穿心莲最早载《岭南采药录》，各地中药草书中有所论述。《泉州本草》云："清热解毒，消炎退肿。治咽喉炎症，痢疾，高热。"广州《常用中草药手册》云："治急性菌痢，胃肠炎，感冒发烧，扁桃体炎，肺炎，疮疖肿毒，外伤感染，肺结核，毒蛇咬伤。"其性味苦，寒。功能清热解毒，凉血燥湿。主治感冒发烧，咽喉肿痛，口舌生疮，咳嗽，肺痈，痢疾，小便淋痛，湿疹，痈肿疮疡，毒蛇咬伤，烫伤。因苦寒伤胃，不宜多服。

简易疗法

1. 传染性肝炎：穿心莲内酯片，每片含50毫克，每次2~3片，日服3~4次。亦用于急性菌痢，胃溃疡，感冒发热，扁桃体炎，支气管炎，肾盂肾炎，尿道炎，中耳炎，钩端螺旋体病。

2. 大叶性肺炎：穿心莲10克，鱼腥草30克，金银花30克，鲜芦根30克，水煎取汁150毫升，加白糖50克，制成糖浆，每次10~20毫升，日服3次。

3. 治高血压：穿心莲叶30克，分10次泡水饮。

4. 传染性结膜炎：穿心莲250克，红花10克，冰片5克，水煎如法制成复方眼药水2500毫升，冷湿敷眼，日3次，配合口服穿心莲片。

5. 神经性皮炎：穿心莲片，每次3～4片，日服3～4次，7日为1疗程。

6. 感冒发热：穿琥宁注射液（含本药），每次2毫升，肌内注射，日1～2次。

59. 桂　枝

桂枝又名柳桂、牡桂、紫桂、辣桂。为樟树科植物肉桂的嫩枝。桂枝于3～7月间剪取嫩枝，截段晒干；肉桂于8～10月间选取树干，剥去树皮，加工成不同规格用。古代将桂分为：树皮色赤者称丹桂，叶似柿叶者称菌桂，叶似枇杷者称牡桂；又有嫩枝为桂枝，树皮为肉桂，剥粗皮为桂心之分。药用的桂枝、肉桂为樟树科植物肉桂的嫩枝与树皮，桂皮为同科植物天竺桂、阴香、细辛香桂和川桂等的树皮。而桂花则为木犀科植物木犀的花。因而品种不同，功效则异。

现代研究：桂枝含挥发油以桂皮醛为主，尚发现反式桂皮酸、香豆精、原儿茶酸、β－谷甾醇及钾、钠、镁十几种元素。药理证实其煎剂能通过神经中枢及末梢扩张皮肤血管，有镇静、抗惊厥、镇痛、解热、活血、止咳、利尿、抗过敏作用；对金黄色和白色葡萄球菌、伤寒杆菌、结核杆菌及真菌、流感病毒有抑制作用。肉桂含挥发油主为桂皮醛及醋酸桂皮酯，另含少量苯甲醛，并有鞣质、粘液、碳水化合物等。药理证实有抑制心脏、扩张血管、降压、镇静、镇痛、解热、抗惊厥、芳香健胃、利尿、抗放射作用；对革兰氏阳性细菌、真菌有抑制作用。

桂枝、肉桂最早载《新修本草》，历代本草多有论述。《本草备要》云：桂枝“温经通脉，发汗解肌。”《本草再新》亦云：“温中行血，健脾燥胃，消肿利湿。治手足发冷作麻、筋抽疼痛，并外感寒凉等症。”《名医别录》云：肉桂“主心痛，胁风，胁痛，温筋，通脉，止烦，出汗。”桂枝性味辛、甘，温。功能发汗解肌，温通经脉，助阳化气，平冲降逆。主治外感风寒，头痛，发热，恶寒，风寒湿痹，关节疼痛，胸痹心悸，小便不利，经闭痛经，癥瘕积聚，水肿，奔豚。肉桂大热，主治阳虚眩晕，腰膝冷痛，肾虚作喘，心腹冷痛，虚寒吐泻，阳痿，寒疝，经闭痛经，宫冷，奔豚。凡阴虚火旺、里有实热、血热妄行者及孕妇忌服。

简易疗法

1. 风寒感冒：桂枝10克，白芍10克，麻黄6克，生姜6克，甘草6克，水煎服。

2. 血虚心悸：桂枝10克，针灸甘草15克，黄芪15克，当归15克，五味子10克，水煎服。

3. 风寒湿痹：桂枝20克，桑枝30克，独活20克，附子10克，防己10克，研为细末，每次6克，日服2~3次。

4. 胸痹心痛：桂枝10克，瓜蒌15克，薤白15克，元胡6克，三七粉6克（冲），水煎服。

5. 治荨麻疹：桂枝9克，苍术9克，防风9克，荆芥6克，浮萍12克，水煎服。

6. 胃脘冷痛：肉桂3克，干姜6克，吴茱萸6克，白术15克，香附9克，水煎服。

7. 低血压病：肉桂10克，人参10克，绞股蓝20克，浸泡于白酒500毫升中7日，每次10毫升，日服2~3次。

8. 阳痿遗精：肉桂10克，附子10克，仙灵脾30克，山萸肉30克，金樱子30克，研为细末，炼蜜为丸，每次6克，日服2次，淡盐水送下。

60. 夏枯草

夏枯草又名麦夏枯、铁色草、白花草、棒槌草。为唇形科植物夏枯草的果穗。其草禀纯阳之气，得阴气则枯，于夏至后枯萎，故以得名。《易简方》载："一男子至夜目珠疼，连眉棱骨，及头半边肿痛，用黄连膏点之反甚，诸药不效。灸厥阴、少阴，疼随止，半日又作，月余。以夏枯草二两，香附二两，甘草四钱，为末。每服一钱半，清茶调服，下咽则痛减半，至四、五服良愈矣。"乃夏枯草能以纯阳之气补厥阴血脉，故有此神效。古代医家认为本品既补肝经血脉，又能疏通结气，并兼和阳养阴之功，善于宣泄肝胆之火，而利于气血之运行。可谓洞悉医药之理。

现代研究：全草含三萜皂苷，其苷元是齐墩果酸，尚含游离的齐墩果酸、熊果酸、芸香苷、金丝桃苷、顺（反）－咖啡酸，维生素B_1、C、K，胡萝卜素、树脂、苦味质、鞣质、挥发油、生物碱、水溶性盐类；花穗含飞燕草素、矢车菊素的花色苷、d－樟脑、d－小茴香酮、熊果酸。药理证实有降血压、扩张血管、抗炎、利尿、收缩平滑肌作用；对痢疾杆菌、伤寒杆菌、大肠杆菌、变形杆菌、霍乱弧菌、葡萄球菌、结核杆菌、绿脓杆菌及皮肤致病真菌有抑制作用。

夏枯草最早载《本经》，历代本草多有论述。《滇南本草》云："祛肝风，行经络，治口眼㖞斜。行肝气，开肝郁，止筋骨疼痛、目珠痛，散瘰疬、周身结核。"《现代实用中药》云："为利尿药，对淋病、子宫病有效；并能治高血压，能使血压下降。"其性味辛，苦，寒。功能清火明目，散结消肿。主治目赤肿痛，头痛眩晕，瘰疬，瘿瘤，乳痈肿痛；甲状腺肿大，淋巴结核，高血压，乳腺增生，乳癌。凡脾胃虚弱者勿久服。

简易疗法

1. 高血压病：夏枯草 30 克，野菊花 15 克，草决明 10 克，石决明 15 克，罗布麻 6 克，水煎服。

2. 头晕目眩：夏枯草 30 克，苦丁茶 10 克，分 10 次泡水代茶饮。亦用于肝阳上亢型高血压。

3. 目赤肿痛：夏枯草 15 克，杭菊花 15 克，谷精草 10 克，龙胆草 10 克，桑叶 10 克，水煎服，亦可熏洗。

4. 淋巴结炎：夏枯草 15 克，玄参 15 克，淅贝母 10 克，生牡蛎 15 克，水煎服。

5. 肺结核：夏枯草 200 克，水煎 2 次，浓缩成 100 毫升，加蜂蜜 50 克，制成膏剂，每次 20 克，日服 2~3 次。

6. 细菌性痢疾：夏枯草 60 克，马齿苋 60 克，均鲜品，水煎加红糖调服。

7. 流行性腮腺炎：夏枯草 15 克，大青叶 15 克，牛蒡子 10 克，连翘 10 克，水煎服，或热敷。

8. 跌打损伤：鲜夏枯草叶 30 克，捣烂外敷。

61. 鸭跖草

鸭跖草又名鸡舌草、碧珠草、耳环草、竹叶兰。为鸭跖草科植物鸭跖草的全草。因其叶青翠，类似鸭之脚掌而得名。生于田野间，全国大部分地区有分布。为清热药，有清热解毒利尿之效，用于治疗痈肿疮毒，小便短赤等症，一般热邪在表、在里者均可应用。

现代研究：其花瓣含黄酮苷类化合物鸭跖黄酮苷；变种花瓣含鸭跖蓝素，为含镁的蓝色花色苷及飞燕草苷等。药理其煎剂能兴奋子宫、收缩血管，并能缩短凝血时间；提取物对细菌有一定抑制作用。

鸭跖草最早载《本草拾遗》："鸭跖，生江东、淮南平地。叶如竹，高

一、二尺，花深碧，好为色，有角如鸟喙，……主寒热瘴疟，痰饮，疔肿，肉癥涩滞，小儿丹毒，发热狂痫，大腹痞满，身面气肿，热痢，蛇犬咬，痈疽等毒。”历代本草亦有论述。《滇南本草》云：“补养气血，疗妇人白带、红崩，生新血，止尿血、鼻衄血、血淋。”广州《常用中草药手册》云：“治心脏性水肿，脚气水肿，肾炎水肿，尿路感染及结石。”其性味甘、苦，寒。功能清热，解毒，利尿。主治水肿，脚气，小便不利，感冒，丹毒，腮腺炎，黄疸肝炎，热痢，疟疾，鼻衄，尿血，血崩，白带，咽喉肿痛，痈疽疔疮。内服煎汤，或捣汁饮，外用捣烂外敷。凡脾胃虚弱者慎用。

简易疗法

1. 流行性感冒：鸭跖草30克，金银花、板蓝根各15克，紫苏、荆芥各10克，水煎服，每日1剂。

2. 流行性腮腺炎：鸭跖草60克，大青叶15克，连翘、牛蒡子各10克，水煎服。

3. 治麦粒肿：鲜鸭跖草茎1段，用手挟持呈45°。角置于酒精灯上燃烧上段，即可见下段有水珠泡沫液体沸出，随即将沸出液体滴于眼结膜及睑缘（麦粒肿之局部肿胀处及周围），睑皮表面也可趁热涂之（滴药前结膜囊先用生理眼水冲洗），涂药后有舒适感，无需冲洗。

4. 小便淋痛：鲜鸭跖草嫩叶120克，捣烂绞汁，开水200毫升，蜂蜜适量调服。

5. 宫颈糜烂：鸭跖草、蒲公英、小腊树、白背叶各2000克，加水4倍，制成流浸膏500毫升，先用高锰酸钾液冲洗阴道后擦干，暴露糜烂面，再用蘸有流浸膏的消毒棉花球（系线1根，以便取出），紧贴于宫颈糜烂面，每周2～3次，10次为1疗程。

6. 作杀虫剂：鸭跖草1000克，加水250毫升捣烂，取出汁液，原液500毫升。加水3000毫升，喷洒治蚜虫，杀虫率72%。

62. 铁苋菜

铁苋菜又名人苋、血见愁、痢疾草、海蚌含珠等。为大戟科植物铁苋菜的全草。因其茎叶赤紫似铁，为苋菜之属而得名。多生于旷野、路边较湿润的地方，分布黄河流域中下游及长江以南各地。本品为治痢疾良药，具有解毒止痢，清热利湿，凉血止血作用，临床治疗痢疾腹泻，湿疹溃疡，出血证属热者尤佳，并对多种痢疾杆菌均有抑制作用。

铁苋菜最早载《植物名实图考》：“为刀创要药。”《本草图经》云：“大者为白苋，小者为人苋耳。其子霜后方熟，细而色黑。紫苋茎叶通紫，吴人用染爪者，诸苋者惟此无毒，不寒。”《草木便方》云：“止泻痢，治虚热，牙痛腮肿，二便热结。”《天宝本草》云：“利水通淋，走小肠。红痢用酒下，白痢煎茶下。”《本草推陈》云：“止血，适用于吐血，下血，刀疮，跌打损伤。”

现代研究：含有生物碱、苷类、还原性糖类或其他还原物质、鞣质、淀粉、油脂或蜡等。药理证实其煎液在体外对常见痢疾杆菌有较强的抑制作用，尤其对志贺氏痢疾杆菌效果最好，对舒氏和弗氏痢疾杆菌次之，对宋内氏痢疾杆菌较差；片剂在体外亦有同样抗痢疾杆菌之效；铁苋煎剂在体外对金黄色葡萄球菌、霍乱弧菌、炭疽杆菌有不同程度抑制作用；其根、茎、叶中皆含抗菌成分，但不同部分的抗菌效力有差异；铁苋醇提物亦有同样抗菌作用。

铁苋菜最早载《植物名实图考》：“为刀创要药。”《本草图经》云：“大者为白苋，小者为人苋耳。其子霜后方熟，细而色黑。紫苋茎叶通紫，吴人用染爪者，诸苋者惟此无毒，不寒。”《草木便方》云：“止泻痢，治虚热，牙痛腮肿，二便热结。”《天宝本草》云：“利水通淋，走小肠。红痢用酒下，白痢煎茶下。”《本草推陈》云：“止血，适用于吐血，下血，刀疮，跌打损伤。”其性味苦、涩，平。功能清热，利水，杀虫，止血。主治痢疾，腹泻，咳嗽吐血，便血，子宫出血，疳积，腹胀，皮炎，湿疹，创伤出血。内服煎汤，外用捣敷。孕妇忌用，老弱气虚者慎用。

简易疗法

1. 细菌性痢疾：铁苋菜 30 克，凤尾草、石榴皮各 15 克，地锦草 10 克，水煎服，5～7 日为 1 疗程。亦用于急性肠炎。

2. 慢性菌痢：铁苋菜 50 克，地榆、仙鹤草各 15 克，马齿苋 20 克，研为细末，以黄酒制丸，每日 3～4 次，每次 6 克，小儿酌减。

3. 吐血衄血：铁苋菜、旱莲草、仙鹤草各 30 克。均用鲜品，榨汁水煎服。

4. 小儿疳积：铁苋菜 60 克，煎水去渣后，加猪肝 90 克，再煎，吃肝喝汤，连服 5～6 次。或鲜铁苋菜 15 克，生姜、大葱各 30 克，鸭蛋白 1 个，捣匀外敷脚心，敷 1 夜去掉，隔 3 日 1 次，一般需 5～7 次。轻者任选一法，重者二法并用。

5. 乳汁不足：铁苋菜鲜品 15～30 克（干品 6～9 克），煎水煮鱼，吃鱼喝汤。

6. 毒蛇咬伤：铁苋菜、半边莲、白花蛇舌草、大青叶各30克，水煎服。或用鲜品捣烂外敷。

63. 积雪草

积雪草又名胡薄荷、连钱草、崩大碗、遍地香。为伞形科植物积雪草的全草。陶弘景释名云："想此草以寒凉得名尔。"苏恭云："此草叶圆如钱，荆楚人谓为地钱草。"盖因其多生于溪畔近水处，蔓延如藤，叶如钱而裂其一侧，两两对生，凌冬尚清碧，故以名之。《天宝单行方》载：有一女子忽患小腹中痛，月经初来，便觉腰中切痛连脊间，如刀锥所刺，不可忍者。众医不别，谓是鬼疰，妄服诸药，终无所益，其疾转增。审察前状相当，即用此药而愈。可见古人早已认识能治腹痛。

现代研究：含多种α-香树脂醇型的三萜成分，其中有积雪草苷、参枯尼苷、羟基积雪草苷、玻热模苷等，以及马达积雪草酸、山萘酚、槲皮素和葡萄糖、鼠李糖的黄酮苷。药理证实所含的苷对动物有镇静和安定作用，能治疗皮肤溃疡，如顽固性创伤、皮肤结核、麻风；对动物注射或皮下植入，可促进皮肤生长、局部白细胞增多、结缔组织血管网增生、粘液分泌增加、毛及尾的生长加速等；幼芽水提取液有溶解细菌的蜡膜作用，故用于治麻风。

积雪草最早载《本经》，历代本草皆有论述。《本草衍义》云："积雪草，南方多有，生阴湿地，不必荆楚。形似水荇而小，面亦光洁，微尖为异，叶叶各生。今人谓之连钱草，盖取象也。"《滇南本草》云："治子午潮热，眩晕，怕冷，肢体酸困，饮食无味，男妇童疳，虚劳发热不退者用之，利小便……"《陆川本草》云："解毒，泻火，利小便。治热性病，头痛，身热，口渴，小便黄赤。"其性味苦、辛，寒。功能活血消肿，清热解毒，利水渗湿。主治跌打损伤肿痛，热疖疔毒，丹毒，风火赤眼，咽喉疼痛，痢疾，毒蛇咬伤，带状疱疹，热淋涩痛，尿频不畅，血淋，湿热黄疸，湿疹；亦用于吐衄咳血、外伤出血疼痛与流脑带菌者。凡虚寒者忌用。

简易疗法

1. 传染性肝炎：积雪草120克，加水500毫升，浓煎200毫升，再加冰糖60克，分2次空腹服，7日为1疗程。有改善症状、消除黄疸作用。

2. 中暑腹泻：鲜积雪草30克，捣烂取汁，兑水煮沸，加红糖适量，1次服完。

3. 石淋血淋：积雪草30克，萹蓄15克，石见穿15克，水煎服。亦用于小便不通。

4. 目赤肿痛：积雪草15克，密蒙花10克，谷精草10克，野菊花10克，水煎服。亦用于麦粒肿。

5. 咽喉肿痛：积雪草15克，木蝴蝶6克，桔梗10克，甘草10克，水煎含漱，日数次。

6. 外伤疼痛：积雪草60克，研为细末，每次3~5克，温黄酒冲服。亦用于腰背疼痛。

64. 透骨草

透骨草又名地构菜、珍珠透骨草。为大戟科植物地构叶的全草。以其功效有舒筋骨、通经络而得名。生于草地及山坡，分布于吉林、辽宁、河北、河南、山东、山西、安徽、江苏、陕西、甘肃等地。而以此命名的药物较多，除地构叶外，尚有凤仙花科植物凤仙、紫葳科植物角蒿、毛茛科植物黄花铁线莲，亦称透骨草；东北、云南、贵州等地将山野豌豆、云南白珠树的全草或枝叶，在当地亦入药。

现代研究：珍珠透骨草的总黄酮含量为1.42%；凤仙的发芽嫩枝含吲哚-3-乙腈；茎含山柰酚、槲皮素、缔纹天竺素、矢车菊素-3-葡萄糖苷；叶含1，2，4-三羟基萘-4-葡萄糖苷与山柰酚及山柰酚-3-阿拉伯糖苷。临床用于风湿性关节炎等所致之筋骨疼痛、屈伸不利证。

透骨草原载于《本草原始》，历代本草亦有论述。《本草纲目》云："治筋骨一切风湿疼痛挛缩，寒湿脚气。"《灵秘丹药笺》云："疗热毒。"《山东中草药手册》云："祛风湿，活血，止痛。"其性味甘、辛，温。功能祛风除湿，舒筋活血止痛。主治风湿痹痛，筋骨挛缩，寒湿脚气，疮癣肿毒。煎汤或入丸、散，外用煎水熏洗。孕妇忌服。

简易疗法

1. 风湿性关节炎：透骨草15克，桑枝30克，羌活、独活、木瓜10克，水煎服，或用药渣热敷。

2. 风湿痹痛：透骨草、穿山甲、海风藤各30克，当归、白蒺藜、豨莶草（九蒸九晒）各20克，共研细末，炼蜜为丸，早晚各服10克，黄酒送服。

3. 筋骨拘挛：透骨草、伸筋草、豨莶草各15克，白芥子10克，水煎，熏洗患处。

4. 肿毒初起：透骨草、漏芦、防风、地榆各等分，水煎，纱布蘸洗，日3次。

5. 阴囊湿疹：透骨草、蛇床子、白鲜皮、艾叶适量，煎水外洗。亦用于痔疮肿毒。

6. 足跟疼痛：透骨草60克，煎水外洗泡脚。

7. 外伤肿痛：透骨草鲜品，捣烂外敷1～2小时，连用数日。

8. 脂溢脱发：透骨草、侧柏叶各60克，皂角30克，白矾4克，煎水洗头。

65. 海　藻

海藻又名乌菜、海萝、海带花、淡海藻。为马尾科植物羊栖菜（小叶海藻）或海蒿子（大叶海藻）的全草。均生于低潮线下海水激荡处的岩石上，海蒿子主产于辽宁、山东沿海；羊栖菜产于我国沿海各省，为黄海渤海沿岸产量较大的海藻。具有良好的软坚散结，清热化痰之功，为瘿瘤瘰疬之要药，与昆布常相须为用。主用于瘿瘤瘰疬，包括甲状腺肿大，颈淋巴结结核，以及睾丸肿，疝气，水肿及脚气浮肿。此外少数地区尚用三角藻，马尾藻，海秃子，鼠尾藻等作海藻入药。海藻反甘草，在使用配伍时应注意。

现代研究：羊栖菜含藻胶酸、粗蛋白、甘露醇、灰分；海蒿子含藻胶酸、粗蛋白、甘露醇、灰分、钾、碘、马尾藻多糖。药理证实其对甲状腺的作用（参见昆布条）；尚有降血脂、抗血凝、降压、抗菌（对某些真菌及血吸虫有抑制）作用。

海藻最早载《本经》："主瘿瘤气，颈下核，破散结气，肿痈，瘕瘕坚气，腹中上下鸣，下十二种水肿。"历代本草皆有论述。《药性论》云："治气痰结满，疗疝气下坠，疼痛肿核，去腹中雷鸣，幽幽作声。"《海药本草》云："主宿食不消，五鬲痰壅，水气浮肿，脚气，奔豚气。"《本草蒙筌》云："治项间瘰疬，消颈下瘿囊，利水道，通癃闭成淋，泻水气，除肿满作肿。"其性味苦、咸，寒。功能软坚散结，消痰利水。主治瘿瘤，瘰疬，睾丸肿痛，痰饮水肿。内服煎汤，酒浸或入丸散。凡脾胃虚寒蕴湿者忌用。

简易疗法

1. 瘿瘤瘰疬：海藻、昆布、浙贝母、连翘、玄参各10克，水煎服。亦用于慢性颈淋巴结炎。

2. 高血压病：海藻、海带、夏枯草、杭菊花、罗布麻各12克，水煎服。适于肝阳上亢者。亦用于动脉硬化症。

3. 水肿脚气：海藻、泽泻、猪苓、防己各10克，车前草、薏苡仁各15克，水煎服。亦用于小便不利等。

4. 治心绞痛：海藻、昆布、桃仁、红花、山楂各10克，三七6克，水煎服。

5. 睾丸肿痛：海藻、昆布、牡蛎、小茴香、橘子核、川楝子各10克，水煎服。亦用于疝气。

66. 海金沙

海金沙又名竹园荽、海金砂、左转藤灰。为海金沙科植物海金沙的干燥成熟孢子。李时珍释名云："其色黄如细沙也。谓之海者，神异之也。"多野生于山坡，草丛中，攀援他物而生长，分布于全国各地。本品善泻小肠、膀胱湿热，能利水通淋、止痛，为治疗热淋茎痛的常用药。此外海金沙的全草入药称"海金沙藤"，性味功效与海金沙相似，并能清热解毒。

现代研究：孢子含脂肪油，另含一种水溶性成分海金沙素；藤含氨基酸、糖类、黄酮苷和酚类；叶含黄酮类；据报道从其藤叶中分离得到两种利胆有效成份：反式对－香豆酸和咖啡酸。药理证实从中分离出的单体成分对香豆酸有利胆作用，可增加胆汁里水分的分泌，并不增多胆固醇和胆红素的分泌；亦对金黄色葡萄球菌、绿脓杆菌、福氏痢疾杆菌及伤寒痢疾杆菌均有一定抑制作用。

海金沙最早载《嘉祐本草》，历代本草皆有论述。《本草纲目》云："生山林下，茎细如线，引于竹木上，高尺许。其叶细如园荽叶而甚薄，背面皆青，上多皱纹。皱处有沙子，状如蒲黄粉，黄赤色。不开花，细根坚强。其沙及草皆可入药。"《本草求真》云："为主通利小肠血分要药。凡小肠热闭，而见五淋疼痛不止者，服之使热毒从小便而出。"《本草害利》云："除湿热，消肿满，清血分，利水道。惟热在太阳经血分者宜之。"其性味甘、咸，寒。功能清利湿热，通淋止痛。主治热淋，砂淋，石淋，血淋，膏淋，尿道涩痛。内服煎汤，或研末服。凡肾阴肾阳不足者忌用。

简易疗法

1. 淋证涩痛：海金沙、赤茯苓、猪苓、泽泻各10克，滑石15克，甘草6克，水煎服。适于膀胱湿热所致热淋、血淋、石淋、膏淋及茎中痛。

2. 小便淋沥：海金沙、金钱草、白茅根、萹蓄、瞿麦各15克，水煎服。亦用于前列腺炎、小便癃闭。

3. 浮肿胀满：海金砂15克，白术、滑石、甘草各10克，研为细末，每服9克，食前水煎汤调服。

4. 肾盂肾炎：海金沙、益母草、车前草、白茅根各15克，黄柏6克，水煎服。

5. 尿路结石：海金沙、石见穿各20克，冬葵子、鸡内金、鱼脑石各10克，水煎服。

6. 治腮腺炎：海金沙、山栀子各10克，大黄、青黛各6克，共研细末，加米醋或蛋清调和，外敷患处。

67. 浮萍草

浮萍草又名水萍、水花、九子萍等。为浮萍科植物紫背浮萍或青萍的全草。以其形小而漂浮水面而得名。常生长于湖沼、池塘或水田中，我国各地都有分布。传说宋代东京开河，掘得石碑，梵书大篆一诗，无能晓者。真人林灵素逐字辨译，乃是治中风方，名去风丹，其诗云："天生灵草无根干，不在山间不在岸。始因飞絮逐东风，泛梗青青飘水面。神仙一味去沉疴，采时须在七月半。选甚瘫风与大风，些小微风都不算。豆淋酒化服三丸，铁镤头上也出汗。"方法是用浮萍单味，研末蜜丸，治左瘫右痪，三十六种风证。可见其疗效可靠。古代医家亦有发挥：缪希雍云："水萍，其体轻浮，其性清燥，能去湿热之药也。热气郁于皮肤则作痒，味辛而气清寒，故能散皮肤之湿热也。寒能除热，燥能除湿，故下水气。酒性湿热，而萍之质不沉于水，其气味辛寒，清轻而散，故能胜酒。血热则须发焦枯而易堕，凉血则营气清而须发自长矣。"本品辛寒入肺经，具有轻浮升散、善开毛窍的特点，故能发汗解表、透疹祛风、泄热利水。

现代研究：青萍中含黄酮类化合物有木犀草素－7－β－葡萄糖苷，8－羟基木犀草素－8－β葡萄糖苷，多量维生素 B_1、B_2、C等，尚含碘、溴、多糖树脂、蜡质、甾类、蛋白质、粘液质及丹宁等；紫背浮萍含醋酸椰鲁化钾、碘及溴等。药理证实青萍水浸膏对奎宁引起衰竭的蛙心有强心作用，钙可增强之；大剂量能使心脏停止于舒张期，能收缩血管使血压上升；其煎剂及浸剂2克/公斤，经口给予因注射伤寒混合疫苗而发热的家兔，证明有微弱的解热作用；并有一定利尿及杀灭库蚊幼虫、蚊蛹的作用。

浮萍最早载《本经》，历代本草多有论述。《本草纲目》云："浮萍，处处池泽止水中甚多，季春始生。……一叶经宿，即生数叶。叶下有微须，即其根也。一种背面皆绿者，一种面青背紫赤若血者，谓之紫萍；入药为良，七月采之。"《日华子本草》云："治热毒，风热疾，热狂，熁肿毒，汤火疮，风疹。"《玉楸药解》云："辛凉发表，治瘟疫斑疹，疗肌肉麻痹、中风歪斜、瘫痪，医痈疽热肿、隐疹瘙痒、杨梅粉刺、汗斑皆良，利小便闭癃，消肌肤肿胀。"其性味辛，寒。功能发汗解表，祛风止痒，透疹利尿。主治时行热病，斑疹不透，风疹瘙痒，水肿尿少。内服煎汤，外用煎水熏洗或研末调敷。凡气血两虚，自汗及非感风热实邪者忌用。

简易疗法

1. 秋温发热：鲜浮萍30克，金银花、焦栀子、连翘各9克，薄荷、豆豉、蝉蜕各4.5克，鲜芦根24克，桔梗1.8克，水煎服。适于本病口渴自汗，骨节酸困，脉数者。

2. 顽固癣病：紫背浮萍、苍术、苍耳草、豨莶草各30克，苦参60克，黄芩、僵蚕15克，钩藤22.5克，共研细末，酒糊为丸，每次6克，每日2次，温水送服。

3. 荨麻疹症：浮萍、蝉衣、防风各20克，白鲜皮、胡麻仁各15克，甘草10克，水煎服。

4. 皮肤湿疹：浮萍12克，地肤子15克，丹皮、赤芍、苦参、柽柳各10克，水煎服。

68. 益母草

益母草又名茺蔚、贞蔚、坤草、四棱草、旋风草。为唇形科植物益母草的全草。因其有活血作用，对于妇人经带胎产诸疾用之有益，故而称之。传说古时有位张夫人，分娩后落下腹痛之疾，因家庭贫寒，无钱医治，以致久病不愈，日渐羸瘦，月经闭止，面色萎黄。有日遇一郎中，怜其家贫病笃，遂分文未收，上山采回草药，让她煎汤常服。几日后腹痛减轻，数月后恢复健康。后得知此草名叫益母草，妇人有病皆采之服用，均有良效。古代医家多有发挥：倪纯宇称"益母草行血养血，行血而不伤新血，养血而不滞瘀血，诚为血家之圣药也。"张景岳认为"善调妇人胎产诸证，故有益母之号。"黄宫绣言"消水行血，去瘀生新，调经解毒，为胎前胎后要剂。"真乃经验之谈。其花、果实（茺蔚子）亦入药。

现代研究：全草含生物碱，有益母草碱、水苏碱、益母草定、益母草宁、益母草碱甲、乙。尚含有机酸（苯甲酸、月桂酸、亚麻酸、延胡索酸等）、芸香苷、香树精、谷甾醇、4－胍茎丁醇、豆甾醇、维生素A、精氨酸、水苏糖、氯化钾等。药理证实有兴奋子宫、心脏（轻度）、呼吸中枢，增加冠脉流量、减慢心率、改善微循环障碍，抗血小板聚集、降低血粘度，降压、利尿作用。茺蔚子水浸出液有降压作用。

益母草最早载《本草图经》，历代本草多有论述。《本草纲目》云："此草有白花、紫花二种，茎叶子穗皆一样也，但白者能入气分，红者能入血分，别而用之可也。"又云："活血，破血，调经，解毒。治胎漏产难，胎衣不下，血晕，血风，血痛，崩中漏下，尿血，泻血，痢，疳，痔疾，打扑内损瘀血，大便、小便不通。"益母草性味苦、辛，微寒。功能活血祛瘀，利尿消肿，凉血解毒。主治瘀血阻滞，月经不调，经闭痛经，产后瘀阻，胞衣不下，跌扑伤痛，小便不利，水肿胀满，痈肿疮毒，皮肤痒疹。凡血虚无瘀者忌服。茺蔚子主治月经不调，经闭痛经，目赤肿痛，眼生翳障；肝血不足、瞳孔散大者忌服。

简易疗法

1. 月经不调：益母草200克，水煎2次，浓缩成200毫升，加红糖100克，制成膏剂，每次20克，日服2～3次。或用成药益母草膏。

2. 经前腹痛：益母草15克，当归15克，赤芍15克，红花10克，香附10克，水煎服。亦用于经闭。

3. 月经过多：益母草15克，仙鹤草15克，荆芥穗炭10克，艾叶炭10克，阿胶10克，水煎服。

4. 产后腹痛：益母草50克，生姜10克，大枣10枚，山楂10克，水煎加红糖30克调服。

5. 产后水肿：益母草30克，茯苓皮15克，冬瓜皮15克，车前子15克，当归15克，水煎服。

6. 高血压病：益母草30克，豨莶草15克，水煎服，或泡水代茶饭。

7. 高脂血症：益母草30克，生山楂15克，泽泻10克，茯苓10克，草决明10克，水煎服。

8. 目赤肿痛：茺蔚子10克，野菊花15克，白蒺藜10克，夏枯草10克，水煎服，或水煎熏洗。亦用于眼生翳障。

69. 桑寄生

桑寄生又名寄生、寄生草、冰粉树。为桑寄生科植物桑寄生和槲寄生的干燥带叶茎枝。李时珍释名云："此物寄寓他木而生，如鸟立于上，故曰寄生。"常寄生于桑、柿、槐、梨、榆、槲、枫杨、龙眼、荔枝等树上，分布于福建、广东、广西、东北、华北等地，有桑寄生、槲寄生、柳寄生等同属多种植物枝叶入药，但以桑寄生为佳。为祛风湿强筋骨药，且能补肝肾强筋骨，养血安胎，主治风湿痹痛，肝肾不足之腰膝酸痛，筋骨无力及血虚胎动不安等，此外尚有平肝阳作用，近年用于高血压属肝阳上亢者有效。

现代研究：桑寄生含槲皮素、萹蓄苷；槲寄生茎、叶含齐墩果酸、β－乙酸香树脂素脂、内消旋肌醇、黄酮类化合物；又报道叶含黄槲寄生苷A、B，高黄槲寄生苷B、羽扇豆醇及肉豆蔻酸；尚含槲寄生新苷、异鼠李素－3－o－β－D－葡萄糖苷。药理证实桑寄生水、醇浸出液对麻醉动物有降压作用；注射液对动物离体心脏冠状血管有舒张作用，明显增加冠脉流量，并能对抗脑垂体后叶素收缩冠脉的作用，减慢心率，对心脏收缩力呈先抑制后增强；萹蓄苷给麻醉犬静注有不同程度降压作用，但维持时间短，且有快速耐受性；柿寄生酊剂对犬、猫均有明显降压作用，其机理可能是中枢性的或反射性的；桑寄生能抑制伤寒杆菌、葡萄球菌生长，其煎剂或浸剂体外对脊髓灰质炎病毒和其它肠道病毒有明显抑制作用，其机理是直接灭活；此外萹蓄苷有明显利尿作用。

桑寄生最早载《本经》："主腰痛，小儿背强，痈肿，安胎，充肌肤，坚发、齿，长须眉。"历代本草皆有论述。《本草纲目》云："寄生，高者二、三尺。其叶圆而微尖，厚而柔，面青而光泽，背淡紫而有茸。"《滇南本草》云："生桑树者，治筋骨疼痛，走筋络，风寒湿痹。"《本草更新》云："补气温中，治阴虚，壮阳道，利骨节，通经水，补血和血，安胎定痛。"其性味苦、甘、平。功能补肝肾，强筋骨，祛风湿，安胎元。主治风湿痹痛，腰膝酸软，筋骨无力，崩漏经多，妊娠漏血，胎动不安；高血压症。内服煎汤、浸酒，或入丸散。非肝肾不足者慎用。

简易疗法

1. 高血压病：桑寄生、银花藤、钩藤各18克，夏枯草、淮牛膝各12克，水煎服。适于肝肾不足，阴虚阳亢之头痛眩晕，耳鸣心悸，四肢麻木等。

2. 风湿痹痛：桑寄生、独活、秦艽、豨莶草、木瓜各20克，浸泡于500毫升白酒者10日，每次15毫升，日服2次。

3. 腰腿疼痛：桑寄生15克，狗脊、牛膝、杜仲、桂枝各10克，水煎服。

4. 冠心病心绞痛：桑寄生、丹参各15克，三七、沉香、延胡索各6克，水煎服。适于气滞血瘀偏阴虚者。

5. 高脂血症：桑寄生、葛根各30克，泽泻、草决明、山楂各20克，共研细末，每次6克，日服2次，食前温开水送服。

6. 胎动不安：桑寄生、菟丝子各15克，续断、艾叶、阿胶各10克，水煎服。亦用于先兆流产，胎漏下血。或用成药寿胎丸，按说明服。

7. 肌肤干燥：桑寄生、桑椹、枸杞子、石斛、沙参各30克，水煎浓缩，加蜂蜜熬膏，每次20克，每日2次，用水化服。

70. 鹿衔草

鹿衔草又名破血丹、鹿寿茶、鹿安茶、大肺筋草。为鹿蹄草科植物鹿蹄草或圆叶鹿蹄草等的全草。有许多传说：一是说天上仙鹿下凡，口里衔着一株草，为解除人间疾苦而来；二是说仙鹿在太白山奔跑时留下的蹄印，长出小草以救人性命，所以又称鹿蹄草。入药有多种，除大部分地区用本品外，东北、新疆、内蒙古的圆叶鹿蹄草，四川的椭圆叶鹿蹄草，西藏的紫背鹿蹄草等，也在当地作为鹿衔草使用。

现代研究：圆叶鹿蹄草全草含熊果酚苷、鞣质及肾叶鹿蹄草苷、挥发油，还含蔗糖、蔗糖酶、苦杏仁酶等；干叶含高熊果酚苷、异高熊果酚苷。药理证实有强心、调节冠脉流量、减慢心率、扩张血管、降压、升高血糖、杀菌、避孕等作用；对多种细菌如金黄色葡萄球菌、肺炎球菌、痢疾杆菌有较强的抑制作用。

鹿衔草最早载《滇南本草》，历代本草亦有论述。《植物名实图考》云："治吐血，通经，强筋，健骨，补腰肾，生津液。"《陕西中草药》云："补肾壮阳，调经活血，收敛止血。治虚劳咳嗽，肾虚盗汗，腰膝无力，风湿及类风湿性关节炎，半身不遂，崩漏，白带，结膜炎，各种出血。"其性味甘、苦，温。功能补肺益肾，祛风除湿，活血调经。主治肺虚咳喘，劳伤吐血，风湿痹痛，肾虚腰痛，崩漏白带，外伤出血。

简易疗法

1. 肺痨咯血：鹿衔草30克，百部15克，百合15克，川贝母10克，白及10克，水煎服。

2. 肾虚腰痛：鹿衔草30克，菟丝子15克，沙苑子15克，杜仲10克，土鳖虫6克，水煎加黄酒调服。

3. 风湿性关节炎：鹿衔草50克，豨莶草30克，独活20克，桑寄生

20 克，木瓜 20 克，水煎浓缩取汁 250 毫升，加白酒 250 毫升混合，每次 20 毫升，日服 2～3 次。

4. 骨质增生：鹿衔草 50 克，仙灵脾 30 克，骨碎补 20 克，鸡血藤 20 克，三七 10 克，研为细末，炼蜜为丸，每次 9 克，日服 3 次，饭前服。

5. 肠炎、痢疾：鹿衔草 30 克，马齿苋 30 克，粳米 100 克，熬粥食用。

6. 小便不通（癃闭）：鹿衔草、败酱草各 30 克，萹蓄、车前子各 15 克，琥珀 2 克，水煎服。

7. 月经过多：鹿衔草 120 克，猪瘦肉 500 克，加水炖熟，佐以调料，2 日食完。或鹿衔草 15 克，小蓟根 15 克，荆芥穗炭 10 克，茜草 10 克，水煎服。

71. 淫羊藿

淫羊藿又名仙灵脾、弃杖草、千两金、铜丝草、三枝九叶草。为小檗科植物淫羊藿及心叶、箭叶淫羊藿的茎叶。因羊食此草不断交合，其叶以豆（古时称豆为藿）而得名。传说四川北部有一对夫妻，非常恩爱，但结婚多年，膝下无儿女，因此而经常受公婆责难。久而久之，夫妻难以忍受，双双离家出走，临时在一个山村为人牧羊。他们每日赶着羊群上山，观察羊群吃草斗玩。不久发现一个怪现象，公母羊在一起还不断交尾，使俩人脸红心跳。而且羊群生育能力旺盛，产崽数增加。经过较长时间的察看，原来羊爱吃一种圆叶的小草，他们得以醒悟，便采集这种草叶自己煎服。此后他们感到精神大增，夫妻生活也很满意。一年后妻子怀孕，他们非常高兴，便返回家园，数月后生了个胖小子，全家幸福和睦。人们问起根由，他们便告诉其中秘密，有人也试着服用，都有效果。从此“淫羊藿”补肾壮阳的消息便不胫而走。古代认为本品是治疗阳痿的要药，现在研究确有补肾抗衰老的作用。

现代研究：淫羊藿中已鉴定出单体化合物 20 多种，主要有黄酮、多糖、生物碱和木脂素，黄酮类有淫羊藿苷、去氧甲基淫羊藿苷、β－去氢淫羊藿素、去氧甲基－β－去氢淫羊藿素，淫羊藿苷 A、B、C、D、E 等；还有挥发油、棕榈酸、硬脂酸、亚麻酸、绿原酸、维生素 E、甾醇、皂苷、木兰碱、银杏醇、鞣质、蜡醇等。药理证实有激素样作用，能促进精液分泌，以叶及根作用最强，并有降压、扩张心脑血管、保护心肌缺血、抗心律失常、降脂降糖、镇静催眠、抗炎、增强免疫功能、抗衰老、抗癌作用；对金黄色和白色葡萄球菌、奈色卡他球菌、肺炎球菌、流感嗜血秆菌、结核杆菌有抑制作用，亦对病毒有直接灭活作用。

淫羊藿最早载《本经》，历代本草多有论述。《本草经集注》云："服之使人好为阴阳。西川北部有淫羊，一日百遍合，盖食此藿所致，故名淫羊藿。"《日华子本草》云："治一切冷风劳气，补腰膝，强心力，丈夫绝阳不起，女子绝阴无子，筋骨挛急，四肢不任，老人昏耄，中年健忘。"《医学入门》云："补肾虚，助阳。治偏风手足不遂，四肢皮肤不仁。"其性味辛、甘，温。功能补肾壮阳，祛风除湿。主治阳痿，尿频，腰膝无力，风寒湿痹，肢体麻木。凡阴虚火旺者忌服。

简易疗法

1. 肾虚阳痿：淫羊藿 30 克，仙茅 30 克，巴戟天 30 克，肉苁蓉 30 克，枸杞子 30 克，研为细末，炼蜜为丸，每次 9 克，日服 2 次。或单味 50 克，泡白酒 500 毫升，7 日后服，每次 20 毫升，日 2 次。

2. 风湿腰痛：淫羊藿 20 克，鸡血藤 20 克，五加皮 20 克，威灵仙 20 克，研为细末，每次 6 克，日 2~3 次。

3. 神经衰弱：淫羊藿 30 克，黄精 30 克，五味子 20 克，人参 10 克，鹿衔草 20 克，研为细末，蜜丸，每次 9 克，口服 2~3 次，饭前服。

4. 半身不遂：淫羊藿 500 克，水煎浓缩加蜂蜜，制成膏剂，每次 20~30 克，日服 2 次。

5. 高血压病：淫羊藿 10 克，旱莲草 15 克，女贞子 15 克，龟版胶 10 克，夏枯草 15 克，水煎服。

6. 慢性气管炎：淫羊藿 100 克，鱼腥草 50 克，水煎加白糖制成糖浆 300 毫升，每次 10~20 毫升，日服 2 次。

7. 风火牙痛：淫羊藿 10 克，薄荷 10 克，泡水加盖 10 分钟，含漱用。

72. 黄　柏

黄柏又名檗木、檗皮、黄檗。为芸香科植物黄柏或黄皮树的干燥树皮。因其树高大色黄而得名。多生于山地杂木林中或山谷溪流附近，同科属黄皮树亦入药。药材分两种：关黄柏主产于辽宁、吉林、河北；川黄柏主产四川、贵州、湖北、云南等。为常用的清热燥湿药，有清热燥湿，泻火解毒，清退虚热的作用。张元素云："黄柏之用有六：泻膀胱龙火，一也；利小便结，二也；除下焦湿肿，三也；痢疾先见血，四也；脐中痛，五也；补肾不足，壮骨髓，六也。凡肾水膀胱不足，诸痿蹶脚膝无力，黄芪汤中加用，使两足膝中气力涌出，痿软即便去也，乃瘫痪必用之药。”古代医家发挥较多，于此可见一斑。3~6月间采收。选10年以上的黄柏，轮流剥取部分树皮，剥去后，即自行生长新皮，未割部分可在下年采收。生用或酒炒用。

现代研究：黄柏树皮含小檗碱、药根碱、木兰花碱、黄柏碱、N－甲基大麦芽碱、掌叶防己碱、蝙蝠葛碱等；黄皮树皮含有类似的生物碱；黄柏树皮含黄柏酮、黄柏内酯、白鲜交酯、黄柏酮酸等内酯类；尚含7－脱氢豆甾醇、β－谷甾醇、油菜甾醇等；新鲜叶中含黄酮类的黄柏苷、异黄柏苷，干燥叶中含金丝桃苷等。药理证实水煎剂或醇浸剂在体外对金黄色葡萄球菌、白色葡萄球菌、柠檬色葡萄球菌、溶血性链球菌、肺炎双球菌、炭疽杆菌、霍乱弧菌、白喉杆菌、枯草杆菌、大肠杆菌、绿脓杆菌、伤寒杆菌、副伤寒杆菌、脑膜炎双球菌及粪产碱杆菌等均有抑制作用，对多种痢疾杆菌有较强抑制作用；并能抑制结核杆菌、多种致病性皮肤真菌，有较强的杀钩端螺旋体、抑制阴道滴虫作用；对乙型肝炎表面抗原有明显的选择性抑制作用；尚有中枢性降血压、降血糖、松弛肠管与肌肉、抑制中枢神经系统，杀灭精子、孑孓、家蝇等作用。

黄柏最早载《本经》：“主五脏肠胃中结热，黄疸，肠痔；止泄痢，女子漏下赤白，阴伤浊疮。”历代本草皆有论述。《本草拾遗》云：“主热疮疱起，虫疮，痢，下血，杀蛀虫；煎服主消渴。”《日华子本草》云：“安心除劳，治骨蒸，洗肝，明目，多泪，口干，心热，杀疳虫，治蛔心痛，疥癣，蜜炙治鼻洪，肠风，泻血，后分急热肿痛。”《珍珠囊补遗药性赋》云：“治肾水，膀胱不足，诸痿厥，腰膝无力。”其性味苦，寒。功能清热燥湿，泻火解毒，退虚热。主治湿热泻痢，黄疸，白带，足膝肿痛，热淋，痈疮肿毒，红肿热痛，湿疮湿疹，阴虚发热，骨蒸潮热等。内服煎汤，或入丸散，外用研末调敷或煎水浸渍。由于苦寒易伤脾胃，故脾胃虚寒者慎用。

简易疗法

1. 流行性脑脊髓膜炎：黄柏流浸膏（每毫升相当生药1克），3岁以下每6小时服3毫升，3岁以上4~6毫升，成人6~10毫升。对于呕吐剧烈者，用黄柏甘草汤（黄柏30克，甘草12克，加水煎成100毫升）作保留灌肠，首次50毫升，以后每次30毫升，每6小时1次。待呕吐停止后，改为内服。

2. 湿热黄疸：黄柏、山栀子、大黄各10克，茵陈蒿、垂盆草各30克，水煎服。

3. 赤白痢疾：黄柏、秦皮、黄连各10克，翻白草、白头翁各15克，水煎服。或用盐酸黄柏小檗碱片（每片0.04克相当生药1克）首剂服0.24~0.32克，以后每4小时服0.12~0.16克，临床症状好转后，改为6小时给药1次。

4. 大叶性肺炎：0.2%黄柏碱注射液，每次肌注3毫升，每8小时1次，体温降至正常后，减为每日注射2次。实验证明对肺炎双球菌、金黄色葡萄球菌有显著抑菌作用。亦用于治疗浸润型肺结核。

5. 急性结膜炎：10%黄柏煎液滴眼，每次1~2毫升冲滴，每日2~3次。

6. 化脓性中耳炎：20%~30%黄柏煎液滴耳，先以双氧水洗净外耳道脓液，拭干，然后滴入药液5~10滴，侧15分钟。

7. 皮肤湿疹：黄柏、青黛、石膏各10克，用香油调成糊状，每日涂药1次。

8. 阴道滴虫病：黄柏栓剂，每枚重7克，含黄柏碱0.5克，于每晚清洗阴道后纳入1枚，4次为1疗程。亦用于宫颈炎者，隔日用1枚。

9. 疮疡肿毒：黄柏适量研末，加猪胆汁调和外涂，每日数次。

10. 外科纱条：黄柏100克，浸于500毫克蒸馏水中，经48小时后，过滤，入盐水瓶中，置汤锅内煮沸30分钟，趁热加入硼酸15克，待冷后入普鲁卡因5克，再煮沸10分钟，浸入纱布条即成，用于手外科术后换药。

73. 淡竹叶

淡竹叶又名山冬、地竹、迷身草、野麦冬。为禾本科植物淡竹叶的全草。以竹为象形而其叶味淡以得名。野生于山坡林下及阴湿处，几乎分布于各地。药性比较淡竹叶、竹叶、竹叶卷心，三者皆有清热、除烦、利尿之效，均可用于温热病发热、口渴、心烦、口舌生疮、小便短赤之症。功效各有侧重，三者相比：淡竹叶长于清心利尿，对于心经有火移热于小肠者最佳；竹叶以清热生津为主，用于肺、胃、心经火盛，热病烦渴者多用；竹叶卷心长于清心经火盛，有泻火解毒之功，热入心包，神昏谵语者每多用之。其茎杆除去外皮后刮下的中间层为丝状称竹茹；另有天竺黄为禾本科植物青皮竹等因被寄生的竹黄蜂咬洞后，而于竹节间贮积的伤流液，经干涸而凝结成的块状物，现多用火烧方法取得。

现代研究：成分含三萜类化合物有芦竹素、印白白茅素、蒲公英赛醇和无羁萜；其它含酚性成分、氨基酸、有机酸、糖类等。药理证实有解热、利尿作用；体外试验水煎剂对金黄色葡萄球菌、溶血性链球菌有抑制作用。本品粗提物对 S－180 的抑制率为 43.1%～45.6%，但对子宫颈癌－14 和淋巴肉瘤－1 腹水型均无抑制作用；此外尚有升高血糖的作用。竹茹粉对白色葡萄球菌、枯草杆菌、大肠杆菌及伤寒杆菌有较强的抑制作用。天竺黄成分含氢氧化钾、硅土、二氧化二铝及铁、钙等。

淡竹叶最早载《本草纲目》："去烦热，利小便，清心。"历代本草皆有论述。《生草药性备要》云："消痰止渴，除上焦火，明眼目，利小便，治白浊，退热，散痔疮毒。"《本草再新》云："清心火，利小便，除烦止渴，小儿痘毒，外症恶毒。"《现代实用中药》云："清凉解热，利尿。治热病口渴，小便涩痛，烦热不寐，牙龈肿痛，口腔炎。"天竺黄最早载《开宝本草》："主小儿惊风天吊，镇心明目，去诸风热，疗金疮止血，滋养五脏。"其性味甘、淡，寒。功能清心，除烦，利尿。主治热病心烦，口渴，口舌生疮，小便不利，赤涩热痛，淋浊，牙龈肿痛。竹茹主治痰热咳嗽、惊悸，胃热呕吐、呃逆。天竺黄主治热病神昏，中风痰迷，小儿痰热惊痫，抽搐，夜啼。内服煎汤。孕妇勿服。

简易疗法

1. 热病烦渴：淡竹叶、麦冬、知母各 10 克，生石膏 30 克，粳米 30 克，水煎服。

2. 肺热咳嗽：淡竹叶、黄芩、川贝母、杏仁各 10 克，百部 15 克，水煎服。

3. 口舌生疮：淡竹叶、木通、山栀各 10 克，黄连、甘草各 6 克，水煎服。适于心移热于小肠者；亦用于尿赤涩痛。

4. 尿路感染：淡竹叶、山栀子、车前子各 10 克，金银花、白茅根各 15 克，黄柏 6 克，水煎服。

5. 目赤肿痛：淡竹叶、野菊花、白蒺藜各 12 克，黄连、山栀各 6 克，水煎服。

6. 治麦粒肿：鲜淡竹叶适量，取汁涂于患处，日涂数次。亦用于匐行性角膜溃疡。

7. 胃热呕逆：竹茹、陈皮、黄芩、茯苓、甘草各 10 克，水煎服。

8. 中风昏谵：天竺黄、石菖蒲、天麻、钩藤各 10 克，丹参 15 克，三七 6 克，水煎服。

9. 小儿惊风：天竺黄、胆南星、僵蚕、蝉蜕各 6 克，朱砂 1 克，研为细末。每次 0.5 克，日服 2 次。亦用于痰热神昏、抽搐、惊痫。

74. 麻　黄

麻黄又名龙沙、卑相、卑盐、狗骨。为麻黄科植物草麻黄、木贼麻黄或中麻黄的草质茎。以其味麻色黄而得名。传说从前有位郎中，收了一个徒弟，跟师一年便觉得什么都懂，从此骄傲自满，不把老师的话放在心上。老师无奈便让他自立门户，临行时叮嘱他："有一种药叫无叶草，用时记住四句话，发汗用茎，止汗用根，一朝弄错，就会死人。"徒弟不以为然，当成耳旁风。后来徒弟用无叶草不当而死人，被官府捉拿，他便将老师供出，县官传去问话，老师从实说明原由。县官认为与老师无关，是徒弟未听老师的话而造成恶果，遂判徒弟坐牢三年。徒弟出狱后，追悔莫及，向老师承认错误，老师原谅了他并传他医道。因无叶草给他惹过麻烦，所以就叫"麻烦草"。后来才改为麻黄。入药用草麻黄等 3 种，另有矮麻黄、丽江麻黄、膜果麻黄、双穗麻黄亦在四川、西藏、云南、内蒙古、新疆、甘肃、青海、东北等地使用。根亦入药。

现代研究：麻黄含生物碱，主要为有机胺类，包括麻黄碱、伪麻黄碱等，挥发油主为 1 - a - 松油醇；草麻黄尚含儿茶丹宁；中麻黄与木贼麻黄尚含丹宁、黄酮苷、多糖、有机酸；其根得到具降压作用和大环结构的生物碱麻黄新碱 A、B、C。药理证实有兴奋心脏、呼吸中枢和血管运动中枢，松弛支气管、胃肠平滑肌，升压、解热、镇静、镇咳、利尿作用。

麻黄最早载《本经》，历代本草多有论述。《本草图经》云："春生苗，至夏五月则长及一尺以来，梢上有黄花，结实如百合瓣而小，又似皂荚子，味甜，微有麻黄气，外皮红，里仁子黑，根紫赤色。"《本经》云："主中风、伤寒头痛，温疟。发表出汗，去邪热气，止咳逆上气，除寒热，破癥坚积聚。"《本草纲目》云："散赤目肿痛，水肿，风肿，产后血滞。"其性味辛、微苦，温。功能发汗解表，宣肺平喘，利水消肿。主治风寒感冒，恶寒发热，头身疼痛，鼻塞无汁；肺寒咳喘，风水浮肿，小便不利，风疹瘙痒，风湿痹痛，皮肤不仁，阴疽，痰核。生用发汗，密炙润肺。麻黄根主治自汗，盗汗。凡体虚汗出、咳喘者忌服。

简易疗法

1. 风寒感冒：麻黄 10 克，桂枝 6 克，杏仁 10 克，炙甘草 6 克，水煎服。

2. 咳嗽气喘：炙麻黄 6 克，杏仁 10 克，生石膏 15 克，五味子 6 克，甘草 6 克，水煎服。

3. 风湿痹痛：麻黄6克，薏苡仁15克，防风6克，防已6克，甘草6克，水煎服。

4. 风水浮肿：麻黄10克，白术15克，茯苓皮15克，桑白皮10克，猪苓10克，水煎服。

5. 湿热黄疸：麻黄6克，连翘10克，赤小豆15克，茵陈15克，山栀6克，水煎服。

6. 过敏性皮肤病：麻黄6克，蝉蜕9克，浮萍9克，槐花6克，黄连3克，水煎服。

7. 外科阴疽：麻黄6克，熟地15克，鹿角胶10克，熟肉桂6克，白芥子6克，水煎服。

8. 自汗、盗汗：麻黄根6克，五味子6克，牡蛎12克，黄芪12克，防风6克，水煎服。

75. 紫　苏

紫苏又名苏叶、紫苏叶。为唇形科植物紫苏的干燥叶带嫩枝。以其茎紫气香而得名。李时珍释云："苏性舒畅，行气活血，故为之苏。曰紫苏者，以别白苏也。"多野生或栽培，分布几遍全国。为常用辛温解表药，发汗作用缓和，并有行气宽中、安胎之效，此外还可解鱼蟹中毒，近年治疗慢性气管炎有效。紫苏全草入药，又有苏叶、苏梗、苏子之分：苏叶偏于宣散，主要用于风寒表证；苏梗则偏于宣通，其发散风寒之力逊于苏叶，主要功效是理气宽中，解郁止痛；苏子则偏于下气，其主要功效是降气消痰，止咳平喘，兼能润汤通便。部分地区将同属植物的尖紫苏及白苏亦入药用。其果实、茎梗另作药用。

现代研究：几种药用植物均含较高的挥发油，但不同品种的含量及组成差别较大，主要成分有紫苏醛，紫苏酮，左旋柠檬烯及α－蒎烯等；黄酮苷类已知的有矢车菊素3－（6－对香豆酰－β－D－葡萄糖苷）－5－β－D－葡萄糖苷；氨基酸类已知的有精氨酸等；果实及种子含脂肪油，为干性油，棕黄色，另含有维生素B_1。药理证实有解热、镇痛、收缩血管、促进血小板聚集、升血糖等作用。

紫苏最早载《别录》："主下气，除寒中。"历代本草皆有论述。《日华子本草》云："治心腹胀满，止霍乱转筋，开胃下食，并一切冷气，止脚气，通大小肠。"《本草汇言》云："紫苏，散寒气，清肺气，宽中气，安胎气，下结气，化痰气，乃治气之神药也。"《本草备要》云："味辛入气分，色紫入血分，香温散寒，通心理肺，开胃益脾，发汗解肌，和血下气，宽中消瘀，祛风定喘，上痛安胎，利大小肠，解鱼蟹毒。”《本草衍义》云：紫苏子“治肺气喘急。”其性味辛，温。功能解表散寒，行气和胃，解鱼蟹毒。主治治疗风寒感冒，脾胃气滞所致胸闷，呕吐，妊娠呕吐，腹胀满闷，以及进食鱼蟹而引起的腹痛，腹泻等。紫苏子主治降气消痰，平喘，润肠。内服煎汤，外用捣敷或煎水洗。凡温病及气弱表虚者忌用。

简易疗法

1. 风寒感冒：紫苏、薄荷、葛根各 9 克，甘草、生姜各 6 克，水煎服。

2. 肺寒咳嗽：紫苏、杏仁、桑白皮、陈皮、半夏各 10 克，麻黄 6 克，水煎服。

3. 腹痛吐泻：紫苏、藿香、半夏、厚朴、陈皮各 10 克，黄连 6 克，水煎服。

4. 妊娠恶阻：紫苏梗 12 克，大腹皮、当归、白芍各 10 克，砂仁、炙甘草 6 克，水煎服。亦用于胎动不安。

5. 解鱼蟹毒：紫苏叶、生姜、佩兰、香橼、半夏各 10 克，水煎服。

6. 咳嗽气喘：紫苏子、葶苈子、杏仁各 10 克，白芥子 6 克，水煎服。亦用于肺气不利，痰壅气逆等。

7. 胃脘胀满：紫苏子、法半夏、香附、旋覆花各 9 克，威灵仙、厚朴、当归各 6 克，水煎服。

8. 肠燥便秘：紫苏子、火麻仁、莱菔子、当归各 10 克，大黄 6 克，水煎服。

76. 紫金牛

紫金牛又名矮地茶、平地木、地青杠、叶下红。为紫金牛科紫金牛属植物紫金牛的茎叶。以其根色紫而略似金草得名。多牛生于低山，疏林下阴湿地，喜富腐植质疏松土层，产我国长江流域至南部各省。其清热止咳功效显著，并有利水渗湿，活血祛瘀作用。常用于肺热咳嗽，喘促痰稠，及湿热黄疸，水肿，跌打损伤，经闭腹痛等，近年用于肺结核、结核性胸膜炎防治获得较好疗效。

现代研究：全株含岩白菜内酯（矮地茶素Ⅰ、Ⅱ、Ⅲ）、杨梅皮苷、槲皮素、挥发油、鞣质；果实含 2－羟基－5－甲氧基－3－十五烯烃代苯醌和相应的－3－十三烯烃代苯醌的混合物及三萜类化合物、树脂等；根含信筒子醌、密花醌等羟基苯醌类化合物，还含微量酸金牛醌。药理证实其煎剂及提出物矮茶素Ⅰ号对电刺激猫喉上神经所引起的咳嗽及氨水喷雾引起的小鼠咳嗽都有明显的止咳作用，矮茶素Ⅰ号可能是其止咳的主要有效成分，作用是中枢性的，可选择性地抑制咳嗽中枢；所含黄酮类与挥发油有祛痰、平喘、缓解气管痉挛作用，以及抑制金黄色葡萄球菌和流感病毒作用。临床用于防治慢性气管炎，实验表现为杯状细胞减少，炎细胞浸润，肺气肿及肺萎陷程度减轻。

紫金牛最早载《本草图经》："紫金牛，生福州。叶如茶，上绿下紫；实圆，红如丹朱；根微紫色。八月采，去心曝干，颇似巴戟。……主治时疾膈气，去风痰。"历代本草亦有论述。《本草纲目拾遗》云："治吐血劳伤，怯症垂危，久嗽成劳，治偏坠疝气。"《植物名实图考》云："治肿毒，血痢，解蛇毒，救中暑。"《现代实用中药》云："为强壮剂，有止血作用。治肺结核咳嗽咯血；酒服，治跌打损伤，睾丸肿痛。"其性味苦，平。功能止咳祛痰，利水渗湿，活血祛瘀。主治肺热咳嗽，喘促痰多，湿热黄疸，水肿，跌打损伤，风湿痹痛，经闭腹痛等。内服煎汤或捣汁，外用捣敷。

简易疗法

1. 咳嗽气喘：紫金牛、鱼腥草15克，桔梗、炙百部各10克，炙麻黄、甘草各6克，水煎服。

2. 治肺结核：紫金牛、十大功劳、炙百合各20克，白及、菝葜、杏仁各15克，研末蜜丸，每次6克，日服3次，饭后温开水送下。或用注射液，每毫升含岩白菜素30毫克，按说明使用。亦用于结核性胸膜炎。

3. 慢性气管炎：矮茶素片（即岩白菜宁，是从紫金牛离析出来的有效成分），每日服375毫克，连服20日。该药止咳强度类似可待因，但对心、肝、肾无毒性，少数病人仅有头痛、头晕、腹痛、腹泻等反应。

4. 湿热黄疸：紫金牛、茵陈蒿、板蓝根、垂盆草各15克，甘草6克，水煎服。

5. 风湿痹痛：紫金牛12克，豨莶草15克，威灵仙、木瓜、防己各10克，水煎服。

6. 经闭腹痛：紫金牛10克，益母草30克，当归、川芎、白芍各10克，水煎服。

7. 损伤肿毒：紫金牛鲜品适量，水煎外洗患处。

77. 紫珠草

紫珠草又名止血草、雅目草、白毛紫、白奶雪草。为马鞭草科紫珠属植物杜虹花的叶。因其果实至秋成熟，色紫形圆如珠而得名。多生于山地、林间，分布我国南部，有栽培。为常用止血药，既能清热凉血，又可收敛止血，广泛用于多种内外出血，尤其对肺胃出血疗效颇佳；尚可解毒消肿，用于疮痈肿毒、毒蛇咬伤等症。白棠子树、珍珠风、老鸦糊等紫珠属多种植物的叶亦同等入药。

现代研究：叶含紫珠草素、紫珠萜品烯酮及其单醋酸酯、β－谷甾醇、熊果酸、黄酮苷、缩合鞣质、中性树脂、糖类及镁、钙、铁盐等。药理证实其止血机理为促进血液凝固，对肠道血管有直接收缩和间接通过肠管挛缩压迫堵阻血管而起作用；注射液可使血小板增加，出血时间、血块收缩、凝血酶元时间缩短，对纤溶系统具有显著抑制作用；裸花紫珠叶煎剂有抑菌作用，体外对金黄色及白色葡萄珠菌敏感，绿脓杆菌、伤寒杆菌、嗜盐菌及肠炎杆菌、痢疾杆菌、大肠杆菌及脑膜炎双球菌较敏感，链球菌及变形杆菌轻度敏感。

紫珠草最早载《本草拾遗》：“紫珠，一名紫荆，树似黄荆，叶小无桠，非田氏之荆也。至秋子熟正紫，圆如小珠。生江东林泽间。”“解诸毒物，痈疽。喉痹，毒肿，下瘘，蛇虺虫螫，狂犬毒，并煮汁服；亦煮汁洗疮肿，除血长肤。”历代本草亦有论述。《福建民间草药》云：“活瘀，止血，消炎，解郁。”《中国药植图鉴》云：“对食道静脉出血，肠胃溃疡出血，鼻出血，创伤出血，肺出血以及拔牙出血均有良效。”其性味苦、涩、凉。功能收敛止血，解毒疗疮。主治衄血、咯血、吐血、尿血、便血、崩漏、外伤出血，烧伤及疮痈肿毒等。内有瘀血而出血者配化瘀止血药同用，以防留瘀之弊。部分病人注射后因机体特异质而产生过敏性休克，呼吸中枢被抑制等；中毒症状以胸部紧束，呼吸困难，发绀，出冷汗，随即倒地。

简易疗法

1. 呼吸道出血：紫珠草 15 克，白及 10 克，水煎服。或用紫珠草片剂口服，注射液静脉注射，可用于各种出血，尤对消化道、呼吸道、泌尿生殖系统出血，外伤性出血、等有良效。

2. 胃肠道出血：紫珠叶、地榆各 10 克，研末，冷开水调服，分 4 次服完。或用干紫珠末 6 克，水煎代茶饮。

3. 治紫癜症：紫珠草、侧柏叶、仙鹤草、大蓟各 12 克，水煎服。亦用于血小板减少性出血症如吐血，衄血，牙龈出血等。

4. 扁桃体炎：鲜紫珠叶、鲜金银花各 30 克，牛蒡子、桔梗、甘草各 10 克，水煎服。亦用于上呼吸道感染，肺炎，支气管炎。

5. 痈疽肿毒：紫珠草、蒲公英、金银花、地丁草，均用鲜品，捣烂外敷患处。

6. 创伤出血：鲜紫珠叶，用冷开水洗净，捣烂外敷创口；或用干紫珠叶，研末撒敷，外用纱布包扎。

7. 治疗烧伤：采用 50%～100% 紫珠液作喷雾法、小纱布贴敷法、涂布法及湿敷法处理。

8. 阴道炎症：以 1∶2 紫珠叶浓缩液 1250 毫升，甘油明胶 2500 克，甘油 1250 克，制成栓剂 1000 粒。先将外阴洗净拭干，每晚塞入 1 个至后穹窿部，8 天为 1 疗程。或放入浸有 50% 紫珠草液之带线棉花球，如子宫颈炎则应覆盖于子宫颈上，过 12 小时将其拉出。亦用于念珠菌阴道炎、滴虫阴道炎及外阴炎。

78. 番泻叶

番泻叶又名泻叶、泡竹叶。为豆科山扁豆属植物狭叶或尖叶番泻叶的小叶。因其多产于国外称番，有泻下用叶而得名。入药有二种：狭叶者主产于印度、苏丹，埃及亦产；尖叶者主产于埃及，我国广东海南岛及云南省有栽培。其性味苦寒滑润，专入大肠经而泻积热，润肠燥，此外尚有行水消胀之功。治热结便秘，大多单味泡服，小剂量可起缓下作用，大剂量则竣下。

现代研究：成分狭叶者含有番泻叶苷 A、B、C、D，芦荟大黄素双蒽酮苷、大黄酸葡萄糖苷、芦荟大黄素葡萄糖苷，以及少量大黄酸，芦荟大黄素，此外尚含山柰素及番泻叶山柰苷，蜂花醇、水杨酸、棕榈酸、硬脂酸、植物甾醇及其苷等；尖叶者含蒽醌衍生物，其中有番泻叶苷 A、B、C，芦荟大黄素－8－葡萄糖苷，大黄酸－8－葡萄糖苷，大黄酸－1－葡萄糖苷，以及芦荟大黄素、大黄酸异鼠李素、山柰素、植物甾醇及其苷等。药理证实有致泻作用，其有效成分是蒽苷，主要是番泻苷，所含各种蒽苷间可有协同作用，其它其水煎剂体外对某些致病性皮肤真菌有抑制作用；倒卵叶番泻叶的醇提物对多种细菌有抑制作用，水提物仅对伤寒杆菌有效；耳叶番泻的种子有降低犬空腹血糖的作用。

番泻叶最早载《饮片新参》："苦，凉。泄热，利肠府，通大便。"此后本草亦有论述。《现代实用中药》云："治食物积滞，胸腹胀满，便秘不通。"《中药大辞典》云："功用泻热导滞。治热结便秘，积滞腹胀。"其性味甘、苦，寒。功能泻热行滞，通便利水。主治热结积滞，便秘腹痛，水肿胀满。内服用开水泡服，煎汤宜后下，缓下1.5～3克，攻下5～10克。凡虚人、妇女哺乳期、月经期及孕妇忌用。剂量过大有恶心、呕吐、腹痛等副作用。

简易疗法

1. 热结便秘：番泻叶6克，枳实、厚朴、陈皮各10克，水煎服，中病即止。或用单味9克，泡水代茶饮；亦用于老年性、慢性病、产褥期所致便秘。

2. 饮食积滞：番泻叶6克，山楂、麦芽、神曲各12克，水煎服。亦用于便秘腹胀，矢气臭恶者。

3. 腹水胀满：番泻叶、大腹皮各9克，炒牵牛子3克（分冲），水煎服。

4. 急性胰腺炎：番泻叶粉胶囊，每粒含生药0.25克，每次4粒，每日3～4次，待症状消失后再服1日。有缓解腹痛，降低尿淀粉酶作用。亦用于胃及十二指肠出血。

5. 清洁肠道：番泻叶6～9克，用开水1000～1500毫升浸泡5～10分钟，去渣于检查前10小时1次顿服，或用10～15克泡服2次。适于X线检查术前清洁肠道，效果良好。

79. 蒲公英

蒲公英又名奶汁草、黄花苗、黄花地丁、黄花三七。为菊科植物蒲公英的全草。其叶似苦苣，茎味甘甜，花色金黄，絮如飞伞。不但是鲜美的蔬菜，而且是良好的药物。美国研究认为，其嫩叶、花蕾和根状茎可作凉拌菜，其维生素C含量比西红柿高50%，蛋白质比柿子高一倍，含铁量与菠菜一样多。并将其鲜品制成饮料，为商场餐厅的必备饮品，销量大增。另报道有一长寿之家，其秘诀就在于每日喝一杯自酿的蒲公英酒。我国元代《瑞竹堂经验方》中"还少丹"，主药为蒲公英，如法制作，研末擦牙漱口，能使须发返黑，齿落更生，足见其神奇。笔者临证时常用蒲公英治疗胃肠、肝胆等消化疾病，确有解毒消痈作用。

蒲公英最早载《本草图经》，历代本草多有论述。《本草衍义》云：

“即今地丁也。四时常有花，花罢飞絮，絮中有子，落地即生。所以庭园前皆有者，因风而来。”《滇南本草》云：“敷诸疮肿毒，疥癞癣疮；祛风，消诸疮毒，散瘰疬结核；止小便血，治五淋癃闭，利膀胱。”《随息居饮食谱》云：“清肺，利嗽化痰，散结消痈，养阴凉血，舒筋固齿，通乳益精。”

现代研究：全草含蒲公英甾醇、胆碱、菊糖和果胶等，叶含大量叶黄素、维生素 C、D 等；花含山金车二醇、叶黄素和毛茛黄素等。药理证实对金黄色葡萄球菌耐药菌株、溶血性链球菌有较强杀菌作用，对肺炎球菌、脑膜炎球菌、白喉杆菌、绿脓杆菌、变形杆菌、痢疾杆菌及卡他球菌有一定抑制作用，对结核杆菌、钩端螺旋体、病毒、真菌亦有抑制作用；并有利胆、保肝、利尿、抗溃疡、抗肺癌的作用。

蒲公英最早载《本草图经》，历代本草多有论述。《本草衍义》云：“即今地丁也。四时常有花，花罢飞絮，絮中有子，落地即生。所以庭园前皆有者，因风而来。”《滇南本草》云：“敷诸疮肿毒，疥癞癣疮；祛风，消诸疮毒，散瘰疬结核；止小便血，治五淋癃闭，利膀胱。”《随息居饮食谱》云：“清肺，利嗽化痰，散结消痈，养阴凉血，舒筋固齿，通乳益精。”其性味苦、甘，寒。功能清热解毒，消肿散结，利尿通淋。主治疔疮肿毒，乳痈，瘰疬，目赤，咽痛，肺痈，肠痈，湿热黄疸，热淋涩痛。

简易疗法

1. 风热感冒：蒲公英 30 克，板蓝根 15 克，柴胡 10 克，桑叶 10 克，薄荷 6 克，水煎服。

2. 慢性胃炎：蒲公英 50 克，白芍 30 克，厚朴 20 克，佛手 20 克，白蔻仁 20 克，研末蜜丸，每次 9 克，日服 3 次。

3. 消化性溃疡：鲜蒲公英 30 克，猪肚 1 个洗净，加水炖烂，早晚分 2 次食用。

4. 黄疸型肝炎：蒲公英 30 克，半枝莲 15 克，板蓝根 15 克，茵陈 15 克，山栀 10 克，水煎服。亦用于胆囊炎。

5. 急性乳腺炎：蒲公英 30 克，地丁草 30 克，金银花 15 克，陈皮 10 克，甘草 6 克，水煎服。亦用于疔疮痈肿。

6. 急性结膜炎：蒲公英 15 克，野菊花 15 克，嫩桑叶 15 克，水煎先熏后洗眼。

7. 神经衰弱：蒲公英 60 克，桑椹 60 克，灵芝草 30 克，水煎取汁 250 毫升，加白酒 250 毫升混合，每次 20 毫升，日服 2 次。

8. 习惯性便秘：鲜蒲公英 30 克，绞汁加入蜂蜜 30 克，再加水煎沸，睡前顿服。

80. 萹　蓄

萹蓄又名萹竹、扁蓄、粉节草、道生草等。为蓼科植物蔚蓄的全草。以其茎节似竹而扁得名。由于节间有粉，多生道旁，又称粉节草、道生草。为一味常用中草药，生长于田野路旁，荒地及河边等处，全国各地均有分布，因而易于采集。此外同属植物腋花蓼的全草在福建和四川亦作萹蓄入药；福建个别地区有以豆科植物鸡眼草或竖毛鸡眼草的全草误作萹蓄用，应注意加以鉴别。

现代研究：全草含萹蓄苷、槲皮苷、d－儿茶精、没食子酸、咖啡酸、草酸、硅酸、绿原酸、P－香豆酸、粘质、葡萄糖、果糖及蔗糖。药理证实其煎剂给予盐水负荷的大鼠后，尿量、钠、钾排出均增加，特别是钾的排出较多，其灰分亦有同样效果，认为利尿作用主要是由于钾盐所致，也有人认为是其中所含黄酮苷所致；水及醇提取物静注对猫、兔、狗均有降压作用；并能加速血液凝固，使子宫张力增高，可用作流产及分娩后子宫出血的止血剂；在体外对某些真菌有抑制作用，对细菌也有弱的抑制，还能增强呼吸运动的幅度及肺换气量，有轻度收敛（可作创伤用药）、利胆作用。

萹蓄最早载《本经》，历代本草皆有论述。《本草图经》云：“萹蓄，今在处有之。春中布地生道傍，苗似瞿麦，叶细绿如竹，赤茎如钗股，节间花出，甚细微，青黄色，根如蒿根。四月、五月采苗阴干。”《滇南本草》云：“利小便。治五淋白浊，热淋，瘀精涩闭关窍，并治女人气郁，胃中湿热，或白带之症。”《本草求真》云：“功专利水清热，除湿杀虫，是以小儿魅病，女人阴蚀浸淫瘙痒疽痔诸病，无不藉此以为主治耳。”其性味苦，微寒。功能利尿通淋，杀虫止痒。主治膀胱热淋，小便短赤，淋沥涩痛，皮肤湿疹，阴痒带下。凡无湿热小便不利者忌用。

简易疗法

1. 热淋石淋：萹蓄 30 克，瞿麦 10 克，车前草 15 克，滑石 10 克，木通 6 克，水煎服。

2. 泌尿系感染：萹蓄 15 克，石见穿 15 克，金银花 12 克，白茅根 12 克，大黄 6 克，水煎服。

3. 输尿管结石：萹蓄 30 克，金钱草 30 克，鸡内金 10 克，石韦 10

克，水煎服。

4. 治乳糜尿：萹蓄15克，川萆薢15克，海金沙10克，荠菜花15克，水煎服。

5. 细菌性痢疾：萹蓄100克，加水煮沸、过滤，加糖制成100%糖浆，每次50毫升，每日2次，7日为1疗程。

81. 景天三七

景天三七又名土三七、八仙草、活血丹、血山草。为景天科景天属植物景天三七的全草或根。因其属景天类植物而功效近似三七得名。《本经》又名慎火，陶弘景云："众药之名，景天为丽。人皆盆栽，养于屋上，云可辟火，故曰慎火。"生于山间岩石上或较阴湿处，有栽培，我国大部分地区均产。为治疗各种中小量出血的良药，尤宜于溃疡病合并上消化道出血；兼可养血安神，用于惊悸失眠、烦躁不安等症。其根还擅长治疗跌打损伤、外伤出血和烧烫伤。本品除化瘀止血外，尚可养心安神，故又名"养心菜"，可用于心悸失眠多梦，惊惕不安，精神烦躁等证。同属植物横根费菜、乳毛景天三七等亦入药。

现代研究：全草含甲基异石榴皮碱、景天碱、景天胺等生物碱，根亦含生物碱，其他全草含齐墩果酸、谷甾醇、景天庚糖、蔗糖、果糖、蛋白质、黄酮和有机酸；根中尚含淀粉、熊果酚苷、齐墩果酸、谷甾醇、鞣质。药理证实其注射液（水提醇沉法制得）及白色结晶注射液（可能为有机酸）给小鼠腹腔、兔静脉注射，可使血凝时间（毛细管法）缩短，其糖浆给兔灌胃也能缩短凝血时间及出血时间。

景天三七最早载《植物名实图考》："治吐血。"此后本草亦有论述。《浙江中药资源名录》云："治跌打损伤。"《浙江民间常用草药》云："安神补血，止血化瘀。"《山西中草药》云："止血散瘀，消肿止痛。"其性味甘、微酸，平。功能止血散瘀、养血安神。主治咯血，咳血，呕血，鼻衄，崩漏，精神不安，心悸，失眠烦躁。内服煎汤，外用捣敷。孕妇慎用，凡出血而气虚乏力者配益气固脱药同用。

简易疗法

1. 各种出血：景天三七注射液，每毫升相当原生药3克，肌注2~4毫升，每日2次，适于小量出血者；静注10~20毫升，每日1~2次，适于出血量较大者；对手术止血有一定作用，术前使用可减少出血。临床观察对内科各种出血（包括消化道，肺及支气管出血及血液病出血等）有较好的止血效果，尤对溃疡病合并上消化道出血者最为满意，亦对妇科、外科手术出血有一定作用；此外尚有提升血小板和白血球的作用。

2. 血小板减少性紫癜：景天三七糖浆，如法制成，每毫升含生药2克，每次20毫升，日服3次。亦用于鼻衄，咯血，牙龈出血，消化道出血。

3. 癔病惊悸：景天三七60～90克，猪心1个（不要剖割，保留内部血液），置瓦罐中炖熟，去景天三七，分2次吃肉饮汤，连用10～30日。适于本证失眠，烦躁不宁者。

4. 蝎子螫伤：鲜景天三七适量，加食盐少许，捣烂敷患处。

82. 豨莶草

豨莶草又名火莶、稀莶草、猪膏草、大接骨。为菊科植物豨莶以上同属的全草。张咏《（进）豨莶丸表》言："金棱银线，素茎紫荄，对节而生，蜀号火枕，茎叶颇同苍耳。"豨莶草为祛风除湿药，古代医家对其有不少见解：张景岳认为"善治中风口眼歪斜，除湿痹、腰脚痿痛麻木。"张德裕称"凡风寒湿热诸痹，多服均获其效，洵是微贱药中良品也。"亦有生用熟用之说，刘若金云："凡患四肢麻痹，骨间疼，腰膝无力，由于外因风湿者，生用，不宜熟；若内因属肝肾两虚，阴血不足者，九制用，不宜生。"入药有分布于东北、华北、华东、华南西南的腺梗豨莶草，分布于秦岭及长江以南的豨莶草，或分布于长江以南及西南的毛梗豨莶草3种，其形态大同小异，皆生长于山坡、林缘及路旁草丛中。入药切段或黄酒拌蒸用。

现代研究：两种均含豨莶草苦味苷等；贴梗豨莶草含豨莶苦味四醇、左旋16，17－二羟基－16β－栲利酸；豨莶含豨莶醛内酯、豨莶苦味三醇、3，7－二甲基槲皮素等。药理证实有降低血压作用，与臭梧桐混合水煎剂对大鼠蛋清性关节肿胀有抑制作用；对金黄色葡萄球菌、宋内氏痢疾杆菌有抑制作用。

豨莶草最早载《新修本草》，历代本草有所论述。《本草图经》云："豨莶，春生苗，叶似芥菜而狭长，文粗，茎高二、三尺，秋初有花如菊，秋末结实，颇似鹤虱，夏采叶暴干用。"又云："治肝肾风气，四肢麻痹，骨间疼，腰膝无力者，亦能行大肠气。"《滇南本草》云："治诸风、风湿症，内无六经形症，外见半身不遂，口眼歪斜，痰气壅盛，手足麻木，痿痹不仁，筋骨疼痛，湿气流痰，瘫痪痿软，风湿痰火，赤白癜风，须眉脱落等症。"其性味苦，寒。功能祛风除湿，舒筋通络，清肝潜阳。主治风寒湿痹，筋骨疼痛，四肢麻木，半身不遂，腰膝无力，疟疾，黄疸，高血压，热毒痈肿，湿疮瘙痒。凡阴血不足者忌服。

简易疗法

1. 风湿痹痛：豨莶草 15 克，海风藤 15 克，独活 10 克，透骨草 10 克，五加皮 10 克，水煎服。

2. 肢体麻木：制豨莶草 30 克，黄芪 30 克，地龙 20 克，丹参 20 克，桑寄生 20 克，研末蜜丸，每次 9 克，日服 2 次。

3. 中风后遗症：豨莶草 300 克，黄酒拌蒸，九蒸九晒，研末蜜丸，每次 9 克，日服 3 次。

4. 高血压病：豨莶草 15 克，杭菊花 15 克，白蒺藜 10 克，夏枯草 15 克，水煎服。

5. 治疗疟疾：豨莶草 30～45 克，水煎服，日 2 次，连服2～3 日。

6. 治荨麻疹：豨莶草、地肤子各 15 克，苦参、丹皮、赤芍各 10 克。水煎服。

7. 热毒痈肿：豨莶草 30 克，地丁草 30 克，千里光 10 克，均用鲜品，捣烂外敷，或水煎熏洗。

83. 薄　荷

薄荷又名薄苛、婆荷、升阳菜、南薄荷。为唇形科植物薄荷的全草。有野生、栽培两种，亦有兴安薄荷、龙脑薄荷在东北、江苏当地入药。古代小儿方中常用金钱薄荷，谓其叶小形圆如钱。许多医家有所发挥：李时珍认为“辛能发散，凉能清利，专于消风散热。”缪希雍称“为小儿惊风、风热家引经要药。”贾九如言“通利六阳之会首，祛除诸热之风邪。”陈士铎云“不特善解风邪，尤善解忧郁。”张锡纯曰“其力能内透筋骨，外达肌表，宣通脏腑，贯串经络，服之能透发凉汗，为温病宜汗解者之要药。”可谓概括全面，言简意赅。

现代研究：薄荷干茎叶含挥发油即薄荷油，主要为薄荷醇（脑），其次为薄荷酮、薄荷酯类，尚含 α－蒎烯、β－蒎烯、月桂烯、辛醇－3、柠檬烯、1，8－桉树脑、异薄荷酮、胡薄荷酮、辣薄荷酮及咖啡酸衍生物迷迭香酸。药理证实能刺激局部皮肤、促进血液循环，有消炎、镇痛、止痒作用；并有解热、健胃、解痉、利胆、降酶、抗炎作用；对金黄色和白色葡萄球菌、甲乙型链球菌、卡他球菌、肠炎球菌、福氏痢疾杆菌、炭疽杆菌、白喉杆菌、伤寒杆菌、绿脓杆菌、大肠杆菌、变形杆菌、白色念球菌及单纯疱疹病毒、牛痘病毒等有抑制作用。

薄荷最早载《雷公炮炙论》，历代本草多有论述。《本草纲目》云："薄荷，人多栽莳，二月宿根生苗，清明前后分之。方茎赤色，其叶对生，初莳形长而头圆，及长则尖。吴、越、川、湖人多以代茶。"《药性论》云："去愤气，发毒汗，破血止痢，通利关节。"《日华子本草》云："治中风失音，吐痰，除贼风。疗心腹胀，下气、消宿食及头风等。"其性味辛，凉。功能宣散风热，清利头目，透发麻疹。主治风热感冒，风温初起，头痛发热，微恶风寒，目赤，喉痹，口疮，麻疹，风疹，肝郁胁胀。凡阴虚血燥、肝阳偏亢、表虚多汗者忌服。

简易疗法

1. 风热感冒：薄荷 6 克，桑叶 10 克，连翘 10 克，牛蒡子 10 克，大青叶 10 克，水煎服。

2. 咽喉肿痛：薄荷 100 克，研末蜜丸，每次 6 克，含化。

3. 胸胁胀痛：薄荷 10 克，柴胡 10 克，佛手 10 克，白芍 12 克，郁金 6 克，水煎服。

4. 偏正头痛：薄荷 60 克，川芎 30 克，荆芥 30 克，白芷 15 克，细辛 10 克，研末，每次 6 克，食后茶清调服，日 2 次。

5. 温病发热：薄荷 10 克，蝉蜕 10 克，生石膏 30 克，玄参 10 克，甘草 6 克，水煎服。

6. 小儿惊痛：薄荷 20 克，蝉蜕 20 克，僵蚕 10 克，全蝎 10 克，天竺黄 10 克，研末，每次 2～3 克，日服 2 次。

7. 麻疹不透：薄荷 6 克，柽柳 9 克，紫草 6 克，浮萍 6 克，水煎服。

8. 皮肤瘙痒：薄荷 6 克，荆芥 6 克，防风 6 克，白鲜皮 6 克，苦参 6 克，水煎服。亦用于荨麻疹。

84. 翻白草

翻白草又名鸡距草、叶下白、天青地白等。为蔷薇科植物翻白草的带根全草。以其叶下发白而得名。李时珍云："翻白，以叶之形名；鸡腿、天藕，以根之味名也。楚人谓之湖鸡腿，淮人谓之天藕。"临床用于治疗细菌性痢疾、阿米巴痢疾、肠炎、颈淋巴结核等证。少数地区作白头翁用。

现代研究：全草含延胡索酸、没食子酸、原儿茶酸、槲皮素、柚皮素、山萘酚、间苯二酸等。药理证实体外对福氏和志贺氏痢疾杆菌、金黄色葡萄球菌均有抑制作用。

翻白草最早载《救荒本草》，历代本草亦有论述。《本草纲目》云：“鸡腿儿生近泽田地，高不盈尺。春生弱茎，一茎三叶，尖长而厚，有皱纹锯齿，面青背白。四月开小黄花。结子如胡荽子，中有细子。其根状如小白术头，剥去赤皮，其内白色如鸡肉，食之有粉。小儿生食之，荒年人掘以和饭食。”又云：“治吐血，下血，崩中，疟疾，痈疮。”《本草原始》云：“主无名肿毒，疔毒疥癞，臁疮溃烂。”其性味甘、苦，平。功能清热解毒，止血消肿。主治痢疾，疟疾，肺痈，咳血，吐血，下血，崩漏，痈肿，疮癣，瘰疬结核。

简易疗法

1. 细菌性痢疾：翻白草15克，马齿苋30克，白头翁12克，水煎服。

2. 大便下血：鲜翻白草30克，猪大肠150克，洗净水煮炖熟，食肉喝汤。

3. 治糖尿病：翻白草、冬瓜皮各30克，鬼箭羽15克，水煎服。

4. 脾虚白带：翻白草15克，鸡冠花15克，薏苡仁30克，水煎服。

5. 月经过多：翻白草15克，仙鹤草15克，大蓟根15克，茜草10克，水煎服。

6. 疔毒初起：翻白草15克，地丁草15克，蒲公英15克，水煎服。

7. 臁疮溃烂：鲜翻白草适量，捣烂外敷，或水煎熏洗，或干品研末敷患处。

85. 藿　香

藿香又名兜娄婆香。为唇形科植物广藿香或藿香的全草。因其叶似豆类，气味芳香而得名。传说很久以前，深山里住着一户人家，哥哥与妹妹霍香相依为命。后来，哥哥娶亲后就从军在外，家里只有姑嫂二人。平日里，姑嫂相互体贴，日子过得和和美美。一年夏天，天气连日闷热潮湿，嫂子因劳累中暑，突然病倒。只见她发热恶寒、头痛恶心、倦怠乏力，十分难受。霍香急忙把嫂子扶到床上说：您恐怕是中了暑，治这种病不难，咱家的后山上就有能治这种病的香味药草。让我赶快上山去把它采来，早日治愈你的病。霍香执意进深山采药，历经不少艰难，终于采回药草，治好了嫂子的病。为了牢记小姑之情，嫂子便把这种有香味的药草称为“霍香”，并让大家把它种植在房前屋后、地边路旁，以便随时采用。因为是药草的缘故，人们便在霍字头上加了一个“草”头，将霍香写成了“藿香”。古人常佩戴其叶以辟秽，煎汤含漱除口臭，佛教用以沐浴香身。许多医家皆有论述：苏颂称“脾胃吐逆为要药。”贾九如云“有醒脾开胃之功。”张德裕言“善理中州湿浊痰涎，为醒脾快胃、振动清阳妙品。”现在为芳香化湿药，暑湿时令病多用。

现代研究：广藿香含挥发油，主要为广藿香醇、广藿香酮、苯甲醛、丁香油酚、桂皮醛、广藿香吡啶、表愈创吡啶及多种其它倍半萜类；藿香含挥发油，主要为甲基胡椒酚、茴香醚、茴香醛、α－柠檬烯以及对甲氧基桂皮醛等。药理证实所含挥发油能刺激胃粘膜，促进胃液分泌，有助消化作用；对多种细菌如金黄色葡萄球菌、绿脓杆菌、痢疾杆菌、大肠杆菌及许兰氏癣菌、同心性毛癣菌等15种致病性真菌与钩端螺旋体有一定抑制作用。

藿香最早载《名医别录》，历代本草多有论述。《本草图经》云：“藿香，岭南郡多有之，人家亦多种植。二月生苗，茎梗甚密，作丛。叶以桑而小薄。六月、七月采之，暴干，乃芳香，须黄色，然后可收。”《汤液本草》云：“温中快气，肺虚有寒，上焦壅热，饮酒口臭，煎汤漱。”《本草再新》云：“解表散邪，利湿除风，清热止渴。治呕吐霍乱，疟，痢，疮疥。梗：可治喉痹，化痰，止咳嗽。”其性味辛，微温。功能芳香化湿，解暑辟浊，和中止呕。主治暑湿感冒，湿温初起，寒热头痛，胸脘痞闷，恶心呕吐，泄泻腹痛。凡阴虚无湿及胃虚作呕者忌服。

简易疗法

1. 暑湿吐泻：藿香10克，佩兰10克，薄荷10克，生姜6克，水煎服。亦用于胃肠型感冒。

2. 口有异味：藿香10克，丁香3克，薄荷10克，泡水含漱。

3. 食欲不振：藿香10克，砂仁6克，麦芽14克，鸡内金10克，水煎服。

4. 慢性鼻炎：藿香20克，苍耳子20克，辛夷20克，猪胆汁粉10克，研末蜜丸，每次6克，日服2次。或服成药藿胆丸。

5. 内伤外感：藿香正气丸(成药浓缩丸)，每次8~10粒，日服2~3次。

6. 妊娠呕吐：藿香10克，紫苏梗10克，黄芩6克，砂仁6克，甘草6克，水煎服。

7. 小便短赤：藿香10克，滑石10克，车前子10克，通草6克，甘草6克，水煎服。

8. 手足癣病：藿香20克，黄精20克，大黄10克，皂矾5克，入醋中浸泡1周后，去渣取液，兑水加热，浸泡患处。

第二章　根茎药

1. 人　参

人参又名人蓡、鬼盖、土精、神草、孩儿参。为五加科植物人参的根。以其形状似人、功参天地而得名，为名贵药材之一。古代有许多咏参诗，如唐代陆龟蒙云：“五叶初成椴树阴，紫团峰外即鸡林。名参鬼盖须难见，材似人形不可寻。品第已闻升碧简，携持应合重黄金。殷勤润取相如肺，封禅书成动帝心。”段成式云：“少赋令才犹强作，众医多失不能呼。九茎仙草真难得，五叶灵根许惠无?”将其生长环境及形态、功效描绘得奕奕传神。人参因其产地不同而名称各异：产于朝鲜的称高丽参，其中又分红参（别直）和白参；产于日本的称东洋参（红参），又因形似竹根而称竹节参；产于加拿大、美国的称西洋参、花旗参。我国的人参以吉林参为代表，天然野生的称野山参，野山参种用人工栽培的称园参，将幼小野山参移植长成的称移山参。另外因加工不同而有许多别名：将新鲜园参晒干称生晒参；幼小的参晒干称皮尾参；用冰糖加工制成的称白参；将参蒸制成暗红色的称红参；将白参小枝用糖腌制的称糖参，等等。均说明人参不但品种很多，而且用途极广。野山参于5~9月采挖，园参于9~10月采挖生长6年以上者，勿伤根及须，去净泥土、茎叶，加工成红参、生晒参、糖参等。切段或切片用。

现代研究：成分含人参皂苷约5%，其中Rb1、Rc、Rg1含量较高，皂苷元为齐墩果酸、（R）－人参二醇及人参三醇三种；此外尚含少量挥发油，主要为人参烯及多种糖类、维生素、人参黄酮等。药理实验表明能改善中枢神经系统的兴奋过程，也可以加强抑制过程；能兴奋心肌，改善病变心脏功能，减轻心肌损害；并有增强免疫功能、抗炎、抗休克、抗辐射、降压、降糖、降脂、抗疲劳、抗癌及促性腺样作用。

人参最早载《本经》，历代本草多有论述。《本草经集注》云：“人参，形长而黄，状如防风，多润实而甘，俗用不入服，乃重百济者，形细而坚白，气味薄于上党。”《本草衍义》云：“上党者，根颇纤长，根下垂，有及一尺余者，或十歧者；其价与银等，稍为难得。”《名医别录》云：“疗肠胃中冷，心腹鼓痛，胸胁逆满，霍乱吐逆，调中。止消渴，通血脉，破坚积，令人不忘。”《本草纲目》云：“治男妇一切虚证，发热自汗，眩晕头痛，反胃吐食，痃，滑泻久痢，小便频数，淋沥，劳倦内伤，中风，中暑，痿痹，吐血，嗽血，下血，血淋，血崩，胎前产后诸病。”其性味甘，微苦，温。功能大补元气，补脾益肺，生津止渴，安神益智。主治气虚欲脱，脉微欲绝；脾虚倦怠，食欲不振，脘腹胀满，呕吐泄泻；肺气虚损，呼吸短促，气喘乏力，脉虚自汗；热病伤阴，津伤口渴；气虚血亏，心神不安，失眠多梦，惊悸健忘；阳痿早泄，久病虚羸难以康复等一切气血津液不足之证。凡实证、热证、正气不虚者忌服。服参期间不宜喝茶，吃萝卜，以免影响药效。

简易疗法

1. 虚脱、休克：人参9~30克，水煎徐徐饮之。或人参注射液（每毫升含生药0.57克），每次2~4毫升，肌肉注射或加葡萄糖静脉点滴。

2. 治冠心病：人参30克，研末，每次1~1.5克，日服2~3次。或人参酊（10%），每次5毫升。

3. 心律失常：人参注射液或参麦注射液，加于5%葡萄糖中静脉点滴，或生脉颗粒（含人参），每次1~2包，日服2~3次。人参注射液有改善心肌缺血，加速心肌修复，降脂降糖和增强免疫功能等作用。

4. 气虚乏力：人参20克，白术100克，黄芪100克，水煎浓缩成膏状，加蜂蜜100克，每次10克，日服2~3次。

5. 神经衰弱：人参20克，枸杞子50克，五味子50克，鹿茸10克，灵芝草20克，浸泡于白酒1000毫升中10日，每次10毫升，日服2~3次。

6. 心悸失眠：人参归脾丸（成药浓缩丸），每次8~10粒，日服2次。

7. 关节疼痛：人参天麻药酒（成药），每次10毫升，日服3次。亦用于腰腿疼痛、四肢麻木者。

8. 中风后遗症：人参再造丸（成药），浓缩丸每次4粒，蜜丸每次1丸，日服2次。用于本病气滞血瘀者。

2. 三　七

三七又名田漆、山漆、参三七、金不换。为五加科植物人参三七的根。为名贵中药之一，因其长势奇特，叶子三至七片，根茎需长三至七年才能用，所以有“三七”之名。又由于为一姓田的郎中发现，亦称“田三七”。还有一段传说：从前有个张二的青年，得了吐血病，后遇到田郎中用草药治疗，不久病获痊愈。张二便向田郎中讨得药种，如法种在自己院子里，一年后草药长得枝叶茂盛，张二心中自然高兴。这时知府的女儿得了崩漏，久治难愈，便贴出告示求医，张二闻知后救人心切，便带上自己种的草药让小姐服用，谁知却未见任何效果。他于是找到田郎中，推荐给小姐治病竟然获愈。后来才知此药要长三年以上才能用，一年之药效力不够，所以无法奏效。采集于夏秋开花前或冬季种子成熟后采挖，选生长3~7年以上者挖取根部，去净杂质，晒至半干，反复搓揉，然后晒干。夏秋采者品质较佳，称“春七”，冬采者较差，称“冬七”。切片或研末用。

现代研究：成分含与人参皂苷相似的多种皂苷、三七皂苷、七叶胆皂苷；三七皂苷水解后产生人参二醇和人参三醇；另含止血成分的三七素及β-谷甾醇、胡萝卜甾醇、槲皮素、生物碱、黄酮苷和蔗糖。药理实验表明能扩张冠脉，增加冠脉流量，降低心率和心肌耗氧量，对抗心肌缺血，降低血压，对失血或缺血性休克、心律失常、各种出血有显著作用，尚有增强免疫、抗炎、镇痛、利尿作用。

三七最早载《本草纲目》：“生广西、南丹诸州番峒深山中，采根暴干，黄黑色，团结者，状略似白及；长者，如老干地黄，有节，味微甘而苦，颇似人参之味。”又云：“止血，散血，定痛。金刃箭伤，跌扑杖疮，血出不止者，嚼烂涂，或为末掺之，其血即止。亦主吐血，衄血，下血，血痢，崩中，经水不止，产后恶血不下，血运，血痛，赤目，痈肿，虎咬，蛇伤诸病。”历代本草多有论述。《玉楸药解》云：“和营止血，通脉行瘀，行瘀血而敛新血。”其性味甘、微苦、温。功能散瘀止血，消肿止痛。主治咯血，吐血，衄血，便血，崩漏，外伤出血，胸腹刺痛，跌扑肿痛。孕妇忌服。

简易疗法

1. 各种出血：三七适量，研末，每次3~5克，日服2~3次。

2. 治冠心病：三七总苷胶囊（每粒50毫克），每次1~2粒，日服3次。亦用于心绞痛，心肌缺血，心肌梗死，心律失常，脑溢血、脑血栓引起的偏瘫等。

3. 跌扑瘀痛：三七伤药胶囊（每粒0.25克），每次3粒，日服3次。亦用于急慢性挫伤、扭伤，关节痛，神经痛。或三七跌打胶囊（每粒0.25克），每次4~6粒，日服2次。亦用于外伤出血、骨伤等。

4. 慢性肝炎：参三七注射液（2毫升含生药1克），每次2~4毫升，肌肉注射。

5. 中风偏瘫：血塞通注射液（主要为三七总皂苷，2毫升含100毫克），每次4~8毫升，加于5%葡萄糖注射液中静脉点滴，日1次。亦用于脑血管病后遗症（脑血栓、脑梗塞、脑缺血）等。

6. 神经衰弱：三七100克，水煎3次滤汁500毫升，加蜂蜜100克，制成膏剂，每次10克，开水冲兑于睡前服。

7. 小便出血：三七粉6克，白茅根30克，泡水分2次冲服。

8. 眼底出血：1%三七溶液，点眼，日数次。

3. 土茯苓

土茯苓又名刺猪苓、过山龙、山地栗、毛尾薯。为百合科植物土茯苓的根茎。生长于南方各省，叶大而嫩，根壮而肥，食之味甘，可以救荒。又名仙遗粮，据说大禹治水期间，由于缺粮而采此藤叶、块根以充饥馁，从而完成了伟大的治水壮举。大禹被古人呼为神仙，故有此称。近年用于防治钩端螺旋体、麻疹及治疗梅毒、菌痢、慢性肾炎、颈淋巴结核等。

现代研究：根茎含阿魏酸、莽草酸、3－O－咖啡酰莽草酸、黄杞苷、落新妇苷、β－谷甾醇、葡萄糖、鞣质、树脂等。药理证实有抗肿瘤，抑制细胞免疫反应，抗心律失常和血栓形成，利尿、镇痛，抗棉酚毒性等作用。

土茯苓最早载《滇南本草》，历代本草多有论述。《本草拾遗》云："草禹余粮，根如盏连缀，半在土上，皮如茯苓，肉赤味涩，人取以当谷，不饥。"《本草纲目》云："健脾胃，强筋骨，去风湿，利关节，止泄泻。治拘挛骨痛，恶疮痈肿。解汞粉、银朱毒。"《本草正》云："疗痈肿、喉痹，除周身寒湿、恶疮。"其性味甘、淡，平。功能除湿解毒，通利关节。主治湿热淋浊，带下，痈肿，瘰疬，疥癣，梅毒及汞中毒所致的肢体痉挛，筋骨疼痛。凡肝肾阴亏者慎服。

简易疗法

1. 钩端螺旋体病：土茯苓60克，甘草10克，水煎服，日1剂。亦可酌加至150克，或加黄芩、防风等。有防治作用。

2. 肾盂肾炎：土茯苓90克，水煎分3次服。

3. 风湿疼痛：土茯苓500克，猪瘦肉500克，加水炖熟，分数次食用。

4. 颈淋巴结核：鲜土茯苓500克，加水2000毫升，煎至500毫升，分2次服。

5. 治梅毒病：土茯苓60克，金银花60克，蒲公英60克，白鲜皮30

克，甘草30克，研末，蜜丸，每次9克，日服2次，米酒送下。亦用于隐性梅毒。

6. 头痛不止：土茯苓60克，蔓荆子10克，菊花10克，川芎10克，白芷10克，水煎服。适于湿热瘀阻、清窍不利者。

7. 消化道肿瘤：土茯苓15克，金锁银开9克，黄药子9克，白毛藤15克，乌蔹莓根12克，甘草6克，水煎服，日1~2剂。

8. 带状疱疹：土茯苓60克，青黛20克，炉甘石20克，冰片5克，研末，冷水调匀，外涂患处。

4. 大　黄

大黄又名黄良、将军、川军、锦纹大黄。为蓼科植物掌叶大黄、唐古特大黄和药用大黄的根茎。是一味良药，有推陈致新之功。近年来广泛应用于多种感染性疾病，如大叶性肺炎，流行性脑脊髓膜炎，急性胆道感染，传染性肝炎，急慢性肾功能衰竭和出血性疾病，有退热消炎、止血和改善全身症状的作用。古代文人对其赞许不少，宋代范成大诗云："大芋高荷半亩阴，玉英危缀碧瑶簪。谁知一叶莲花面，中有将军剑戟心。"宋祁赋云："叶大茎赤，根若巨皿，治疾则多，方家所铭。"古代医家发挥较多，如张德裕《本草正义》云："大黄，迅速善走，直达下焦，深入血分，无坚不破，荡涤积垢，有犁庭扫穴之功。"入药分南、北两类，以外表黄棕色、锦纹及星点明显、体重、质坚实、有油性、气清香、味苦而不涩、嚼之发粘者为佳。生用、炒炭或加黄酒蒸熟用，分别称生大黄、大黄炭、熟大黄（酒军）。近年来发现大黄叶柄的维生素C、胡萝卜素、硫胺素、核黄素、尼克酸、糖分、蛋白质含量远远高于山楂、苹果。因而用其制成罐头、果酱、果冻、果汁、果脯、果酒等多种食品供应市场，深受消费者欢迎。

现代研究：三种大黄的根状茎中均含蒽醌类化合物，包括游离和结合状态的大黄酚、大黄酸、芦荟大黄素、大黄素、蜈蚣苔素、大黄素甲醚，主要为结合性大黄酸蒽酮－番泻苷A、B、C，其中番泻苷A为有效成分，尚含鞣质及游离没食子酸、桂皮酸及其酯类等。药理证实有泻下，抗感染（对多种革兰阳性和阴性菌均有抑制作用），抗肿瘤，降血压、降胆固醇、止血、收敛、解痉、利尿、健胃、抗衰老及雌激素样作用。

大黄最早载《本经》，历代本草多有论述。《本草拾遗》云："大黄，用之当分别其力，若取和厚深沉能攻病者，可用蜀中似牛舌片紧硬者；若取泻泄骏快，推陈去热，当取河西锦文者。”《名医别录》云：“平胃，下气，除痰食，肠间结热，心腹胀满，女子寒血闭胀，小腹痛，诸老血留结。”《日华子本草》云：“通宣一切气，调血脉，利关节，泄壅滞、水气，四肢冷热不调，温瘴热痰，利大小便，并敷一切疮疖痈毒。”其性味苦，寒。功能泻热通肠，凉血解毒，逐瘀通经。主治实热便秘，积滞腹痛，泻痢不爽，湿热黄疸，血热吐衄，目赤咽肿，肠痈腹痛，痈肿疔疮，瘀血经闭，跌打损伤，水火烫伤，上消化道出血。凡表证未罢、气血虚弱、脾胃虚寒，无实热、积滞、瘀结及胎前、产后、经期慎服。

简易疗法

1. 上消化道出血：熟大黄 30 克，研末，2 小时服 5 克，直至大便隐血试验转为阴性。或用生大黄片、大黄糖浆、大黄醇提片亦可。亦用于急性胰腺炎。

2. 治肠梗阻：大黄粉 15 克，炒米粉 9 克，蜂蜜 60 克，加适量温开水调匀，每小时 1 次，每次 1 食匙，全剂分 12 次服完。适于蛔虫性、麻痹性本病。

3. 血瘀闭经：大黄蟅虫丸（成药），每次 3 克，日服 2 次，重症每次 6～9 克。亦用于慢性肝炎。

4. 治肥胖病：降脂减肥片（含大黄，成药），每次 3～10 片，日服2～3 次。

5. 习惯性便秘：大黄通便颗粒（成药），每袋 12 克，每次 1 袋，每晚睡前服 1 次。

6. 咽喉肿痛：清宁丸（成药），每次 1 丸（蜜丸 9 克），日 1～2 次。或浓缩丸每次 6 克。亦用于口舌生疮，目赤牙痛，大便秘结，头晕耳鸣。

7. 肾功能衰竭：大黄注射液 50 毫升（相当生药 100 克），加 5% 葡萄糖 1000 毫升静脉点滴，日 1 次。需在医生指导下使用。

8. 下肢溃疡：大黄 30 克，甘草 6 克，研末，撒于疮面，纱布覆盖，每日换药 1 次。

5. 山　药

山药又名山薯、玉延、延草、野白薯。为薯蓣科植物薯蓣的块茎。山药属我国特产，是食药兼宜之品。山药原名薯蓣，因避讳而一再改名，初为唐代宗名李豫，预与蓣同音而改为“薯药”；及至宋英宗名赵曙，曙与薯同音又改为“山药”，从而流传至今。古代文人曾写颂诗，南朝梁时江淹《草木颂》云："微根傥饵，弃剑为仙。黄金共寿，青髗争妍。"宋代陆游诗云："老住湖边一把茅，时沽村酒具山药。年来传得甜羹法，更为吴酸作鲜嘲。山厨薪桂软炊粳，旋洗香蔬手自烹。从此八珍俱避舍，天苏陀味属甜羹。"将山药甜羹之美味描绘得唯妙唯肖。目前山药品种较多，其中名产有北京的白货山药，河南的怀庆山药，济南的长山药，浙江的黄岩山药，但以怀庆山药久负盛名。由于山药滋养补益作用显著，因此深受美食家、中老年的欢迎。冬季采挖，切去根头，洗净泥用竹刀刮去外皮，晒干或烘干称"毛山药"；亦可浸后在木板上搓揉成圆柱头，晒干打光称"光山药"。切片生用或加麸皮炒黄用。

现代研究：块茎含皂苷、淀粉、粘液质、蛋白质、脂肪、淀粉酶、氨基酸、尿囊素、山药素、维生素 C、碘质、胆碱、植酸等。药理证实煎剂有促进白细胞吞噬金黄色葡萄球菌的能力和过敏介质释放作用，粘液多糖有防止动脉硬化过早发生，减少皮下脂肪堆积，避免出现肥胖，与无机盐结合形成骨质，使软骨有一定弹性；尚有扩张血管、抗脂肪肝、防止胶原病、降低血糖的作用。

山药最早载《本经》，历代本草多有论述。《本草经集注》云："近道处处有之，山东、江南皆多。掘取食之以充粮。南康间最大而美，服食亦用之。"《药性论》云："补五劳七伤，去冷风，止腰痛。镇心神，补心气不足，患人体虚羸，加而用之。"《本草纲目》云："益肾气，健脾胃，止泄痢，化痰涎，润皮毛。"其性味甘，平。功能补脾养胃，生津益肺，补肾涩精。主治脾虚食少，便溏泄泻，肺虚咳喘，肾虚遗精，夜尿频数，白带过多，虚热消渴。

简易疗法

1. 食欲不振：山药 30 克，白术 30 克，山楂 20 克，枳壳 20 克，鸡内金 20 克，研末蜜丸，每次 9 克，日服 2～3 次。

2. 脾虚泄泻：炒山药 30 克，薏苡仁 30 克，莲肉 20 克，扁豆 20 克，茯苓 20 克，研末，每次 6 克，日服 3 次。

3. 咳嗽气喘：山药 15 克，沙参 15 克，麦冬 10 克，牛蒡子 10 克，川贝母 10 克，水煎服。

4. 肾虚遗精：山药 30 克，山茱萸 30 克，金樱子 20 克，肉苁蓉 20 克，巴戟天 20 克，研末蜜丸，每次 9 克，日服 2 次。

5. 肺燥干咳：鲜山药 60 克，甘蔗汁 30 克，加水煎煮成粥状，兑蜂蜜 30 克，食用。

6. 治糖尿病：山药 30 克，黄芪 30 克，石斛 20 克，天花粉 20 克，玉竹20克，研末，每次6克，日服2次。

7. 身体虚弱：鲜山药100克，大枣20枚，粳米100克，熬粥加红糖调服。

8. 乳腺增生病：鲜山药30克，地丁草30克，川芎10克，白糖20克，共捣烂如泥，外敷患处。

6. 山豆根

山豆根又名黄结、苦豆根、广豆根。为豆根植物柔枝槐的根。李时珍释名云："其蔓如大豆，因以为名。"实则是果实似豆而用其根。生于石山脚下，或岩缝中，分布我国南部。本品具有清热解毒、利咽消肿的作用，以疗肺胃火毒上攻之咽喉肿痛或牙龈肿痛等症，为喉症之要药。商品山豆根系豆科植物柔枝槐（广豆根）的根入药；北方用防己科多年生藤本植物蝙蝠葛的根茎入药名北豆根，除能清热解毒，治咽喉肿痛外，并有降血压、抗癌活性，近年用于高血压、肝癌等有一定疗效。另外豆科植物华东木蓝、多花木蓝、苏木蓝、陕西木蓝、花木蓝（土豆根）；豆科植物卷圈野扁豆和毛茛科植物单叶升麻（云豆根）；紫金牛科植物朱砂根亦入药。

现代研究：根含苦参碱，氧化苦参碱及微量的安那吉碱，甲基金雀花碱等，近报道尚含槐果碱、槐胺、槐醇等生物硷类；另有黄酮类化合物如广豆根素、环广豆根素及异黄酮衍生物紫檀素、L－三叶豆紫檀苷等。药理证实有抗肿瘤（子宫颈癌U14、肉瘤180、实体腹水肝癌、急性淋巴型和急性粒细胞型白血病）、升白细胞、抗心律失常、平喘、抗溃疡、抗菌（抑制乙型链球菌、痢疾杆菌、变型杆菌、大肠杆菌、金黄色葡萄球菌、绿脓杆菌、痢疾及大肠等杆菌、乙型链球菌、结核杆菌、霍乱弧菌、麻风杆菌，皮肤致病的真菌及钩端螺旋体等病原体）作用。

山豆根最早载《开宝本草》："主解诸药毒，止痛。消疮肿毒，急黄发热咳嗽，杀小虫。"历代本草皆有论述。《本草图经》云："山豆根，……苗蔓如豆，叶青，经冬不凋，八月采根。广南者如小槐，高尺余，石鼠食其根。……含之咽汁，解咽喉肿痛，极妙。"《本草害利》云："泻心火，以保肺金，去大肠风热，解咽喉痛、蛊毒，消诸肿疮疡，喘满热咳，泻热解毒，治热极所致之病。"其性味苦，寒。功能清热解毒，消肿利咽。主治火毒蕴结，咽喉肿痛，齿龈肿痛，湿热黄疸，肺热咳嗽，痈肿疮毒。内服煎汤或磨汁，外用含漱或捣敷。凡脾胃虚寒，食少便溏者忌用。由于山豆根碱对胃肠道有较强的刺激作用，能使产生一系列胃肠道症状。一般采用饭后给药，或在制剂过程中除去山豆根泡沫，可减轻胃肠道反应。中毒症状有恶心，呕吐，腹痛，腹泻，面色苍白，昏迷等。

简易疗法

1. 山豆根6克，板蓝根、牛蒡子、射干、桔梗各10克，水煎服，或含漱。

2. 肺热咳嗽：山豆根6克，鱼腥草、枇杷叶各15克，前胡、马兜铃各10克，水煎服。

3. 湿热黄疸：山豆根、茵陈蒿、炒栀子、大黄、黄柏各10克，水煎服。

4. 慢性肝炎：山豆根注射液（2毫升含苦参碱35毫克），每次肌注2毫升，日1~2次，2个月为1疗程。表明本品降酶效果迅速，并能提高血清白蛋白、降低球蛋白，对HBsAg和HBeAg也有一定的转阴作用。

5. 宫颈糜烂：山豆根单味，研为细末，经高压消毒后备用。先以1：1000新洁尔灭消毒宫颈，然后用棉签将其粉涂置患处，每日1次，10次为1疗程。

6. 膀胱肿瘤：广豆根制成浸膏片，每片0.3克（相当于生药1.5克），每次4片，日服3次。

7. 山慈菇

山慈菇又名毛姑、朱姑、毛慈姑。为兰科植物杜鹃兰或独蒜兰等的假球茎。其得名于一个传说：从前在一深山老林中，只住了几户人家，有家只有母女俩人相依为命，女儿叫慈姑，长得聪明伶俐，非常孝敬母亲。只是母亲患瘰疬多年，山中缺医少药，病情逐渐加重，竞至卧床不起。女儿心中着急，只能采些草药服用。有一日慈姑上山采药。突然在草丛中发现一棵长得象蒜叶的草，她便连根挖下，洗净水煎后让母亲服下，开始少量，没有什么反应，加量后觉得口里苦涩。服了半个月，瘰疬渐渐变软变小，再坚持1个多月，病获痊愈，身体也恢复健康。村里人便将此草起名“慈姑”。后来又因此草长在山中，改为“山慈菇。”

现代研究：杜鹃兰根茎含粘液及葡萄糖配甘露聚糖；并含秋水仙碱等。药理证实其衍生物秋水仙酰胺更具有抗癌活性，用于治疗乳腺癌、宫颈癌、食管癌、肺癌、皮肤癌、淋巴肉瘤、白血病等；并有降压作用。过量服用可引起胃肠道反应，轻度骨髓抑制，脱发及中枢神经抑制中毒症状（常用量3~6克）。

山慈菇最早载《本草拾遗》："山慈菇生山中湿地，叶似车前，根如慈姑。"《滇南本草》云："消阴分之痰，止咳嗽，治喉痹，止咽喉痛。治毒疮，攻痈疽，敷诸疮肿毒，有脓者溃，无脓者消。"《本草纲目》云："主疗肿，攻毒破皮。解诸毒，蛇虫、狂犬伤。"其性味辛，寒。功能清热化痰，解毒散结。主治痈疽肿毒，瘰疬结核，喉痹肿痛，蛇虫、狂犬咬伤。本药不可多服久服，体虚者慎服。

简易疗法

1. 痈疽肿痛：山慈菇15克，蒲公英30克，金银花30克，水煎外洗。

2. 瘰疬结核：山慈菇15克，连翘30克，煅牡蛎30克，川贝母20克，紫胡15克，研末蜜丸，每次6克，日服2次。

3. 咽喉红肿：山慈菇6克，山豆根6克，射干6克，牛蒡子9克，大青叶9克，水煎服。

4. 萎缩性胃炎：山慈菇10克，吴茱萸15克，白蔻仁15克，蒲公英50克，姜黄连10克，研末，每次6克，日服2次。亦用于本病伴肠化、异型增生者。

5. 乳腺增生病：山慈菇10克，夏枯草15克，益母草15克，浙贝母10克，瓜蒌10克，水煎服。

6. 中暑腹痛：玉枢丹或紫金锭（成药，含山慈菇），按盒内说明服用。

7. 小儿癫痫：山慈菇适量，加茶水研如泥，每次3克，日服1~2次。使吐出痰涎即止。

8. 疔疮肿毒：山慈菇适量，研末。使用时取少许，加米醋调和外涂。

8. 川　芎

川芎又名芎藭、香果、抚芎。为伞形科植物川芎的根茎。以产于川蜀而治头脑诸疾得名。李时珍释云："人头穹窿穷高，天之象也"。据说川芎是药王孙思邈从白鹤衔草治病中发现的。有一日药王到青城山上采药，师徒们在混元顶松林中休息时，发现一只雌鹤生病了，旁边有几只幼鹤在哀鸣，过了一会儿，有只白鹤叼着几株草药从空中落下，幼鹤把草药送到病鹤前，吃药后果然病好了，雌鹤便带着幼鹤飞离而去。药王通过仔细观察，又将散落的草药与所采的药进行对照，才知是有活血止痛作用的川芎。药王不禁吟道：川西青城天下幽，神仙洞府第一流。白鹤巧衔送仙草，来此穹苍云霄头。古代文人亦有赞诗，宋代宋祁《川芎赞》云："有桑叶美相，冬不殒零，采而掇之，可掺于羹。”韩琦诗云：“靡芜嘉树列群芳，御湿前推药品良。时摘嫩苗烹赐茗，更从云脚发清香。”可见不但知其有御湿之功，而且采其苗作羹泡茶，香嫩可口。近年来对于川芎的研究取得很大进展，广泛应用于各种病症，尤其对心脑血管病有显著疗效。切片生用或浸酒炒黄用。

现代研究：根茎含挥发油，主要为藁本内酯、3－丁叉苯酞、香桧烯，生物碱主要为川芎嗪，酒炙后提高含量33%，川芎内酯、川芎酚、大黄酚、香荚兰醛等；亦含亚油酸甘油酯、棕榈酸、甘油酯、匙叶桉油烯醇、腺嘌呤、腺苷、维生素E样物质、β－谷甾醇和蔗糖等。药理实验表明能扩张冠状动脉，增加冠脉血流量及心肌营养血流量，增强心脏收缩力，减慢心律，降低血脂及动脉粥样硬化斑块，促进血液循环，改善心脑供氧，降血压，抑制血小板聚集和5－羟色胺缓激肽的释放，以及镇静、解痉、抗菌、抗癌、抗辐射、抗组织胺、利胆、利尿、抗维生素E和预防肾衰作用。

川芎最早载《本经》，历代本草多有论述。《本草图经》云：“关陕、川蜀、江东山中多有之，而以蜀川者为胜。四、五月生叶，似水芹、胡荽、蛇床辈，作丛而茎细。其叶倍香，江东、蜀人采叶作饮。七、八月开碎白花，如蛇床子花，根坚瘦，黄黑色。关中出者形块重实，作雀脑状者，为雀脑芎，最有力。”《名医别录》云：“除脑中冷动，面上游风去来，目泪出，多涕唾，忽忽如醉，诸寒冷气，心腹坚痛，中恶，卒急肿痛，胁风痛，温中内寒。”《汤液本草》云：“搜肝气，补肝血，润肝燥，补风虚。”其性味辛，温。功能活血行气，祛风止痛。主治气滞血瘀之胁肋疼痛，月经不调，经闭痛经，癥瘕腹痛，经脉痹阻，胸痹心痛，跌打损伤，头风，风湿痹痛。现用于缺血性心脑血管病（脑供血不足、脑血栓形成、脑栓塞、心绞痛、冠心痛、脑动脉硬化）、颈椎病、慢性肾衰、感染性疾病、肝病、风湿病、白血病及视网膜病变等。凡阴虚火旺、上盛下虚及气弱者忌服。

简易疗法

1. 脑供血不全：川芎30克，丹参30克，赤芍20克，三七20克，研末，每次5克，日服2次。亦用于冠心痛心绞痛、颈椎病。

2. 治偏头痛：川芎30克，白芷30克，研末，装入胶囊，每次1～2克，口服2次。亦用于血管性头痛。

3. 头风眩晕：川芎10克，天麻10克，钩藤10克，桑叶15克，菊花15克，水煎服。亦用于高血压病。

4. 肝郁胁痛：川芎10克，当归12克，青皮10克，郁金10克，香橼10克，水煎服。

5. 风湿痹痛：川芎20克，羌活30克，独活30克，五加皮20克，木瓜20克，浸泡于白酒600毫升中7日，每次10~20毫升，日服2次。

6. 治脑萎缩：川芎20克，紫河车40克，红花20克，石菖蒲20克，水蛭6克，研末蜜丸，每次6克，日服2次。

7. 治跟骨刺：川芎100克，研末装于纱布袋内，封口垫敷于患处，10日更换1次。亦用于手指关节、颈椎、腰椎骨质增生及风湿疼痛。

8. 心脑血管病：川芎嗪片，每片50毫克，每次2片，日服3次，30日为1疗程。亦可用川芎嗪注射液，每支40毫克，肌内注射或加于静脉滴注液中点滴（在医师指导下应用）。适用于脑供血不全、脑栓塞、脉管炎、冠心病、心绞痛、突发性耳聋等。

9. 千斤拔

千斤拔又名透地龙、千里马、一条根等。为豆科植物蔓性千斤拔的根。以其蔓较长可以用来作绳拉纤而得名。生长于山坡草丛中，分布福建、台湾、广西、广东、湖北、贵州、江西等地。民间用于治疗风湿关节疼痛、跌打损伤、毒蛇咬伤等病，效果显著。

现代研究：其根含内酯（香豆精）、酚类、氨基酸。临床用于治疗风湿性疾病、关节屈伸不利等。

千斤拔最早载《植物名实图考》："补气血。"此后中草药亦有论述。《岭南采药录》云："祛风去湿，治手足痹痛，腰部风湿作痛，理跌打伤，能舒筋活络。"《南宁市药物志》云："壮筋骨，去瘀积。治跌打损伤，风湿骨痛，四肢酸软无力，黄疸。"其性味甘辛，温。功能祛风利湿，消瘀解毒。主治风湿痹痛，慢性肾炎，跌打损伤，痈肿，喉蛾，蛇咬伤。

简易疗法

1. 风湿筋骨痛：千斤拔20~30克，同猪蹄1只，以酒、水各半炖烂，去渣，食肉及汤。亦用于产后关节疼痛。

2. 慢性肾炎：千斤拔30克，益母草30克，水煎服。

3. 咳嗽痰多：千斤拔鲜根30~60克，鱼腥草30克，水煎服。

4. 妇人白带：千斤拔30克，同猪精肉150克，加水同炖，去渣，食肉及汤。

5. 肿毒牙痛：千斤拔30克，蜂房12克，水煎服。

6. 跌打损伤：千斤拔60克，骨碎补15克，酒、水各半煎服

7. 毒蛇咬伤：千斤拔适量，水磨涂搽患处。

10. 千年健

千年健又名一包针、千年见。为天南星科植物千年健的根茎。以其有强筋壮骨功效而得名。生于林中水沟附近的阴湿地，分布广西、云南。其根茎呈长圆柱弯曲形，长短不等，棕红色或棕黄色，表面粗糙，有多数扭曲的深纵沟纹及黄白色的针状突出物，沟纹成层排列，每层长约15厘米，末端即成针刺突出，且质脆易折断，折断面不平，树脂样，有很多粗韧的针状纤维群，并散布去除纤维后所留下的针眼状小孔；横切面淡棕色至棕红色，纤维群成黄色点状散列。气芳香，久闻有不悦感，味微辛辣。临床常用于风湿性关节炎，老年腰腿疼痛等。

现代研究：成分含约0.69%挥发油，有α-蒎烯、β-蒎烯柠檬烯、芳樟醇、α-松油醇、橙花醇、香叶醇、丁香油酚、香叶醛、β-松油醇、异龙脑、松油烯-4-醇、文藿香醇。药理证实有抗炎、镇痛、抗凝血作用；其挥发油有抑制布鲁氏杆菌、单纯疱疹病毒作用。

千年健最早载《本草纲目拾遗》："壮筋骨，浸酒；止胃痛，酒磨服。"此后本草亦有论述。《本草正义》云："千年健，今恒用之于宣通经络，祛风逐痹，颇有应验。盖气味皆厚，亦辛温走窜之作用也。"《本草再新》云："治痈痿疮疽，杀虫败毒，消肿排脓。"《饮片新参》云："入血分，祛风湿痹痛，强筋骨，治肢节酸疼。"其性味辛，温。功能祛除风湿，强壮筋骨，止痛消肿。主治风湿痹痛，肢节酸痛，筋骨痿软，胃痛，痈疽疮肿。内服煎汤或浸酒，外用研末调敷。凡阴虚内热者慎用。

简易疗法

1. 风湿痹痛：千年健、五加皮各20克，豨莶草、鹿衔草各30克，浸泡于白酒500毫升中7日，每次15毫升，日服2次。亦用于风湿性关节炎。

2. 腰膝酸痛：千年健、千斤拔各15克，杜仲、牛膝、骨碎补各10克，水煎服。

3. 筋骨痿软：千年健、伸筋草、豨莶草、透骨草、木瓜各30克，共研细末，炼蜜为丸，每次9克，日服2次，淡盐水送服。亦用于半身不遂，肢体屈伸不利。

4. 痈疽疮肿：千年健适量，研为细末，米醋调和，涂敷患处。

11. 马尾连

马尾连又名草黄连、马尾黄连、金丝黄连。为毛茛科植物多叶唐松草、贝加尔唐松草等的根茎及根。以其须根类似马尾而得名。为常用的清热燥湿药，有清热燥湿，解毒止痢的作用。其多叶唐松草生于山林、山沟或山路边，分布四川、云南、西藏等地；贝加尔唐松草生于山地林下或湿润草坡，分布在西北、华北、河南、内蒙古和东北等地。除此之外，同属植物香唐松草、狭序唐松草、高原唐松草、昭通唐松草以及贝加尔唐松草长柱变种等，亦同等入药。

现代研究：多叶唐松草根茎含唐松草碱、小檗碱、掌叶防己碱和药根碱；贝加尔唐松草根含小檗碱；香唐松草地上部分含生物碱0.65%、黄酮甙1.04%、皂苷、强心苷、维生素C等，生物碱有非替定碱、香唐松草碱、唐松品碱、唐松品宁碱。药理证实所含生物碱非替定碱有降压作用，其粗制剂可治高血压；小兰花碱、小檗碱、药根碱有消炎、抗菌（金黄色葡萄球菌）、利胆等作用；同属瓣蕊或箭头唐松草含箭头唐松草碱对动物有消炎、镇痛、降温作用；紫唐松草含唐松草卡品碱、紫唐松草碱、香唐松草碱对大鼠瓦克癌－256及小鼠Lewis肺癌有效，唐松草卡品碱还有弱的降压作用。

马尾连最早载《本草纲目拾遗》：“去皮里膜外及筋络之邪热，小儿伤风及痘科用。”各地中草药书中亦有论述。《西藏常用中草药》云：“清热解毒，祛风凉血，消炎止痢。治结膜炎，传染性肝炎，痈肿疮疖，痢疾，叶，花治关节炎。”《新疆中草药手册》云：“清热燥湿。”其性味苦，寒。功能清热燥湿，解毒。主治痢疾、肠炎，传染性肝炎，感冒，麻疹，痈肿疮毒，结膜炎。内服煎汤，或外用研末调敷。凡脾胃虚寒者忌用。

简易疗法

1. 热病烦渴：马尾连10克，山栀子10克，竹叶、豆豉各6克，水煎服。

2. 扁桃体炎：马尾连10克，黄芩、山栀子、牛蒡子各6克，连翘15克，甘草6克，水煎服。

3. 痢疾肠炎：马尾连10克，白芍12克，马齿苋15克，木香、黄柏各6克，水煎服。

4. 湿热黄疸：马尾连10克，茵陈、金钱草各15克，大黄、山栀子6克，水煎服。

5. 肺热咳嗽：马尾连6克，鱼腥草15克，桑白皮12克，黄芩10克，水煎服。

6. 痈疡疮肿：马尾连10克，蒲公英、金银花、地丁草各15克，水煎服或外洗患处。亦用于目赤肿痛。

7. 渗出性皮炎：马尾黄连适量，焙干研末，外撒患处，或与松花粉等分同用。如撒后患处干燥起裂，可用香油调敷。

8. 脚气或脚癣：马尾黄连15克，黄柏30克，新鲜猪胆1个（取汁），冰片1克，先将马尾黄连、黄柏水煎成糊状，去渣，再下猪胆汁，微火煎1~2分钟，离火后待温加冰片搅匀，每晚涂搽患处。

12. 天　麻

天麻又名赤箭、鬼督邮、定风草、合离草。为兰科植物天麻的根茎。是一种特殊的植物，无根无叶，有“来去无踪”之说。相传当年神农氏采药时，天麻到处躲避，不让他采挖品尝。有一天偶然采到了，却见天麻下无根须，上无秧芽，只有一块类似芋头的团块。他正想用手去拿，一眨眼却消失得无影无踪。后来遇到天麻，便用竹箭扎住，但这支箭怎么也拔不出来，变成了天麻的茎杆，从而发芽生叶。如今天麻神秘的生长方式被科学证实，原来它必须依靠密环菌共生才能长大，于是密环菌成为天麻的须根，专门吸收朽木上的木质和纤维素以供给养料。但当朽木不能产生所需养料时，密环菌会吸收天麻身上的养料而使其根茎烂掉。因此为人工栽培提供了有利条件，现在许多人掌握种植技术，生产量大增，也解决了药源短缺的难题。冬季采者名冬麻，质量优良；春季采者名春麻，质量较次。挖后洗净泥土，清水泡，及时擦去粗皮，放入清水或白矾水中浸泡，水煮或蒸透，至中心无白点，晾干、晒干或烘干。切片或煨用。

现代研究：天麻含对羟基苯甲醇－β－D吡喃葡萄糖苷，即天麻素，并含对羟基苯甲醇、对羟基苯甲醛、琥珀酸、β－谷甾醇、胡萝卜苷、柠檬酸、棕榈酸和蔗糖；尚含赤箭苷、4－羟苄基甲醚、4－苄基甲醚、双醚等。药理证实有镇静及抗惊厥，抗炎镇痛，扩张冠脉、脑及外周血管，使血流量增加，脑血管阻力下降，抗心肌缺血、血小板聚集、血栓形成，并有减慢心率，提高耐缺氧能力，对心肌缺血有保护作用；天麻多糖有免疫活性。

天麻最早载《本经》，历代本草多有论述。《本草图经》云：“赤箭，今江湖间亦有之，然不中药用。今三、四月采苗，七、八、九月采根。”“其根形如黄瓜，连生一、二十枚，大者重半斤或五、六两，其皮黄白色，名曰龙皮，肉名天麻。”《开宝本草》云：“主诸风湿痹，四肢拘挛，小儿风痛、惊气，利腰膝，强筋力。”《本草汇言》云：“主头风，头痛，头晕虚旋，癫痫强痉，四肢挛急，语言不顺，一切中风，风痰。”其性味甘，平。功能息风止痉，平肝潜阳。主治肝风内动，惊痫抽搐，肝阳上亢，头痛眩晕，头风疼痛，肢体麻木，半身不遂，风湿痹痛。

简易疗法

1. 痰厥头痛：天麻 10 克，半夏 10 克，白术 15 克，泽泻 6 克，茯苓 10 克，水煎服。

2. 顽固头痛：天麻头风胶囊（成药），每粒 0.2 克，每次 4 粒，日服 2 次。或用天舒胶囊（成药，含天麻），每粒 0.34 克，用量同前。亦用于血管神经性头痛。

3. 头晕目眩：天麻 30 克，钩藤 30 克，川芎 20 克，菊花 20 克，枸杞子 20 克，研末，蜜丸，每次 9 克，日服 2~3 次。或用天麻钩藤颗粒（成药），每次 10 克，日服 3 次。亦用于高血压所致本症。

4. 口眼㖞斜：天麻 20 克，白附子 20 克，荆芥 20 克，白芷 20 克，乌梢蛇 10 克，研末，每次 3~5 克，日服 2 次，黄酒送下。

5. 惊风癫痫：天麻密环菌片（成药），每片 0.25 克，每次 4~5 片，日服 3 次，14 日为 1 疗程。

6. 肢体拘挛：天麻片（成药），每片 0.25 克，每次日服 2~3 次。

7. 风寒湿痹；天麻 10 克，秦艽 10 克，牛膝 10 克，羌活 10 克，杜仲 10 克，水煎服。

8. 小儿惊厥：天麻 6 克，僵蚕 6 克，胆南星 3 克，全蝎 3 克，天竺黄 3 克，研末，每次 2 克，日服 2 次，米汤送下。

13. 木　香

木香又名五木香、青木香、广木香、南木香。为菊科植物云木香等同属木香的根。古称五香，《三洞珠囊》云：“五香者，青木香也。一株五根，一茎五枝，一枝五叶，叶间五节，故名五香，烧之能上彻九天也。”又名蜜香，因其香气如蜜也。木香的品种较多，古人有青木香、南木香、广木香之分。现在按产地分，生长于较高山地，原产印度，目前我国云南、广西、四川有栽培，气味芳香浓烈而特异者，名云木香；生长于山坡林缘草地，分布四川西南部，气味较云木香弱者，名越西木香；生长于山坡草地，分布四川西部及西藏等地，气味较之以上两种微弱，名川木香，因气味差异较大，功效自然不同。

现代研究：木香根含挥发油、树脂、云木香碱、菊糖及甾醇；挥发油中含云木香烯、α-、β-木香烃、木香内酯、二氢木香内酯、木香酸、木香醇、少量莰烯、β-橄香烯、β-蛇床烯、α-、β-紫罗兰酮、二氢紫罗兰酮、萘、水芹烯等，还含一些倍半萜烃类。药理证实有扩张支气管、血管，降低血压，松弛肠肌痉挛作用；并对链球菌、白色及金黄色葡萄球菌、大肠杆菌、白喉杆菌、副伤寒甲杆菌及10种皮肤真菌有抑制作用。

木香最早载《本经》，历代本草多有论述。《本草图经》云："今惟广州舶上来，他无所出。根窠大类茄子，叶似羊蹄而长大，亦有如山芋而根大开紫花者。不拘时月，采根芽为药。以其形如枯骨，味苦粘牙者为良。"《本草经集注》云："疗毒肿，消恶气。"《日华子本草》云："治心腹一切气，止泻，霍乱，痢疾，安胎，健脾消食。疗羸劣，膀胱冷痛，呕逆反胃。"其性味辛、苦，温。功能行气止痛，健脾消食。主治脘腹胀痛，泻痢腹痛，里急后重，食积不消，不思饮食。凡阴虚火旺、津液不足者慎服。用量过大可出现腹部不适，眩晕头痛等症状，停药后自行消失。

简易疗法

1. 胃溃疡病：云木香6克，娑罗子10克，乌药10克，乌贼骨15克，元胡10克，水煎服。

2. 脘腹胀痛：木香6克，砂仁6克，白术12克，枳壳10克，八月札10克，水煎服。

3. 慢性胆囊炎：木香6克，茵陈15克，车前草15克，金钱草15克，大黄6克，水煎服。

4. 赤白痢疾：木香6克，槟榔6克，黄连6克，青皮6克，大黄6克，水煎服。

5. 疝气疼痛：木香30克，浸泡于白酒500毫升中5日，每次15毫升，日服3次。

6. 风火牙痛：鲜青木香1段，约1.5克，嚼碎置于患处，重症加至2.5克。

14. 五加皮

五加皮又名加皮、南五加、刺五加。为五加科落叶小灌木细柱五加的根皮。李时珍释名云："此药以五叶交加者良，故名五加。"古有"宁得一把五加，不用金玉满车；宁得一斤地榆，不用明月宝珠"之说。生长于山坡上或丛林间，分布于全国大部分地区。为祛风湿强筋骨药，既能外散风湿之邪，又能温补肝肾、强健筋骨，乃疗痹痛、起萎弱之要药。兼能利尿，可用于水肿，小便不利之证。近期研究表明本品有抗炎及镇痛作用，临床多用于风湿性关节炎。五加皮有南、北之分，现代使用除南五加外，尚有北五加，即萝摩科植物杠柳的根皮，习称香五加，1977年版《药典》定为香五加，使用地区相当广泛。但这两种药材，科属不同，功效也不一样，应区别使用。南五加无毒，补肝肾、强筋骨作用较好；北五加有强心利尿作用，有毒（含杠柳毒苷等强心苷），不宜多用。

现代研究：根皮含挥发油及树脂。油中主成分为4。甲基水杨醛等，此外尚含鞣质、棕榈酸、亚麻酸及维生素A及B_1等；近年报道本品尚含油酸甲（乙）酯，10，13－十八碳二烯酸甲、（乙）酯、肉豆蔻酸、棕榈酸；长白山五加皮含刺五加苷A_3、A_4和D_3；细柱五加根皮含异贝壳杉烯酸、紫丁香苷。药理证实杠柳甙有强心作用，增加肺循环，其机制与其对心肌细胞膜Na^+-K^+-ATP酶的抑制有关；杠柳脑（蒸馏所得针状结晶）皮下注射，引起小鼠中枢运动兴奋，对声和光刺激的反应性增强；杠柳苷可增强大鼠，豚鼠和猫对乙酰胆碱的敏感性，此作用与其抗胆碱酯酶作用密切相关；尚有明显抗炎、升压及抗风湿作用。

五加皮最早载《本经》：“主心腹疝气，腹痛，益气疗躄，小儿不能行，疽疮阴蚀。”历代本草皆有论述。《药性论》云：“能破逐恶风血，四肢不隧，贼风伤人，软脚，臀腰，主多年瘀血在皮肌，治痹湿内不足，主虚羸，小儿三岁不能行。”《本草纲目》云：“治风湿萎痹，壮筋骨。”《本草备要》云：“辛顺气而化痰，苦坚骨而益精，温祛风而胜湿。逐肌肤之瘀血，疗筋骨之拘挛。”其性味辛、苦，温。功能祛风湿，补肝肾，强筋骨。主治风湿痹痛，筋骨萎软，小儿行迟，体虚乏力，水肿脚气。内服煎汤，浸酒或入丸散，外用捣敷。凡阴虚火旺者忌用。杠柳苷对心脏有毒性，中毒症状轻者可见恶心、呕吐和腹泻；重者可见心动过缓，全身震颤、麻痹，心脏毒性，严重可死亡。

简易疗法

1. 风湿性关节炎：五加皮、穿山龙、杜仲、羌活、牛膝、木瓜、续断各20克，浸泡于白酒500毫升中10日，每次15毫升，日服3次。亦用于风湿痹痛，腰膝酸痛。

2. 筋骨拘挛：五加皮、独活各10克，威灵仙、鸡血藤、桑枝各15克，水煎服。

3. 四肢浮肿：五加皮、茯苓皮、大腹皮、猪苓、泽泻、桂枝各10克，水煎服。适于心机能不全所致者。

4. 小儿行迟：五加皮、桑寄生、牛膝、杜仲、龟板各6克，水煎服。

5. 皮肤湿疹：五加皮、蛇床子、防风、苦参、黄柏各10克，水煎外洗患处。亦用于阴囊湿痒等。

6. 心力衰竭：北五加皮3～10克，柴胡、枳壳、人参10克，桂枝6克，水煎服。或用北五加皮粗苷，常用量每日60～80毫克，3日后改为每日20～40毫克维持量；副作用为恶心、呕吐及腹泻，减量或停服后多可消失。

15. 太白米

太白米又名假百合。为百合科植物假百合的小鳞茎。因产于太白山，其鳞茎似米粒而得名。多生于林缘、田野、草丛较潮湿处，分布陕西、川、云南、西藏等地。本品辛温，有温胃散寒、理气止痛功效，临床用于治疗胃炎等。

现代研究：从中分离出6个酚酸类成分，有对香豆酸甲酯、对甲氧基肉桂酸、对香豆酸、阿魏酸咖啡酸乙酯、1－o－咖啡酰甘油酯，另有β－谷甾醇、β－谷甾醇葡萄糖苷和正二十八酸。

太白米最早载《陕西中草药》："味辛微甘苦，治胃痛腹胀，呕吐反胃，风寒咳嗽。"其它中草药书中亦有论述。《西藏常用中草药》云："性平，味辛。治胸闷，小儿惊风。"其性味辛，微甘苦，温。功能宽胸利气，健胃止呕，镇痛止咳。主治胃痛腹胀，胸闷，呕吐反胃，风寒咳嗽，小儿惊风。内服煎汤，或研末服。

简易疗法

1. 胃痛腹胀：太白米3克，研末，温开水或生姜水分2次冲服。

2. 慢性胃炎：太白米、甘草各15克，朱砂莲、白芍药各30克，蒲公英60克，共研细末，每次6克，日服2次。

3. 呕吐反胃：太白米6克，朱砂莲、藿香各6克，陈皮、半夏各9克，水煎服。

4. 风寒咳嗽：太白米6克，细辛3克，杏仁、款冬花各9克，水煎服。

16. 贝　母

贝母为百合科植物卷叶、乌花、棱砂三种川贝母及浙贝母的鳞茎。因其形似聚贝子而得名。《诗经》云"言其采莔"，莔即指贝母。贝母有川贝母、浙贝母之分，川贝母生于高山寒冷地带，分布四川、云南、青海、西藏、甘肃等地，鳞茎小而两瓣相等，有松贝、青贝、炉贝之称；浙贝母生于潮湿山坡草丛，分布浙江、江苏、安徽、湖南等地，鳞茎大而为分为两瓣，有元宝贝、珠贝之称。两者产地不一，大小迥异，因而功效有别：川贝母长于清热润肺，浙贝母长于宣肺清热。另有一种土贝母，为葫芦科植物假贝母的块茎，主治乳痈，瘰疬痰核，疮疡肿毒及蛇虫咬伤，有散结毒、清痈肿作用；近年用于治疗肿瘤，应予区别。

现代研究：川贝母从不同产地之鳞茎中分离出多种生物碱：川贝碱、西贝碱、炉贝碱、白炉贝碱、青贝碱、松贝碱、贝母碱、去氢贝母碱、贝母宁碱等，还含皂苷；浙贝母含贝母碱、去氢贝母碱，以及微量的贝母新碱、贝母芬碱、贝母定碱、贝母替定碱等；土贝母含16种皂苷、甾醇、生物碱类等。药理证实两者均有镇咳、降压作用，川贝母尚有祛痰、解痉、升高血糖、抑制星形奴卡菌作用；浙贝母尚有镇静、扩张支气管平滑肌、增加冠脉流量、抗扩瞳作用；土贝母有抗癌、抗病毒、抗炎、免疫抑制、杀精子等作用。

川贝母最早载《本经》，浙贝母载《本草正义》，历代本草均有论述。《名医别录》云：川贝母："疗腹中结实，心下满，淅淅恶风寒，目眩，项直，咳嗽上气，止烦热渴，出汗，安五脏，利骨髓"。《本草会编》亦云："治虚劳咳嗽，吐血咯血，肺痿肺痈，妇人乳痈、痈疽及诸郁之证。"《本草正》云：浙贝母"大治肺痈肺痿，咳喘，吐血，衄血，最降痰气，善开郁结，止疼痛，消胀满，清肝火，明耳目，除时气烦热，黄疸淋闭，便血溺血；……一切痈疡肿毒。"川贝母性味苦、甘，微寒。功能清热润肺，化痰止咳。主治肺热燥咳，痰黄咳喘，阴虚劳嗽，咳痰带血。浙贝母主治风热、燥热、痰火咳嗽，肺痈，乳痈，瘰疬疮毒，心胸郁闷。凡脾胃虚寒及湿痰者均不宜服。

简易疗法

1. 肺热咳嗽：川贝母10克，杏仁10克，石膏15克，款冬花10克，甘草6克，水煎服。

2. 慢性支气管炎：川贝母10克，瓜蒌15克，茯苓10克，桑白皮10克，橘红10克，水煎服。

3. 产后缺乳：川贝母10克，穿山甲6克，王不留行10克，漏芦10克，研末，每次6克，用猪蹄汤调服，2日服完。

4. 胃痛泛酸：川贝母20克，乌贼骨20克，延胡索10克，研末，装入胶囊，每次3克，日服2次。

5. 淋巴结炎：浙贝母20克，玄参20克，牡蛎30克，山慈菇10克，研末蜜丸，每次6克，日服2~3次。

6. 急性乳腺炎：浙贝母10克，蒲公英15克，地丁草15克，连翘10克，水煎服。

7. 前列腺增生：浙贝母25克，苦参25克，水煎服。

8. 甲状腺肿瘤：浙贝母20克，夏枯草20克，海藻10克，昆布10克，黄药子10克，研末，每次3克，日服2~3次，开水送下。

17. 丹　参

丹参又名赤参、红根、活血根、血参根。为唇形科植物丹参的根。李时珍云："五参五色配五脏。故人参入脾，曰黄参；沙参入肺，曰白参；玄参入肾，曰黑参，牡蒙入肝，曰紫参；丹参入心，曰赤参。"相传很久以前，东海岸边渔村里住着一个青年叫阿明，他从小丧父，与母亲相依为命，因自幼在风浪中长大，练就了一身好水性，人称小蛟龙。有一年，阿明的母亲患了闭经病，请了很多大夫都未治愈，阿明一筹莫展。正当此时，有人说东海有个无名岛，生长着一种药草，能治愈母亲的病。阿明听后喜出望外，便决定去岛上采药。村里的人听说后，都为阿明捏着一把汗，因为海路上暗礁林立，而且水流湍急，欲上岛者十有九死，阿明救母心切，毅然决定出海上岛采药，第二天就驾船出海了。他凭着高超的水性，绕过了一个个暗礁，冲过了一个个激流险滩，终于顺利登上了无名岛。上岸后，他四处寻找那种开着紫蓝色花、根是红色的药草。每找到一棵，便赶快挖出其根，不一会儿就挖了一大捆。返回渔村后，阿明每日按时侍奉母亲服药，母亲的病很快就痊愈了。村里人对阿明冒死采药为母治病的事，非常敬佩。都说这种药草凝结了阿明的一片丹心，便给这种药草取名丹心。后来在流传过程中，取其谐音变成了"丹参"。古代医家有"丹参一味，功同四物"之说，这是对其功效的极高评价。近年来对丹参的研究逐渐深入，对其活血化瘀的作用得到证实，目前广泛应用于心脑血管病、慢性肝病、肾病等方面，取得令人瞩目的科研成果。而且复方丹参滴丸走向国际医药市场，为中医药融入世界医学创造了良好条件。

现代研究：丹参含多种萜类，如丹参酮Ⅰ、ⅡA、ⅡB，丹参新酮、隐丹参酮、异隐丹参酮、二氢丹参酮Ⅰ、异丹参酮Ⅰ、Ⅱ，丹参二醇A、B、C，丹参醌A、B、C，丹参新醌A、B、C、D，丹参内酯等；尚含酚酸类、β-谷甾醇、芸香苷、维生素E及铁、酮、锰、锌等微量元素。药理实验表明能增加冠脉血流量，扩张周围血管，保护心肌缺血，保护肝细胞、脑细胞，改善微循环，抑制血栓形成，尚有抗凝、抗纤溶、镇静、镇痛、抗炎、抗菌、解热、降胆固醇、抗溃疡、抗雄激素、抗癌等作用。

丹参最早载《本经》，历代本草多有论述。《本草纲目》云："丹参，处处山中有之。一枝五叶，叶如野苏而尖，青色，皱毛。小花成穗如蛾形，中有细子，其根皮丹而肉紫。"《名医别录》云："养血，去心腹痼疾结气，腰脊强，脚痹；除风邪留热，久服利人。"《滇南本草》云："补心定志，安神宁心。治健忘怔忡，惊悸不寐。"其性味苦，微寒。功能活血通经，凉血消肿，清心除烦。主治血热瘀滞所致之心腹刺痛，心烦失眠，胸痹惊悸，月经不调，经闭痛经，癥瘕积聚，产后瘀阻腹痛，热痹疼痛，痈肿疮毒。无瘀血者不宜使用。

简易疗法

1. 冠心病：丹参舒心片（成药），每片含提取物 0.2 克，每次 2 片，日服 3 次。或复方丹参滴丸，每次 10 粒，日服 3 次，4 周为 1 疗程。

2. 缺血性中风：丹参注射液，每毫升相当于生药 1～1.5 克，每次 8～16 毫升加入糖盐水 500 毫升内静脉滴注，连用 15～30 日。亦用于心绞痛、心肌梗死。

3. 慢性胃炎：丹参粉 3.5 克，云南白药 1 克，1 次量，饭前半小时温开水送服，日 2～3 次。

4. 慢性肝炎：丹参 15 克，虎杖 20 克，水煎服。

5. 紫癜性肾炎：丹参 15 克，半枝莲 15 克，水煎服，连服 1 个月。

6. 原发性痛经：丹参 15 克，延胡索 6 克，水煎服，于月经前 3 日始服，至来潮。

7. 肝脾肿大：丹参 100 克，土鳖虫 50 克，研为细末，每次 3～5 克，日服 2～3 次。

8. 扁桃体炎：丹参酮胶囊，每粒 19 毫克，每次 4 粒，日服 3 次。亦用于骨髓炎、痤疮、乳腺炎、疖痈及外伤感染。

18. 手掌参

手掌参又名佛手参、手儿参。为兰科植物手参和粗脉手参的块茎。以其根茎形状类似手掌像参而得名。生于林间草地、河谷及灌丛间，分布东北、华北、西北及四川等地；粗脉手参生于高山草地或林缘潮湿肥沃处，分布西藏等地。传说药王孙思邈常到太白山采药，山上有千年生长的人参，常变成小孩来玩耍，一天被孙思邈发现，他认出了这是一个参精，但他并没有想损伤它，更没有采挖它的意图。谁知道参精一看是药王，吓得魂飞魄散，拔腿就逃，一下子逃到了长白山。药王好不容易探听清楚，去长白山捉住了参精，用绳子拴住它的两只手要带回太白山。参精更害怕，为了逃命，狠心一挣，折断了手掌，逃之夭夭。他惋惜地把参精手掌埋在太白山，从此这里的人参只长成手掌状，药力当然不及整个人参了。还有同科植物长苞凹舌兰的块茎在陕、甘、宁、青地区亦同等入药。

现代研究：全草含挥发油6%，其中有甲基香荚兰醛和向日葵素；根茎中含粘液质、淀粉、蛋白质、糖分及草酸钙、无机盐。药理证实有利尿作用，但剂量过大则能降低尿量，这是对肾脏的直接作用；尚有收缩血管的作用。

手掌参最早载《东北药植志》，此后本草书中亦有论述。《陕西中草药》云："滋补强壮，补脾润肺，安神镇惊，益气止痛。治身体虚弱，神经衰弱，劳伤，咳嗽，气喘。"《四川常用中草药》云："补血益气，生津止渴。治肺虚咳喘，虚痨羸瘦，缺乳汁。"《山西中药志》云："收敛止血，解毒。治久泻失血，淋病，带下。"《西藏常用中草药》云："治慢性肝炎。"其性味甘，平。功能补益气血，生津止渴。主治肺虚咳喘，虚劳消瘦，神经衰弱，久泻，失血，带下，乳少，慢性肝炎。凡外感者忌服。

简易疗法

1. 病后体弱：手掌参10克，黄芪15克，当归12克，白术15克，水煎服。

2. 咳嗽气喘：手掌参60克，百合、大枣各120克，水煎2次，每次半茶杯，饭前服。

3. 久泻失血：手掌参10克，白芍12克，白术15克，山楂15克，水煎服。

4. 慢性肝炎：手掌参、黄精、枸杞子、蜂蜜各50克，如法制成糖浆，每次10~15毫升，日服3次，小儿酌减。

5. 布鲁氏菌病：手掌参10克，苦参、地丁各15克，水煎服。

6. 乳汁缺少：手掌参10克，黄芪、当归各15克，漏芦、王不留行各6克，水煎服。

19. 牛　膝

牛膝为苋科植物川牛膝、头花蒽草或怀牛膝的根。因其茎有节，其状膨大，类似牛膝之骨而名。川牛膝产于四川等地；怀牛膝产于河南怀庆府一带，为道地药材之一，与山药、生地、菊花通称“四大怀药”，主要指温县、武陟、博爱、沁阳等地，旧称怀庆府。还有一种野生者名土牛膝。三者功效有异：川牛膝偏于逐瘀血；怀牛膝偏于补肝；土牛膝则偏于解毒。应予区别。

现代研究：川牛膝根含生物碱，还能分离出多种C29昆虫变态甾体、C21甾体坡斯特甾酮；怀牛膝根含三萜皂苷，水解后生成齐墩果酸，并含蜕皮甾酮、牛膝甾酮、β－谷甾醇、豆甾醇、氨基酸，微量元素铁、镁、锌、铜、钴、铬及多量钾盐；粗毛牛膝根含皂苷，苷元为齐墩果酸，并含昆虫变态激素蜕皮甾酮。药理证实怀牛膝有收缩子宫，抑制肠管、心脏、外周血管扩张，短暂降压，轻度利尿，并有抗炎镇痛，降低血糖、胆固醇，改善肝功能，促进蛋白质合成的作用；粗毛牛膝有升高血压，加强心肌收缩，拮抗肠管及子宫平滑肌痉挛的作用。

牛膝最早载《本经》，历代本草多有论述。《本草经集注》云：“今出近道蔡庆者，最长大柔润。其茎有节，茎紫节大者为雄，青细者为雌，以雄者为胜。”《四川中药志》云：川牛膝“祛风利湿，通经散血。治寒湿腰腿骨痛，足痿筋挛，妇女经闭及癥瘕，淋病，尿血，阴痿、失溺。”《名医别录》云：怀牛膝“疗伤中少气，男肾阴消，老人失溺，补中续绝，填骨髓，除脑中痛及腰脊痛，妇人月水不通，血结，益精，利阴气，止发白。”《本草纲目拾遗》云：土牛膝“活血化瘀，宽筋，理跌打损伤。治破伤风，七十二般恶疾，功胜川产。又：善能理疮，并箭入肉。”川牛膝性味甘、微苦，平。功能祛风利湿，通络活血。主治风湿痹痛，脚痿筋挛，血淋，尿血，妇女经闭，癥瘕。怀牛膝主治淋病尿血，癥瘕，难产，胞衣不下，产后瘀血腹痛，喉痹，痈肿，跌打损伤；熟用主治腰膝骨痛，四肢拘挛，痿痹。土牛膝主治淋病尿血，妇女经闭，癥瘕，风湿关节痛，脚气，水肿，痢疾，疟疾，白喉，痈肿，跌打损伤，凡脾虚泄泻、梦遗滑精、月经过多及孕妇忌服。

简易疗法

1. 风湿痹痛：川牛膝10克，豨莶草30克，威灵仙10克，五加皮6克，水煎服。

2. 经闭痛经：川牛膝10克，当归15克，赤芍10克，桃仁6克，红花6克，水煎服。

3. 肾虚腰痛：怀牛膝10克，山茱萸15克，桑寄生1.5克，杜仲10克，川续断10克，水煎服。

4. 痿痹筋挛：怀牛膝20克，伸筋草20克，青风藤20克，秦艽20克，白花蛇1条，浸泡于白酒500毫升中10日，每次15毫升，日服2次。

5. 治鹤膝风：怀牛膝20克，老鹳草30克，透骨草30克，骨碎补20克，木瓜20克，研末蜜丸，每次9克，日服2次，黄酒送下。

6. 小便血淋：土牛膝30克，或鲜叶60克，水煎加糖分3次服完。

7. 扁桃体炎：鲜土牛膝30克，捣烂加入温开水（30～40℃）浸渍24小时，过滤取汁，用喷雾器喷喉，2小时1次，连续使用。

8. 治中耳炎：鲜土牛膝叶捣汁，滴耳，日数次。

20. 玉 竹

玉竹又名女萎、黄芝、竹节黄、铃铛菜。当百合科植物玉竹的根茎。以其叶光莹而象竹，根部多节亦如竹，故而得名。又名葳蕤，草木叶垂如冠缨下垂之状也。传说南方山区住着母女俩人，母亲因父亲意外伤亡而伤悲，终日流泪，茶饭不思，日久便两眼干涩，视物模糊。女儿玉竹虽百般劝解，但无治病良药，急得无法可想。有一日她在山上砍柴，无意中发现有棵草长得非常鲜嫩，圆叶好像竹子，白花连缀成串，而且根又肥大多汁，一尝口味甘甜。她想到母亲的眼病，便挖了许多回去，洗净后煎汁让母亲喝。半月后，不但视力恢复，而且身体也好起来，此事在山区一传开，人们都夸玉竹是孝女，也知道此草有滋补作用，便将此草称为“玉竹”。近年来还发现玉竹能治疗高脂血症和心脏病，有降脂、强心作用。

现代研究：根茎含铃兰苦苷、铃兰苷以及山柰酚苷、槲皮醇苷和维生素A，尚含淀粉及粘液质、吖丁啶－2－羧酸。药理证实有增强心搏动，使血压徐缓上升或降低，暂时性兴奋呼吸，降低血糖，增强子宫及肠管平滑肌收缩及降低结核病死亡率的作用。国外有以外治皮下出血及斑疹的报道。

玉竹最早载《吴普本草》，历代本草多有论述。《本草纲目》云：“萎蕤，处处山中有之。其根横生如黄精，差小，黄白色，性柔多须，最难燥。其叶如竹，两两相值，亦可采根种之，极易繁也。嫩叶及根，并可煮淘食茹。”《本经》云：“主中风暴热，不能动摇，跌筋结肉，诸不足。久服去面黑䵟，好颜色，润泽。”《日华子本草》云：“除烦闷，止渴，润心肺，补五劳七伤，虚损，腰脚疼痛，天行热狂。”其性味甘，平。功能养阴润燥，除烦止渴。主治热病伤阴，咳嗽烦渴，虚劳发热，消谷善饥，小便频数，目赤涩痛。凡胃有痰湿气滞者忌服。

简易疗法

1. 治冠心病：玉竹20克，丹参20克，人参10克，藏红花3克，浸泡于白酒500毫升中7日，每次10~20毫升，日服2次。亦用本病心绞痛者。

2. 治糖尿病：玉竹20克，天花粉20克，石斛20克，干地黄20克，山药20克，研末蜜丸，每次9克，日服2次。

3. 肺燥咳嗽：玉竹15克，沙参15克，麦冬15克，桑白皮10克，杏仁10克，水煎服。

4. 脾虚食少：玉竹30克，猪瘦肉100克，加水炖熟添佐料食用。

5. 目涩昏花：玉竹15克，苍术15克，白蒺藜15克，菊花15克，草决明15克，研末，每次5克，日服2~3次。

6. 口干咽燥：玉竹颗粒（成药），每袋20克，每次1袋，日服3次。有润肺生津作用。

7. 老年体衰：玉竹高龄酒，每次20~25毫升，日服3~4次。用于食欲不振、精神困倦者。

8. 大便秘结：玉竹舒通口服液，每次10~20毫升，睡前服。

21. 甘　草

甘草又名美草、蜜草、粉草、甜草。为豆科植物甘草的根。我国为甘草生产大国，由于其用途方泛，需求量大增，因此保护药材资源，进行人工栽培就显得非常迫切。甘草入药已有4000多年的历史，更因通行十二经脉，能解百药之毒，调和众药有功，故有“国老”之称。甘草亦用于食品，甘草甜素的利用为添加剂增色不少，而且用其生产的保健制品种类更多。上世纪八十年代中期，日本电视台向全世界播发了一条特大新闻：日本医学者发现中国传统中药——甘草具有治疗艾滋病的效果，而且抑制率高达98%。加之甘草本来就具有增强免疫功能的作用，从而被称为战胜艾滋病的“东方仙草”。去皮称“粉草”。切片或蜜炙用。

甘草最早载《本经》，历代本草多有论述。《本草经集注》云：“今出蜀汉中，悉从汶山诸夷中来，赤皮断理，看之坚实者，是抱罕草，最佳。抱罕，乃西羌地名。”《名医别录》云：“温中下气，烦满短气，伤脏咳嗽，止渴，通经脉，利血气，解百药毒。”《日华子本草》云：“安魂定魄，补五劳七伤，一切虚损、惊悸，烦闷、健忘，通九窍，利百脉，益精养气，壮筋骨，解冷热。”

现代研究：甘草含三萜皂苷成分，主要为甘草甜素，系甘草酸的钙盐、钾盐；甘草酸水解后产生葡萄糖醛酸、甘草次酸；还含黄酮类化合物甘草苷、甘草苷元、异甘草苷、异甘草苷元及甘草利酮、芒柄黄花素、甘草素、异甘草素、树脂等。药理证实有解痉及抗溃疡活性，镇咳祛痰、镇静、抗炎、抗菌、抗过敏、解毒、镇痛、解热、降脂、抗癌及非特异性免疫增强和类似盐皮质激素去氧皮质酮作用；亦有使水钠潴留，血压增高，排钾增多作用，应注意。

甘草最早载《本经》，历代本草多有论述。《本草经集注》云："今出蜀汉中，悉从汶山诸夷中来，赤皮断理，看之坚实者，是抱罕草，最佳。抱罕，乃西羌地名。"《名医别录》云："温中下气，烦满短气，伤脏咳嗽，止渴，通经脉，利血气，解百药毒。"《日华子本草》云："安魂定魄，补五劳七伤，一切虚损、惊悸，烦闷、健忘，通九窍，利百脉，益精养气，壮筋骨，解冷热。"其性味甘，平。功能补脾益气，润肺止咳，清热解毒，缓急止痛。主治脾胃虚弱，中气不足，食少便溏，心悸气短，咳嗽痰多，痈疽疮毒，食物或药物中毒，脘腹或四肢挛急作痛，并缓和药性，调和百药。生用以清热解毒、润肺止咳力胜；蜜炙以健脾益气、缓急止痛为长。凡实证中满腹胀者忌服。

简易疗法

1. 咽喉肿痛：甘草10克，桔梗10克，大青叶10克，泡水代茶饮，或水煎含漱。

2. 咳嗽痰多：甘草10克，桑白皮15克，川贝母10克，远志6克，桔梗6克，水煎服。

3. 胃脘疼痛：甘草10克，杭芍15克，乌贼骨15克，元胡10克，八月札10克，水煎服。

4. 脏躁不安：炙甘草10克，大枣10枚，浮小麦30克，五味子10克，水煎服。

5. 心律不齐：炙甘草15克，人参10克，麦冬20克，五味子10克，黄连5克，研末，装入胶囊，每次3克，日服3次。

6. 药物中毒：甘草50克，绿豆200克，水煮豆熟，随量频饮。

7. 阿狄森病：甘草流浸膏，每次10~15毫升，日服3~4次。有增加体重、增进食欲、增高血压、减退皮肤色素沉着、改善血清电解质作用。亦用于胃及十二指肠溃疡。

8. 传染性肝炎：100%甘草煎液，每次15~20毫升，日服3次。或甘草甜素片，每片含75毫克，每次2片，日服2次。主用于乙型肝炎和慢性迁延性或活动性肝炎，治愈率43.6%，乙肝表面抗原阳性转阴率40%以上。

22. 石菖蒲

石菖蒲又名昌阳、木蜡、水剑草、水蜈蚣、山菖蒲。为天南星科植物石菖蒲的根茎。因其属于蒲类，绿叶昌盛，生于石旁而得名。《典术》云："尧时天降精于庭为韭，感百阴之气为菖蒲，故曰尧韭。方士隐为水剑，因叶形也。"南朝梁时江淹《草木颂》谓"药实灵品，爰乃辅性。却疴卫福，蠲邪养正。"宋代苏轼云："凡草生石上，必须微土以附根。惟石菖蒲洗去泥土，渍以清水，置盆中，可数十年不枯，节叶坚硬，根须连络，苍然于几案间，久更可喜。"陆游赞诗云："雁山菖蒲昆山石，陈叟持来慰幽寂。寸提蹙密九节瘦，一拳突兀千金值。"有石有草，雅趣横生，可见古人知其为药，也作观赏。古代称"一寸九节者良"，现华北一带所用"九节菖蒲"则非本品，而为毛茛科植物阿尔泰银莲花之根茎，应予区别。

现代研究：石菖蒲含挥发油，主要为β-细辛醚、α-细辛醚；并含糖类、有机酸、氨基酸等。药理证实有镇静及抗惊厥，促进消化液的分泌，制止胃肠异常发酵，弛缓肠管平滑肌痉挛，扩张支气管，镇咳平喘祛痰，强身益智和增强脑区域性代谢功能的作用；对致病性皮肤真菌有抑制作用。

石菖蒲最早载《本草图经》，历代本草多有论述。《本草纲目》云：菖蒲有五种，即泥菖蒲（白菖）、水菖蒲、钱蒲及两种石菖蒲，"服食入药须用二种石菖蒲，余皆不堪。"《本经》云："主风寒湿痹，咳逆上气，开心孔，补五脏，通九窍，明耳目，出音声。"《药性论》云："治风湿顽痹，耳鸣，头风，泪下，杀诸虫，治恶疮疥瘙。"其性味辛、苦，微温。功能豁痰开窍，宁心安神。主治热病神昏，痰厥癫痫，忧郁健忘，气闭耳聋，心胸烦闷，胃脘腹痛，风寒湿痹，跌打损伤。阴虚阳亢者忌服。

简易疗法

1. 温病神昏：石菖蒲6克，连翘10克，大青叶15克，玄参10克，黄连6克，水煎服。

2. 胃腹胀痛：石菖蒲20克，苍术20克，厚朴20克，白蔻仁10克，藿香10克，研末，每次5克，日服3次。

3. 忧郁烦闷：石菖蒲10克，益智仁10克，萱草花10克，桂圆肉10克，五味子6克，水煎服。

4. 耳鸣耳聋：石菖蒲20克，猪肾（洗净切片）1个，粳米100克，熬粥食用。

5. 小儿癫痫：小儿抗痫胶囊（含石菖蒲，成药），每粒0.5克，3～6岁每次5粒，7～13岁8粒，日服3次。

6. 小儿多动症：智力糖浆（以石菖蒲、远志为主，成药），按说明服。治疗小儿轻微脑功能障碍综合征，有效率96%。

7. 心动过速：生石菖蒲、生半夏各等分，研末，用时取少许吹入鼻腔，取嚏3～8次即可。

23. 生　姜

生姜为姜科植物的鲜根茎。是人们日常生活中不可或缺的调料与良药，因此有“早吃三片姜，赛过喝参汤”之谚语。自古以来，爱食姜者不少，如孔子“不撤姜食”，每日饭中离不开姜；苏轼游杭州净慈寺时，见一老僧年逾八旬，面色红润，双目有神，问其长寿之术，答道：长寿无秘术，服姜四十年；明代王夫之隐居乡下，所居草堂名姜斋，自号“卖姜翁”。均说明姜不但温中健胃，而且延年益寿。宋代刘子翚诗云：“新芽肌理腻，映日净如空。恰般匀妆指，柔火带残红”。对鲜姜之形态、颜色描绘得维妙维肖，令人叹服。其冬季采挖，晒干者称“干姜”；切片或炮黄用。

现代研究：生姜中含挥发油，主要为姜醇、姜烯、水芹烯、莰烯、柠檬醛、芳樟醇等；尚含2－菩醇、3－菩醇与β－雪松烯（汉中）、紫苏醛、香叶醛和橙花醇（四川）等；辣味成分有姜辣素；另含天门冬素、哌啶酸－2及谷氨酸、丝氨酸等。药理证实能使胃酸、游离酸分泌增加，保护胃粘膜细胞，有健胃止吐，镇静及抗惊厥、抗炎、镇痛、解热，升高血压、兴奋心脏，抑制胆固醇吸收，预防胆结石及杀灭细菌的作用。

生姜最早载《名医别录》，历代本草多有论述。《本草纲目》云：“姜宜原湿沙地，四月取母姜种子，五月出苗，如初生嫩芦，而叶稍阔似竹叶，对生，叶亦辛香。秋社前后新芽顿长，如列指状，采食无筋。谓之子姜，秋分后者次之。霜后则老矣。”《本草经集注》云：“归五脏，去痰下气，止呕吐，除风湿寒热。”《日用本草》云：“治伤寒、伤风、头痛、九窍不利。入肺开胃，去腹中寒气，解臭秽。”《本经》云：干姜“主胸满咳逆上气，温中，止血，出汗，逐风湿痹，肠下痢。”其性味辛，微温。功能解表散寒，温中止呕，化痰止咳。主治风寒感冒，胃寒呕吐，寒痰咳嗽，解半夏、南星等药毒及鱼蟹毒。干姜主治脘腹冷痛，呕吐泄泻，肢冷脉微，痰饮喘咳。凡阴虚内热、血热妄行者忌服，孕妇慎服。

简易疗法

1. 风寒感冒：生姜6克，桂枝6克，苏叶10克，荆芥10克，麻黄6克，水煎服。

2. 胃寒呕吐：生姜10克，伏龙肝15克，水煎加红糖缓饮。

3. 慢性支气管炎：生姜汁、大枣、冰糖各50克，共煮至大枣烂熟为度，每晚睡前服1次，可常服（有内热者生姜减量）。

4. 妊娠恶阻：生姜6克，竹茹10克，黄芩10克，白术10克，砂仁6克，水煎服。

5. 赤白痢疾：鲜生姜75克，红糖50克，共捣为糊状，分3次加温开水1日服完。

6. 蛔虫性肠梗阻：鲜生姜100克，捣烂取汁，加蜂蜜60克混匀，每次15～20毫升，日服2～3次。

7. 旅途晕车：鲜姜汁20毫升，于乘车前半小时加温水顿服。

8. 胃痛泛酸：干姜10克，白芍15克，甘草10克，荠菜花10克，水煎服。

9. 阳虚肢冷：干姜9克，附子9克（先煎），肉桂3克，细辛3克，甘草6克，水煎服。

10. 产后腹痛：炮姜6克，益母草15克，当归10克，桃仁6克，红花6克，水煎加黄酒调服。

24. 仙　茅

仙茅又名仙茅参、地棕根、独茅根、独脚仙茅。为仙茅科仙茅属植物仙茅的根状茎。李珣释名云："其叶似茅，久服轻身，故名仙茅。"《续传信方》载：因国书编录西域婆罗门僧服仙茅方，当时盛行。云五劳七伤，明目益筋力，宣而复补。宋代范成大诗曰："白云堆里白茅飞，香味芳辛胜五芝。揉叶煮泉摩腹去，全胜石髓畏风吹。"野生于平原荒草地阳处，或混生在山坡茅草丛中。分布南方各地。为温补肾阳药，与巴戟天、仙灵脾相类而药力较峻。能温肾壮阳，补命门之火，善祛寒湿，能蠲痹强筋。用于阳萎精冷、小便不禁、腰膝酸软、寒湿痹痛等证，为壮阳祛寒之峻品。现代研究证实其有增强免疫功能的作用。

现代研究：成分仙茅苷、仙茅皂苷9种、仙茅皂苷元、地衣二醇葡萄糖苷、丝兰苷元，还有含氮化合物，以及长链脂肪族化合物等。药理证实有抗衰老和增强免疫功能，雄激素样作用；以及镇静、镇痛、抗炎、抗肿瘤、耐缺氧、扩张冠脉、增加心率作用。

仙茅最早载《开宝本草》，历代本草皆有论述。《海药本草》云："主风，补暖腰脚，清安五脏，强筋骨，消食。……宣而复补，主丈夫七伤，明耳目，益筋力，填骨髓，益阳。"《日华子本草》云："治一切风，补五劳七伤，开胃下气。"《本草蒙筌》云："主心腹冷气不能食，疗腰足挛痹不能行，丈夫虚损劳伤，老人失溺无子，益肌肤，明耳目，助阳道，长精神，久久服之，通神强记。"其性味辛，热，有毒。功能温肾壮阳，祛寒除湿。主治阳痿精冷，小便失禁，心腹冷痛，虚寒泄泻，腰膝冷痹。内服煎汤，或入丸散，外用捣敷。用量过大（每日不宜超过 12 克）可引起全身出冷汗，四肢厥逆，麻木、舌肿胀吐露于口外，烦躁、继而昏迷等中毒症状。

简易疗法

1. 更年期综合征：仙茅、仙灵脾各 9～15 克，当归、巴戟天各 9 克，黄柏、知母各 4.5～9 克，水煎分 2 次服。适于冲任不调，命门火衰，妇女更年期月经不调，腰痛，筋骨拘挛，尿频，头痛头晕，健忘，泛恶，怕冷及更年期高血压病。

2. 肾虚阳痿：仙茅、巴戟天各 10 克，金樱子、山萸肉、枸杞子各 15 克，水煎服。或仙茅、海狗肾各 15 克，炖肉食用。亦用于遗精早泄，腰膝酸痛。

3. 寒湿痹痛：仙茅、杜仲、独活各 10 克，附子、细辛、桂枝各 6 克，水煎服。亦用于肾阳不足，筋骨不健所致的腰膝冷痛，四肢无力。

4. 胃脘胀痛：仙茅、吴茱萸、木香各 6 克，砂仁、良姜、延胡索各 10 克，水煎服。

5. 脾虚腹泻：仙茅、补骨脂、肉豆蔻各 6 克，白术、山药、薏苡仁各 15 克，水煎服。

6. 小便频数：仙茅、沙苑子、菟丝子、覆盆子、五味子各 30 克，研末蜜丸，每次 6 克，日服 2 次，淡盐水送服。

25. 白　及

白及又名甘根、白芨、地螺丝、君求子。为兰种植物白及的块茎。因其根色白，连及而生而名之。《夷坚志》载："台州狱吏怜一大囚，囚感之。因言吾七次犯死罪，遭讯拷，肺皆损伤，至于呕血。人传一方，只用白及为末，米饮日服，其效如神。后其囚凌迟，刽者剖其胸，见肺间窍穴数十处，皆白及填补，色犹不变也。洪贯之闻其说，赴任洋州，一卒忽苦咯血，甚危，用此救之，一日即止也。”可见白及止血功效之神奇。古代亦作纸张裱糊之用，因其色白而粘也。

现代研究：块茎含粘液质56.75%~60.15%，其中白及胶质为白及甘露聚糖；并含淀粉、葡萄糖、挥发油，维生素B_1、B_2、C及钙、铁、铜、锌等微量元素；新鲜块茎含水分14.6%，淀粉30.48%，葡萄糖1.5%。药理证实止血机理是能显著缩短凝血时间及凝血酶元时间，加速红细胞沉降率，修补血管缺损；并可借其高度粘性在胃肠内形成胶状膜，使穿孔堵塞而内容物停止泄漏，用于治疗胃肠穿孔；体外对结核杆菌及奥杜盎氏小芽孢菌有弱的抑制作用。

白及最早载《本经》，历代本草皆有论述。《本草经集注》云：“近道处处有之。叶似杜若，形根似菱米，节间有毛。方用亦稀，可以作糊。”《日华子本草》云：“止惊邪、血邪，痫疾，赤眼，癥结，发背，瘰疬，肠风，刀箭疮扑损，温热疟疾，血痢，汤火疮，生肌止痛，风痹。”《滇南本草》云：“治痨伤肺气，补肺虚，止咳嗽，消肺痨咳血，收敛肺气。”其性味苦、甘、涩，微寒。功能收敛止血，消肿生肌。主治咯血吐血，外伤出血，疮痈肿毒，手足皲裂，肺结核咯血，溃疡病出血。凡外感咳血、肺痈初起及肺胃有实热者忌服。

简易疗法

1. 肺结核咯血：白及30克，百部20克，煅龙骨10克，龟版胶10克，鳖甲胶10克，研末，每次10克，日服3次，温开水送下。

2. 胃溃疡出血：白及20克，煅瓦楞子20克，阿胶10克，乌贼骨20克，三七10克，研末，每次10克，日服3次，于饭前半小时温开水冲下。

3. 溃疡性结肠炎：白及30克，薏苡仁30克，研末加糯米100克，熬粥食用。亦可加槐花30克。

4. 治百日咳：白及粉6克，鸡胆汁1个，加白糖30克，制成糖浆100毫升，每次10毫升，日服2次。

5. 支气管扩张：白及60克，百合30克，蛤粉30克，紫菀15克，款冬花15克，阿胶15克，研末，蜜丸，每次9克，日服2次。

6. 过敏性紫癜：白及10克，苎麻根10克，虎杖10克，党参15克，白术15克，大枣10枚，水煎服。

7. 烧伤、创伤：新鲜白及按1∶10加入蒸馏水浸24小时，次日煮沸，过滤成白及胶浆外涂。或用12%煎液加入石膏粉100克搅匀，高温消毒成白及膏，外涂治手足皲裂、肛裂。

26. 白　术

白术又名山蓟、山芥、山姜、山精。为菊科植物白术的根茎。术有两种：一名白术，一名苍术。古代不分，《本经》独言术，至南朝陶弘景《本草经集注》才根据其植物形态和使用方法将其分开："术乃有二种：白术，叶大有毛而作桠，根甜而少膏，可作丸散用；赤术，叶细无桠，根小苦而多膏，可作煎用。"此处赤术即苍术。直至宋代始言苍术苦辛气烈，白术苦甘气和，各自施用，方书中也逐渐明确。明代《本草纲目》已将两者分别论述，使其在临床应用方面有所区别。生用或土炒、麸炒、炒焦用。

现代研究：白术含挥发油，主要为苍术酮、白术内酯A、B，3－β－羟基苍术酮、3－β－乙酰氨基苍术酮、芹烷二烯酮；尚含苍术醚、脱水苍术内酯、杜松脑、苍术内酯、羟基白术内酯等萜类，以及14种氨基酸（含量高的有精氨酸、脯氨酸、天门冬氨酸、丝氨酸）、棕榈酸、甾醇等成分。药理证实有增进免疫，利尿，降血糖，保肝、抗溃疡、抗凝血、抗肿瘤作用；对脑膜炎双球菌及絮状表面癣菌、星形奴卡氏菌等真菌有抑制作用。

白术最早载《本草经集注》，历代本草皆有论述。《本草纲目》云："白术，蓟也。吴、越有之，人都取其栽莳，一年即稠，嫩苗可茹，叶稍大而有毛，根如指大，状如鼓槌，亦有大如拳者，彼人剖开暴干，谓之削术，亦曰片术。"《名医别录》云："主大风在身面，风眩头痛，目泪出，消痰水，逐皮间风水结肿，除心下急满，及霍乱吐下不止，利腰脐间血，益津液，暖胃，消谷嗜食。"《医学启源》云："除湿益燥，和中益气，温中，去脾胃中湿，除胃热，强脾胃，进饮食，和胃，生津液，主肌热，四肢困倦，目不欲开，怠惰嗜卧，不思饮食，止渴，安胎。"其性味苦、甘，温。功能健脾益气，燥湿利水，止汗安胎。主治脾胃气虚，不思饮食，倦怠乏力，脘腹胀满，大便溏薄，痰饮水肿，表虚自汗，胎动不安。凡阴虚燥渴、气滞胀闷者忌服。

简易疗法

1. 脾胃气虚：炒白术30克，茯苓20克，山药20克，人参10克，炙甘草10克，水煎浓缩成250毫升，加蜂蜜50克制成膏剂，每次15克，日服2次。

2. 脘腹胀痛：炒白术20克，苍术10克，白芍药15克，厚朴10克，陈皮10克，水煎服。

3. 消化性溃疡：炒白术15克，乌贼骨15克，珍珠母10克，半夏10克，蒲公英15克，水煎服。

4. 萎缩性胃炎：炒白术30克，白芍30克，白花蛇舌草30克，海蛤壳20克，砂仁20克，研末，装入胶囊，每次3克，日服3次，饭前服。

5. 脾虚泄泻：焦白术30克，薏苡仁30克，茯苓20克，莲肉20克，车前子10克，研末，每次6克，日服3次。

6. 内耳眩晕症：白术30克，泽泻12克，薏苡仁30克，葛根12克，石菖蒲6克，水煎服。

7. 功能性水肿：生白术20克，黄芪30克，茯苓15克，猪苓10克，桂枝6克，水煎服。

8. 自汗盗汗：生白术20克，黄芪30克，防风10克，五味子10克，水煎服。

9. 胎动不安：炒白术15克，黄芩10克，砂仁6克，菟丝子15克，桑寄生15克，水煎服。

27. 白　芷

白芷又名芳香、苻蓠、泽芬、白茝。为伞形科植物兴安白芷、川白芷等同属植物的根。因其气味芬芳，香窜扑鼻。据说北宋初年，南方有一富商的女儿，每逢行经时便腹痛剧烈，以致形体衰弱，面色萎黄。富商带她欲往京都寻求名医，到汴梁时女儿经期适至，腹痛难忍。正遇一采药老人，仔细询问病情后，老人从药篓中取出白芷一束相赠，嘱咐洗净水煎服用。富商谢过后，按法煎制，服一次疼痛缓解，二次疼痛消失，再服几剂，不但月经如期来临，而且面色变得白皙。从此，白芷有止痛、美容之效在民间广为流传。古人作为香料用之，现代又用于化妆品，因其有泽面容、润肌肤、去黑斑、除皱纹作用。《太平圣惠方》有唐德宗之女永和公主所用的洗涤剂（澡豆），方用白芷为主，以及多种药物，研细制成澡豆，又加白酒、白蜜溶化后拌匀，常用洗手面，令人颜色悦泽。笔者上世纪八十年代曾对孙思邈《备急千金要方》中美容方药作过统计，其中85首方剂中使用药物160种，出现频率最高的是白芷。在此启发下研制成“白芷美容霜”，用于治疗面部色素沉着、黄褐斑、皮肤瘙痒、癣病等获得满意效果，证明白芷确有美容护肤作用。

现代研究：全草含挥发油、香豆素类，主要为呋喃香豆素类，如欧芹属素乙、异欧芹属素乙、别欧芹属素乙、花椒毒酚、珊瑚菜内酯、氧化前胡内酯、异氧化前胡内酯；川白芷尚含白芷灵、川白芷素、佛手柑内酯和伞形花内酯。药理证实能兴奋动物延髓血管运动中枢、呼吸中枢、迷走神经及脊髓，使血压上升，脉搏变慢，呼吸加深，并能引起流涎呕吐，大量使用能引起痉挛，尚有止血、抗蛇毒作用；水煎剂对大肠杆菌、宋氏痢疾杆菌、伤寒杆菌、副伤寒杆菌、绿脓杆菌、变形杆菌、霍乱弧菌及奥杜盎氏小芽胞癣菌等致病真菌有一定抑制作用。

白芷最早载《本经》，历代本草多有论述。《本草图经》云："白芷，根长尺余，粗细不等，枝干去地五寸已上。春生叶相对婆娑，紫色，阔三指许，花白微黄，入伏后结子，立秋后苗枯。二月、八月采根，暴干。以黄泽者为佳。"《滇南本草》云："祛皮肤游走之风，止胃冷腹痛寒痛，周身寒湿疼痛。"《本草纲目》云："治鼻渊、鼻衄、齿痛、眉棱骨痛，大肠风秘，小便出血，妇人血风眩运，翻胃吐食；解砒毒，蛇伤，刀箭金疮。"其性味辛，温。功能散风除湿，通窍止痛，消肿排脓。主治感冒风寒，头痛鼻塞，眉棱骨痛，鼻渊，牙痛，赤白带下，疮疡肿痛，皮肤瘙痒。凡阴虚血热者忌服。

简易疗法

1. 慢性鼻炎：白芷 20 克，白芍 20 克，桂枝 10 克，甘草 10 克，蜈蚣 1 条，研末，每次 3 克，日服 2 次。

2. 神经性头痛：白芷 10 克，川芎 15 克，细辛 3 克，蔓荆子 6 克，藁本 6 克，水煎服。

3. 赤白带下：白芷 10 克，乌贼骨 15 克，芡实 15 克，薏苡仁 15 克，黄柏 6 克，水煎服。

4. 乳腺炎：白芷 10 克，蒲公英 15 克，橘叶 10 克，山慈菇 6 克，甘草 6 克，水煎服。

5. 单纯糠疹：白芷 20 克，研末，加凡士林 100 克，配制成软膏，外涂患处。

6. 治黄褐斑：白芷 20 克，滑石 20 克，研末，每晚取适量调成糊状涂面。或加 2 倍面霜混匀外涂。

7. 治扁平疣：白芷 30 克，板蓝根 15 克，苦参 15 克，土贝母 10 克，水煎取汁，用纱布蘸药外洗，日 3 次。

8. 毒蛇咬伤：白芷 10 克，乳香 10 克，雄黄 3 克，冰片 1 克，研末，取适量加醋调和外涂（现配）。

28. 白　薇

白薇又名春草、芒草、薇草、龙胆白薇。为萝摩科植物直立白薇或蔓生白薇的根。李时珍释名云："微，细也。其根细而白也。"入药有二种：直立者生长于山坡或树林边缘，全国大部分地区有分布；蔓生者生于山地，分布辽宁、河北、河南、山东、山西、安徽等地。为清退虚热的常用药，并有清热凉血解毒的功能，可用虚热证和实热证，本品长于清解，能透邪外达，还有清泄肺热，利尿通淋的作用。

现代研究：直立者根有挥发油、强心苷的反应；含有大黄素甲醚、大黄酚、大黄素、富马酸、没食子酸等。药理证实对多种细菌（金黄色葡萄球菌、铜绿假单胞菌、福氏痢疾杆菌、大肠杆菌）和真菌（同心性毛癣菌、奥杜盎氏小芽胞癣菌、腹股沟和红色表皮癣菌等）有不同程度的抑制作用；甲醇提取物对激活蛋白（AP－1）活性及肿瘤细胞的增生有抑制作用，还对人肿瘤细胞有细胞毒作用。

白薇最早载《本经》："主暴中风，身热肢满，忽忽不知人，狂惑邪气，寒热酸疼，温疟洗洗，发作有时。"历代本草皆有论述。《得配本草》云："利阴气，下水气，治风温灼热，自汗身重，多眠鼻鼾，语言难出，及温疟血厥，热淋遗尿。"《现代实用中药》云："治卒中患者之四肢浮肿，又用于急性热病中末期之灼热及衰弱病之消耗热，肺结核之骨蒸潮热等，有清凉性滋养之效；又用于小溲赤涩、肺热咳嗽等证。"其性味苦、咸、寒。功能清热凉血，利尿通淋，解毒疗疮。主治邪入营血，身热不退，阴虚内热，骨蒸劳热，产后血虚发热，热淋血淋，疮痈肿毒，咽喉肿痛等。内服煎汤，或入丸散。凡阳虚胃寒者忌用。由于本品含强心苷而有毒，服药过量可产生中毒症状，应注意。

简易疗法

1. 肝热头晕：白薇、刺蒺藜、杭菊花、夏枯草各 12 克，水煎服。亦用于头痛，头胀。

2. 骨蒸潮热：白薇、青蒿、地骨皮、银柴胡、鳖甲各 10 克，水煎服。

3. 血淋热淋：白薇、滑石、木通各 10 克，白茅根、金钱草各 15 克，水煎服。

4. 肺热咳嗽：白薇、贝母各 10 克，桑白皮、枇杷叶、鱼腥草各 15 克，水煎服。

5. 治温热病：白薇、生地黄、青蒿、地骨皮各10克，水牛角30克，水煎服。适于本病热入营血，身热经久不退，或骨蒸潮热。

6. 产后虚热：白薇、知母各10克，当归、党参各15克，甘草6克，水煎服。

29. 白头翁

白头翁又名野丈人、老翁花、粉乳草、山棉花根等。为毛茛科植物白头翁的根。陶弘景释名云："近根处有白茸，状似白头老翁……"李时珍云："丈人、胡使、奈何，皆状老翁之意。"从前有个青年人腹痛腹泻，他忍着痛去找医生，不料走在半路上，疼如刀绞，行动不得，只好躺在地上。这时有位白发老翁拄着拐杖走来，他问明病情，用拐杖指着路边长着白毛的草说：这草的根就是药，你挖回去煎汤，连吃三次就好。这是我家传秘方，你就传给世人吧。老翁说完转身走了，青年人就挖了几棵野草回家，按老翁说的办法煎汤服用，连服3日腹痛腹泻竟然痊愈。后来邻居中有人得了此病，用这种药草治疗也特别灵验。村里人问起来由，他便讲述了老翁传授的故事。由于此药长满白毛，很像一位白发老翁，加之传授秘方的也是白发老翁，于是就将这种草叫"白头翁"。唐代李白赋诗云："醉入田家去，行歌荒野中。如何青草里，亦有白头翁。折取对明镜，宛将衰鬓同。微芳似相诮，留恨向东风。"因其尤善除肠胃热毒蕴结，而为治热痢下重之良药，对赤痢之功效更佳。尚有兴安白头翁、朝鲜白头翁、细叶白头翁、蒙古白头翁亦在当地入药。

现代研究：各类白头翁根含皂苷约9%，水解生成三萜苷元、葡萄糖、鼠李糖等，另含白头翁素，是一种强的心脏毒，但除去根的全草则有强心作用。药理证实白头翁鲜汁、煎剂、乙醇提取物对金黄色葡萄球菌、绿脓杆菌、痢疾杆菌、枯草杆菌、伤寒杆菌、沙门氏杆菌等多种革兰氏阳性或阴性细菌均有明显的抗菌作用，其有效成分为原白头翁素及白头翁素，二者均有强烈抗菌活性；煎剂及其所含皂苷有明显的抗阿米巴原虫作用；并对阴道滴虫有明显杀灭作用，对一些皮肤真菌、白色念珠球菌、酵母菌、锥虫及流感病毒有抑制作用；其乙醇提取物具有镇静、镇痛作用。从去根之全草提得的翁灵及翁因尚具有强心作用。

白头翁最早载《本经》，历代本草皆有论述。《本草图经》云："处处有之。正月生苗，作丛生，状似白薇而柔细稍长。叶生茎头，如杏叶，上有细白毛而不滑泽。近根有白茸。根紫色，深如蔓菁。"《药性论》云：

“止腹痛及赤毒痢，治齿痛，主项下瘤疬。……主百骨节痛。”《本草述钩元》云：“治赤毒痢、蛊痢腹痛极效。又治鼻衄，温疟狂易，寒热癥瘕积聚，项下瘤疬，百节骨阴痛，疝偏坠，头秃膻腥，兼止金疮血出及痛。热毒下利紫血鲜血者宜之。”其性味苦，寒。功能清热解毒，凉血止痢。主治热毒血痢，温疟寒热，阿米巴痢，阴痒带下，鼻衄，血痔。凡虚寒泻痢忌用。

简易疗法

1. 细菌性痢疾：白头翁 15 克，黄连 10 克，黄柏 10 克，秦皮 10 克，水煎服。或用白头翁浸膏口服，对肠黏膜有消炎、收敛、止血及解痉作用。

2. 阿米巴痢疾：白头翁 15 克，铁苋菜 15 克，水煎取汁，再将鸦胆子 10 粒（用桂圆肉包裹）同时分 2 次服。

3. 赤白痢疾：白头翁 12 克，苦参 12 克，白芍 12 克，木香 6 克，槟榔 6 克，水煎服。

4. 溃疡性结肠炎：白头翁 50 克，金银花、木槿花各 30 克，水煎加白糖服。

5. 肠炎腹泻：白头翁 12 克，马齿苋 30 克，槐花炭 10 克，炒地榆 10 克，水煎服。

6. 滴虫性阴道炎：白头翁 15 克，苦参 15 克，蛇床子 10 克，黄柏 6 克，水煎熏洗阴道。

7. 神经性皮炎：白头翁鲜叶浸泡于凉水中，取其轻揉，渗出液汁，然后将叶展开，贴于患处，上盖二层纱布，以手加压，有灼痛、发痒感，20 分钟除去。

30. 白茅根

白茅根又名地菅、茹根、地筋、甜草根。为禾本科植物白茅的根茎。以其叶形如矛，花白根连而得名。此草春生茅叶，成丛而聚，夏开白花，至秋而枯；其根色白，长而有节，形似竹根，味道甘甜。《诗经》“白华菅兮，白茅束兮”即指此草。由于可以苫盖屋顶，“茅屋草舍”之语盖由于此。

现代研究：白茅根含甘露醇、葡萄糖、果糖、蔗糖、钾盐，少量草酸、柠檬酸、苹果酸及芦竹素、卯白茅素等。药理证实有利尿作用，主要与其所含多量钾盐有关，服药后 5～10 日时最为明显；煎剂在试管内对宋内氏和福氏痢疾杆菌有抑制作用。

白茅根最早载《本草经集注》，历代本草皆有论述。《本草图经》云："茅根，亦可啖，甚益小儿。夏生白花，茸茸然，至秋而枯，其根至洁白，亦甚甘美，六月采根用。"《滇南本草》云："止吐血，衄血，治血淋，利小便，止妇人崩漏下血。"《本草纲目》云："止吐衄诸血，伤寒哕逆，肺热喘急，水肿，黄疸，解酒毒。"其性味甘、寒。功能凉血止血，清热利尿。主治血热鼻衄，吐血，咳血，尿血，热淋，石淋，小便涩痛，热病渴呕，湿热黄疸，肾炎水肿。凡脾胃虚寒、溲多不渴者忌服。

简易疗法

1. 吐血衄血：鲜白茅根60克，仙鹤草30克，水煎频服。
2. 肺热咳喘：白茅根30克，桑白皮15克，鲜藕汁30克，水煎温服。
3. 反胃呕吐：白茅根60克，芦根60克，用鲜品，水煎分次服。
4. 急性肾炎：白茅根60克，玉米须60克，益母草30克，水煎服。
5. 治乳糜尿：鲜白茅根250克，加水2000毫升，煎至1200毫升，加糖适量服。
6. 流行性出血热：白茅根30克，丹参15克，丹皮10克，佩兰10克，黄柏6克，水煎服。
7. 结节性红斑：白茅根30克，天花粉15克，茜草根、紫草根、板蓝根各9克，水煎服。亦用于丹毒初起，紫癜。

31. 白鲜皮

白鲜皮又名白鲜皮、北鲜皮、八股牛、山牡丹。为芸香科植物白鲜的根皮。李时珍释名云："鲜者，羊之气也。此草根白色，作羊膻气."生于山坡及丛林中，分布于东北、河北、山东、河南等大部省。具有清热解毒，燥湿止痒、祛风的作用。用于多种湿热病证，如湿热疮毒、湿疹、风疹疥癣，皮肤瘙痒、湿热黄疸、湿热痹痛等症。

现代研究：根含白鲜碱、白鲜内酯、谷甾醇黄柏酮酸、葫芦巴碱、胆碱，尚含菜油甾醇，茵芋碱、γ-崖椒碱、白鲜明碱；地上部分含有补骨脂素、花椒毒素。药理证实水浸液用试管稀释法，1∶20对堇色毛癣菌、许兰黄癣菌、铁锈色小孢子菌、红色表皮癣菌等皮肤真菌均有抑制作用；白鲜碱小剂量能兴奋离体蛙心，使心肌张力增加，心脏每搏输出量及每分钟输出量均增加。

白鲜皮最早载《本经》："主头风，黄疸，咳逆，淋沥，女子阴中肿痛，湿痹死肌，不可屈伸、起止、行步。”历代本草皆有论述。《药性论》云：“治一切热毒风，恶风，风疮，疥癣赤烂，眉发脱脆，皮肌急，壮热恶寒，主解热黄，酒黄、急黄、谷黄、劳黄等。”《本草备要》云：“入脾胃除湿热，兼入膀胱、小肠行水道、通关节，利九窍，为诸黄风痹之要药。兼治风疮疥癣，女子阴中肿痛。”其性味苦，寒。功能清热燥湿，祛风解毒。主治湿热疮毒，黄水淋漓，湿疹，风疹，疥癣疮癞，风湿热痹，黄疸尿赤。内服煎汤，外用煎汤洗或研粉敷。凡虚寒证忌服。

简易疗法

1. 湿热疮痒：白鲜皮、苦参各10克，地肤子、蛇床子、浮萍草各12克，水煎服或外洗。亦用于游风，丹毒，荨麻疹，隐疹瘙痒。

2. 风湿痹痛：白鲜皮、银花藤、威灵仙、苍术、牛膝各10克，水煎服。

3. 湿热黄疸：白鲜皮、炒栀子、黄柏各10克，茵陈蒿、板蓝根各15克，水煎服。

4. 皮肤湿疹：白鲜皮、乌梢蛇、防风、当归各9克，白蒺藜、生地黄各12克，甘草6克，水煎服。

5. 蜂窝织炎：白鲜皮、蒲公英、苍耳草，各适量，煎水浓缩成膏，外敷患处。亦用于痈肿疮疖，淋巴管炎，腮腺炎，乳腺炎。

6. 妇女阴痒：白鲜皮、蛇床子、苦参、艾叶各10克，川椒3克，水煎外洗。

7. 皮肤溃疡：白鲜皮，洗净晒干，研成细粉，装瓶备用。先将溃疡面洗净，除去脓痂，将药粉均匀撒布于疮面，连续3~5日。

32. 玄　参

玄参又名重台、馥草、黑参、元参。为玄参科植物玄参的根。以其色黑似参而得名，玄者黑也。近代医家张锡纯用玄参，认为“能入肺清肺家烁热，解毒消火，最宜于肺病结核，肺热咳嗽。《本经》谓其治产乳余疾，因其性凉而不寒，又善滋阴，且兼有补性，故产后血虚生热及产后寒温诸症，热入阳明者，用之最宜。”而且在此基础上创立新方，使玄参之应用达到熟稔自如的程度。

现代研究：玄参含生物碱、糖类、甾醇、L－天门冬素（氨基酸）、脂肪酸及环烯醚萜类等。药理证实有扩张血管、强心、降压、解热、抗惊厥、利胆、降血糖作用；对金黄色葡萄球菌、白喉杆菌及皮肤癣菌有抗菌作用。

玄参最早载《本经》，历代本草多有论述。《本草图经》云："二月生苗。叶似脂麻对生，又如槐柳而尖长有锯齿。细茎青紫色。七月开花青碧色，八月结子黑色。又有白花者，茎方大，紫赤色而有细毛；有节若竹者，高五、六尺，其根一根五、七枚。"《本草纲目》云："滋阴降火，解斑毒，利咽喉，通小便血滞。"《本草正义》云："疗胸膈心肺热邪，清膀胱肝肾热结。疗风热之咽痛，泄肝阳之目赤，止自汗盗汗，治吐血衄血。"其性味甘、苦、咸，微寒。功能凉血滋阴，泻火解毒。主治热病伤阴，舌绛烦渴，温毒发斑，津伤便秘，骨蒸劳嗽，目赤，咽痛，白喉，瘰疬，痈肿疮毒。凡脾胃有湿及脾虚便溏者忌服。

简易疗法

1. 咽喉肿痛：玄参 10 克，麦冬 10 克，牛蒡子 10 克，大青叶 10 克，薄荷 6 克，水煎服。

2. 肺燥咳嗽：玄参 10 克，鱼腥草 15 克，百合 10 克，浙贝母 10 克，杏仁 10 克，水煎服。

3. 淋巴结炎：玄参 10 克，夏枯草 15 克，连翘 10 克，川贝母 10 克，牡蛎 10 克，水煎服。

4. 血栓性脉管炎：玄参 90 克，金银花 90 克，当归 60 克，甘草 30 克，研末，蜜丸，每次 9 克，日服 3 次。

5. 痈肿疮毒：玄参 15 克，金银花 30 克，地丁草 30 克，连翘 15 克，水煎服，或用药渣湿敷患处。

6. 大便秘结：玄参 15 克，玉竹 15 克，生地 15 克，麦冬 10 克，大黄 8 克，水煎服。

7. 药物性皮炎：玄参 10 克，白鲜皮 10 克，蝉蜕 10 克，金银花 15 克，紫草 10 克，水煎服。

8. 结节性红斑：玄参 10 克，忍冬藤 15 克，地骨皮 10 克，栀子 6 克，黄柏 6 克，水煎服。

33. 半　夏

半夏又名水玉、麻芋果、蝎子草。为天南星科植物半夏的块茎。《礼记·月令》云："五月半夏生。"半夏以生于夏之将半而得名。《夷坚志》载：杨亥子在楚州因吃鹧鸪肉过多而引起咽喉红肿，破溃后流脓血不止。此时杨介老医生为他治病，先让他吃一斤鲜生姜，吃至一半后咽喉肿痛大减，待全部吃完，嘴里才觉出辣味，立即喝了一碗稀粥，竟然顺利吃完。追究原因是所吃的鹧鸪爱吃半夏，杨亥子吃肉过多而致半夏中毒。这说明两个问题：一是半夏服用过多可引起中毒；二是生姜能制半夏之毒，所以半夏炮制时用生姜煮透以减少毒性。水浸去麻辣感者为清半夏；用姜制者为姜半夏；水泡加白矾、甘草、石灰如法炮制者为法半夏。

现代研究：块茎含β－谷甾醇及其葡萄糖苷、3，4－二硝基苯甲醛葡萄糖苷、α－5－二羟基苯乙酸、辛辣醇类、三萜烯醇、微量挥发油、胆碱、单糖和β－丁氨酸、谷氨酸、精氨酸、天冬氨酸等多种氨基酸；还含生物碱、棕榈酸、异油酸、亚麻仁油酸、硬脂酸、淀粉及粘液质。药物证实对离体心脏可抑制，能治疗室性早搏和心动过速，短暂降压，有镇咳、镇吐、镇静、解毒（士的年和乙酰胆碱）、抗溃疡、抗心律失常和抑制癌细胞活性的作用。

半夏最早载《本经》，历代本草多有论述。《本草图经》云："在处有之，以齐州者为佳。二月生苗一茎，茎端三叶，浅绿色，颇似竹叶，即生江南者似芍药叶。根下相重，上大下小，皮黄肉白。五月、八月采根，以灰裹二日，汤洗暴干。"《名医别录》云："消心腹胸膈痰热满结，咳嗽上气，心下急痛坚痞，时气呕逆；消痈肿，堕胎，疗痿黄，悦泽面目。生令人吐，熟令人下。"《日华子本草》云："治吐食反胃，霍乱转筋，肠腹冷，痰疟。"其性味辛、温，有毒。功能燥湿化痰，降逆止呕，消痞散结。主治痰多咳喘，痰饮眩悸，风痰眩晕，痰厥头痛，呕吐反胃，胸脘痞闷，梅核气，痈肿，瘿瘤。凡阴虚燥咳、津亏口渴、一切血证及妊娠后期忌服。勿过量或用生品，一般不会出现中毒现象。

简易疗法

1. 支气管炎：姜半夏9克，炙麻黄3克，细辛3克，杏仁9克，五味子6克，水煎加红糖服。

2. 咳嗽痰多：清半夏10克，陈皮10克，茯苓12克，瓜蒌12克，远志6克，水煎服。

3. 慢性咽炎：清半夏10克，桔梗6克，大青叶15克，薄荷6克，甘草6克，水煎服。

4. 梅核气：姜半夏10克，厚朴10克，苏叶6克，茯苓12克，生姜6克，水煎服。

5. 妊娠呕吐：姜半夏9克，党参9克，黄连3克，砂仁6克，生姜6克，水煎服。

6. 痰厥头痛：清半夏20克，白术20克，天麻20克，陈皮20克，研末蜜丸，每次6克，日服3次。

7. 病毒性心肌炎：法半夏18克，生姜24克，茯苓12克，桂枝6克，水煎服。亦用于冠脉供血不全。

8. 皮肤顽癣：生半夏适量，与米醋磨汁，棉签蘸汁外涂患处。

34. 地　黄

地黄又名生地、地髓、九地、熟地。为玄参科植物地黄的根茎。入药有鲜地黄、干地黄、熟地黄三种，虽属一物，然因采制不同，而功效迥异。鲜者即采挖后洗净直接应用；干者即将鲜者晒干或烘干，使其内部干燥而颜色变黑，全体柔软；熟者即将干者拌黄酒反复蒸晒，直至内外黑润为度。自从宋代钱乙将张仲景“金匮肾气丸”去肉桂、附子，改为六味地黄丸之后，衍生物出许多以“地黄丸”命名的成药，如麦味、杞菊、知柏、明目、归芍、参麦、滋阴地黄丸等，由于配伍合理，疗效确切，而得到医师及患者的青睐。近代研究发现六味地黄丸有以下功用：一是有抗疲劳、抗低温、耐缺氧及促肾上腺皮质激素样作用；二是能改善神经系统、性腺功能障碍；三是有降血脂、抗动脉硬化、减少心肌胶原沉着，减轻主动脉壁脂质沉着；四是提高实验动物血钙、磷含量，抗佝偻病；五是显著降压、镇静、利尿，改善肾功能；六是促进肝糖元合成，有利于加强肝脏解毒功能；七是显著降血糖，使红细胞糖代谢恢复正常；八是诱生干扰素，提高免疫功能；九是具有双向调节功能；十是调动人体抗癌能力，扶正祛邪有助于防治癌症。从而广泛应用，为人类健康长寿做贡献。

现代研究：干地黄含梓醇、益母草苷、甘露醇、β-谷甾醇，地黄苷A、B、C、D，还含多种糖类、氨基酸。药理证实有强心、降血糖、消肿抗炎、止血、保肝、抑菌、抗肿瘤及皮质激素样免疫抑制作用。熟地黄主含β-谷甾醇与甘露醇，少量豆甾醇、微量菜油甾醇；还含梓醇、地黄素、维生素A类物质。药理证实其补血作用与骨髓造血系统有关，通过含铁、磷、钾、铜等微量元素促进造血；对炎性肉芽囊肿有明显抗渗出、抗增生作用，还有改善免疫功能的作用。

地黄最早载《本经》，历代本草多有论述。《药性论》云：干地黄“补虚损，温中下气，通血脉，治产后腹痛，主吐血不止。”《日华子本草》亦云：“治惊悸劳劣，心肺损，吐血，鼻衄，妇人崩中血晕，助筋骨。”《本草纲目》云：熟地黄“填骨髓，长肌肉，生精血，补五脏、内伤不足，通血脉，利耳目，黑须发，男子五劳七伤，女子伤中胞漏，经候不调，胎产百病。”《本草从新》亦云：“滋肾水，封填骨髓，利血脉，补益真阴，聪耳明目，黑发乌须。”干地黄性味甘，苦，平。功能清热凉血，养阴生津。主治热病伤阴，津少口渴，消渴，便秘，心烦失眠，虚劳咳嗽，血热妄行所致的各种出血证。熟地黄性味甘，微温。功能养血滋阴，补精益髓。主治血虚萎黄，眩晕，心悸，失眠多梦，潮热盗汗，遗精，消渴，腰酸腿软，视物昏花，耳鸣耳聋，须发早白，月经不调，崩漏下血。凡脾胃虚弱、脘腹胀满、食少便溏者忌服。

简易疗法

1. 虚劳吐血：干地黄15克，黄芩10克，阿胶10克，当归10克，伏龙肝15克，水煎服。

2. 上消化道出血：干地黄20克，黄芪20克，黄连6克，大黄10克，白术10克，水煎徐徐服用。

3. 血虚便秘：干地黄24克，麦冬24克，玄参30克，玉竹15克，水煎服。

4. 风湿痹痛：干地黄90克，加水600～800毫升，煮沸1小时，滤药液300毫升，分3次服完。亦用于风湿性、类风湿性关节炎。

5. 肾虚遗精：熟地黄20克，枸杞子20克，山萸肉20克，山药20克，五味子10克，研末蜜丸，每次9克，日服3次。

6. 阳痿早泄：熟地黄20克，肉苁蓉20克，仙灵脾20克，巴戟天20克，金樱子20克，浸泡于白酒500毫升中7日，每次20毫升，日服2次。

7. 视物昏花：熟地黄30克，菊花30克，白蒺藜20克，枸杞20克，茺蔚子20克，研末蜜丸，每次9克，日服3次。

8. 崩漏不止：熟地黄30克，阿胶10克，艾叶炭10克，茜草10克，仙鹤草15克，水煎服。

35. 百　合

百合又名重箱、中庭、中逢花、百合蒜。为百合科植物百合及同属多种植物的鳞茎。百合为幸福美满、百事合意之象征。西方则视其花为“圣洁之花”。其草风姿绰约，其花妍丽多彩，其气香馥浓郁，令许多文人赞叹。南朝萧督诗云：“接叶有多重，开花无异色。含露或低垂，从风时偃抑。”在我国分布较广，以产地命名有川百合、滇百合、大理百合、湖北百合、甘肃百合、青岛百合等；按形态命名有白花百合、麝香百合、细叶百合、松叶百合、轮叶百合、野百合等。其鳞茎甘甜可口，营养丰富，既可熬粥煮汤，又能炒菜蜜饯，不但是一味老幼咸宜的食品，并且还是疗病益寿的良药。蜜炙用。

现代研究：百合鳞茎含秋水仙碱等多种生物碱及淀粉、蛋白质、脂肪、糖类、维生素、氨基酸、钙、磷、铁等，尚含百合苷A、B。药理证实煎剂有止咳平喘作用；秋水仙碱能抑制癌细胞增生，亦用于治疗艾滋病。

百合最早载《本经》，历代本草多有论述。《百草镜》云："百合，白花者入药。红花者名山丹，黄花者名夜合，今惟作盆玩，不入药。百合以野生者良，有甜、苦二种，甜者可用，取如荷花瓣，无蒂无根者佳。"《日华子本草》云："安心，定胆，益志，养五脏。治癫邪啼泣，狂叫，惊悸，杀蛊毒气，熁乳痈、发背及诸疮肿，并治产后血狂运。"《本草纲目拾遗》云："消痰水，补虚损。"其性味甘、微苦，平。功能润肺止咳，清心安神。主治肺痨久嗽，咯痰咳血，热病伤阴，余热未清，虚烦惊悸，神志恍惚，脚气浮肿。凡风寒痰嗽、中寒便滑者忌服。

简易疗法

1. 肺燥咳血：百合15克，款冬花10克，川贝母10克，玄参10克，水煎服。

2. 肺痨久嗽：鲜百合60克，粳米200克，熬粥常食。

3. 支气管扩张：百合30克，百部20克，白及20克，蛤粉20克，研末蜜丸，每次9克，日服3次。

4. 治百合病：百合30克，生地黄15克，知母10克，鸡子黄1个，水煎服。本病症见神情恍惚，烦躁失眠，或喜或怒，多言乱语，沉默寡言，妇人脏躁等。

5. 热病虚损：鲜百合50克，橄榄果30克，鲜山药30克，蜂蜜50克，加水煮熟，分次食用。

6. 消暑解渴：鲜百合60克，绿豆200克，粳米100克，煮汤频饮。

36. 百　部

百部又名百条根、闹虱药。为百部科百部属植物百部的块茎。以其根形而得名，李时珍云："其根多者百十连属，如部伍然，故以名之。"本品有蔓生、直立、对叶者三种，均生长于阳坡灌木林下或竹林下。尚有同属植物细花百部、狭叶百部亦入药用。古代医家应用颇有心得，李时珍云："百部，亦天门冬之类，故皆治肺病杀虫，但百部气温而不寒，寒嗽宜之；

天门冬性寒而不热，热嗽宜之，此为异耳。”缪希雍云：“百部根，《蜀本》云微寒，《日华子》言苦，《本经》言微温者误也。苦而下泄，故善降，肺气升则喘嗽，故善治咳嗽上气。解散肺热，故《药性论》主润肺。其性长于杀虫，传尸骨蒸劳，往往有虫，故亦主之。疳热有虫，及蛔虫、寸白虫、蛲虫。皆能杀之。……百部味苦，脾虚胃弱人宜兼保脾安胃药同用，庶不伤胃气。”近代认为：蜜炙后润肺止嗽功能增强，用于久咳、燥咳、劳嗽及小儿痉咳；生用于杀虫止痒，煎水外洗可疗风毒湿疹，脚气瘙痒等，或以鲜品切断以用涂搽患部。

现代研究：三种百部根均含多种生物碱，蔓生者含百部碱、百部定碱、异百部定碱、原百部碱、百部宁碱、华百部碱等；直立者含百部碱、原百部碱、百部定碱、异百部定碱、对叶百部碱、霍多林碱、直立百部碱；对叶者含百部碱、对叶百部碱、异对叶百部碱、斯替宁碱、次对叶百部碱、氧化对叶百部碱；尚含糖、脂类、蛋白质、灰分及乙酸、甲酸、苹果酸、琥珀酸，草酸等。药理证实百部生物碱能降低动物呼吸中枢的兴奋性，抑制咳嗽反射而有镇咳之效；并对组织胺所致的离体豚鼠支气管平滑肌痉挛有松弛作用，其强度与氨茶碱近似，但缓慢而持久；其醇浸剂对人型结核杆菌，煎剂对多种细菌如金黄色葡萄球菌、肺炎双球菌、人型结核杆菌及皮肤真菌均有一定抑制作用，并能降低亚洲甲型流感病毒对小鼠的致病力，对已感染小鼠有治疗作用；延长鸡胚培养的新城病毒试验动物寿命；其水或醇浸液对头虱、衣虱及卵均有明显杀灭作用，此外百部浸出液对蝇蛆、孑孓、柑桔蚜、地老虎等十余种害虫与鼠蛲虫也有杀灭作用。

百部最早载《名医别录》，历代本草均有论述。《本草图经》云：“春生苗，作藤蔓，叶大而尖长，颇似竹叶，面青色而光，根下一撮十五六枚，黄白色。”《药性论》云：“治肺家热，上气，咳嗽，主润益肺。”《滇南本草》云：“润肺，治肺热咳嗽；消痰定喘，止虚劳咳嗽，杀虫。”其性味甘、苦，微温。功能润肺下气，止咳杀虫。主治新久咳嗽，肺痨咳嗽，百日咳；外用于头虱、体虱，蛲虫病，阴痒症。蜜百部润肺止咳，用于阴虚劳嗽。内服煎汤，外用水煎熏洗。凡脾虚便溏者忌用。用量过大可致中毒，症状为恶心，呕吐，头昏，头痛，面色苍白，呼吸困难，严重时呼吸中枢麻痹而死亡。

简易疗法

1. 小儿咳嗽：百部、杏仁各6克，川贝母、沙参、白前各9克，水煎食后服。亦用于百日咳。

2. 久嗽痰喘：百部90克，五味子、干姜、紫菀、甘草、桂枝各30

克，升麻15克。为细末，炼蜜和丸，梧桐子大，每服2~3丸，食后，睡前开水送下。

3. 治肺结核：百部500克，雌鸡肉1000克，先将百部研细末，再将鸡肉煮极烂，取肉及汁混合百部粉杵烂为小丸，每次9克，每日2次，20天为1疗程。或用百部、白及各50克，百合、麦冬、杏仁、山药各20克，研末蜜丸，每次6克，日服2次。

4. 阴道滴虫病：生百部、野菊花各15克，黄柏、土槿皮各12克，韭菜20根，加水10000毫升，煮沸去渣，药汁倾盆内，先熏后洗阴部，每日1次，一般洗2~3次。

5. 治牛皮癣：百部、白鲜皮、鹤虱、蓖麻仁、生地黄、黄柏、当归各0.3克，用麻油240克，入药熬枯去渣，复熬至滴水成珠，下黄蜡60克，试水不散为度，再入雄黄末少许和匀，外敷患处。

6. 治蛲虫病：百部、槟榔、使君子各10克，煎液灌肠，每晚1次，连用7日。

7. 头虱疥疮：百部30克，煎汤外洗，每日1次。

8. 治酒齇鼻：50%百部酒精酊剂（浸泡7日），每日外搽2~3次。

37. 芍　药

芍药分赤、白两种，白芍药又名白芍、金芍药，为毛茛科植物栽培芍药的根；赤芍药又名赤芍、红芍药，为野生芍药及同属的根。芍药犹绰约也，绰约为美好之意。此草花容绰约，故以为名。古时离别时相赠，又称离草。芍药分赤、白两种，《本经》统称为芍药；《本草经集注》将其分开，并言其功效。金代成无已《注解伤寒论》将两者功能予以高度概括："白补而赤泻，白收而赤散。"此后便将两药分别归类：白芍药为补血敛阴之药，赤芍药为活血凉血之品。实际上两药同属毛茛科，白芍药为栽培种，采收后入沸水中煮后晒干者；而赤芍药为野生种，采收后直接晒干者。此外草芍药、川芍药亦作赤芍药用。

现代研究：白芍药根含芍药皂苷、牡丹酚、脂肪油、树脂、鞣质、糖类、淀粉、粘液质、蛋白质、β－谷甾醇和三萜类。药理证实有解痉、镇痛、镇静、抗惊厥、抗菌、降温、抗溃疡、保肝、扩张血管、抑制血小板聚集及调节免疫功能的作用。赤芍药根含芍药苷、芍药花苷、牡丹皮酚、右旋儿茶精、苯甲酸、鞣质、树脂、挥发油等。药理证实有解痉、抗炎、解热、镇静、止痛、抗血板聚集及血栓形成，增加冠脉血流量，抗心肌缺血，防治肺动脉高压作用；对多种细菌如球菌、杆菌及某些病毒有抑制作用。

芍药最早载《本经》，历代本草皆有论述。《医学启源》云：白芍药“安脾经，治脾痛，收胃气，止泻利，和血，固腠理，泻肝，补脾胃。”《滇南本草》亦云：“泻脾热，止腹疼，止水泻，收肝气逆疼，调养心肝脾经血，舒经降气，止肝气疼痛。”《日华子本草》云：赤芍药“治风补劳，主女人一切病并产前后诸疾，通月水，退热除烦，益气，天行热疾，瘟瘴惊狂，妇人血运，及肠风泻血，痔瘘，发背，疮疥，头痛，明目，目赤，胬肉。”白芍药性味苦、酸、凉。功能养血柔肝，缓急止痛，平肝潜阳，敛阴收汗。主治肝血不足，月经不调，胸腹疼痛，泄泻痢疾，自汗盗汗，阴虚发热，崩漏带下。凡虚寒腹痛、泄泻者慎服。赤芍药性味酸，苦，微寒。功能清热凉血，活血祛瘀。主治热病邪入血分，血热妄行，发斑，吐血，衄血，血痢腹痛，痈肿疮疡，经闭痛经；瘀血阻络所致半身不遂，头痛，胃痛，胸痹，历节风痛。凡血虚者慎服。

简易疗法

1. 消化性溃疡：白芍药 15 克，蒲公英 30 克，乌贼骨 15 克，川贝母 10 克，元胡 10 克，水煎服。

2. 痢疾腹痛：白芍药 15 克，木香 6 克，槟榔 6 克，黄连 6 克，黄芩 10 克，水煎服。

3. 慢性肝炎：白芍药 30 克，丹参 30 克，虎杖 20 克，半枝莲 20 克，黄芪 20 克，研末蜜丸，每次 9 克，日服 2 次。

4. 头痛眩晕：白芍药 20 克，菊花 20 克，钩藤 20 克，天麻 20 克，川芎 20 克，研末，每次 6 克，日服 2~3 次。亦用于肝阳上亢型高血压者。

5. 治冠心病：赤芍药 15 克，丹参 15 克，川芎 10 克，红花 10 克，降香 10 克，水煎服。

6. 半身不遂：赤芍药 30 克，黄芪 60 克，地龙 20 克，桂枝 20 克，当归 20 克，研末蜜丸，每次 9 克，日服 2 次。

7. 治肺心病：赤芍药浸膏片（成药），每片 0.5 克，含生药 5 克，每次 2 片，日服 3 次，3 个月为 1 疗程。

8. 苔藓样皮炎：赤芍注射液，每 2 毫升含生药 4 克，每日 4 毫升，肌肉注射；或 4~6 毫升加入 25% 葡萄糖 20~40 毫升中静脉注射，2 周为 1 疗程。

38. 当　归

当归又名干归、山蕲、文无、白蕲。为伞形科植物当归的根。为一种常用中药，提起药名，传说在甘肃岷山地区，有位叫芹嫂的妇女，丈夫长年出门在外，她日夜思念，每天早晚都要站在门前的高坡头翘首遥望。后来芹嫂忧郁成疾，病故后葬于高坡，变成一片药草，人们取名“当归”。另《蜀志》载：姜维归顺诸葛亮后，老母思念儿子心切，去信时将当归草附于其中，希望姜维早日归来。姜维回信云：良田百顷，不在一亩（母）；但有远志，不在当归。表达了忠孝不能两全之意。当归在许多方剂中都有配伍，有人统计25种使用频率最高的中药中，它排行第八，有“十方九归”之称。明代李士材谓“能领诸血各归所当之经，故名当归。”近代张山雷言“举国医家孰不知其是血家圣药。”当归入药有头、身、尾、全部之分，古人总结出“治上当用头，治中当用身，治下当用尾，通治则全用”之理论，又有“头破血，身行血，尾止血”之说，这些都为后世用药提供了依据。切片或黄酒炒用。

现代研究：当归主要含挥发油，其中正丁烯酞内酯有特殊香气，藁本内酯含量占45%，均为抗胆碱有效成分；水溶性成分为阿魏酸、丁二酸、琥珀酸、烟酸、尿嘧啶、亚丁基苯酞、蔗糖、多糖，维生素 B_{12} 及 A 类物质和10余种氨基酸。药理实验表明能增加心肌血液供给，降低其氧耗量，抗心律失常和抑制血小板聚集，抗血栓形成；调节子宫平滑肌功能，使其弛缓或收缩，促进子宫增生，有抗维生素 E 缺乏作用，可以安胎；有降温、镇痛、消炎、平喘、降压、降脂、抗辐射、抗贫血、抗变态反应和提高免疫功能的作用；对痢疾杆菌、伤寒杆菌、副伤寒杆菌、变形杆菌、大肠杆菌、霍乱弧菌、溶血性链球菌、金黄色葡萄球菌、绿脓杆菌及脊髓灰白质炎病毒有抑制作用。

当归最早载《本经》，历年本草多有论述。《新修本草》云：“今出当州、宕州、翼州、松州，宕州最胜，细叶者名蚕头当归，大叶者为马尾当归，今用多是马尾当归，蚕头者不如……”《名医别录》云：“温中止痛，除客血内塞，中风痉、汗不出，湿痹，中恶客气，虚冷，补五脏，生肌肉。”《本草纲目》云：“治头痛，心腹诸痛，润肠胃筋骨皮肤。治痈疽，排脓止痛，和血补血。”其性味甘、辛、温。功能补血和血，调经止痛，润燥滑肠。主治血虚诸证，月经不调，经闭腹痛，癥瘕积聚，崩漏，便秘，痢疾，痈疽疮疡，跌打损伤。凡湿盛中满、泄泻者忌服。

简易疗法

1. 月经不调：当归20克，熟地黄30克，白芍药20克，川芎10克，研末，每次6克，日服3次。

2. 经闭痛经：当时12克，香附10克，红花10克，生蒲黄6克，五灵脂6克，水煎服。或当归丸（成药）。

3. 崩漏不止：当归12克，熟地黄15克，阿胶10克，焦艾叶10克，芥穗炭10克，水煎服。

4. 产后腹痛：当归20克，生姜10克，羊肉100克，熬汤食用。

5. 肠燥便秘：当归30克，火麻仁30克，肉苁蓉20克，玉竹20克，研末蜜丸，每次9克，晚睡前服。

6. 跌打损伤：当归20克，苏木10克，土鳖虫10克，乳香10克，没药10克，研末，每次3克，日服3次，黄酒送下。

7. 老年黑斑：当归10克，水煎浓缩成膏，加入面霜100克，外涂患处。

8. 穴位注射：5%当归注射液，根据病情选择穴位注射，每穴0.2毫升，用于治疗心脑血管病、神经病、风湿痛及各种肌肉痛，由针灸医师选穴使用。

39. 肉苁蓉

肉苁蓉又名纵蓉、地精、金笋、大芸。为列当科植物肉苁蓉等同类的肉质茎。因其药性从容和缓，故有“苁蓉”（从容）之称。《神农本草经》将其列为上品，五月五日采，五月恐已老不堪，故多三月采之。生长于广袤的沙漠地区，寄生于疏松沙砾的梭梭根上的一种植物，靠其根下须底部针眼大小的毛细管吸收水分、营养而生长，营养期隐藏于沙层深处，至生殖期见植株上部之花序开始伸出地面，开花结果，散布种籽。倪纯宇《本草汇言》云：“养命门，滋肾气，补精血之药也。男子丹元虚冷而阳道久沉，妇人冲任失调而阴气不治，此乃平补之剂，温而不热，补而不峻，暖而不燥，滑而不泄，故有从容之名。”为滋阴补精之良药，久服可达健美轻身、抗衰延寿之目的，所以俗称“沙漠人参”。分布于我国西北各省，但以新疆若羌地区产者品质最优。春采者半埋于沙土中晒干，称“甜苁蓉”或“淡苁蓉”；秋采者因水分多，投入盐湖中1~3年，取出晒干，称“盐大芸”或“咸大芸”。清水浸泡（咸大芸）或润透纵切晒干用；或黄酒拌匀隔水热蒸称酒苁蓉。

现代研究：肉苁蓉含D－甘露醇、β－谷甾醇、β－谷甾醇－β－D葡萄糖苷、琥珀酸、甜菜碱、葡萄糖及列当素等。药理证实有免疫增进作用，水溶液可使小鼠脾指数、胸腺指数增加，巨噬细胞吞噬率提高，并促进溶血素和溶血空斑形成；使腹腔巨噬细胞内的cAMP升高，cGMP下降，提高淋巴细胞转化率，表明对体液及细胞免疫功能增强；可延长果蝇寿命，有雄激素样作用，并有降低血压、增加体重、促进唾液分泌和呼吸麻痹作用。

肉苁蓉最早载《本经》："主五劳七伤，补中，除茎中寒热痛，养五脏，强阴，益精气，妇人癥瘕。"历代本草多有论述。《药性论》云："益髓，悦颜色，延年，治女人血崩，壮阳，大补益，主赤白下。"《日华子本草》云："治男绝阳不兴，女绝阴不产，润五脏，长肌肉，暖腰膝，男子泄精，尿血，遗沥，带下阴痛。"其性味甘、咸，温。功能温补肾阳，益养精血，润燥滑肠。主治阳痿，不孕，腰膝冷痛，筋骨无力，肠燥便秘。凡阴虚火旺、泄泻及实热便秘者忌服。

简易疗法

1. 肾虚阳痿：肉苁蓉30克，菟丝子30克，巴戟天30克，仙灵脾30克，熟地黄30克，研末蜜丸，每次9克，日服2次。亦用于腰膝冷痛、筋骨萎软者。

2. 消渴善饥：肉苁蓉15克，山萸肉15克，五味子10克，玉竹15克，石斛15克，水煎服。

3. 小便白浊：肉苁蓉20克，山药20克，茯苓20克，莲肉20克，鹿茸10克，研末蜜丸，每次6克，日服3次。

4. 习惯性便秘：肉苁蓉15克，当归10克，火麻仁10克，蜂蜜30克，水煎服。

5. 宫寒不孕：肉苁蓉15克，当归10克，续断10克，香附10克，艾叶6克，阿胶6克，菟丝子15克，水煎服。

6. 神经衰弱：肉苁蓉20克，枸杞子20克，灵芝草20克，人参10克，鹿茸10克，浸泡于白酒500毫升中10日，每次20毫升，日服2次。

7. 老年健忘：肉苁蓉50克，鳝鱼1条，洗净，加水煎煮炖熟，入佐料食用。

40. 朱砂莲

朱砂莲又名黄药子、血三七。为蓼科植物毛脉蓼的块根。生长于西北或东北的山坡、沟滩地，是一种极普通的蔓性植物，有卵圆形的绿叶，淡粉红色的小花，但却有硕大的块根，切开后断面有类似朱砂的橘红点，因此称“朱砂莲”或“朱砂七”。秦巴山区草医用于治疗跌打损伤、血症、痢疾和胃痛，所以有“浑身伤痕满，离不了朱砂莲”的谚语。上世纪七十年代初，陕西省中医研究所首先采用单味制片治疗急性细菌性痢疾，获得显著疗效，并对其进行系统研究。笔者亦在临床中用于治疗胃肠炎症、溃疡及其它消化系统疾病，发现有消除炎症、愈合溃疡、修复粘膜、杀灭幽门螺杆菌的作用，堪称“胃肠良药”。

现代研究：含朱砂莲甲素（大黄素）、乙素（大黄素甲醚）。药理证实对金黄色葡萄球菌、大肠杆菌、绿脓杆菌、福氏痢疾杆菌有抑制作用；水浸液对多种呼吸道及肠道病毒有广谱抗病毒作用。过量服用可出现头晕、腹胀、恶心、呕吐、手麻等中毒反应，停药后即可消失。

朱砂莲最早载《本草图经》，历代本草亦有论述。《本草纲目》云：“其根长者尺许，大者围二、三寸，外褐内黄，亦有黄赤色者，肉色颇似羊蹄根”。又云：“凉血降火，清瘘解毒。”《开宝本草》云：“诸恶肿疮瘘，喉痹，蛇犬咬毒”。其性味苦、微涩、凉。功能行气活血，凉血止血，镇静止痛。主治扁桃体炎，肠炎，痢疾，胃炎，溃疡病，胆道蛔虫，外伤感染，泌尿系感染，月经不调，崩漏，外伤出血，跌打损伤。盐制补肾，醋制止血，碱制健胃，生用抗菌消炎。孕妇慎服。

简易疗法

1. 急性胃痛：朱砂莲6克，研末，1次冲服，日服2次。

2. 消化性溃疡：朱砂莲9克，乌贼骨15克，浙贝母12克，延胡索6克，水煎服。

3. 慢性胃炎：朱砂莲15克，白芍药30克，白蔻仁20克，厚朴20克，三七10克，研末，每次5克，日服2次。

4. 细菌性痢疾：朱砂莲片，每片0.25克，每次4片，日服3~4次，连服6日。

5. 慢性结肠炎：朱砂莲10克，地锦草10克，红蓼花10克，槐米10克，苦参10克，水煎服。

6. 跌打损伤：朱砂莲30克，浸泡于白酒100毫升中7日，外搽患处。亦用于风湿痹痛。

7. 各种止血：朱砂莲9克，仙鹤草15克，白茅根15克，苎麻根15克，水煎服。亦用于崩漏。

41. 红景天

红景天藏名苏罗玛保。为景天科植物全瓣红景天的根茎。生长于海拔3000~5400米的雪域高原的山岩处，是无任何污染的天然药物。红景天属植物全球约有近100种，我国有70余种，青藏高原有55种，因此为主产地区。早期是藏药中的珍品，清代曾作为贡品。为滋补强壮药，对神经衰弱、失眠、健忘、疲惫等症状有一定改善作用。近年来又开发为高级保健品的原料，因其制品在增强人体免疫方面优于人参、刺五加，所以在国内外市场具有强大的生命力和竞争力。

现代研究：本品含红景天苷、酪醇、黄酮、鞣质、微量元素及挥发油；在20余种同属植物中先后分离到40多个化合物，如香豆素、7-羟基香豆素、莨菪亭、槲皮素、山柰酚、花色苷、云杉素、茵芋苷、异槲皮苷、芦丁苷、熊果苷、红景天苷、酪醇、葡萄糖、鼠李糖、木糖等。药理证实具有适应原样作用，能促进人体自身调节（例如使高血压患者降压，使低血压者血压升至正常水平），亦即双向调节作用；能提高人体对不良环境因素刺激的抵抗力和耐受力，如抵抗高温、严寒、缺氧、污染、辐射、噪声、有毒有害物质等不良因素对机体的影响；还有抗疲劳及促进性功能的作用。动物实验证明红景天苷能增加二倍体成纤维细胞的传代数，延长其存活时间，促进细胞的芬裂，降低衰老细胞MAO活性；可使老龄大鼠红细胞SOD活性提高，使老龄小鼠血、肝和睾丸的LPO和睾丸的脂褐素含量降低，说明有抑制机体内自由基反应的作用；红景天植物或其提取物有抗癌作用，可明显抑制和直接杀伤肝癌、嗲癌、胃癌、肺癌细胞，对S-180细胞具有一定的抑制作用；长期服用红景天提取物能提高注意力、记忆力，对老年痴呆也具有一定的治疗效果。

红景天最早载《四部医典》：苏罗玛保能“治血病，赤巴病，疮疖溃烂。”《温岛合》云：“清热养肺，补元气，除口臭，浸水沐浴清除诸病。”《西藏常用中草药》云：“活血止血，清肺止咳，治咳血，咯血，肺炎咳嗽，妇女白带。外用治跌打损伤，汤火伤。”其性味甘、涩，寒。功能活血止血，清肺止咳，解热止痛。主治高山反应所致的恶心呕吐，嘴唇和手心发紫，全身无力，胸闷气短，身体虚弱；咳嗽咯血，妇女白带，跌打损伤，烫伤。近年用于航天、航海、运动员、高海拔工作者，老年人、气血虚弱者，有营养滋补作用。

简易疗法

1. 治冠心病：红景天10克，泡水代茶饮。若伴胸闷疼痛加三七3克冲服。

2. 高脂血症：红景天浸膏片（单味），每次2片（每片含生药5克），或按说明服。

3. 咳嗽咯血：红景天15克，鱼腥草30克，杏仁、白及各10克，水煎服。

4. 神经衰弱：红景天50克，浸泡于白酒500毫升中5日，每次10毫升，日服2~3次。

5. 高原反应病：红景天胶囊（含红景天、沙棘、枸杞等），每次2粒（每粒0.5克），日服2次，1个月为1疗程。

42. 延胡索

延胡索又名玄胡索，避宋真宗讳而改名元胡索。为罂粟科植物延胡索的块茎。因其能行血中气滞，气中血滞，故专治一身上下诸痛。李时珍举例云：荆穆王妃胡氏，因食荞麦面而又生气，胃脘彻心而痛，难以忍受。三日来医生先后用吐下与行气化滞之药，皆入即吐，竟无寸功，以至水谷未进，大便不通。他去诊治，见此情景，忽思《雷公炮炙论》有“心痛欲死，速觅延胡”之句，速取延胡索三钱，研末用温黄酒调和缓服，不大一会儿，大便即通而疼痛亦止。又用此法治疗华姓老人的下痢腹痛，久病垂死，已备棺木，服药后疼痛大减，后经调理而安。可见其止痛作用验之神效。始信其“能活血化气，第一品药也”；“用之中的，妙不可言”。生用或醋炒用。

现代研究：延胡索含多种生物碱，有延胡索甲、乙、丙、丁、戊、己、庚、寅、丑素等。药理证实延胡索总碱及延胡索甲、乙、丑素均有镇痛作用，乙素作用较强，有镇静、催眠、安定作用；并能显著扩张冠脉、增加血流量，对心肌缺血、心律失常、冠心病、高血压病有一定效果；还有抑制胃酸分泌，抗胃溃疡作用。

延胡索最早载《本草拾遗》，历代本草多有论述，《本草纲目》云：“延胡索，今二茅山西上龙洞种之。每年寒露后栽，立春后生苗。叶如竹叶样，三月长三寸高；根丛生如芋卵样，立夏掘起。”《日华子本草》云：“除风，治气，暖腰膝，破癥瘕，扑损瘀血，落胎，及暴腰痛。”《开宝本草》云：“主破血，产后诸病，因血所为者。妇人月经不调，腹中结块，崩中淋露，产后血运，暴血冲上，因损下血；或酒摩及煮服。”其性味苦、辛，温。功能活血散瘀，行气止痛。主治气血瘀滞之疼痛，胸痹心痛，胃寒疼痛，胁肋胀痛，血瘀痛经，疝气疼痛，腰膝疼痛，偏正头痛，跌打损伤，癥瘕，崩中，产后血晕，恶露未尽。凡血虚者及孕妇忌服。

简易疗法

1. 胃脘疼痛：延胡索20克，香附30克，砂仁20克，高良姜20克，广木香10克，研末，装入胶囊，每次3克，日服2次。

2. 胁肋胀痛：延胡索6克，川楝子10克，郁金10克，枳壳10克，厚朴10克，水煎服。

3. 治心绞痛：延胡索10克，瓜蒌10克，薤白10克，丹参15克，三七6克，水煎服。

4. 血瘀痛经：延胡索6克，赤芍药10克，生蒲黄6克，五灵脂6克，水煎服。

5. 疝气疼痛：延胡索9克，小茴香9克，荔枝核9克，橘核9克，川楝子9克，水煎服。

6. 跌打损伤：延胡索10克，三七10克，红花10克，乳香10克，没药10克，研末，每次3克，日服2~3次，黄酒冲下。

7. 各种疼痛：延胡索止痛片，每片0.4克相当生药3.33克，每次1~2片，日服3次。有止痛、镇静作用。

8. 神经性头痛：延胡索注射液，每2毫升含药4克，每次2毫升，日1~2次，肌内注射。亦用于消化性溃疡，腰痛，痛经。

43. 防　己

防己又名解离、钻骨龙、金钥匙。为防己科植物粉防己（汉防己）或马兜铃科植物广防己（木防己）的根。李东垣释名云：“比之于人，则险而健者也。”“然善用之，亦可敌凶突险。”张德裕云：“名曰防己者，以脾为己土，喜燥恶湿，湿淫于内，则气化不行，而水失故道，为肿为疮，为脚气，皆己土受邪之病，而此能防堤之，是为古人命名之真义……”生于山野丘陵地、草丛或矮林边缘，分布浙江、安徽、江西、福建、广东、广西等地。常用粉防己和木防己，前者利水消肿效强；后者祛风止痛功佳。少数地区亦将防己科植物青藤、蝙蝠葛及马兜铃科植物淮通、大叶马兜铃等根作防己使用。

现代研究：粉防己根含生物碱约1.2%，其中有汉防己碱（即汉防己甲素）、防己醇灵碱（即去甲汉防己碱或汉防己乙素）、一种酚性生物碱即汉防己丙素及前两种成分的异构体门尼新碱、门尼定，以及轮环藤酚碱等，尚含黄酮苷、酚类、有机酸、挥发油等；木防己根含多种生物碱，有木防己碱、异木防己碱、木兰花碱、木防己胺、木防己宾碱、甲门尼萨任碱、去甲门尼萨任碱等。药理证实所含汉防己甲素、丙素对实验动物有解热作用；甲素比乙素的镇痛作用强，可能与大量甲素能引起中枢兴奋有关；并有抗炎、抗过敏、利尿、明显持久降压、显著增加冠脉流量、抗心律失常、神经肌肉阻滞，以及兴奋和舒缩平滑肌作用；尚有防治矽肺、抗癌等作用。

防己最早载《本经》，历代本草皆有论述。《本草图经》云："但汉中出者，破之文作车辐解，黄实而香，茎梗甚嫩，苗叶小类牵牛。折其茎，一头吹之，气从中贯，如木通然。他处者青白虚软，又有腥气，皮皱，上有丁足子，名木防己。"《医林纂要》云："泻心，坚肾，燥脾湿，功专行水决渎，以达于下。"《本草再新》云："利湿，除风，解火，破血。治膀胱水肿，健脾胃，化痰。"其性味苦，寒。功能利水消肿，祛风止痛。主治水肿脚气，小便不利，湿疹疮毒，风湿痹痛，高血压病。凡阴虚而无湿热者慎用。用量过大（常用每日 9~12 克）可发生中毒，出现恶心、呕吐、震颤、共济失调，四肢瘫痪，肌肉紧张性增加，四肢麻痹、呼吸被抑制，阵挛性惊厥或强直性痉挛。伴有面色苍白，出冷汗、心悸、以后有木僵和人事不省，致死原因系呼吸麻痹，窒息、心肌受损所致。

简易疗法

1. 高血压病：汉防己甲素片，按说明服用。有降压、改善症状作用。

2. 三叉神经痛：阵痛片（含防己），口服 8~9 片/日 2 次，病情缓解后日 1 次，疼痛消失后继服 2 周。2 周为 1 疗程，重症可服 2~4 疗程。

3. 风湿痹痛：防己 30 克，威灵仙 30 克，独活 20 克，秦艽 20 克，木瓜 20 克，浸泡于白酒 500 毫升中 7 日，滤过，兑水至 1000 毫升，每次 15 毫升，日服 2 次。

4. 四肢浮肿：防己 10 克，桑白皮 15 克，赤茯苓 15 克，白茅根 15 克，大腹皮 10 克，水煎服。

5. 心性水肿：防己、椒目、葶苈子、大黄各 30 克，研为细末，炼蜜为丸，梧桐子大，食后 1 丸，每日 3 次。亦用于肝腹水、肾炎水肿。

6. 治疗尘肺：防己 4 份，青木香 1 份，研末过筛，再用黄芪 1 份煎汁泛成小丸，每次睡前服药 3 克，连服 3 月为 1 疗程。

44. 防　风

防风又名铜芸、茴芸、百枝、屏风。为伞形科植物防风的根。因其功疗风最著，防者御也，故而名之。《广群芳谱》云："治三十六种风，男子一切劳劣，补中益神，通利五脏，心烦体重，羸瘦盗汗。散头目中滞气，经络中留湿。得葱白能行周身。"《金銮密记》云："白居易在翰林赐防风粥一瓯，剔取防风得五合余，食之，口香七日。"尚有清除口中异味之功。根据产地，东北、内蒙古东部所产称"关防风"或"东防风"，品质最佳；内蒙古西部及河北承德、张家口所产称"口防风"，山西所产称"西防风"，品质较次；河北保定、唐山及山东所产称"山防风"或"黄防风"、"青防风"，品质最次。亦有四川、云南、新疆所产及竹叶防风均在当地入药用。切片或炒黄用。

现代研究：防风含挥发油，从中鉴定出辛醛、壬醛、β-没药烯、花侧柏烯、β-桉叶醇等20种成分；已知有3-O-当归酰基玄茅酚、5-O-甲基阿密茴醇、木醋酸、β-谷甾醇和甘露醇等。药理证实有解热、抗炎、镇痛、镇静、抗惊厥，增强免疫功能作用；对绿脓杆菌、金黄色葡萄球菌、痢疾杆菌、溶血性链球菌及某些病毒、皮肤癣菌有抑制作用。

防风最早载《本经》，历代本草多有论述。《本草图经》云："防风，今京东、淮、浙州郡皆有之。根土黄色，与蜀葵根相类；茎叶俱青绿色，茎深而叶淡，初时嫩紫，作菜茹极爽口。五月开细白花，中心攒聚作大房，似莳萝花，实似胡荽而大，二月、十月采根暴干。"《药类法象》云："治风通用。泻肺实，散头目中滞气，除上焦风邪。"《长沙药解》云："行经络，逐湿淫，通关节，止疼痛，舒筋脉，伸急挛，活肢节，起瘫痪，敛自汗、盗汗，断漏下、崩中。"其性味辛、甘，温。功能辛温解表，祛风胜湿，止痛定痉。主治外感风寒之头痛，身痛，恶寒，风疹瘙痒，破伤风角弓反张、牙关紧闭，抽搐痉挛，风寒湿痹，骨节疼痛，四肢挛急。凡血虚痉急、头痛不因风邪者忌服。

简易疗法

1. 头风疼痛：防风15克，天麻10克，蔓荆子10克，川芎15克，细辛3克，水煎服。

2. 面神经麻痹：防风50克，蜈蚣15克，全蝎10克，研末，每次6克，日服2次，黄酒送下。

3. 坐骨神经痛：防风15克，乌梢蛇10克，秦艽10克，独活10克，桂枝10克，水煎服。

4. 风寒感冒：防风12克，葱白6寸，生姜6克，茶叶6克，荆芥6克，水煎服。

5. 中气下陷：防风20克，黄芪40克，白术30克，人参10克，升麻

10克，研末蜜丸，每次9克，日服2次。亦用于胃下垂、脱肛、子宫脱垂。

6. 慢性肠炎：防风炭10克，诃子皮10克，石榴皮10克，肉豆蔻6克，地锦草6克，水煎服。

7. 产后腹痛：炒防风15克，当归15克，白芍药12克，炮姜6克，益母草12克，水煎服。

8. 阴道炎：鲜防风100克，鲜艾叶草100克，水煎先熏后洗，日2次，连用3~5日。

45. 麦门冬

麦门冬又名羊韭、禹葭、家边草、阶前草。为百合科植物沿阶草的块根。其沿阶而生，葱郁翠绿，四季可赏，令人赞叹。宋代范成大诗云："门冬如佳隶，长年护阶除。生儿乃不凡，磊落玻璃珠。"庭园草地，有麦门冬绿色点缀，便显得分外幽雅宁静。《十州记》载：有一天，秦始皇见一只鸟衔来一株草，其叶如韭，花色淡紫，不解何草？便派人问鬼谷子，鬼谷子仔细看后说：此乃不死药，生长在东海瀛州，人死后三日，覆盖此草于身，即可复生。虽是神话不足为凭，但现已证实麦门冬确有抗衰老作用。浸泡抽心或加裹朱砂衣用。

现代研究：沿阶草块根含多种甾体皂苷，其苷元为罗斯考皂苷元，还含β-谷甾醇-β-D-葡萄糖苷；沿阶草变种块茎含多种甾体皂苷A、B、C苷元。药理证实能提高耐氧能力，增强心脏收缩力，降低心律失常发生率，调节血糖，促进胰岛细胞恢复，增加肝糖元含量，增强体液免疫，调节核酸代谢，升高外周白细胞及祛痰、镇咳作用；对白色葡萄球菌、枯草杆菌、大肠杆菌及伤寒杆菌有抑制作用。

麦门冬最早载《本经》，历代本草多所论述。《本草图经》云："麦门冬，今所在有之。叶青似莎草，长及尺余，四季不凋，根黄白色，有须根，作连珠形，四月开淡红花，如红蓼花，实碧而圆如珠。"《药性论》云："治热毒，止烦渴，主大水面目肢节浮肿，下水。治肺痿吐脓，主泄精。"《日华子本草》云："治五劳七伤，安魂定魄，时疾热狂，头痛，止嗽。"其性味甘、微苦，寒。功能养阴润肺，益胃生津，清心除烦。主治肺燥干咳，咯血，肺痿，肺痈，虚劳烦热，消渴，热病伤阴，咽干口燥，大便秘结。凡脾虚泄泻、胃有痰湿及暴感风寒咳嗽者忌服。

简易疗法

1. 肺热咳嗽：麦门冬15克，桑白皮15克，杏仁10克，石膏15克，瓜蒌10克，水煎服。

2. 口干咽燥：麦门冬30克，青果30克，分10次泡水代茶饮。

3. 声音嘶哑：麦门冬200克，天门冬100克，蜂蜜100克，熬成膏剂，每次20克，温开水冲服，用于肺阴不足证。亦用于咽喉疼痛者。

4. 萎缩性胃炎：麦门冬30克，沙参30克，蒲公英30克，石斛20克，厚朴20克，研末蜜丸，每次9克，日服3次，适于脾胃阴虚者。

5. 冠心病：麦门冬30克，丹参30克，水煎服，分3次1日服完。或麦冬注射液，每2毫升含生药2克，每次4毫升，日1次，肌肉注射。

6. 大便秘结：麦门冬20克，生地黄20克，玄参20克，玉竹20克，火麻仁20克，研末，每次6克，加蜂蜜调服，睡前服1次。

46. 苍　术

苍术又名山蓟、赤术、茅术。为菊科植物南、北苍术的根茎。因其根苍黑色，而术字篆文，象其根干枝叶之形而名。南北朝时，茅山隐居着一位高士陶弘景，他性好著述，博通经史，白天登山采药，夜晚宿洞编撰，在《神农本草经》的基础上，广征精引，详参细究，增加新药365种，著成《本草经集注》，共载药物730种。尤其是它采用茅山之术所造的术煎，水浸煎膏，黄酒调饮，有祛病延年之效。庾肩吾答谢函曰："绿叶抽条，紫花标色。百邪外御，六府内充。山精见书，华神在录。木荣火谢，尽采撷之难；启旦移申，穷淋漉之剂。""味重金浆，芳逾玉液。足使坐致延生，伏深铭感。"葛洪《抱朴子内篇》云："南阳文氏，汉末逃难壶山中，饥困欲死。有人教之食术，遂不饥。数十年，还乡里，颜色更少，气力转胜。"故有"必欲长生，常服山精"之说，山精即苍术。以个大、内有朱砂点、切开后断面起白霜者为佳，切片或米泔水喷洒炒黄用。

现代研究：南苍术根茎含挥发油，主要为苍术醇、β－桉叶醇和茅术醇，另含少量苍术酮、维生素A、B及菊糖、苍术炔、桉油精等；北苍术挥发油主为苍术醇、苍术酮、茅术酮、茅术醇、桉叶醇及苍术呋喃羟等。药理证实有降糖、镇静、扩张血管，抑制心脏、十二脂肠和食管癌细胞的作用；烟薰消毒对结核杆菌、金黄色葡萄球菌、大肠杆菌、枯草杆菌、绿脓杆菌、乙型链球菌及黄曲霉菌、多种病毒、支原体等有显著杀灭作用。

苍术最早载《本草经集注》，历代本草多有论述。《本草纲目》云："苍术，山蓟也。苗高二、三尺，其叶抱茎而生，梢间叶似棠梨叶，其脚下下叶有三、五叉，皆有锯齿小刺。根如老姜之状，苍黑色，肉白有油膏。”又云：“治湿痰留饮，或挟瘀血成窠囊，及脾湿下流，浊沥带下，滑泻肠风。”《玉楸药解》云：“燥土利水，泄饮消痰，行瘀，开郁，去漏，化癖，除癥，理吞酸去腐，辟山川瘴疠，回筋骨之痿欹，清溲溺之混浊。”其性味辛、苦，温。功能燥湿健脾，祛风明目。主治脘腹胀满，泄泻，水肿，脚气痿躄，风湿痹痛，风寒感冒，雀目夜盲。凡阴虚内热、气虚多汗者忌服。

简易疗法

1. 食积腹胀：苍术 10 克，厚朴 10 克，山楂 10 克，神曲 10 克，莱菔子 6 克，水煎服。

2. 风寒感冒：苍术 15 克，葱白 3 寸，生姜 6 克，苏叶 6 克，水煎服。

3. 小儿夜盲：苍术 200 克，猪肝 1 具（焙干）研末，每次3～5 克，日服 3 次，食前服。

4. 目生翳障：苍术 30 克，菊花 30 克，蝉蜕 20 克，白蒺藜 20 克，木贼 20 克，研末蜜丸，每次 9 克，日服 2 次。

5. 小儿佝偻病（软骨病）：苍术 20 克，鸡蛋壳 20 克，研末加水及蜂蜜制成糖浆 100 毫升，每次 10 毫升，日服 3 次。

6. 治糖尿病：苍术 30 克，天花粉 30 克，生地黄 30 克，玄参 20 克，石斛 20 克，研末装入胶囊，每次 3 克，日服 3 次。

7. 风寒湿痹：苍术 30 克，防风 30 克，豨莶草 30 克，秦艽 20 克，独活 20 克，浸泡于白酒 600 毫升中 7 日，每次 20 毫升，日服 3 次。

8. 身体虚弱：苍术 500 克，米泔水浸 3 日，逐日换水，刮去黑皮，切片焙干研末，白茯苓 250 克，蒸熟调匀，加蜜制丸，每次 9 克，日服 3 次。

47. 何首乌

何首乌又名地精、夜合、红内消、九真藤。为蓼科植物何首乌的块根。何首乌本是一人名，相传唐代顺州南河县人何能嗣，爱慕道术，随师入山修行，有一日露卧山野，忽见有藤两株，相距约三尺远，但苗蔓相交，久而方解，感到非常奇怪，就将此藤蔓连根挖回，问了许多人都不认识，后来有位山野老人说这恐怕是神仙之药，你年已五十尚且无子，何不吃它补补身子。他便研成细末用黄酒吞服。三个月后果然见效，头发变得乌黑，容貌显得年轻，而且生下儿子延秀。此后延秀生一子名叫首乌，首乌又生数子，而且寿至百岁，头发黑亮。后来将此药称为“何首乌”。李时珍云：“嘉靖初，邵应节以“七宝美髯丹”献给世宗肃皇帝服用，连生皇子，于是此方天下大传。”“宋怀州知州李治，与一武臣同官。怪其年七十余而轻健，面如渥丹，能饮食。叩其术，则服何首乌丸也。乃传其方。”有人赞曰：“神效胜道，著在仙书。雌雄相交，夜合昼疏。服之去谷，日居月诸。返老还少，变安病躯。有缘者遇，勖尔自如。”可见此药延年益寿之说由来已久。切片生用或加黑豆汁与黄酒拌匀，隔水炖至汁尽，晒干，称“制首乌”。

现代研究：根茎含蒽醌类，主要为大黄酚和大黄素，其次为大黄酸，痕量的大黄素甲醚和大黄酚蒽酮等；此外还含淀粉、粗脂肪、卵磷脂及锰、铁、铜、锌、锶、镍等微量元素。药理证实能降血脂，缓解动脉硬化，提高纤溶活性，减慢心律，升高血糖，促进红细胞生长发育，提高免疫功能、抗衰老，促进肠管蠕动而泻下，并有镇静安眠、保护肝脏、增加肝糖原、调节内分泌系统的作用；对人型结核杆菌、福氏痢疾杆菌及流感病毒有抑制作用。

何首乌最早载《日华子本草》，历代本草多有论述。《本草图经》云：“春生苗，叶叶相对，如山芋而不光泽。其茎蔓延竹木墙壁间。夏、秋开黄白花，似葛勒花。结子有棱，似荞麦而细小，才如粟大。秋冬取根，大者如拳，各有五棱瓣，似小甜瓜。”《开宝本草》云：“主瘰疬，消痈肿，疗头面风疮，五痔，止心痛，益血气，黑髭鬓，悦颜色，亦治妇人产后及带下诸疾。”《药品化义》云：“益肝，敛血，滋阴。治腰膝软弱，筋骨酸痛，截虚疟，止肾泻，除崩漏，解带下。”其性味苦、甘、涩，微温。功能补肝益肾，养血祛风。主治肝肾阴亏，须发早白，血虚头晕，腰膝酸软，筋骨酸痛，遗精，崩滞，久疟，久痢，便秘，痈肿。凡泄泻及有湿痰者慎服。

简易疗法

1. 神经衰弱：制首乌 50 克，五味子 20 克，丹参 30 克，黄连 12 克，苦参 12 克，水煎浓缩成浸膏，制成片，每片 0.3 克，每次 3~5 片，日服 2~3 次。亦用于失眠症。

2. 血虚体弱：制首乌 15 克，菟丝子 9 克，当归 9 克，补骨脂 9 克，鸡血藤 15 克，水煎服。

3. 须发早白：制首乌 30 克，枸杞子 20 克，旱莲草 20 克，熟地黄 20 克，桑椹 20 克，研末蜜丸，每次 9 克，日服 2~3 次。

4. 治冠心病：制首乌 20 克，丹参 20 克，灵芝草 20 克，银杏叶 10 克，浸泡于白酒 500 毫升中 10 日，每次 20 毫升，日服 2 次。

5. 高脂血症：制首乌 100 克，研末，装入胶囊，每次 5 克，日服 3 次。

6. 肠燥便秘：生首乌 15 克，当归 10 克，玉竹 10 克，火麻仁 10 克，水煎服。

7. 疮疡不敛：生首乌 20 克，白蔹 20 克，研末，撒敷患处。

8. 风疹瘙痒：生首乌 10 克，苦参 10 克，白鲜皮 10 克，荆芥 10 克，防风 10 克，水煎服。

48. 沙 参

沙参有南、北两种，科属不同，功效略异。南沙参又名白参、泡参、桔参，为桔梗科植物轮叶、杏叶沙参及同属植物的根；北沙参又名海沙参、跟条参、辽沙参，为伞形科植物珊瑚菜的根。其功效相同点为清热养阴；不同点南沙参清肺祛痰之力为胜，北沙参润肺养阴之力较强。除此之外，南沙参有用鲜者，质润多液，清热生津作用较佳。

现代研究：轮叶沙参的根含三萜皂苷和淀粉；北沙参根含生物碱和丰富的淀粉。药理证实南沙参有明显持续的祛痰、强心、抑制皮肤真菌作用；北沙参有解热镇痛作用，并有免疫抑制活性。

南沙参最早载《本经》，北沙参载《本草汇言》，历代本草皆有论述。《日华子本草》云：南沙参“补虚，止惊烦，益心肺，并一切恶疮疥癣及身痒，排脓消肿毒。”《本草纲目》亦云：“清肺火，治久咳肺痿。”《本草从新》云：北沙参“专补肺阴，清肺火，治久咳肺痿。”《中药志》亦云：“养肺阴，清肺热，祛痰止咳。治虚劳发热，阴伤燥咳，口渴咽干。”南沙参性味甘、微苦，凉；北沙参甘、苦、淡，凉。功能养阴清肺，益胃生津。主治热病伤阴，口干舌燥，肺热阴虚，干咳无痰或燥咳痨嗽，咯血。凡风寒咳嗽及肺胃虚寒者忌服。

简易疗法

1. 肺燥咳嗽：南沙参 15 克，桑白皮 15 克，麦冬 10 克，杏仁 10 克，川贝母 10 克，水煎服。

2. 胸胁疼痛：南沙参 15 克，生地黄 12 克，当归 12 克，枸杞 10 克，川楝子 10 克，水煎服。亦用于肝肾阴虚诸证。

3. 咳嗽咽干：南沙参 10 克，麦门冬 10 克，甘草 10 克，分 5 次泡水代茶饮。

4. 热病伤阴：沙参 10 克，麦冬 10 克，石斛 10 克，玉竹 10 克，冰糖 10 克，水煎频饮。

5. 潮热盗汗：沙参 15 克，青蒿 10 克，白薇 10 克，功劳叶 15 克，五味子6克，水煎服。

6. 治糖尿病：北沙参30克，天花粉30克，麦冬20克，黄精20克，山药30克，黄芪30克，研末蜜丸，每次9克，日服2次。用于气阴两虚型。

49. 羌　活

羌活又名羌青、羌滑、护羌使者，退风使者。为伞形科植物羌活和川羌活、宽叶羌活的根茎，按其形态分为蚕羌、竹节羌、大头羌、条羌等。古人不分羌活、独活，《本经》且谓独活一名羌活，所以《名医别录》亦从其说；李时珍亦云："独活以羌中来者良，故名羌活。"实际上两者虽为同一科属植物，但为两种药物，其功效有同有异：相同点均能祛风胜湿，散寒蠲痹。不同处是羌活善发散太阳经的风寒湿邪，有解表之功，病邪在上在表者宜用之，以治上半身头、项、肩、背部的疼痛为主；而独活入少阴经，偏于祛除下半身腰、腿、胫、足的疼痛为主。因此风寒湿邪新感，在上在表者宜用羌活；而风寒湿邪久羁，在下在里者宜用独活。运用时应加以区别。

现代研究：根茎中含挥发油，主要为α－蒎烯、β－蒎烯、柠檬烯、萜品烯醇－4和乙酸龙脑酯等；尚有香豆素类、β－谷甾醇、鼠李糖、葡萄糖、果糖和蔗糖及19种氨基酸。药理证实能对抗垂体后叶素引起的大鼠急性心肌缺血的心电图改变，增加心肌营养性血流，减慢心率的作用。

羌活最早载《吴普本草》，历代本草多有论述。《本草经集注》云："羌活形细而多节软润，气息极猛烈。"《本草图经》云："今人以紫色而节密者为羌活，黄色而作块者为独活。"《药性论》云："治贼风、失音不语，多痒血癞，手足不遂，口面㖞斜，遍身顽痹。"《本草备要》云："泻肝气，搜肝风。治风湿相搏，本经（太阳）头痛，督脉为病，脊强而厥，刚痉柔痉，中风不语，头旋目赤。"其性味辛、苦，温。功能解表散寒，祛风除湿，止痛消肿。主治外感风寒所致的恶寒、发热、无汗，头身疼痛；风寒湿痹所致的肢节疼痛，肩背酸痛；中风所致的项强筋急，手足不遂及风水浮肿，痈疽疮毒。凡气虚血虚、头身痹痛者忌服。

简易疗法

1. 风寒感冒：九味羌活丸（蜜丸），每次6克，日服2次。

2. 扁桃体炎：羌活6克，牛蒡子9克，板蓝根15克，蒲公英15克，薄荷6克，水煎服。亦用于上呼吸道感染、腮腺炎、咽喉肿痛。

3. 风寒湿痹：羌活20克，威灵仙30克，豨莶草30克，伸筋草30克，怀牛膝30克，研末蜜丸，每次9克，日服2次。亦用于肩臂疼痛者。

4. 类风湿性关节炎：羌活20克，独活20克，防风20克，秦艽20克，白花蛇1条，研末，每次3~5克，日服2次，黄酒送下。

5. 冠心病心绞痛：羌活9克，桂枝9克，当归15克，五灵脂9克，三七粉6克（冲），水煎服。

6. 慢性鼻炎：羌活6克，苍耳子9克，辛夷9克，藿香9克，白芷6克，水煎服。

50. 附　子

附子又名淡附片、黑附块、炮附子。为毛茛科植物乌头旁生块根（子根）的加工品。李时珍释名云："初种为乌头，象乌之头也。附乌头而生者为附子，如子附母也。"主要栽培于四川、陕西；野生分布全国各地。为作用峻猛的温里药，为纯阳燥烈之品，能上助心阳以复脉，下补肾命以益火，内逐寒湿而止痛，外达卫表而散寒。对于阳气暴脱之证，更具立挽危亡、回阳救逆之效，是中医急救良药，临床应用十分广泛。近年多用于虚脱、休克等急证，有较好的强心和抗休克作用。附子生品毒性较大，内服宜用炮制品，入煎剂宜久煎减毒。按大小分类加工为盐附子、黑顺片、白附片。

现代研究：成分含生物碱，其中主要为剧毒的双酯类生物碱，如次乌头碱、乌头碱、中乌头碱、塔拉地萨敏、川乌碱甲、川乌碱乙、尼奥灵、宋果灵、附子灵；据报道曾从四川江油附子中得到七个C19二萜类乌头碱型的生物碱，即海帕乌头碱（即次乌头碱）、乌头碱、美沙乌头碱（即中乌头碱）、尼奥灵、卡拉可林（即川乌碱乙）、北乌碱和附子灵。药理证实附子强心成分是消旋去甲乌药碱，稀释至十亿分之一仍有活性，其提取物可对抗小鼠实验性心率失常、动物缺氧和急性心肌缺血有保护作用；注射液对麻醉犬急性心肌缺血损伤有明显保护作用，能提高小鼠缺氧耐力，对大鼠心肌缺血和心律失常有对抗作用；有一过性升压作用，煎剂和总碱可增加冠脉流量，可改善外周和冠脉循环，降压作用与肌肉血管特别是四肢血管的扩张有较大关系；能收缩回肠肌，可能是副交感神经兴奋作用；并有镇痛、镇静、抗炎、增强机体免疫功能作用。

附子最早载《本经》："主风寒咳逆邪气，寒湿踒躄，拘挛膝痛，不能行步。破癥坚积聚，血瘕，金疮。"历代本草皆有论述。《名医别录》云：

“腰脊风寒，脚气冷弱，心腹冷痛，霍乱转筋，下痢赤白，温中强阴，坚肌骨，又堕胎，为百药长。”《本草纲目》云：“治三阴伤寒，阴毒寒疝，中寒中风，痰厥气厥，柔痉癫痫，小儿慢惊，风湿麻痹，肿满脚气，头风，肾厥头痛，暴泻脱阳，久痢脾泄，寒疟瘴气，久病呕哕，反胃噎膈，痈疽不敛，久漏冷疮。”其性味辛、甘，大热，有毒。功能回阳救逆，补火助阳，温经止痛。主治亡阳虚脱，肢冷脉微，阳痿，宫冷，心腹冷痛，虚寒吐泻，阴寒水肿，阳虚外感，寒湿痹痛。内服煎汤，或入丸散，外用研末调敷。凡阴虚阳盛，血热妄行及孕妇忌用。因本品所含乌头碱为毒性成分，过量服用可引起心室颤动，严重导致心源性休克及心源性脑缺血综合症，最后多因呼吸或心肌麻痹而死亡，应引起注意。

简易疗法

1. 脘腹寒痛：制附子、干姜各6克，党参、白术各15克，水煎服。亦用于脾虚肢冷，肠鸣泄泻，口吐清涎，面色苍白等。

2. 风寒湿痹：附子、桂枝各6克，黄芪、当归各15克，防风、木瓜各10克，水煎服。

3. 亡阳虚脱：附子6克，人参、麦冬、五味子各10克，水煎频服。适于阳气衰微，阴寒内盛，或因大汗、大吐、大泻而致的四肢厥冷，脉微欲绝之症。

4. 胸痹疼痛：附子、沉香、三七各6克，丹参、瓜蒌各15克，薤白10克，水煎服。

5. 慢性肾炎：附子9克，黄芪、白术、茯苓、益母草各15克，水煎服。适于肾阳不足所致浮肿，尿少，面白等。

6. 阳痿尿频：附子、肉桂各10克，山萸肉、仙灵脾、覆盆子各30克，研末蜜丸，每次6克，日服2次，淡盐水送服。

7. 附睾丸炎：附片、荔核、橘核、川楝子、红花各9克，小茴香、广木香、桂枝、甘草6克，水煎服。

8. 心血管病：附子注射液8~12克（每支2毫升含生药4克），加入5%葡萄糖500毫升静滴，10~20滴/分，2周为1疗程。适于病态窦房结综合征，器质性心脏病并发房室传导阻滞等。

51. 苦　参

苦参又名苦骨、地槐、虎麻。为豆科植物苦参的根。因其根茎味苦而得名。用于治病，古已有之。《史记》云：太仓公淳于意医齐大夫龋齿，灸左手阳明脉，以苦参汤日漱三升，出入慎风，五六日愈。此取其清热杀虫之功。沈括《梦溪笔谈》载其苦腰重，久坐不能行。有一将佐曰：此乃病齿数年，用苦参揩齿，其气味入齿伤肾所致也。后有太常少卿舒昭亮，亦用苦参揩齿，岁久亦病腰。自后悉不用之，腰疾皆愈。此谓苦寒伤肾之弊。生用或炒用。

现代研究：苦参根主要含苦参碱、氧化苦参碱、5－羟基苦参碱、臭豆碱、槐果碱等多种生物碱，以及苦参醇、苦参酮、苦参素等黄酮类，尚含甾醇及氨基酸类。药理证实能抑制心律失常，能使心率减慢，房室传导时间延长，防治白细胞降低，抗肝纤维化，抑制肝病毒，降低血粘度，收缩气管平滑肌，尚有抗辐射、抗肿瘤、抗过敏、镇静、镇痛、平喘、祛痰、利尿、降压等作用；对痢疾杆菌、大肠杆菌及滴虫等均有抑制作用。

苦参最早载《本经》，历代本草多有论述。《本草图经》云：“其根黄色，长五、七寸许，两指粗细。三、五茎并生，苗高三、四尺以来；叶碎青色，极似槐叶，春生冬凋；其花黄白色，七月结实如小豆子。”《药性论》云：“治热毒风，皮肌烦躁生疮，赤癞眉脱，主除大热嗜睡，治腹中冷痛，中恶腹痛，除体闷，治心腹积聚。”《滇南本草》云：“凉血，解热毒，疥癞，脓窠疮毒。疗皮肤瘙痒，血风癣疮，顽皮白屑，肠风下血，便血。消风，消肿毒，痰毒。”其性味苦，寒。功能清热燥湿，解毒杀虫。主治湿热黄疸，泄泻痢疾，带下，阴痒，小便不利，灼热涩痛，皮肤瘙痒，麻风，脓疱疹，湿疹。凡脾胃虚寒者忌服。

简易疗法

1. 传染性肝炎：苦参适量，研末，装入胶囊，每次 2 克，日服 4 次。

2. 细菌性痢疾：苦参、黄连各 50 克，木香 20 克，甘草 30 克，共研细末，每次 6 克，开水冲服。或苦参 60 克，加水煎至 200 毫升，每日分 2 次服完。

3. 心烦失眠：苦参 30 克，丹参 20 克，黄连 9 克，水煎分 4 次 2 日服完。

4. 精神狂躁：苦参 60 克，研末，每次 3～4 克，日服 3 次。或制成糖浆 100 毫升，每次 50 毫升，睡前服。

5. 室性早搏：苦参片，每片含生药 2 克，每次 5～7 片，口服 2 次。亦用于心律失常，如房颤、房扑、心动过速者。

6. 小便不利：苦参 30 克，白芍药 30 克，滑石 20 克，甘草 10 克，水煎服。亦用于输尿管结石，服后饮水 1000 毫升，配合跳跃运动。

7. 痔疮出血：苦参 60 克，槐米 10 克，鸡蛋 2 个，红糖 60 克，加水煮熟食用。或用前两味药水煎浓汁保留灌肠，用于溃疡性结肠炎。

8. 寄生虫病：苦参30克，加水煎汁200毫升，每日2次分服。适于蓝氏贾弟鞭虫、阿米巴原虫及滴虫病。

9. 皮肤湿疹：苦参60克，蛇床子、百部、益母草各30克，水煎服。

52. 郁　金

郁金又名玉金、黄郁、毛姜黄。为姜科植物郁金及同属的块根。因其和酒后色黄如金而治郁病，从此得名。朱丹溪云："郁金无香而性轻扬，能致达酒气于高远。古人用治郁遏不能升者，恐命名因此也。"其种类较多，有产于四川的黄郁金，又称黄丝郁金、广玉金；产于浙江的黑郁金，又名温郁金、川玉金；还有产于四川的白丝或绿丝郁金等，但以前两种最为常用。有的地区亦以姜黄、莪术代郁金入药。

现代研究：郁金块根中含挥发油，主要为姜黄烯等倍半萜烯、倍半萜烯醇，以及姜黄素、甲氧基姜黄素等，尚含淀粉、脂肪油、橡胶、黄色染料，葛缕酮等。药理证实能减轻动脉硬化动物的主动脉和冠状动脉内膜斑块的形成及脂质沉积，抑制对肝细胞的损害，促进胆汁分泌和排泄，抑制子宫，兴奋肠管，抗炎、抗过敏和糖皮质激素样作用；水浸剂对多种致病真菌有抑制作用。

郁金最早载《药性论》，历代本草多有论述。《本经逢原》云："郁金，蜀产者体圆尾锐，如蝉腹状，发苗处有小孔，皮黄而带黑，通身粗皱如梧桐子纹，每枚约重半钱，折开质坚色黄，中带紫黑，嗅之微香不烈者真。"《新修本草》云："主血积，下气，生肌，止血，破恶血，血淋，尿血，金疮。"《本草纲目》云："治血气心腹痛，产后败血冲血欲死，失心颠狂。"其性味辛、苦，寒。功能活血止痛，行气解郁，清热凉血，利胆退黄。主治气滞血瘀所致之胸胁脘腹胀痛，胸痹绞痛，经闭痛经，癥瘕结块；温病神昏，痰热癫痫，吐血衄血，湿热黄疸。凡阴虚失血、无气滞血瘀者及孕妇忌服。

简易疗法

1. 脘胁疼痛：郁金20克，白芍药30克，枳壳20克，延胡索10克，三七10克，研末，每次5克，日服2次。

2. 湿热黄疸：郁金10克，茵陈30克，陈皮10克，山栀10克，车前子10克（包），水煎服。

3. 治胆囊炎：郁金10克，金钱草30克，车前草30克，鸡内金10

克，苦参10克，水煎服。亦用于胆石症。

4. 痰热癫痫：郁金20克，胆南星10克，天竺黄10克，僵蚕10克，明矾5克，研末，每次3克，日服2次，以吐出痰延为度。

5. 治冠心病：郁金20克，丹参30克，赤芍药30克，三七10克，藏红花5克，研末蜜丸，每次6克，日服2次。

6. 癥瘕结块：郁金20克，青皮20克，丹参30克，香附20克，鳖甲20克，研末，装入胶囊，每次4克，日服3次。

7. 经闭痛经：郁金10克，丹皮10克，牛膝10克，红花6克，延胡索6克，水煎加黄酒调服。

8. 治中耳炎：郁金1个，磨汁和麻油少许，冰片0.3克调匀，拭净耳内分泌物，滴入2滴，日2~3次。

53. 虎　杖

虎杖又名苦杖、斑杖、紫金龙、活血丹。为蓼科植物虎杖的根茎。其名缘于茎有红斑，状似虎皮，端直如杖而得。李时珍释云："杖言其茎，虎言其斑。"古人对其应用较多，甄权《药性论》载："暑月以根和甘草同煎为饮，色如琥珀可爱，甚甘美。瓶置井中，冷澈如冰，时人呼为冷饮子，啜之且尊于茗，极解暑毒。其汁染米作糜糕益美。捣末浸酒常服，破女子经脉不通。"许叔微《本事方》载："治男妇诸般淋疾，用苦杖根洗净，锉一合，以水五合，煎一盏，去滓，入乳香、麝香少许服之。鄞县尉耿梦得，内人患沙石淋，已十三年。每溺痛楚不可忍，溺器中小便沙石剥剥有声。百方不效，偶得此方服之，一夕而愈。"孙思邈《千金要方》亦用虎杖煎"治女人月经不通，腹内积聚，虚胀雷鸣，四肢沉重，亦治丈夫积聚"等，皆有良效。可见虎杖不但可以作为清凉饮料，而且是治疗多种疾病之良药。

现代研究：根茎含游离蒽醌及蒽醌苷，主要为大黄素、大黄素甲醚、大黄酚及蒽醌苷A、B，藜芦酚、虎杖苷等。药理实验对乙肝表面抗原有明显抑制作用，可保护肝损伤，扩张冠状动脉、增加血流量，轻度收缩心脏作用，并有镇咳、降脂、降压，外用止血收敛作用；对金黄色葡萄球菌、卡他球菌、甲乙型链球菌、大肠杆菌、绿脓杆菌及某些病毒有抑制作用。

虎杖最早载《名医别录》，历代本草有所论述。《本草纲目》云："其茎似荭蓼，其叶圆似杏，其枝黄似柳，其花状似菊，色似桃花。"《药性论》云："治大热烦躁，止渴，利小便，压一切热毒。"《滇南本草》云："攻诸肿毒，止咽喉疼痛，利小便，走经络。治五淋白浊，痔漏，疮痈，妇人赤白带下。"其性味苦、酸，凉。功能清热利湿，活血通经。主治湿热黄疸，风湿筋骨疼痛，淋浊带下，妇女经闭，产后恶露不下，癥瘕积聚，痔漏下血，跌打损伤，烫伤，恶疮。孕妇忌服。

简易疗法

1. 湿热黄疸：虎杖30克（鲜品加倍），水煎分2~3次服。

2. 慢性肝炎：虎杖15克，板蓝根15克，丹皮10克，赤芍药10克，黄芪30克，水煎服，连服1个月。

3. 乙肝表面抗原携带者：虎杖30克，白花蛇舌草30克，赤芍药12克，土茯苓12克，水煎服。

4. 慢性气管炎：虎杖30克，鱼腥草30克，功劳叶30克，水煎浓缩制成糖浆200毫升，每次20毫升，日服2次。

5. 念球菌性阴道炎：虎杖60克，加水500毫升，煎至300毫升，待温冲洗阴道，后用苦参栓或野菊花栓，日1次，7日为1疗程。

6. 水火烫伤：虎杖粉40克，陈茶叶25克，加水500毫升，煎至300~400毫升，调匀灭菌，用棉签蘸涂创面，每日数次，从表面不干裂为度。

54. 知　母

知母又名芪母、鹿列、韭逢、肥知母，为百合科植物知母的根茎。以其初生子根伏于宿根之旁，宛如母子相依而得名。从前有个孤寡老太婆，无儿无女，年轻时靠挖药为生。因她不图钱财，把采来的药草都送给有病的穷人，所以年老了却毫无积蓄。但老人有块心病，就是想将认药本事传人，她决定沿街讨饭，希望能遇上个可靠的后生传给他。后来她蹒跚来到一个偏远山村，有个年轻樵夫留她住下，几年后她也到了80岁的高龄，这年夏天她让樵夫背她到山上看看。当他们来到一片野草丛生的山坡时，老人指着一丛线型叶子、开有白中带紫条纹状花朵的野草说：你把它的根挖来。樵夫便问这是什么？老人说：这是一种药草，能治肺热咳嗽、身虚发烧之类的病。但这种药还没有名字，你就叫它"知母"吧。后来老太婆又教樵夫认识了许多种药草。老人故去后，樵夫改行采药，真心实意地为穷人采药治病。入药可分为生知母、炒知母、盐知母三种：生知母味苦性寒，泻火清热力专，多用治胃、肺火热之证；炒知母寒性得以制约，性味较比平和，以滋阴润燥力胜，多用于肺阴不足之干咳或胃阴亏乏之口渴；

盐知母性味咸寒，以滋补肾阴而降相火见长，多用于肾阴不足，阴虚火旺之证。以除去茎苗及须根，保留黄绒毛和浅黄色的叶痕及茎痕晒干者，为"毛知母"；鲜时剥去栓皮晒干者为"光知母"或"知母肉"。切片，盐炒用。

现代研究：本品根茎中含总皂苷约6%，其中检出有6种皂苷，分别为知母皂苷A－Ⅰ、A－Ⅱ、A－Ⅲ、A－Ⅳ和B－Ⅰ、B－Ⅱ，其中皂苷元主要为萨尔萨皂甙元（约0.5%），其次为吗尔考皂苷元和新芰脱皂苷元；尚含多量的还原糖和粘液质、鞣酸、脂肪油、尼克酸、尼克酰胺及芒果苷等，最近又从中得到25烷酸乙烯酯，并发现含有较高量的锌。药理证实知母浸膏4克/公斤皮下注射，能防止和治疗大肠杆菌所致家兔发热，且作用持久；水提取物能降低正常兔与四氧嘧啶糖尿病兔的血糖水平，且尿中酮体减少，其机理可促进横膈、脂肪组织对葡萄糖的摄取，使横膈中糖原含量增加，肝糖原含量下降；可保护机体肾上腺皮质免受外源性皮质激素的抑制，并直接影响血中肾上腺皮质激素含量的变化；煎剂在体外对葡萄球菌、伤寒杆菌、痢疾杆菌、副伤寒杆菌、大肠杆菌、枯草杆菌、霍乱弧菌有抑制作用，对某些常见致病性皮肤癣菌及白色念珠菌也有抑制作用；对血压、呼吸及妊娠兔离体子宫无明显作用。

知母最早载《本经》，历代本草多有论述。《本草经集注》云："今出彭城。形似菖蒲而柔润，叶至难死，掘出随生，须枯燥乃止。"《药性论》云："主治心烦躁闷，骨热劳往来，生产后蓐劳，肾气劳，憎寒虚损，患人虚而口干，加而用之。"《日华子本草》云："通小肠，消痰止嗽，润心肺，补虚乏，安心止惊悸。"其性味苦、甘，寒。功能清热泻火，滋阴润燥。主治温热病，邪热亢盛，壮热烦渴，脉洪大；阴虚火旺，潮热盗汗，骨蒸劳热；阴虚消渴，口渴多饮；肺阴不足，燥咳痰稠，或肺结核咳嗽，以及大便燥结，小便不利等。内服煎汤或入丸、散。凡脾虚便溏者忌用。

简易疗法

1. 伤寒发热：知母10克，生石膏30克，粳米15克，甘草6克，水煎服。适于阳明经证，温病气分热证。

2. 肺热燥咳：知母12克，黄芩、浙贝母、杏仁、百部、陈皮各10克，水煎服。亦用于慢性支气管炎，上呼吸道感染。

3. 消渴多饮：知母12克，天花粉、黄芪、冬瓜皮各15克，山药、石斛各10克，水煎服。可用于糖尿病气阴两虚者。

4. 骨蒸劳热：知母15克，青蒿、鳖甲、地骨皮各10克，黄柏各6克，水煎服。亦用于肺结核潮热盗汗者。

5. 心悸失眠：知母、郁金、香附各10克，百合、生龙骨、生牡蛎各15克，水煎服。

6. 慢性肾炎：知母、黄柏名9克，生地黄15克，山萸肉、山药各9克，丹皮6克，茯苓、泽泻、滑石各15克，甘草6克，萆薢15克，水煎服，每日2次。

7. 前列腺增生：知母10克，黄柏、牛膝各6克，丹参、益母草、金樱子各15克，水煎服。

55. 金果榄

金果榄又名金苦榄、九牛胆、金牛胆、雪里开。为防己科植物金果榄或青牛胆的块根。以其果实似橄榄而命名。《柑园小识》云“金枯榄，种出交趾，近产于广西苍梧藤邑。蔓生土中，结实如橄榄，皮似白术，剖之色微黄，味苦。土人每凿山穿石，或深丈许取之。”多生于疏林下或灌木丛中，有时亦生于山上岩石旁边的红壤地中。分布于广东，广西、贵州等地，广西尚有以覆瓦叶金果榄入药。

现代研究：金果榄块根含掌叶防己碱和咖伦宾；青牛胆含青牛胆苦素、巴马亭、药根碱等。药理证实青牛胆提取物能降低空腹血糖，并增加葡萄糖耐量，水提取物中的苦味成分能抑制肾上腺素引起的高血糖症，作用原理可能是促进胰岛素分泌及增加葡萄糖的摄取，抑制外周性葡萄糖的释放；此外在体外能抑制结核杆菌。

金果榄最早载《本草纲目拾遗》，其它本草书中亦有论述。《药性考》云：“解毒。咽喉痹急，口烂宜服。疽痈发背，焮赤疔瘯，蛇蝎虫伤，磨涂。治目痛，耳胀，热嗽，岚瘴，吐衄，一切外症。”《本草再新》云：“滋阴降火，止渴生津。”广州部队《常用中草药手册》云：“清热解毒，利咽止痛。治白喉，急性咽喉炎，扁桃体炎，热咳失音，菌痢，跌打，蛇伤。”《广西中草药》云：“治急性胃肠炎，口腔炎。”其性味苦，寒。功能清热解毒，利咽止痛。主治咽喉肿痛，脘腹热痛，腮腺炎，乳腺炎，阑尾炎，痈疽疔疮，肠炎菌痢，热嗽失音等症。凡脾胃虚弱者慎服。

简易疗法

1. 咽喉肿痛：金果榄30克，大青叶15克，牛蒡子、桔梗各10克，水煎服。

2. 肺热咳嗽：金果榄、鱼腥草、枇杷叶、前胡、白前各15克，水煎服。

3. 流感发热：金果榄、大青叶、生石膏各15克，柴胡、黄芩各12克，水煎服。

4. 肠炎菌痢：金果榄切片晒干，研为细末，每次2克，日服3次。

5. 口腔溃疡：金果榄果实磨醋，点敷溃疡面。

6. 肿毒初起：金果榄鲜根或叶捣烂外敷；或用果实加醋磨敷。亦用于热疖肿痛、跌打损伤肿痛、乳腺炎等。

56. 狗　脊

狗脊又名百枝、扶筋、金毛狗脊、金毛狮子。为蚌壳蕨科植物金毛狗的根茎。因其根茎似狗之脊骨，且有金毛而得名。生于山脚沟边，或林下阴处酸性土壤，分布我国西南、南部、东南及河南、湖北等地。为祛风湿强筋骨药，古代医家多有发挥，缪希雍云："狗脊，苦能燥湿，甘能益血，温能养气，是补而能走之药也。肾虚则腰背强，机关有缓急之病，滋肾益气血，则腰背不强，机关无缓急之患矣。周痹寒湿膝痛者，肾气不足，而为风寒湿之邪所中也，兹得补则邪散痹除而膝亦利矣。老人肾气衰乏，肝血亦虚，则筋骨不健，补肾入骨，故利老人也。失溺不节，肾气虚脱故也。"张德裕云：狗脊"能温养肝肾，通调百脉，强腰膝，坚脊骨，利关节，而驱痹著，起萎废，又能固摄冲带，坚强督任，疗治女子经带淋露，功效甚宏，诚虚弱衰老恒用之品。"因此，对于肝肾亏虚，兼有风寒湿邪引起的腰痛脊强，不能俯仰，足膝软弱等证最为适宜。

现代研究：根茎含挥发油83. 3ug/g，含量最高是棕榈酸和亚油酸，炮制后明显降低；尚含蕨素R、Z，金粉蕨素、金粉蕨素－2′－0－葡萄糖苷、金粉蕨素－2′－0－阿洛糖苷、欧蕨伊鲁苷；根茎的毛茸含鞣质及色素。药理证实其黄毛茸对动物疤痕组织、肝脾脏的损伤性出血有止血作用，撒布创面被组织逐渐吸收而消失，其原理为物理结果。

狗脊最早载《本经》："主腰背强，机关缓急，周痹寒湿，膝痛。颇利老人。"历代本草多有论述。《本草图经》云：狗脊"根黑色，长三、四寸，两指许大；苗头细碎，青色，高一尺已来；无花，其茎叶似贯众而细，其根长而多歧似狗脊骨，故以名之。"《名医别录》云："疗失溺不节，男子脚弱腰痛，风邪淋露。少气目暗，坚脊，利俯仰，女伤中，关节重。"《玉楸药解》云："泄湿去寒，起萎止痛，泄肾肝湿气，通关利窍，强筋壮骨，治腰痛膝疼，足肿腿弱，遗精带浊。"其性味苦、甘，温。功能补肝肾，强腰脊，祛风湿，利关节。主治腰脊酸软，膝痛脚弱，风湿痹痛，失溺尿频，遗精白带。内服煎汤，熬膏或入丸散，外用煎水洗。凡阴虚有热，小便不利者慎服。

简易疗法

1. 风寒湿痹：狗脊、川牛膝、海风藤、宣木瓜、杜仲各9克，桑枝15克，秦艽、桂枝各6克，水煎服。亦用于腰脊酸痛，足膝无力。

2. 肾虚腰痛：狗脊12克，续断10克，桑寄生、菟丝子、山萸肉各15克，水煎服。

3. 一切风疾：金毛狗脊、萆薢、苏木、制乌头各等分，研为细末，米醋糊为丸，如梧桐子大，每服20丸，温酒或盐汤下，病在上，食后服；病在下，空心服。

4. 崩漏带下：狗脊、白术、白蔹、艾叶炭各12克，茯苓、鸡冠花各15克，水煎服。

5. 夜尿频数：狗脊、五味子、桑螵蛸各10克，金樱子、鹿衔草各15克，水煎服。

6. 创面出血：狗脊茸毛适量，消毒后敷贴创面，适于拔牙创面出血。

57. 泽　泻

泽泻又名水泻、泽芝、芒芋、禹孙。为泽泻科植物泽泻的干燥块茎。李时珍释名云："去水曰泻，如泽水之泻也。"具有利水渗湿，清热泻火的功效。本品甘淡渗湿，利水作用与茯苓相似，为水湿内停所致病症所常用。且性寒能泄肾经之热，利膀胱之湿，下焦湿热者尤为适宜。药用可分生药、炒药、盐炒药三种：生药味甘性寒，以渗湿清脬力专，多用于淋证，水肿，黄疸；炒药味甘，性寒偏平和，以渗湿和脾力胜，多用于泄泻、眩晕；盐炒药味甘微咸，性寒偏平和，以渗湿益肾力强，多用于腰部重痛，腰膝萎软等。药材以福建、江西产者为"建泽泻"，历代以此为优；四川、云南、贵州产者称"川泽泻"。

现代研究：块茎中含多种四环三萜酮醇衍生物，泽泻醇A、B、C及泽泻醇A乙酸酯、泽泻醇B乙酸酯、泽泻醇C乙酸酯、表泽泻醇A、24-乙酰基泽泻A、23-乙酰基泽泻醇B、23-乙酰基泽泻醇C；又含挥发油（内含糠醛）、少量生物碱、天门冬素、胆碱、卵磷脂、一种植物甾醇、一种植物甾醇苷、脂肪酸（棕榈酸、硬脂酸、油酸、亚油酸）；还含树脂、蛋白质和多量淀粉。药理证实其提取物有明显的降胆固醇和抗动脉粥样硬化作用，尤以泽泻醇A-24-醋酸酯降脂作用最强，机理可能与其干扰外源性胆固醇的吸收和内源性胆固醇代谢有关；尚有抗脂肪肝、利尿、降压、轻度降血糖、扩张冠状动脉、镇咳祛痰及抗癌作用；此外川泽泻体外可抑制结核杆菌。

泽泻最早载《本经》："主风寒湿痹，乳难，消水，养五脏，益气力，肥健，久服耳目聪明。"历代本草皆有论述。《名医别录》云："补虚损五劳，除五脏痞满，起阴气，止泄精，消渴，淋沥，逐膀胱三焦停水。"《药性论》云："主肾虚精自出，治五淋，利膀胱热，宣通水道。"《日华子本草》云："主头眩，耳虚鸣。"《本草纲目》云："渗湿热，行痰饮，止呕吐，泻痢，疝痛，脚气。"其性味甘，寒。功能利小便，清湿热。主治小便不利，水肿胀满，泄泻尿少，痰饮眩晕，热淋涩痛；高血脂症。内服煎汤，或入丸散。凡肾虚精滑者忌用。因泽泻有发泡样刺激作用，故对皮肤及粘膜有较强刺激性，误食鲜生药后可引起恶心、呕吐、腹痛、腹泻等胃肠炎症状，重则引起四肢麻痹，贴于皮肤可引起发泡性皮炎等中毒症状。

简易疗法

1. 痰饮眩晕：泽泻15克，白术、天麻10克，胆南星6克，水煎服。

2. 室性早搏：泽泻、生甘草、炙甘草各30克，每日1剂，水煎分早晚2次服。

3. 肾炎水肿：泽泻30克，猪苓、白术、茯苓各20克，桂枝10克，研为细末，每次10克，每日3次，温水送服。

4. 肾虚遗精：泽泻、茯苓各15克，熟地黄、怀山药、山茱萸、金樱子各30克，研末蜜丸，每次9克，日服2次。适于阴虚火旺者，亦用于滑精，眩晕，小便短赤等。

5. 湿热泄泻：泽泻6克，薏苡仁15克，车前子、茯苓、苍术、陈皮各10克，水煎服。

6. 热淋尿痛：泽泻、生地、木通、猪苓、黄柏、石韦各10克，水煎服。

7. 小便浑浊：泽泻、海金沙、滑石、萆薢、甘草各10克，水煎服。

8. 高血脂症：泽泻片，每片含泽泻醇提取物0.15克和泽泻细粉0.15克，相当于生药2.5~2.8克，每次服3~4片，日服3~4次，1~3月为1疗程。

58. 茜　草

茜草又名血见愁、地苏木、活血丹、五爪龙。为茜草科植物茜草的根。茜乃红色，以其根茎色红而得名。清代纪晓岚诗云：“照眼猩猩茜草红，无人染色付良工。年年驿使驰飞骑，只疗秋塍八腊红。”此指用茜草染衣。古人染布用多种草作为天然染料，据笔者所知：染红色用茜草根；染蓝色用板蓝叶（大青叶）；染黑色用老鹳草；染黄色用栀子果；染紫色用紫草等，均煎熬取汁而染之，这是长期生活实践的智慧结晶，至今土法染布仍在少数地区使用。但现在多作为食品添加剂，无副作用而受到人们青睐。茜草的药用最早可追溯至《黄帝内经》，其四乌鲗骨—藘茹丸治疗妇女闭经，主药藘茹即茜草。而《金匮要略》“旋覆花汤”中新绛，有人考证是茜草根汁染成的绯帛（纺织品）。均说明此药应用由来已久。切片或烧炭用。

现代研究：根含总蒽醌、结合型蒽醌，已知有茜草素、异茜草素、羟基茜草素、茜草酸、伪羟基茜草素、大黄素甲醚、1-羟基-2-甲基蒽醌等，其中羟基茜草素含量均高于茜草素，另含大叶茜草素、茜草素酸及苷Ⅰ、Ⅱ和茜草色素。药理证实有止咳祛痰，促进子宫收缩、止血，排除膀胱镁铵构成的结石，降压、利尿、抗炎、抗辐射及升高白细胞作用；对金黄色葡萄球菌、白色葡萄球菌、卡他球菌、肺炎球菌及流感病毒均有抑制作用。

茜草最早载《本经》，历代本草皆有论述。《本草经集注》云：“此即今染绛茜草也。东间诸处乃有而少，不如西多。《诗》云‘茹藘在阪’者是也。”《日华子本草》云：“止鼻洪，带下，产后血晕，乳结，月经不止，肠风痔瘘，排脓，治疮疖，泄精，尿血，扑损瘀血。”《本草纲目》云：“通经脉，治骨节风痛，活血行血。”其性味苦，寒。功能行血止血，通经活络，止咳祛痰。主治吐血，衄血，尿血，便血，血崩，经闭，风湿痹痛，跌打损伤，瘀滞肿痛，黄疸，咳嗽痰多。凡脾胃虚寒及无瘀滞者忌服。

简易疗法

1. 各种出血：茜草炭10克，生地黄15克，仙鹤草15克，焦蒲黄10克，白茅根15克，水煎服。可用于吐血、咯血、尿血、便血、崩漏等出血证。

2. 慢性气管炎：鲜茜草18克，橙皮18克，加水200毫升煎至100毫升，每次50毫升，日服2次。

3. 传染性肝炎：茜草10克，垂盆草15克，板蓝根15克，虎杖15克，赤芍药10克，水煎服。

4. 白细胞减少症：茜草30克，黄芪30克，鹿角霜30克，仙茅5克，水煎服，日1剂，连服20日。

5. 肠炎泄泻：茜草30克，水煎洗脚，日2次。

6. 关节疼痛：茜草20克，羌活20克，独活20克，穿山龙20克，防风20克，浸泡于白酒500毫升中7日，每次20毫升，日服2次。

7. 跌打损伤：茜草20克，赤芍药20克，骨碎补20克，红花10克，三七10克，研末，每次6克，黄酒或童便送下，日服2次。

8. 月经过多：血见愁片，每片含生药0.8克，每次6~8片，日服2~3次。亦用于各种出血症。

9. 良性血尿：茜草双脂片（由茜草提取），每次0.4克，日服2次，连服3个月为1疗程。

59. 茯　苓

茯苓又名茯菟、松腴、伏灵、松苓、云苓。为多孔科植物茯苓的干燥菌核。茯苓乃假松之真液而生，受松之灵气而结。因此古代当作长生不老药，故猜想颇多。《史记》云："下有伏灵，上有兔丝。所谓伏灵者，在兔丝之下，状似飞鸟之形。"《博物志》云："松柏脂入地，千年化为茯苓，茯苓化为琥珀。"从此益加神秘，为文人所赞叹：唐代李商隐诗云："草堂归来背烟萝，黄绶垂腰可奈何？因汝华阳求药物，碧松之下茯苓多。"宋代黄庭坚诗云："汤泛冰瓷一坐春，长松林下得灵根。吉祥老子亲拈出，个个教成百岁人。"诸如柳宗元《辨茯神文》，苏辙《服茯苓赋》等，更是将其延年益寿之效推崇至极致。实际上茯苓是一种大型真菌，寄生在赤松或马尾松的树根上，深入地下20~30厘米，吸收树根纤维中的营养而生长，嫩时呈白棉绒状，成熟呈棕褐色皮状。由于其营养丰富，常以其制成诸如茯苓糕、饼、酒、粥、酥、霜等各色食品，从而为我国富有民族特色的食疗增添新的一页。而茯苓的药用价值更是有目共睹，自不待言。入药外皮称茯苓皮；近外皮淡红色部分称赤茯苓；中心白色部分称白茯苓；中间抱有松根（茯神木）称茯神。均切片用。

现代研究：菌核含β-茯苓聚糖及多种三萜酸类化合物（茯苓酸、土牧酸、齿孔酸、松苓酸、松苓新酸等）；尚含麦角甾醇、腺嘌呤、组氨酸、胆碱、蛋白质、卵磷脂、脂肪、酶及无机元素（钙、镁、磷、铁、钠、钾、锰等）；茯苓次聚糖对抗肿瘤则显活性。药理证实有增强免疫功能，促进学习记忆，增强心肌收缩力及加速心率，保护肝细胞，利尿、镇静、抗癌、抗溃疡作用；对金黄色葡萄球菌、大肠杆菌、变形杆菌有抑制作用，尚能杀死钩端螺旋体；茯神有镇静作用。

茯苓最早载《本经》，历代本草多有论述。《本草图经》云："今太、华、嵩山皆有之。出大松下，附根而生，无菌、叶、花、实，作块如拳在土底，大者至数斤，有赤、白二种。"《药性论》云："开胃，止呕逆，善安心神。主肺痿痰壅。治小儿惊痫，心腹胀满，妇人热淋。"《日华子本草》云："补五劳七伤，安胎，暖腰膝，开心益智，止健忘。"有"皮利水、赤利湿、茯神安神"之说。其性味甘、淡，平。功能利水渗湿，健脾益胃，宁心安神。主治水肿胀满，小便不利，痰饮头眩，心悸健忘，食少便溏，遗精淋浊。凡虚寒精滑、气虚下陷者忌服。茯神主治心悸怔忡，失眠健忘。茯苓皮主治水肿胀满。

简易疗法

1. 脾虚泄泻：茯苓20克，炒苡米20克，山药20克，白术20克，研末，每次9克，日服3次。

2. 食欲不振：茯苓30克，花生仁20克，山楂20克，粳米100克，煮粥加糖食用。

3. 小便不利：赤茯苓25克，鲤鱼500克，鸡汤100毫升，煎煮加调料食用。

4. 咳嗽痰喘：茯苓12克，川贝母10克，清半夏10克，杏仁10克，桔梗6克，水煎服。

5. 心悸失眠：茯神30克，酸枣仁30克，五味子20克，合欢花20克，珍珠母20克，研末蜜丸，每次9克，日服2次。

6. 精神分裂症：茯神60克，水煎服，日1剂，连服1个月。

7. 湿热淋浊：茯苓皮10克，冬葵子10克，白茅根15克，车前子10克（包），海金沙10克，水煎服。

8. 神经衰弱：茯苓60克，枸杞子20克，五味子20克，人参10克，灵芝草20克，浸泡于白酒600毫升中10日，每次20毫升，日服2次。

60. 威灵仙

威灵仙又名九草阶、铁扫帚、铁脚威灵仙。为毛茛科攀援性灌木威灵仙的根及根茎。李时珍释名云："威，言其性猛也。灵仙，言其功神也。"相传江南的一座大山上有个威灵寺院，寺里有个老和尚，专治风湿痹病、骨鲠卡喉很出名，每次治病时，总是先焚香念咒，再将香灰倒在一碗水里让病人喝，而且疗效显著。其实那盛香灰的碗里放的不是一般的水，而是一种草药汤，老和尚每天让一个小和尚在煎这种药。老和尚死后，这个小和尚就成了威灵寺的主持。他大面积种这种草药。凡是到威灵寺求医的，小和尚都分文不取。由于这种草药出自威灵寺，治病又像仙草一样灵验，所以大家都叫它“威灵仙”。苏颂《本草图经》载：唐贞元中，嵩阳子周君巢作《威灵仙传》云：威灵仙去众风，通十二经脉，朝服暮效。疏宣五脏冷脓宿水变病，微利不泻人，服此四肢轻健，手足微暖，并得清凉。并举例说明其治疗多种疾病，效果显著。古代医家亦认为服之有捷效。本药品种较多，东北铁线莲、毛柱铁线莲、柱果铁线莲、山蓼，以及菝葜类亦在当地入药。另外棉团铁线莲亦入药。

现代研究：其根含多种三萜类皂苷，为齐墩果酸或常春藤皂苷元的衍生物，尚含原白头翁素、白头翁素、白头翁内酯及甾醇、糖类、酚类、氨基酸；叶含内酯、酚类、三萜、氨基酸、有机酸；棉团铁线莲根含白头翁素、生物碱、谷甾醇、肉豆蔻，α，β－亚油酸及黄色油状物等。药理证实其煎剂可使麻醉犬食道蠕动节律增强，频率增加，幅度增大；人骨鲠后，咽部或食道上段局部挛缩，服用本品后即松弛，同时增加蠕动使骨松脱；可松弛离体兔、豚鼠回肠，并有对抗组钡胺作用；同属植物狭叶铁线莲的煎剂对小鼠离体肠管仅有兴奋作用；所含原白头翁素则能对抗组织胺引起的支气管痉挛；根煎剂体外对金黄色葡萄球菌、志贺氏痢疾杆菌有抑制作用，水浸剂体外对奥杜盎氏小芽孢癣菌有抑制作用，原白头翁素则对革兰氏阳性及阴性菌和霉菌都有较强的抑制作用；并对动物中期妊娠有引产作用，以及促进肝胆汁分泌、松弛胆管、降血压、抗利尿作用。

威灵仙最早载《开宝本草》：“主诸风，宣通五脏、去腹内冷滞、心膈痰水久积、癥瘕痃癖气块、膀胱宿脓恶水，腰膝冷痛及疗折伤。”历代本草皆有论述。《本草纲目》云：“其根每年旁引，年深转茂。一根丛须数百条，长者二尺许。初时黄黑色，干则深黑，俗称铁脚威灵仙，以此别有数种，根须一样，但色或黄或白，皆不可用。”《得配本草》云：“通经脉，去腹中冷滞，行胸中痰水，治疟疾，去肠风，疗折伤，除癥积，周身风注酸疼，痘后两手肿痛，惟此实为要药。”其性味辛、咸，温。功能祛风除湿，通络止痛。主治风湿痹痛，肢体麻木，筋脉拘挛，屈伸不利，骨哽咽喉。凡气虚血弱，无风寒湿邪者忌用。

简易疗法

1. 风寒湿痹：威灵仙（苦葶苈同入）、黄芪（续断同入）、苍术（橘皮同入）、乌药（茯神木同入）各15克，以大木瓜4个，切盖去瓤，入上药，用盖固定，加黄酒蒸熟，3蒸3晒，焙干为末，研瓜为膏，捣和为丸，如梧子大，每服50丸，空腹温酒送下。

2. 关节疼痛：威灵仙15克，羌活10克，川牛膝10克，秦艽10克，水煎服。

3. 风湿性关节炎：威灵仙30克，陈醋500毫升，浸泡2周后过滤，作直流电透入，每日1次，6日为1疗程。

4. 跌打损伤：威灵仙12克，防风10克，红花6克，桃仁6克，三七6克，水煎服。

5. 食管骨鲠：威灵仙30克，山楂6克，蔗糖15克，先将药浸泡半小时，再煎煮半小时，共2次，合并过滤，加入蔗糖搅匀，每日1~2剂，多次徐徐咽下。有松弛平滑肌、通畅梗阻作用。

6. 皮肤瘙痒：威灵仙15克，蝉蜕10克，地肤子10克，浮萍10克，水煎服。

7. 小儿龟头炎：威灵仙15克，加水500毫升，浓煎半小时，候冷用棉球蘸药汁洗患处三、四次，即可消炎退肿。

61. 骨碎补

骨碎补又名毛姜、申姜、石岩姜等。为水龙骨科蕨类植物槲蕨或中华槲蕨的根茎。其名源于陈藏器《本草拾遗》云："骨碎补，本名猴姜。开元皇帝以其主伤折，补骨碎，故命此名。"附生于树上、山林石壁上或墙上，分布湖北、浙江、西南地区。李时珍云："骨碎补，能入骨治牙，及久泄痢。昔有魏某久泄，诸医不效，垂殆，予用此药末，入猪肾中煨熟与食，顿住。盖肾主大小便，久泄属肾虚，不可专从脾胃也。"对对其功效概述，并举病例佐证。骨碎补除二种槲蕨外，尚有同科植物崖姜的根茎"大骨碎补"，以及骨碎补科植物大叶骨碎补的根茎"硬骨碎补"在少数地区使用。

现代研究：槲蕨根茎含柚皮苷，水解得柚苷元及D-葡萄糖、L-鼠李糖；尚含四环三萜类、骨碎补内酯等成分。药理证实有促进骨钙化和骨质形成，减轻药物对耳蜗的毒性，降血脂，以及镇静、镇痛、增加耐缺氧能力、降低血小板聚集；并能抑制葡萄球菌生长。

骨碎补最早载《本草拾遗》，历代本草皆有论述。《本草图经》云："生木或石上。多在背阴处，引根成条，上有黄赤毛及短叶附之。又抽大叶成枝。叶面青绿色，有青黄点；背青白色，有赤紫点。春生叶，至冬干黄。无花实。采根入药。"《本草蒙筌》云："补骨节伤碎，疗风血积疼，破血有功，止血有效。”《本草正》云：“疗骨中邪毒，风热疼痛，或外感风湿，以致两足萎弱疼痛。”其性味苦，温。功能补肾，强骨，续伤，止痛。主治肾虚腰痛，耳鸣耳聋，牙齿松动，跌扑闪挫，筋骨折伤；外治斑秃，白癜风。凡阴虚及无瘀血者慎用。

简易疗法

1. 肾虚腰痛：骨碎补 10 克，桑寄生 15 克，豨莶草 15 克，杜仲 10 克，秦艽 10 克，水煎服。亦用于风湿性腰腿痛。

2. 耳鸣牙痛：骨碎补 60 克，熟地黄 30 克，山茱萸 30 克，茯苓 30 克，丹皮 20 克，泽泻 20 克，共研细末。炼蜜为丸，每次 9 克。日 2 次，食前服。或单味研末入猪肾内顿服。亦用于肾虚阳浮之牙齿松动、耳聋。

3. 筋脉拘挛：骨碎补 12 克，威灵仙 10 克，肉苁蓉 10 克，地龙 10 克，牛膝 10 克，水煎服。亦用于骨节疼痛、屈伸不利者。

4. 跌打损伤：骨碎补 30 克，赤芍 20 克，红花 20 克，三七 10 克，共研细末。每次 3 克，日 2～3 次，开水送服。

5. 伤筋断骨：骨碎补 15 克，川续断 10 克，土鳖虫 6 克，乳香 6 克，没药 6 克，水煎，加童便、黄酒温服。

6. 足底鸡眼：骨碎补 10 克，研为粗末，浸泡于 95% 酒精 100 毫升中，3 日即成。洗净局部，削去外层，每 2 小时涂搽 1 次，直至痊愈。

62. 香　附

香附又名莎草根、雀头香、苦羌头、香附米。为莎草科植物莎草的根茎。因其根相附且连续而生，且可合香而得名。传说黄河岸边生长着一种三棱草，人们皆不知此草有何用途。有一天，一位外乡人路过此地，突然腹痛难忍，满地打滚。这时正好有位郎中从此经过，他便挖了些三棱草的根，洗净后让病人嚼服，不大一会儿就不痛了，外乡人连忙感谢郎中，并问这是什么药？郎中就说：此药味香，能治腹痛，就叫香腹吧。后来人们口头相传，改名“香附”。古代医家认为香附辛而能散，香而能窜，微苦能降，微甘能和。生则上行胸膈，外达皮肤；熟则下走肝肾，外彻腰足，能推陈生新，乃血中之气药。故而应用较广。置竹笼中撞擦须毛称光香附，或碾去毛皮称香附米。生用或醋炒，或加黄酒、米醋、童便、炼蜜充分拌炒称“四制香附”。

现代研究：香附含葡萄糖、果糖、淀粉和挥发油，油中主含 β－蒎烯、莰烯、1，8－桉叶素、柠檬烯、对－聚伞花素、香附子烯、芹子三烯、香附酮、香附醇、异香附醇、香附醇酮等。药理证实有镇静、安定、解热，强心、降压，抗炎、抗菌（金黄色葡萄球菌及某些真菌），松弛子宫平滑肌及雌激素样作用。

香附最早载《名医别录》，历代本草多有论述。《本草纲目》云："其极有须，须下结子一、二枚，转相延生，子上有细黑毛，大者如羊枣而两头尖。采得，燎去毛，暴干货之。"又云："散时气寒疫，利三焦，解六郁，消饮食积聚，痰饮痞满，跗肿，腹胀，脚气，止心腹、肢体、头、目、齿、耳诸痛，痈疽疮疡，吐血，下血，尿血，妇人崩漏带下，月经不调，胎前产后百病。"其性味辛、微苦、微甘，平。功能行气解郁，调经止痛。主治肝郁气滞，胁肋作痛，脘腹胀痛，疝气疼痛，月经不调，痛经及乳房胀痛。凡气虚无滞、阴虚血热者忌服。

简易疗法

1. 胸胁胀痛：香附 10 克，柴胡 10 克，枳壳 10 克，厚朴 10 克，川楝子 10 克，水煎服。

2. 胃寒疼痛：香附 20 克，台乌药 20 克，高良姜 20 克，干姜 10 克，延胡索 10 克，研末，每次 6 克，日服 2 次。

3. 气滞腹痛：香附 10 克，郁金 10 克，砂仁 10 克，广木香 6 克，陈皮 6 克，水煎服。

4. 寒疝疼痛：香附 10 克，小茴香 10 克，荔枝核 10 克，橘核 10 克，川楝子 10 克，水煎服。

5. 六郁致病：香附 20 克，川芎 20 克，苍术 20 克，神曲 20 克，山栀 20 克，研末蜜丸，每次 6 克，日服 2～3 次。用于因气、血、痰、火、湿、食六郁所致的胸膈痞满，脘腹胀痛，吞酸呕吐，饮食不化等症。

6. 月经不调：香附 10 克，益母草 30 克，赤芍药 10 克，当归 10 克，丹参 10 克，水煎服。偏寒者加艾叶、干姜；偏热者加山栀、黄芩；偏瘀者加桃仁、红花。

7. 崩漏不止：香附炭 60 克，焦艾叶 20 克，阿胶 20 克，研末，每次 6 克，日服 2 次，黄酒冲下。

8. 乳房结块：香附 10 克，橘叶 10 克，柴胡 10 克，赤芍药 10 克，煅牡蛎 15 克，鹿角霜 10 克，水煎服。或用药渣湿敷患处。

63. 独　活

独活又名独摇草、长生草。为伞形科植物川独活的根。陶弘景释名云："一茎直上，不为风摇，故曰独活。"又名独摇草，盖取"得风不摇，无风自摇"之意。为治风寒湿痹的要药，尤以下部之痹痛多用。苏恭云："疗风，宜用独活；兼水，宜用羌活。"刘完素云："独活不摇风而治风，浮萍不沉水而利水，因其所胜而为制也。"独活的品种来源较多，尚有同科植物兴安白芷、紫茎独活、牛尾独活、软毛独活及食用楤木等的根及根茎亦作独活入药。

现代研究：根含甲氧基欧芹素、二氢欧山芹醇、二氢欧山芹素、二氢欧山芹醇乙酸酯，尚含二氢欧山芹醇－β－葡萄糖苷、佛手柑内酯、花椒毒素、当归醇、伞形花内酯等，并分离得到9个香豆素单体，其中2个为新化合物，分别命名为异当归醇、毛当归醇；从独活的挥发油中鉴定些21种成分，主要有正辛烷、4－甲基环乙酮、2－甲基辛烷、2－蒎烯、2－萜品烯、桃金娘烯醛、对－甲氧基乙酰苯、胡椒烯等。药理证实其煎剂有明显镇痛、镇静催眠、降压、扩张冠状动脉、解痉作用；呋喃香豆精类化合物为光活性物质，可用来治疗白癜风，使局部皮肤色素增加；并有兴奋呼吸、抗胃溃疡、抗乳腺肿瘤、杀灭艾氏腹水癌细胞作用。

独活最早载《本经》，历代本草皆有论述。《本草图经》云："春生苗，叶如青麻。六月开花作丛，或黄或紫。结实时叶黄者，是夹石上所生；叶青者，是土脉中所生。"《药性论》云："治中诸风湿冷，奔喘逆气，皮肌苦痒，手足挛痛，劳损，主风毒齿痛。"《本草通玄》云："治失音不语，手足不随，口眼歪斜，目赤肤痒。"其性味辛、苦，微温。功能祛风除湿，通痹止痛，散寒解表。主治风寒湿痹，腰膝疼痛，两足痿痹，伸屈不利，风寒表证，兼有湿邪，少阴头痛。凡阴虚血燥者慎用。若过量应用可出现舌发麻、恶心、呕吐及胃部不适等中毒症状，一般轻者停药后可消失，重者可对症治疗。

简易疗法

1. 风湿性关节炎：独活12克，桑寄生15克，秦艽10克，羌活10克，牛膝10克，水煎服。亦用于腰腿酸痛者。

2. 风寒头痛：独活10克，细辛6克，藁本10克，荆芥10克，白芷6克，水煎服。亦用于外感身痛者。

3. 产后中风：独活30克，秦艽15克，桂枝10克，南星10克，全蝎5克，研为粗末，浸泡于白酒300毫升中7日，每次10毫升，日服2次。

4. 风火牙痛：独活10克，石膏15克，地骨皮10克，升麻6克，川芎6克，水煎服。

5. 治牛皮癣：牛尾独活片（每片30毫克：生药3.75克），3~6毫克

/公斤/次，于照射前1.5~2小时饭后服；长波紫外线辐射剂量0.042J/平方厘米/分钟，照距为15~20厘米，每次照射15~20分钟；并用软膏（1%）与酊剂（0.5%）；每周6次，26次为1疗程。

64. 徐长卿

徐长卿又名寮刁竹、鬼督邮、别仙踪、瑶山竹。为萝藦科牛皮消属植物徐长卿的干燥根及根茎。据传在唐代贞观年间，太宗李世民外出打猎，不慎被毒蛇咬伤，病情十分严重。御医们用了许多贵重药材均不见效，急得张榜招贤：谁能治好皇上的病，重重有赏。民间医生徐长卿看见榜文，便揭榜进宫为皇帝治病。他把自己采来的草药取三两煎好，一日服两次，余下的药液用作外洗，第2天病情就有了好转，连服3天症状消失。唐太宗非常高兴，便问所用何药？徐听了急忙跪下，吞吞吐吐地答不上话。这时丞相魏征灵机一动，连忙为他解围问：这草药是不是还没有名字？徐会意说：请万岁赐名。唐太宗不假思索地说：是徐先生用这草药治好了朕的病，那就以徐先生之名字命名吧，以免后人忘记。”徐长卿的药名从此流传，并一直沿用至今。多生于山坡草丛中，全国各地均产，野生或栽培。具有祛风、通络、解毒作用之止痛、镇静药，常用于急性腹痛、坐骨神经痛、腰肌劳损、跌打伤痛、蛇虫咬伤、风湿痹痛等各种疼痛，以及精神分裂症，并用治风疹、皮肤搔痒等皮肤病，还能利水消肿、化痰平喘，用于水肿、腹水和咳嗽气喘。

现代研究：根含硬脂酸癸酯、蜂花烷、十六烯、D-赤丝草醇、β-谷甾醇、丹皮酚、异丹皮酚，以及黄酮苷、糖类、氨基酸等；全草含挥发油、丹皮酚、醋酸、桂皮酸等，但丹皮酚含骨较低。药理证实有镇痛、镇静、降血压、松弛平滑肌、化痰止咳平喘作用；能扩张血管，增加冠脉血流量，减慢心率，并能软化血管，净化血液，降低胆固醇，防止动脉硬化和血栓形成；提高机体的代谢能力，增强免疫功能。尚有抑制癌细胞的增殖和扩散作用；并对金黄色葡萄球菌、甲型链球菌、福氏痢疾杆菌、伤寒杆菌、绿脓杆菌、大肠杆菌、枯草杆菌，以及肝炎病毒和皮肤真菌均有抑制作用。

徐长卿最早载《本经》：“主蛊毒，疫疾，邪恶气，温疟。”历代本草皆有论述。《新修本草》云：“徐长卿，叶似柳，两叶相当，有光润，所在川泽有之。根如细辛，微粗长而又臊气。”《本草蒙筌》云：“去温疟时行疫疠，并心腹邪。强脚胻，益膂力。腰腿诸疾。”《中国药物志》云：“治一切痧症和肚痛，胃气痛，食积，霍乱。”其性味辛，温。功能祛风止痛，活血解毒，利水消肿。主治风湿痹痛，胃痛，牙痛，毒蛇咬伤，疮疡作痒，水肿腹水，尿闭淋痛。内服煎汤或入丸散，外用捣敷或煎水洗。凡体弱者慎服。

简易疗法

1. 冠心病心绞痛：徐长卿12克，丹参、郁金、薤白各10克，三七6克（分冲），水煎服。

2. 胃脘胀痛：徐长卿、香附、延胡索、高良姜、砂仁各10克，水煎服。亦用于虚寒腹痛，饮食积滞。

3. 风湿痹痛：徐长卿、威灵仙、五加皮、杜仲、独活各30克，浸泡于白酒500毫升中7日，每次15毫升，日服2次。亦用于风湿性腰痛、关节痛。

4. 精神分裂症：徐长卿15克，泡水当茶饮。适于啼哭、悲伤、恍惚者。

5. 治疗疟疾：徐长卿全草15克（鲜品30克），水煎服，于发作前2~4小时内服药。

6. 急性腹痛：100%徐长卿注射液，肌肉注射，每次2~4毫升，一般注射5~10分钟后，即有镇痛作用，能持续2小时左右。适于。肠炎、胆道蛔虫症、溃疡病、肠蛔虫症、胆囊炎、胆石症、胆道手术综合征等所致之证。

7. 小便淋涩：徐长卿、木通、滑石、瞿麦、萆薢各10克，水煎服。亦用于水肿、腹水等。

8. 牙齿疼痛：徐长卿根15克，洗净加水1500毫升，煎至500毫升。亦可将其研成细末，痛时服粉1.5~3克，分2次服。

9. 跌打损伤：徐长卿、鹅不食草、连钱草鲜品，均适量，捣烂外敷患处。

10. 痈肿疮毒：徐长卿、野菊花、七叶一枝花、半边莲各15克，均用鲜品，捣烂外敷。亦用于毒蛇咬伤等。

11. 皮肤湿疹：徐长卿15克，水煎服，亦可外洗。适于荨麻疹、顽癣等。

65. 前　胡

前胡为伞形科植物白花或紫花前胡的根。野生于山坡草丛中，主产于浙江、湖南、江西、江苏、四川等地。李时珍云：“其功长于下气，故能治痰热喘嗽、痞膈呕逆诸疾，气下则火降，痰亦降也，所以有推陈致新之绩，为痰气要药。”因其有降气祛痰和宣散风热之功，常用于肺热咳嗽，痰黄粘稠，外感风热、咳嗽头痛；且能明显增强呼吸道分泌而祛痰，作用时间较长。另外同属植物石防风、华中前胡亦在不同地区亦入药。

现代研究：白花前胡含挥发油及多种吡喃香豆素类化合物，已分离得白花前胡内酯甲、乙、丙、丁及微量紫花前胡苷和D－甘露醇；紫花前胡根亦含挥发油及呋喃香豆素类化合物、紫花前胡苷，其苷元即紫花前胡内酯、紫花前胡素、紫花前胡次素、伞形花内酯等；挥发油主要为异茴香醚及柠檬烯，尚含鞣质、甘露醇及糖类等。药理证实其煎剂能增加呼吸道分泌，而有祛痰作用，且作用时间较长；尚有增加心冠脉流量，但不影响心率和收缩力，并能降低心肌耗氧量，还能对抗垂体后叶素引起的冠状动脉收缩的作用；其煎剂对细菌、真菌及流感病毒有抑制作用。

前胡最早载《雷公炮炙论》，历代本草均有论述。《本草图经》云：“春生苗，青白色，似斜蒿。初出时有白芽，长三四、四寸，味甚香美，又似芸蒿。七月内开白花，与葱花相类。八月结实。根青紫色。”《名医别录》云：“主疗痰满，胸胁中痞，心腹结气，风头痛，去痰下气，治伤寒寒热。”《滇南本草》云：“解散伤风伤寒，发汗要药，止咳嗽，升降肝气，明目退翳，出内外之痰。”其性味苦、辛，凉。功能散风清热，降气化痰。主治风热头痛，咳嗽痰多，痰热喘满，咯痰黄稠，呕恶呃逆，胸膈满闷。凡阴虚火炽者忌用。

简易疗法

1. 肺热咳嗽：前胡15克，贝母10克，白前10克，橘红10克，黄芩10克，水煎服。亦用于咳嗽、痰多。

2. 胸闷痰喘：前胡12克，瓜蒌12克，桑白皮10克，紫苏子10克，炙麻黄3克，水煎服。亦用于感冒气喘。

3. 治肺结核：前胡30克，炙百部30克，炙百合30克，川贝母20克，白及20克，共研细末，炼蜜为丸，每丸6克，日服2次。

4. 咽喉肿痛：前胡10克，桔梗10克，牛蒡子10克，甘草10克，水煎服。

5. 风热头痛：前胡12克，柴胡10克，黄芩10克，薄荷6克，川芎6克，水煎服。

6. 呕逆不食：前胡12克，旋覆花10克，姜半夏10克，生姜6克，水煎服。

66. 穿山龙

穿山龙又名狗山药、竹根薯、地龙骨。为薯蓣科植物穿山薯蓣的根茎。以其生长态势与根茎蔓长，犹如穿行于山间之草龙一般而得名。生于山坡林边、灌丛中，或沟边，分布全国大部分地区。为舒筋活络药，常用于治疗风寒湿痹，消化不良、疟疾等。近期研究表明具有镇咳、祛痰、平喘作用，用于慢性气管炎。

现代研究：根茎含薯蓣皂苷等多种甾体皂苷，总皂苷水解产生薯蓣皂苷元，含量约1.5%~2.6%；根茎中尚分离出少量25-异-螺甾-3，5-二烯，尚含至少17种氨基酸。药理证实对心血管的作用有兴奋、降压、增加冠脉量、降低耗氧速度和增加缺氧能力的作用；并能降低血浆胆固醇、兴奋肠和子宫平滑肌、镇咳、祛痰、平喘、利尿作用作用；还有抗放射、延长凝血时间和凝血酶元时间、减低凝血酶元指数的作用。

穿山龙最早载《东北药植志》：“舒筋活血，治腰腿疼痛，筋骨麻木。”此后草药书中亦有论述。《山东中药》云：“治风寒湿痹。”《陕西中草药》云：“治咳嗽，风湿性关节炎，大骨节病关节痛，消化不良，疟疾，跌打损伤，痈肿恶疮。”其性味甘、苦，温。功能活血舒筋，消食利水，祛痰截疟。主治风寒湿痹，慢性气管炎，消化不良，劳损扭伤，疟疾，痈肿。凡虚者慎用。

简易疗法

1. 风湿性关节炎：穿山龙30克，骨碎补9克，土茯苓9克，仙灵脾9克，水煎服。

2. 腰腿疼痛：穿山龙60克，伸筋草60克，白酒500毫升，浸泡7日，每次20毫升，日服2次。

3. 急性肺脓肿：穿山龙30克，金银花15克，连翘12克，薏苡仁12克，桔梗10克，甘草10克，水煎服。

4. 肺热咳嗽：穿山龙15克，鱼腥草15克，瓜蒌皮10克，黄芩10克，水煎服。

5. 过敏性紫癜：穿山龙15克，旱莲草15克，枸杞子15克，大枣10枚，水煎服。

6. 痈肿恶疮：穿山龙、苎麻根适量，均鲜品，捣烂外敷患处。

67. 桔　梗

桔梗又名梗草、荠苨、苦梗、山铃铛花。为桔梗科植物桔梗的根。因其草根结实而梗直，故以名之。相传商城县城南，有一年村里人得了一种病，咳嗽胸闷，不能劳动。有个姑娘叫商凤，亲自到深山去采药，她遇到一位老药农，便说明病情，老人让她挖一种草药，带回去给村里人治病。结果病人服药后，全都症状减轻，不久便恢复了健康。为了感谢姑娘的救命之恩，便将药名叫“商姐根”，后来流传为“商桔梗”。桔梗还是朝鲜族人民喜爱吃的一种野菜，而《桔梗谣》这首朝鲜民歌最初产生于江原道，后流传全朝鲜半岛。其曲调平缓流畅，音乐轻快明朗，生动地塑造了朝鲜族姑娘愉快的心情和勤劳活泼的形象。其药有开提肺气和载药上升之功。黄宫绣云：“桔梗系开提肺气之药，可为诸药舟楫，载之上浮，能引苦泄峻下之剂，至于至高之分成功，俾清气既得上升，则浊气自克下降，降气之说理根于是。”王好古对其应用颇详：失音加诃子，声不出加半夏，上气加陈皮，涎嗽加知母、贝母，咳渴加五味，酒毒加葛根，少气加人参等，足见其经验有得。

现代研究：桔梗含有多量皂苷，主要为桔梗皂苷，水解生成多种皂苷元，含量多者为桔梗皂苷元和远志酸，及少量桔梗酸 A、B、C，尚含 a－菠菜甾醇、菊糖、桔梗糖等。药理证实粗制皂苷有镇咳祛痰，抑制胃酸分泌和抗溃疡，扩张外围血管、减慢心率和呼吸抑制，镇静、镇痛、解热、利尿、抗炎、降血糖、抗胆碱、促进胆酸分泌、抗过敏作用；对絮状表皮癣菌有抑制作用。但皂苷对粘膜有强烈刺激，尤其对鼻粘膜刺激性更大，并有溶血作用，应用时须注意。

桔梗最早载《本经》，历代本草多有论述。《本草纲目》云：“桔梗、荠苨乃一类，有甜、苦二种，故《本经》桔梗一名荠苨，而今呼荠苨为甜桔梗也。”《名医别录》云：“利五脏肠胃，补血气，除寒热、风痹，温中消谷，疗喉咽痛。”《药性论》云：“治下痢，破血，去积气，消积聚，痰涎，主肺热气促嗽逆，除腹中冷痛，主中恶及小儿惊痫。”其性味苦、辛，平。功能宣肺利咽，祛痰排脓。主治咳嗽痰多，胸闷不畅，咽喉肿痛，声音嘶哑，肺痈吐脓，疮疡不溃。用量过大，容易引起恶心呕吐，严重者可见四肢出汗、乏力和心烦，用药时需注意。凡阴虚久嗽，干咳无痰咳血者忌服。

简易疗法

1. 咽喉肿痛：桔梗 10 克，甘草 10 克，牛蒡子 10 克，山豆根 6 克，射干6克，水煎服。

2. 声音嘶哑：桔梗10克，蝉蜕10克，木蝴蝶10克，大青叶10克，胖大海10克，研为粗末，每次5克，泡水饮。

3. 咳嗽痰多：桔梗10克，桑白皮15克，杏仁10克，前胡10克，远志6克，水煎服。

4. 治肺脓肿：桔梗15克，鱼腥草30克，鲜苇根15克，生苡仁15克，水煎服。

5. 小便不利：桔梗10克，白茅根30克，水煎服。

6. 痈疽疮疡：桔梗10克，蒲公英30克，黄芪30克，穿山甲6克，皂角刺6克，水煎服。

68. 桃儿七

桃儿七又名桃耳七、铜筷子、小叶莲、鸡素苔。为小檗科植物鬼臼的根及根茎，因其果实类似小桃而得名。秦岭太白山一带将其产于太白山而独具疗效的中草药，多以“七”字命名。生长于中山地区林下阴湿的地方，分布陕西、四川、甘肃、青海、云南、西藏等地。果实名八月瓜，亦供药用。西藏鬼臼亦同等入药。切片或捣烂用。

现代研究：根中分离到四种成分鬼臼毒素、槲皮素、飞燕草素等。药理证实鬼臼树酯对兔细胞和人类皮肤与秋水仙碱具有相类似的抑制有丝分裂作用，以后分离出木脂体——鬼臼毒素，能抑制细胞有丝分裂于中期，对动物肿瘤有明显的抑制作用，但治疗指数低，对人的毒性大，药用价值不大；以后又陆续分离出有抗癌作用的木脂体，但毒性仍较大，不适合全身应用；现临床上用其衍生物如鬼臼酸乙肼（SP-1），毒性较小，对造血系统没有损害，可用于实体瘤的治疗或与手术放射疗法合并使用，对乳癌、膀胱癌及皮肤癌有效；鬼臼毒素的苄叉衍生物毒性更小，可局部应用以治耳、鼻、咽的肿瘤；另一种鬼臼木脂体的衍生物，毒性也较小，不仅能中止核有丝分裂，并能阻止细胞进入分裂期，导致细胞快速溶解，低浓度即能抑制胸腺嘧啶与DNA的结合，对晚期淋巴网状细胞肉瘤有效，副作用为对骨髓的抑制。

桃儿七最早载《陕西中草药》：“味苦，性微温。除风湿，利气血，止痛，止咳，调和诸药。治风湿疼痛，麻木，劳伤，跌打损伤，风寒咳嗽，月经不调，铁棒锤中毒等。”此后中草药书中亦有论述。《西藏常用中草药》云：“和血，止血，解毒，消肿。治腰腿疼痛，咳喘，心胃痛，跌打损伤。”其性味苦，温，有小毒。功能祛风除湿，止咳镇痛。主治风湿疼痛，咳喘，胃痛，跌打损伤。内服煎汤，或研末服。八月瓜主治痢疾腹痛，劳伤咳喘，月经不调，胎气不安。

简易疗法

1. 胃脘疼痛：桃儿七、木香各3克，太白米4.5克，朱砂莲、杭白芍各9克，水煎早晚服。

2. 风寒咳嗽：桃儿七、羌活、贝母、沙参各6克，水煎服。有止咳祛痰作用。

3. 风寒湿痹：桃儿七6克，透骨草、豨莶草、五加皮各9克，水煎服。或加剂量泡酒酌服。

4. 治宫颈癌：从桃儿七根茎中提取鬼臼草酯，溶于75%的酒精内制成10%~20%的溶液，以棉球蘸附药液全面地敷布于宫颈肿癌上，24小时后去除，视宫颈局部改变情况及阴道粘膜的反应，每日或隔1~2日上药1次。动物试验证明，对恶性肿瘤有一定的抑制作用，可改善肿瘤坏死局部的炎症，并促进宫颈正常组织的恢复，用药后无严重不良反应，但对正常粘膜有刺激，并有轻度腹泻和下腹疼痛，经对症处理后即消失。

5. 湿热痢疾：八月瓜9克，马齿苋、委陵菜各30克，水煎服。

69. 索骨丹

索骨丹又名慕荷、秤杆七、老蛇盘、鬼灯擎。为虎耳草科植物鬼灯擎的根茎。生长于深山向阳山坡上，广泛分布在秦岭及西部山区，产于陕西、四川、河南、河北、甘肃等地。该植物在地方中药志中记载具有“凉血降火，消瘿解毒”及“凉血止血，消肿解毒”等功效。民间作为草药用于甲状腺肿，咽喉肿痛，吐血咯血，腹泻痢疾，子宫脱垂及外伤出血等治疗。

现代研究：主要含岩白菜素、淀粉、鞣质、蒽醌苷、强心苷及鬼灯内酯、紫丁果酸、熊果酸、橘酸等，其中以岩白菜素含量最高（3.6%~4.0%）。岩白菜素为异香豆素类化合物，具有良好的镇咳、祛痰、抗炎、护肝和神经保护等作用，对腺病毒3型、肠病毒（脊髓灰白质炎Ⅱ型、柯萨奇A9型和B5型、爱可9型）、单纯疱疹病毒及乙型脑炎（京卫研1号）病毒均有抑制作用；用金黄色地鼠肾单层细胞培养，对乙型脑炎（京卫研1号）病毒也有抑制作用。近年用于治疗慢性支气管炎。

索骨丹最早载《陕西中草药》：“活血，止血，生肌，止痛。治泻痢，吐、衄、咯血，妇人崩带，金疮。”此后中草药书籍亦有论述。《峨嵋药植》云：“治疮毒。”《四川中药志》云：“涩肠止痢，治湿热下痢。久泻不止，白浊，白带。”其性味涩、微甘，平，有小毒。功能凉血止血，消肿解毒。主治甲状腺肿，咽喉肿痛，衄血，吐血，咯血，崩漏，腹泻，痢疾，便血；外用治外伤出血，子宫脱垂等症。

简易疗法

1. 湿热痢疾：索骨丹9克，马齿苋30克，薤白12克，水煎服。

2. 久痢不止：索骨丹、石榴皮各9克，仙鹤草、薏苡仁各30克，木香、黄连各6克，水煎服。或研末制成片剂，每片重0.5克，相当于原生药1.5克，日服3次，每次2~3片。

3. 白浊带下：索骨丹、石莲子、芡实、萆薢各9克，金樱子、败酱草、鸡冠花各30克，水煎服。

4. 子宫脱垂：索骨丹研末，加凡士林制成软膏，直接涂于患处。亦用于阴道壁脱垂、各种湿疹、脱肛、痔疮等，有一定疗效。

70. 秦　艽

秦艽为龙胆科草本植物秦艽或小秦艽的根。李时珍释名云：“秦艽出秦中，以根作罗纹交纠者佳，故名秦艽、秦糺。”杨时泰云：“秦艽罗纹错综如织，象形以治经络之病者也。”生于草地及湿坡上，我国大部地区有分布。为常用的祛风湿药，质润不燥，乃“风药中之润剂”，故风湿痹症无问寒热皆可用之。本药品种较多，同属植物的根如：粗茎秦艽分布于西南地区，称萝卜秦艽、牛尾秦艽；麻花秦艽分布于四川、甘肃、青海、西藏等省区，称麻花秦艽；西藏秦艽分布于西藏、云南、四川等省区，称藏秦艽；均在当地作为秦艽入药。

现代研究：秦艽根含生物碱，有秦艽甲素、秦艽乙素以及秦艽丙素，还含糖类及挥发油等；有报道其苦味成分为龙胆苦糖苷；西藏龙胆的根含生物碱0.2%，其中有龙胆碱和欧龙胆碱。药理证实秦艽碱甲、秦艽中性乙醇浸剂对大鼠甲醛性关节炎有明显抑制作用，秦艽碱甲对大鼠因注射蛋清而产生的毛细血管通透性增高也可降低，其抗炎机理是通过神经系统以兴奋垂体－肾上腺皮质功能而实现的，而秦艽碱甲侧链上的双键为药理活性所必需；并有抗炎作用，能减轻某些实验性炎症，降低因注射蛋清而产生的毛细血管通透性增高；秦艽碱甲对过敏性休克及组织胺所致的哮喘有抗过敏作用；对炭疽杆菌、副伤寒杆菌、肺炎杆菌、志贺痢疾杆菌、金黄色葡萄球菌、霍乱弧菌及某些皮肤真菌等有不同程度的抑制作用，还有解热、镇静、镇痛、明显升高动物血糖等作用。

秦艽最早载《本经》，历代本草皆有论述。《本草图经》云："其根土黄色而相交纠，长一尺以来，粗细不等。枝干高五、六寸。叶婆娑，连茎梗俱青色，如莴苣叶。六月中开花紫色，似葛花。当月结子。"《本草蒙筌》云："养血荣筋，除风痹肢节俱痛，通便利水。散黄疸遍体如金。除头风，解酒毒。止肠风下血，去骨蒸传尸。"《本草正》云："解温疫热毒，骨蒸发热，潮热烦渴及妇人胎热，小儿疳热瘦弱。"其性味苦、辛，平。功能祛风湿，清湿热，止痹痛。主治风湿痹痛，筋脉拘挛，手足不遂，骨节烦疼，湿热黄疸，骨蒸潮热，小儿疳积发热。凡久痛虚羸，溲多、便滑者忌用。

简易疗法

1. 风湿痹痛：秦艽30克，独活20克，防风20克，木瓜20克，浸泡于白酒500毫升中10日，每次15毫升，日服2次。亦用于筋脉挛急、肢体麻木者。或用0.5%秦艽素注射液穴位注射。

2. 湿热黄疸：秦艽15克，茵陈15克，马鞭草12克，栀子10克，苍术10克，水煎服。

3. 骨蒸潮热：秦艽12克，鳖甲10克，青蒿10克，地骨皮10克，水煎服。

4. 关节肿胀：秦艽12克，防己6克，威灵仙10克，桑枝10克，羌活10克，水煎服。

5. 痔瘘便秘：秦艽10克，苍术10克，槐花10克，黄柏6克，大黄6克，水煎服。

6. 风疹瘙痒：秦艽10克，牛蒡子10克，地肤子10克，浮萍6克，升麻3克，水煎服。

71. 莪　术

莪术又名蓬术、广术、文术、蓬莪术。为姜科植物莪术的根茎。古代医家应用心得独具，苏颂云："蓬莪术古方不见用者，今医家治积聚诸气为最要之药，与荆三棱用之最良。"王好古云："蓬莪术色黑属血，破气中之血，入气药，发诸香，虽为泄剂，亦能益气。"王执中"久患心脾疼，服醒脾药反胀，用耆域所载蓬莪术面裹炮熟，研末，以水与酒醋煎服，立愈。"近年来，科研人员从莪术中提取挥发油，临床应用于治疗宫颈癌获得成功后，又从挥发油中分离出β－榄香烯，并证实为莪术抗癌的主要成分，对于中晚期肺癌、原发性肝癌及消化道肿瘤、头颈部恶性肿瘤、骨转移癌、膀胱癌均有一定疗效，值得深入研究。切片或加醋炒用。

现代研究：莪术根茎中含挥发油，由多种倍半萜衍生物和桉叶精等组成，主要为莪术酮、莪术醇、β－γ－δ－榄香烯等，并含少量姜黄素、三萜酸、淀粉、粘液、树脂、对甲氧基内桂酸乙酯，以及豆甾醇、β－香树精、脂肪油等。药理证实能抑制和破坏艾氏腹水癌细胞、白血病、腹水型肝癌细胞，而具抗肿瘤作用，并有增强免疫功能，抗炎，抗过敏，抗早孕，抗血栓形成，抗溃疡，芳香健胃，防治急性肾衰的作用；对金黄色葡萄状菌、β－溶血性链球菌、大肠杆菌、伤寒杆菌、霍乱弧菌及某些真菌均有抑制作用。

莪术最早载《药性论》，历代本草皆有论述。《本草图经》云："根如生姜，而术在根下，似鸡鸭卵，大小不常。九月采，削去粗皮，蒸熟暴干用。"《日华子本草》云："治一切气，开胃消食，通月经，消瘀血，止扑损痛，下血及内损恶血等。"《开宝本草》云："主心腹痛，中恶，疰忤，霍乱，冷气吐酸水，解毒，食饮不消，酒研服之。又疗妇人血气，丈夫奔豚。"其性味辛、苦，温。功能行气破血，消积止痛。主治心腹胀痛，癥瘕积聚，瘀血经闭、痛经，跌打损伤，食积腹痛。凡气血两虚、脾胃虚弱无积滞者慎服，孕妇忌服。

简易疗法

1. 胸腹胀痛：莪术 6 克，青皮 6 克，厚朴 9 克，香附 9 克，木香 6 克，水煎服。

2. 饮食积滞：莪术 10 克，焦山楂 20 克，焦麦芽 20 克，焦槟榔 10 克，莱菔子 10 克，研末，每次 6 克，日服 2 次。

3. 血瘀经闭：莪术 6 克，三棱 6 克，当归 12 克，赤芍药 9 克，红花 6 克，水煎服。

4. 癥瘕积聚：莪术 10 克，三棱 10 克，丹皮 20 皮，白芍 20 克，鳖甲 20 克，研末蜜丸，每次 6 克，日服 2 次。

5. 慢性盆腔炎：复方莪术注射液，每次 2～4 毫升，肌内注射，日 1 次。

6. 宫颈糜烂：妇宁栓（含莪术），每枚 3.59 克，每晚清洗阴部，每次 1 枚，纳入阴道。有清热解毒、燥湿杀虫、去腐生肌、化瘀止痛作用。（治疗肿瘤，需在医师指导下使用）

72. 柴　胡

柴胡又名茈胡、茹草、竹叶柴胡、细叶柴胡。为伞形科植物北柴胡、狭叶柴胡的根。有北、南之分，北柴胡名硬柴胡，南柴胡又名软柴胡，入药以北柴胡为优。为应用很广的辛凉解表药，既具轻清升散、宣透疏泄之性，又有透表退热、疏肝解郁之功。庞元英《谈薮》云："张知阁久病疟，热时如火，年余骨立。医用茸、附诸药，热益甚。召医官孙琳诊之，琳投小柴胡汤一贴，热减十之八九，三服脱然，琳曰：此名劳疟，热从髓出，加以刚剂，气血愈亏，安得不瘦？盖热在皮肤、在脏腑、在骨髓，非柴胡不可。"小柴胡汤为《伤寒论》中名方，现代研究认为有调节体温中枢，加速毒素排泄，抑制炎症反应，改善免疫功能等作用。近年用于治疗肝炎、胃炎、高脂血症、动脉硬化、精尿病、癫痫、免疫性疾病及肿瘤等都有显著疗效，应予以重视。切片或加醋炒、鳖血拌炒用。

现代研究：柴胡主要含皂苷类（为三萜皂苷）、甾醇类、黄酮类及挥发油、多糖、脂肪酸、香豆素等。药理实验有解热、镇静、抗炎、平喘、利胆、护肝、解痉、抗溃疡、降压、利尿、降胆固醇、减慢心率、抗过敏及提高免疫功能的作用；对结核杆菌、钩端螺旋体、疟原虫、牛痘病毒、流感病毒等有抑制、杀灭作用。

柴胡最早载《本经》，历代本草多有论述。《本草图经》云："今关陕、江湖间近道皆有之，以银州者为胜。""其根似芦头，有赤毛如鼠尾，独窠长者好。"《名医别录》云："除伤寒心下烦热，诸痰热结实，胸中邪逆，五脏间游气，大肠停积，水胀，及湿痹拘挛。"《本草纲目》云："治阳气下陷，平肝、胆、三焦、包络相火，及头痛、眩晕，目昏、赤痛障翳，耳聋鸣，诸疟，及肥气寒热，妇人热入血室，经水不调，小儿痘疹余热，五疳羸热。"其性味苦、微寒。功能和解退热，舒肝解郁，升举阳气。主治少阳伤寒，寒热往来，胸胁苦满，口苦咽干，目眩，疟疾；肝气郁结之胁肋胀痛，月经不调；气虚下陷之脱肛，子宫脱垂。凡真阴亏损及肝阳上升者忌服。

简易疗法

1. 风热感冒：柴胡 12 克，葛根 10 克，板蓝板 12 克，牛蒡子 6 克，桔梗 6 克，生石膏 15 克，知母 6 克，水煎服。

2. 寒热往来：柴胡 10 克，黄芩 10 克，党参 10 克，半夏 10 克，甘草 6 克，生姜 6 克，大枣 3 枚，水煎服。适于伤寒少阳证、疟疾、热入血室等症。

3. 气滞胁痛：柴胡10克，白芍药12克，枳壳10克，青皮10克，山6克，水煎服。

4. 神经性头痛：柴胡10克，川芎15克，藁本10克，白芷10克，香附10克，水煎服。

5. 急性胆囊炎：柴胡12克，郁金10克，枳实6克，广木香6克，大黄6克，水煎服。

6. 慢性肝炎：柴胡30克，当归30克，白芍药30克，白术30克，茯苓30克，甘草15克，研末蜜丸，每次9克，日服2次。亦用于更年期综合症。

7. 月经不调：柴胡10克，香附10克，益母草15克，赤芍药10克，莪术6克，水煎服。亦用于经闭。

8. 感冒发热：柴胡注射液，每次2~4毫升（1~2支），日2次，肌内注射。

9. 中气下陷：补中益气丸（浓缩丸，含柴胡），每次12粒，日服2~3次。

10. 目昏眼花：柴胡10克，野菊花15克，草决明10克，白蒺藜10克，水煎服。亦用于高血压有本证者。

73. 党　参

党参又名黄参、中灵草、三叶草、上党参。为桔梗科植物党参的根。因产于上党郡，形似人参而命名。传说古时上党郡有户人家，每晚都隐约听到人的呼叫声，但每次出门了望，都始终未见人影，于是在一个深夜，主人随声蹑足寻觅，才发现人声是从地下发出，上面是一株枝茎缠绕的植物，他便记住地方，第二天去挖，结果其根形似人样，有手脚和四肢，此后再也听不到人声了。原来这个植物就叫上党人参，后来上党郡改名潞州。所以又叫潞党参。党参常作为人参的代用品，虽峻补之功稍逊，但比较平和，长于健脾益气，而且价格便宜，为古今医家所习用。另有石竹科植物异叶假繁缕的块根入药，称太子参。

现代研究：根含党参多糖类，如葡萄糖、果糖、菊糖、淀粉等；甾类如豆甾醇、葡萄糖苷等；萜类有蒲公英萜醇、苍术内酯、丁香醛等；生物碱类有党参碱及17种氨基酸和14种微量元素。太子参根含果糖、淀粉、皂苷。药理证实能增加红细胞数，升高白细胞，调节机体免疫及心血管系统、消化道功能，有补血、强壮、镇静、抗惊厥、抗溃疡、抗疲劳、抗衰劳作用；对脑膜炎球菌、白喉杆菌、卡他球菌、副大肠杆菌及大肠杆菌有一定抑制作用。

党参最早载《本草从新》，历代本草多有论述。《本草经集注》云："上党在冀州西南，今来者形长而黄，状如防风，多润实而甘。"《本草从新》云："补中益气，和脾胃，除烦渴。"《中药材手册》云："论虚劳内伤，肠胃中冷，滑泻久痢，气喘烦渴，发热自汗，妇女血崩、胎产诸病。"《本草再新》云：太子参"治气虚肺燥，补脾土，消水肿，化痰止咳。"其性味甘，平。功能补中益气，健脾益肺，生津养血。主治脾胃虚弱，食少便溏，肺气亏虚，咳嗽气喘，乏力气短，气血两亏，头晕心悸，热病伤津，口渴舌燥。凡有实邪者忌服。太子参主治肺虚咳嗽，脾虚食少，口渴心悸。

简易疗法

1. 脾胃气虚：党参15克，白术15克，黄芪15克，茯苓12克，炙甘草6克，水煎服。

2. 泄泻不止：党参20克，炒白术20克，炒苡仁20克，炒山药20克，炒扁豆20克，研末，每次6克，日服3次。或参苓白术片，每次6片，日服3次。

3. 脾虚水肿：党参15克，桂枝10克，茯苓10克，白术15克，泽泻10克，水煎服。

4. 中气下陷：党参15克，黄芪15克，白术15克，柴胡9克，升麻6克，水煎服。或服补中益气丸（成药浓缩丸），每次12粒，日服2次。适于脱肛、子宫脱垂、胃下垂者。

5. 肺虚咳喘：党参15克，五味子10克，杏仁10克，前胡10克，百合15克，水煎服。

6. 消化不良：补脾消食片（含党参，成药），每次4~5片，日服3次。

7. 心动过速：生脉颗粒（含党参，成药），每次1~2袋，化水冲服。亦用于气虚乏力者。

8. 口渴心悸：太子参15克，麦冬、石斛、丹参、珍珠母各10克，水煎服。

74. 菝　葜

菝葜又名金刚藤、铁刷子、山菱角、假萆薢。为百合科植物菝葜的根茎。因其茎蔓短小、多刺、根硬而得名。宋代张耒咏曰：“江乡有奇蔬，本草寄菝葜。驱风利顽痹，解酸补体节。春深土膏肥，紫笋迸土裂。烹之芼姜橘，尽取无可掇。”生长于山坡、灌木丛林缘，分布我国长江以南各地。产于江苏的较细而长，俗称“金刚鞭”；产于浙江的较粗壮，俗称“铁菱角”。本品具有祛风利湿、消肿止痛功效，常用于筋骨酸痛，历节痛风及疔疮痈肿等症。

现代研究：根茎含薯蓣皂苷元和多种由薯蓣皂苷元构成的皂苷，如帕利林皂苷、菝葜皂苷，又含生物碱、酚类、氨基酸、有机酸、糖类；种子油含粗脂肪11.2%，其脂肪酸中含油酸48.4%，亚油酸39.1%。药理证实其煎剂对金黄色葡萄球菌、绿脓杆菌、大肠杆菌有抑制作用，不论灌胃或腹腔注射，均能暂时抑制马疫锥虫的繁殖、延缓小鼠的死亡时间，但不能清除血中锥虫使小鼠得以治愈；对急性汞中毒大鼠，可使尿中排尿量略增加；近年临床用于胃癌、食管癌、直肠癌、鼻咽癌等病。

菝葜最早载《名医别录》：“主腰背寒痛，风痹，益血气，止小便利。”历代本草皆有论述。《本草图经》云：“菝葜，近京及江、浙州郡多有之。苗茎成蔓，长二、三尺，有刺。其叶如冬青、乌药叶，又似菱叶差大。秋生黄花，结黑子，樱桃许大。其根作块，赤黄色。二月、八月采根，暴干用。江、浙人呼为金刚根。浸赤汁以煮粉食，云啖之可以辟瘴。”《医林纂要》云：“缓肝坚肾，清小肠火，化膀胱水。治恶疮，毒疮，虫毒。”《四川中药志》云：“清热，除风毒。治崩、带，血淋、瘰疬，跌打损伤。”其性味甘，温。功能祛风湿，利小便，消肿毒。主治关节疼痛，肌肉麻木，泄泻痢疾，水肿淋病，疔疮肿毒，瘰疬痔疮。内服煎汤，浸酒或入丸散，外用煎水熏洗。凡大便秘结者慎服。

简易疗法

1. 风湿性关节炎：菝葜、寻骨风、穿山龙、木瓜、五加皮各30克，浸泡于白酒500毫升中10日，每次15毫升，日服2次。亦用于腰背疼痛、关节不利。

2. 消渴多饮：菝葜12克，石斛、山药、天花粉各15克，乌梅10克，水煎服。

3. 下痢赤白：菝葜、腊茶各15克，白梅肉、甘草各10克，水煎服。

4. 附件炎症：菝葜500千克，加蔗糖200千克，苯甲酸钠1.5千克，共制成33万毫升糖浆，每次20毫升（相当于生药30克），日服3次，1个月为1疗程，连服1~3疗程。或每日用菝葜100克，水煎分3次服。

5. 淋浊带下：菝葜15克，车前子、三白草、冬瓜子各10克，白茅根

30 克，水煎服。

6. 沙石淋病：蒺藜 60 克，研为细末，每次 2 克，米饮调下，服后用地椒煎汤连腰浸浴。

7. 腰脚挛痹：蒺藜、豨莶草各 50 克，泡酒 500 毫升，每次 20 毫升，日服 3 次。

75. 萆　薢

萆薢又名赤节、白蒺藜、粉萆薢、土薯蓣。为薯蓣科植物粉背薯蓣的根茎。分布于安徽、浙江、江西、福建等地。其性善走下焦，利湿去浊，为治小便混浊的要药，尤适于膏淋，又能祛风湿而通络止痛，可用治风湿痹痛，无论属于寒湿或偏于湿热，皆可应用。古代医家多有发挥，李时珍云："足阳明、厥阴经药也。厥阴主筋属风，阳明主肉属湿，萆薢之功，长于去风湿，所以能治缓弱顽痹、遗浊、恶疮诸病之属风湿者。"贾九如云："萆薢，性味淡薄，长于渗湿，带苦亦能降下，主治风寒湿痹，男子白浊，茎中作痛，女人白带，病由胃中浊气下流所致，以此入胃驱湿，其症自愈。又治疮痒恶厉，湿郁肌腠，营卫不得宣行，致筋脉拘挛，手足不便，以此渗脾湿，能令血脉调和也。"由于来源不一，药材有"粉萆薢"和"绵萆薢"之不同，前者原植物为粉背薯蓣，后者原植物为同属植物绵萆薢或福州萆薢。此外，陕西、四川、云南等省以百合科菝葜属植物菝葜和无刺菝葜的根茎亦作萆薢用。

现代研究：粉萆薢含薯蓣皂甙元约 2%；绵萆薢含薯蓣皂苷、纤细薯蓣皂苷、原薯蓣皂苷、原纤细薯蓣皂苷和甲基原纤细薯蓣皂苷；浙江产者还含皂苷及其它甾体化合物、香豆精、萜类内酯，糖及多糖类成分，尚含蛋白质、多肽及氨基酸；山萆薢含多种皂苷及皂苷元，又分离出少量 25 - 异 - 螺甾 -3，5 - 二烯，日本产纤柄山萆薢中得到一种新的螺甾烷醇，即 19 - 羟基尧诺皂苷元，从地上部分分离得到薯蓣惕苷元 -4 - 醋酸酯、薯蓣惕苷元 -2 - 醋酸酯、薯蓣惕苷元 -2，4 - 双醋酸酯、植物甾醇、蒲公英赛醇、新陶考苷元、薯蓣惕苷元及纤柄萆薢苷元。药理证实根茎中所含之薯蓣皂苷元或薯蓣皂素毒苷有杀昆虫作用；薯蓣皂苷、克拉塞林苷还有抗真菌作用。

萆薢最早载《本经》，历代本草皆有论述。《本草图经》云："作蔓生，苗叶俱青。叶作三叉，似山薯，又似绿豆叶。花有黄、红、白数种，亦有无花结白子者。根黄白色，多节，三指许大。春秋采根，曝干。"《滇南本草》云："治风寒，温经络，腰膝疼，遍身顽麻，利膀胱水道，赤白便浊。"《本草备要》云："祛风去湿，以固下焦，补肝虚，坚筋骨，益精明目。治风寒湿痹，腰痛久冷，关节老血，膀胱宿水，阴萎失溺，茎痛遗浊，痔瘘恶疮。"其性味苦，平。功能利湿去浊，祛风通痹。主治淋病白浊，白带过多，湿热疮毒，腰膝痹痛。内服煎汤，或入丸散。凡肾虚阴亏者禁用。

简易疗法

1. 膏淋白浊：萆薢、乌药、益智仁、石菖蒲各30克，茯苓、甘草各15克，研为粗末，每次15克，水煎入盐1捻，食前服，日2次。亦用于肾结核合并血尿。

2. 急性尿道炎：萆薢、车前子、石见穿各10克，黄柏、木通各6克，水煎服。亦用于前列腺炎、膀胱炎。

3. 风湿痹痛：萆薢12克，威灵仙、牛膝、透骨草、木瓜各10克，水煎服。

4. 赤白带下：萆薢12克，山药、白术、鸡冠花、仙鹤草各15克，水煎服。

5. 皮肤湿疹：萆薢10克，薏苡仁30克，土茯苓、地肤子各15克，黄柏6克，水煎服。

76. 黄　芪

黄芪又名王孙、黄耆、箭芪、绵黄芪。为豆科植物黄芪或内蒙黄芪的根。因其色黄而为补药之长，从而得名。其品种较多，有产于东北、华北、西北、山东、四川等地的膜荚黄芪；产于内蒙古、黑龙江、吉林、河北、山西、新疆等地的内蒙黄芪；以上两种品质最好而常用。还有产于西北、河北、山西的金翼黄芪；产于四川、青海、西藏的多花黄芪；产于甘肃、四川、青海、西藏的塘谷耳黄芪。除此之外，尚有西藏的春黄芪，云南、西藏的云南黄芪，云南的弯齿黄芪，新疆的阿克苏黄芪等亦在当地供药用。另有一种产于甘肃南部其表皮棕黄或棕红色的红芪，为同科属多序岩黄芪，亦入药用，功效有异。切片或蜜炙用。

现代研究：膜荚黄芪含其皂苷多种三萜类，黄芪多糖、黄酮类、有机酸、香豆素、苦味素、胡萝卜苷、维生素P及21种氨基酸和14种微量元素等。药理证实有强心、利尿，保肝护肾，增强代谢（减少尿蛋白、肾病变减轻），降低血粘度，调节血糖，增强免疫功能，镇静、抗寒冷、抗辐射、抗肿瘤，调节肠管及子宫平滑肌的作用；对志贺氏痢疾杆菌、炭疽杆菌、肺炎双球菌、溶血性链球菌、白喉杆菌、枯草杆菌、葡萄球菌（白色、金黄色、柠檬色）及流感病毒均有抑制作用。

黄芪最早载《本经》，历代本草多有论述。《本草纲目》云："黄耆，叶似槐叶而微尖小，又似蒺藜叶而微阔大，青白色，开黄紫花，大如槐花，结小尖角，长寸许，根长二、三尺，以紧实如箭秆者良。"《医学启源》云："治虚劳自寒，补肺气，实皮毛，泻肺中火，脉弦自汗，善治脾胃虚弱，内托阴证疮疡必用之药。"《本草备要》云：生用固表，无汗能发，有汗能止，温分肉；实腠理，泻阴火，解肌热；炙用补中，益元气，温三焦，壮脾胃。生血，生肌，排脓内托，疮痈圣药。"其性味甘，温。功能补气升阳，益卫固表，托疮生肌，利水消肿。主治气虚乏力，中气下陷，食少便溏，久泻脱肛，子宫下垂，便血崩漏，表虚自汗，痈疽不溃，久溃不敛，气虚失运，尿少浮肿。凡实证、阳证及阴虚盛者忌服。

简易疗法

1. 自汗盗汗：黄芪30克，白术15克，防风10克，浮小麦15克，牡蛎15克，水煎服。

2. 贫血萎黄：黄芪60克，当归15克，仙鹤草30克，大枣10枚，水煎服。

3. 消化性溃疡：黄芪30克，白术30克，白芍30克，砂仁20克，煅瓦楞子20克，研末，装入胶囊，每次3克，日服3次，食前用。

4. 中气下陷：补中益气丸（含黄芪），每次12粒，日服2次。

5. 气虚水肿：黄芪30克，茯苓皮30克，生苡米30克，白术15克，水煎服。亦用于肾炎水肿。

6. 治糖尿病：黄芪30克，山药30克，党参30克，黄精20克，麦冬20克，研末蜜丸，每次9克，日服2－3次。

7. 半身不遂：黄芪60克，赤芍药15克，地龙10克，红花10克，桂枝10克，水煎服。

8. 疮疡不敛：黄芪30克，当归尾15克，穿山甲10克，皂角刺10克，七叶一枝花6克，水煎服。（亦有黄芪精、黄芪颗粒及黄芪注射液等制剂，应在医师指导下应用）。

77. 黄　芩

黄芩又名黄文、经芩、印头、空肠、元芩。为唇形科植物黄芩的根。

因其根色黄而名，芩亦黄色也。民间有一段“黄芩心坏”的故事，相传黄芩和人参好得象兄弟，非常亲密，各地都有它们的踪迹。后来人们都说人参是大补品，结果挖得人太多，几乎濒临灭绝，于是人参只得逃走，临行时密告黄芩，不要向人告诉它的去向，黄芩发誓决不泄密。但当人参走后，人们错把黄芩当人参，挖出来一看不是，便随手扔掉。久而久之，黄芩也被挖得无处藏身，只好央求说它不是人参，人参早就逃到关东长白山了。虽然黄芩免了一场浩劫，却因失信而心坏，至今人们还可以见到枯心的黄芩，称之为“枯芩”。《本草纲目》载：李时珍20岁时，因感冒咳嗽日久，骨蒸发热，肤如火燎，每日吐痰碗许，暑月烦渴，寝食几废。虽服柴胡、麦冬、荆沥诸药均不见效。李父偶思李东垣治肺热之方一味黄芩汤，便用片芩一两煎服。次日身热尽退，痰嗽皆愈。可见药证相契，如鼓应桴。近年黄芩种子通过搭载卫星已经培育成功，发现已产生诱变作用，其植株、根茎比普通栽培的明显增加，质量优良。为中药材栽培开辟了新的途径。切片或拌酒炒、炒炭用。

现代研究：黄芩主含黄酮类化合物有黄芩素、黄芩苷、汉黄芩素、汉黄芩苷和新黄芩素等，尚含苯甲酸、β-谷甾醇等。药理证实有较广的抗菌谱，煎剂对多种革兰阳性菌和阴性菌均有抑制作用，亦对结核杆菌、脑膜炎双球菌、流感病毒及多种皮肤真菌有抗菌效力；并有抗炎、抗过敏、解热、镇静、降压、利尿、利胆、保肝、解痉、降血脂等作用。

黄芩最早载《本经》，历代本草多有论述。《本草纲目》云：“宿芩乃旧根，多中空，外黄内黑，即今所谓片芩。子芩乃新根，多内实，即今所谓条芩。或云西芩多中空而色黔，北芩多内实而深黄。”《名医别录》云：“疗痰热，胃中热，小腹绞痛，消谷，利小肠，女子血闭，淋露下血，小儿腹痛。”《滇南本草》云：“上行泻肺火，下行泻膀胱火，男子五淋，女子暴崩，调经清热，胎有火热不安，清胎热，除六经实火实热。”其性味苦，寒。功能清热燥湿，泻火解毒，止血安胎。主治湿热泻痢、黄疸、热淋，壮热烦渴，痈肿疮毒，血热妄行、吐血衄血、尿血便血、崩漏下血，肺热咳嗽，胎热不安，胎漏下血。凡脾胃虚寒、食少便溏者忌服。

简易疗法

1. 慢性气管炎：黄芩500克，甘草250克，水煎2次，取液1500毫升，静置取清液，每次10毫升，日服3次。亦用于急性呼吸道感染。

2. 吐血衄血：黄芩10克，黄连6克，山栀6克，大黄6克，甘草6克，水煎服。亦用于血热所致之、尿血、便血。

3. 肝火头痛：黄芩10克，夏枯草15克，杭菊花15克，龙胆草6克，水煎服。亦用于高血压病。

4. 传染性肝炎：黄芩素（提取物）装入胶囊，每粒0.25克，每次2粒，日服3次。

5. 急性菌痢：黄芩30克，诃子30克，研末，每次6克，日服3次。

6. 胎动不安：黄芩10克，白术15克，当归10克，苎麻根10克，续断10克，水煎服。

7. 疔疮痈肿：黄芩10克，蒲公英30克，地丁草30克，金银花15克，水煎服，或用药渣温敷。

8. 急性湿疹：黄芩10克，黄柏10克，研末，取适量加浓茶或香油调敷。

78. 黄　连

黄连又名王连、支连。为毛茛科植物黄连及同属的根茎。以其根连珠（鸡爪状）而色黄得名。黄连虽苦是良药，所谓“苦口良药”之典盖由于此。古代医家有许多经验之谈，张元素认为“其用有六：泻心脏火，一也；去中焦湿热，二也；诸疮必用，三也；去风湿，四也；赤眼暴发，五也；止中部见血，六也。”李时珍对其应用颇详：“治目及痢为要药。古方治痢：香连丸，用黄连木香；姜连散，用干姜、黄连；变通丸，用黄连，茱萸；姜黄散，用黄连、生姜。治消渴，用酒蒸黄连；治伏暑，用酒煮黄连；治下血，用黄连、大蒜；治肝火，用黄连、茱萸；治口疮，用黄连、细辛。皆是一冷一热，一阴一阳，寒因热用，热因寒用，君臣相佐，阴阳相济，最得制方之妙，所以有成功而无偏胜之害也。”切片或姜炒、酒炒、吴茱萸拌炒用。

现代研究：黄连主要含生物碱，已知有小檗碱、黄连碱、甲基黄连碱、掌叶防已碱、非洲防已碱等，近又得到表小檗碱；尚含黄柏酮、黄柏内酯。药理证实黄连及小檗碱对多种革兰阳性和阴性菌都有抑制作用；并有镇痛、镇静、解热、安定、解痉，降压、降糖、利胆，抗炎、抗利尿，抗溃疡，抗心律失常，抗心肌缺血，抗血栓形成，抑制中枢神经，抗癌及促进组织愈合等作用。

黄连最早载《本经》，历代本草多有论述。《本草纲目》云：“大抵有二种：一种根粗无毛，有珠，如鹰鸡爪形而坚实，色深黄；一种无珠多毛而中虚，黄色稍淡，各有所宜。”《名医别录》云：“主五脏冷热，久下泄脓血，止消渴，大惊，除水利骨，调胃厚肠，益胆，疗口疮。”《本草新编》云："止吐利吞酸，解口渴，治火眼，安心，止梦遗，定狂躁，除痞满。"其性味苦，寒。功能清热燥湿，泻火解毒。主治温热病热盛火炽，壮热烦躁，神昏谵语；脾胃湿热，腹泻、痢疾、呕吐；热毒壅盛，痈肿疮毒，耳目肿痛，胃火炽盛、消谷善饥，湿疹，烫伤。凡阴虚烦热者忌服。

简易疗法

1. 胃痛泛酸：黄连20克，吴茱萸20克，延胡索20克，乌贼骨50克，白芍药30克，研末，每次6克，日服3次，食前用。

2. 暑湿泄泻：黄连6克，厚朴10克，香薷10克，扁豆10克，焦山楂10克，水煎服。

3. 痢疾腹痛：黄连6克，木香6克，白芍药15克，焦白术15克，金银花炭15克，水煎服。亦可用黄连素片，每次4片，日服3次。

4. 溃疡性结肠炎：黄连10克，槐花15克，地榆15克，石榴皮10克，苦参10克，水煎服汁200毫升，保留灌肠。

5. 失眠健忘：黄连6克，合欢花15克，朱茯神10克，石菖蒲6克，水煎服。

6. 心房纤颤：黄连15克，肉桂15克，研末，每次5克，日服2次。亦用于心律不齐及心肾不交证。

7. 口舌生疮：黄连10克，研末，取少许撒布疮面。或香油调涂治疗烫伤。

8. 宫颈糜烂：黄连20克，水煎过滤取液100毫升，先洗净阴部，浸透带线棉球纳入阴道内，每晚1次。亦用于滴虫性阴道炎。

79. 黄　精

黄精又名龙衔、鹿竹、黄芝、土灵芝。为百合科植物黄精及同类的根茎。黄精乃得坤土之精而成，土为黄色，因此得名。古人皆知有补养之功，仙家奉为服食之药，诗人多有赞语，唐代张籍云："爱君紫阁峰前好，亲作书堂药灶成。见欲移居相近住，有田多与种黄精。"杜甫亦有"扫除白发黄精在，君看他年冰雪容"之句。还有一段传说，据徐铉《稽神录》载：临川有士人唐遇，虐待婢女，女逃入深山之中，饥饿难忍，就拔草根食之，其味甘美，竟然不饥。从此她日行山中，夜宿树上。后为家人采樵遇见，急忙躲避，腾身上树。归告主人，婢被捉，问之如何充饥？婢指山中之草，拔数茎而归。经识者辩认，乃黄精也。黄精既可食疗，又作药用，其效神奇。切片或加黄酒炖后用。

现代研究：根茎中分离出三种多糖成分，即黄精多糖甲、乙、丙；前者由葡萄糖、甘露糖、半乳糖醛酸结合而成，后者由葡萄糖和果糖结合而成；甲醇提取部分含有赖氨酸等 11 种氨基酸。药理证实能兴奋心脏，增加冠脉流量，恢复造血功能，抗外周白细胞减少，提高免疫功能，抗衰老，降血脂，调节血糖作用；对伤寒杆菌、金黄色葡萄球菌、结核杆菌及致病性真菌、某些病毒有抑制作用。

黄精最早载《名医别录》，历代本草多有论述。《新修本草》云："黄精，肥地生者，即大如拳，薄地生者，犹如拇指。萎蕤肥根颇类其小者，肌理形色都大相似。"《日华子本草》云："补五劳七伤，助筋骨，止饥，耐寒暑，益脾胃，润心肺。"《本草纲目》云："补诸虚，止寒热，填精髓，下三尸虫。"其性味甘，平。功能滋阴润肺，补脾益气。主治肺虚燥咳，干咳少痰，肾精亏损，头晕眼花，腰酸腿软，脾胃虚弱，倦怠乏力。凡中寒泄泻、痰湿痞满气滞者忌服。

简易疗法

1. 肺结核病：黄精经蒸晒后 500 克，加水 5 倍，慢火煎煮 24 小时，滤汁浓缩成 100 毫升，每次 10 毫升，日服 2 次。

2. 治糖尿病：黄精 15 克，玉竹 15 克，天花粉 15 克，麦门冬 10 克，石斛 10 克，水煎服。

3. 消化不良：黄精 25 克，山楂 25 克，粳米 100 克，白糖 50 克，熬粥食用。

4. 病后虚弱：黄精 100 克，鸡肉 300 克，加水炖熟入调料分次食用。

5. 老年体衰：黄精 100 克，枸杞子 100 克，山药 100 克，薏苡仁 100 克，蜂蜜 100 克，加水煎熬，制成膏剂，每次 20 克，日服 2~3 次，温开水调下。

6. 阳痿遗精：黄精 20 克，山萸肉 20 克，肉苁蓉 20 克，仙灵脾 20 克，鹿茸 10 克，浸泡于白酒 500 毫升中 10 日，每次 20 毫升，日服 2 次。

7. 视物昏花：黄精 15 克，野菊花 15 克，桑叶 15 克，谷精草 10 克，蝉蜕 6 克，水煎服。

8. 皮肤癣病：鲜黄精 30 克，捣烂取汁，直接涂搽患处，日数次。

80. 猪　苓

猪苓又名豕零、稀苓、地乌桃、猪屎苓。为多孔菌科真菌猪苓的干燥菌核。以其根似猪屎而得名。李时珍云："猪苓亦是木之余气所结，如松之余气结茯苓之义。他木皆有，枫木为多耳。”生长在山林中柞树、枫树、桦树、槭树、橡树的根上，性喜松软凸起不易长草的土壤中，雨季常在凸起处生有一茎多头蘑菇状的子实体。分布于全国各地。具有利水渗湿的功效。临床用于水湿停滞所致小便不利、水肿、泄泻、淋浊、带下等证，尤以偏热者为宜。《本草纲目》载：“猪苓淡渗，利小便与茯苓同功，但入补药，不如茯苓也。”

现代研究：其成分含水溶性多聚糖化合物猪苓聚糖 I、麦角甾醇、α－羟基廿四碳酸、生物素、粗蛋白等；据报道同属真菌细胞壁中含壳质、β－1，3－葡聚糖、α－葡聚糖、木甘露聚糖尚含岩藻半乳甘露聚糖。药理证实有利尿作用，并能增加尿中 Na^+、K^+、Cl^- 等的排出，其机制可能是抑制了肾小管对电解质和水的重吸收；各种提取物均可抑制小鼠肉瘤 S180 和肝癌，猪苓多糖也有抗癌作用，抗肿瘤有效组分属葡聚糖多糖体；其提取物可使荷瘤小鼠脾脏抗体形成细胞增多，可增强 B 细胞对抗原刺激的反应，作为一种非特异性免疫刺激剂，可增强网状内皮系统吞噬功能，其抗瘤作用可能与此也有关；并对金黄色葡萄球菌、大肠杆菌体外有抑制作用。

猪苓最早载《本经》，历代本草皆有论述。《药性论》云：“解伤寒温疫大热，发汗，主肿胀，满腹急痛。”《珍珠囊补遗药性赋》云：“渗泄、止渴，又治淋肿。”《本草纲目》云：“开腠理，治淋、肿、脚气、白浊、带下，妊娠子淋，小便不利。”《本草分经》云：“利湿行水，与茯苓同而泄更甚，利窍发汗解湿热。”其性味甘、淡，平。功能利水渗湿。主治小便不利，水肿，泄泻，淋浊，带下。内服煎汤，或入丸散。久服必损肾气，无湿证者勿用。

简易疗法

1. 肾炎浮肿：猪苓、茯苓、泽泻、滑石、车前子各 10 克，白茅根 15 克，水煎服。亦用于淋浊尿痛，小便不利。

2. 湿热黄疸：猪苓、黄柏、栀子、大黄各 10 克，茵陈、垂盆草各 15 克，水煎服。

3. 寒湿腹泻：猪苓 15 克，肉豆蔻、生姜各 10 克，、吴萸、黄柏各 6 克，水煎服。

4. 脾虚带下：猪苓 10 克，山药、白术、薏苡仁、芡实各 15 克，水煎服。

5. 治银屑病：猪苓注射液，每毫升相当于原生药 0.5 克，成人每次 2 毫升，日 2 次；5～12 岁 2 毫升，日 1 次，肌注，连续用药 2 周以上。

6. 肺部肿瘤：猪苓多糖注射液，每次40毫克（2毫升），日1次，肌注。有增强巨噬细胞功能、减少出血和感染、减轻化疗不良反应等作用。

81. 猫爪草

猫爪草为毛茛科小毛茛的块根。以其块根呈纺锤形，常数个簇生一起，类似猫爪而得名。生于田边、路旁、洼地及山坡草丛中，分布浙江、江苏、安徽、江西、广西、河南、湖北、四川、云南、贵州等地。其药材表面黄褐色或灰褐色，有点状须根痕，有的尚有须根残留，上端有黄棕色残茎或茎痕。功擅化痰散结，解毒消肿，用于治疗瘰疬痰核，咽喉肿痛。

现代研究：全草含生物碱类毛茛碱及鞣酸类。药理证实有抑制耐药性结核杆菌，降低鼠疟原虫感染率。近年临床治疗颈淋巴结结核、肺结核病有效。

猫爪草最早载《中药材手册》："味微甘。治颈上瘰疬结核。"此后草药书中亦有论述。《广西中药志》云："味酸甘，性平，无毒。"《河南中草药手册》云："消肿，截疟。治瘰疬，肺结核。"其性味甘辛，温。功能消肿散结，化痰截疟。主治瘰疬痰核，肺结核，疟疾。内服煎汤，外用研末调敷。服药期间忌食葱蒜及刺激性物品，凡无实邪肿毒者忌用。

简易疗法

1. 颈淋巴结结核：猫爪草、夏枯草各15克，皂角9克，天冬、麦冬、百部各6克，水煎服。肝肾阴虚者加生、熟地各9克，何首乌、白芍各9克；气血不足或溃久不收者加党参、黄芪、当归各9克；肝火亢盛者加丹皮9克。每日1剂，连服30剂。

2. 治疗瘰疬：①内服法，猫爪草150克，加水500毫升，文火煎半小时，临睡前冲黄酒60~120毫升，每日1剂，3日为1疗程，间隔3~5日再服第2疗程。②外用法：10%猫爪草提出液用于坏死组织创面；30%猫爪草软膏用于溃疡或瘘管，均外敷患处。

3. 治肺结核：猫爪草60克，水煎分2次服。

4. 疟疾发作：猫爪草鲜品，捣烂外敷内关穴。

5. 痈肿疮疡：猫爪草适量，研末调敷，或鲜品捣烂外敷。

82. 续　断

续断又名川断、龙豆、接骨草、山萝卜。为川续断科植物川续断的根。以其有善理血脉伤损，接续筋骨断折功效而得名。野生于山野及路旁。主要分布于四川、海北、湖南、云南、西藏等地。为补肝肾、强筋骨药，以四川产者为佳。饮片分生、炒两种：生用以续筋骨、通血脉力胜；炒用以补肝肾、固冲任效强；亦有盐炒、酒炒，为增强补肾、活血作用。古代医家应用颇多，倪纯宇云："续断，补续血脉之药也。大抵所断之血脉非此不续，所损之筋骨非此不养，所滞之关节非此不利，所伤之胎孕非此不安，久服常服，能益气力，有补伤生血之效，补而不滞，行而不泄，故女科、外科取用恒多也。"张景岳云："续断，用其苦涩。其味苦而重，故能入血分，调血脉，消肿毒，乳痈，瘰疬，痔瘘，治金损跌伤，续筋骨血脉；其味涩，故能治吐血、衄血、崩淋、胎漏、便血、尿血，调血痢，缩小便，止遗精带浊。"

现代研究：川续断根含胡萝卜苷、β-谷固醇、三萜皂苷、蔗糖、挥发油等。药理证实川续断总黄酮能显著降低动脉压和平滑肌的紧张度；总皂苷也有降低动脉压的作用；黄酮苷成分有抗氧化活性，并有抗炎作用，对于痈疡有排脓、止血、镇痛、促进组织再生作用。

续断最早载《本经》："主伤寒，补不足，金疮，痈疡，折跌，续筋骨，妇人乳难，久服益气力。"历代本草皆有论述。《滇南本草》云："补肝，强筋骨，走经络，止经中（筋骨）酸痛，安胎，治妇人白带，生新血，破瘀血，落死胎，止咳嗽咳血，治赤白便浊。"《得配本草》云："通血脉，理筋骨，疏肝气，利关节，一切崩漏，金疮折跌，痈毒血痢等症，惟此治之，则血气流畅而自疗。"《本草求真》云："久服能气力倍增，筋断复续，实疏通气血筋骨第一药也。"其性味苦辛，微温。功能补肝肾，强筋骨，续折伤，止崩漏，安胎元。主治腰膝酸软，风湿痹痛，崩漏经多，胎漏下血，跌仆损伤。内服煎汤，或入丸散，外用捣敷。凡初痢及怒气郁者禁用。

简易疗法

1. 腰痛腿软：续断 60 克，破故纸、牛膝、木瓜、萆薢、杜仲各 30 克，共研细末，炼蜜为丸，如梧桐子大，食前用黄酒送服 50 丸，日 2 次。

2. 风湿痹痛：续断、黄精、木瓜各 10 克，千年健、豨莶草各 15 克，水煎服。亦用于肝肾不足所致腰膝疼痛，筋骨酸楚，关节不利等。

3. 筋骨拘挛：续断、杜仲、牛膝各 10 克，伸筋草、骨碎补各 15 克，水煎服。

4. 先兆流产：续断、艾叶、阿胶各 10 克，桑寄生、菟丝子各 15 克，水煎服。

5. 子宫出血：续断、焦地榆、焦芥穗、血余炭各 10 克，仙鹤草 30

克，水煎服。

6. 乳痈初起：续断10克，蒲公英、地丁草、金银花、连翘各15克，水煎服。或用药渣温敷患处。

83. 葛　根

葛根又名干葛、甘葛、粉葛、黄葛藤。为豆科植物葛的块根。以其茎藤纠葛缠绕而得名。为辛凉解表药，古代医家多有发挥，倪纯宇认为“葛根清风寒，净表邪，解肌热，止烦渴，泻胃火之药也”。张璐称“葛根轻浮，生用则升阳生津，熟用则鼓舞胃气。”尤其是近代研究更为深入，用于治疗高血压、心脏病、脑血栓形成、糖尿病、偏头痛、耳聋等效果显著。目前已制成片剂、注射液用于冠心病心绞痛、心律失常、中央性视网膜炎等，有扩张冠状动脉、脑动脉及外周血管，增加血流量，解除血管痉挛，改善微循环和抗血小板聚集作用，扩大了治疗范围。生用或煨用。

现代研究：葛根所含黄酮类化合物主要为异黄酮及其苷类化合物，包括葛根素、葛根苷、大豆苷等，以及β－谷甾醇及其苷、羽扇豆酮、香豆素、甘油酯和大量淀粉。药理证实有扩张心脑血管，增加血流量，抗心律失常，抑制血小板聚集，改善肌肉的血液循环，解除肌肉痉挛，并有降压、解热、解痉、利胆、降糖、利尿及缩瞳作用。

葛根最早载《本经》，历代本草多有论述。《滇南本草》云：“葛根，味甜者为甘葛，味苦者为苦葛。”（笔者注：苦葛为云南葛根，分布云南、西藏等地，有毒，供农药用。）《名医别录》云：“疗伤寒中风头痛，解肌，发表，出汗，开腠理，疗金疮，止痛，胁风痛。”《日华子本草》云：“治胸膈热，心烦闷热狂，止血痢，通小肠，排脓破血，敷蛇虫啮。”其性味甘、辛、凉。功能发表解肌，升阳透疹，解热生津。主治外感发热，头痛无汗，项背强痛，烦热消渴，斑疹不透，热痢，泄泻。凡阴虚火旺、胃气虚寒、痘疹已出者忌服。

简易疗法

1. 治冠心病：葛根30克，丹参60克，三七10克，研末，制成片剂，每片含生药0.6克，每次4片，日服3次。亦用于本病心绞痛。

2. 感冒发热：葛根10克，柴胡10克，黄芩10克，生石膏15克，知母6克，水煎服。

3. 脾虚泄泻：葛根10克，黄连6克，白术15克，山药15克，莲肉10克，水煎服。

4. 颈背疼痛：葛根10克，桂枝6克，木瓜10克，羌活10克，白芍10克，水煎服。

5. 突发性耳聋：葛根100克，研末，装入胶囊，每次2克，日服3次。亦用于神经性头痛。

6. 菌痢肠炎：葛根芩连微丸，每次3克，日服3次。

7. 治脑梗塞：葛根黄豆苷元片，每片50毫克，每次1片，日服3次。亦用于心脑血管病、耳鸣耳聋、内耳眩晕等症。

84. 紫　草

紫草又名茈草、紫丹、紫草茸、红石根。为紫草科植物紫草、新疆紫草的根。以其花紫根紫、可以染紫而得名。药用有二种：紫草分布于黑龙江、吉林、辽宁、河北、河南、安徽、广西、贵州、江苏等地；新疆紫草分布于新疆、西藏、甘肃等地。除此之外，云南尚用滇紫草、新疆以天山紫草等多种植物的根入药。古代医家颇有发挥：缪希雍云："紫草为凉血之要药，故主心腹邪热之气。五疸者，湿热在脾胃所成，去湿除热利窍，其疸自愈。邪热在内，能损中气，邪热散即能补中益气矣。苦寒性滑，故利九窍而通水道也。腹肿胀满痛者，湿热瘀滞于脾胃，则中焦受邪而为是病，湿热解而从小便出，则前证自除也。"张德裕云："紫草气味苦寒，而色紫入血，故清理血分之热。古以治脏腑之热结，后人则专治痘疮，而兼疗斑疹，皆凉血清热之正旨。"因其性寒质润，具有清热凉血、解毒透疹的功效，近年日本从紫草中提取的紫草色素（紫草醌等）广泛用于化妆品中，用于治疗烧伤及创伤中的紫云膏也主含紫草醌。

现代研究：主要含萘醌类化合物，为紫草中的色素；新疆紫草含β，β－二甲基丙烯酰紫草素、紫草素、乙酰紫草素、异丁酰紫草素、异戊酰紫草素、β－羟基异戊酰紫草素及去氧紫草素等；紫草主要含乙酰紫草素，其余与新疆紫草同。药理证实其提取物对实验性炎症及与炎症有关疾病如静脉炎、色素性紫癜、过敏性紫癜有抗炎作用；能抑制动物动情期和生育率，而达到避孕作用；能抑制毛细血管通透性，可促进创伤愈合；煎剂对健康动物心脏有兴奋作用；尚有解热、镇痛、抗炎、保肝、抑菌（金黄色葡萄球菌、大肠杆菌、伤寒杆菌、痢疾杆菌、绿脓杆菌及皮肤癣菌）、抗病毒（流感病毒、疱疹病毒）、抗癌（淋巴肉瘤、子宫颈癌、消化道肿瘤等）作用，并能加强上皮生长以及治疗烧伤。

紫草最早载《本经》："主心腹邪气，五疸，补中益气，利九窍，通水道。”历代本草均有论述。《新修本草》云：“所在皆有，人家或种之。苗似兰香，茎赤节青。二月开花紫白色。结实白色，秋月熟。”《本草图经》云：“治伤寒时疾，发疮疹不出者，以此作药，使其发出。”其性味甘、咸，寒。功能清热凉血，解毒透疹。主治血热毒盛，斑疹紫黑，麻疹不透，疮疡，湿疹，水火烫伤，尿路感染。凡热在气分，或脾胃虚寒、大便滑泄，以及麻疹已出而红活者忌用。有些病人因机体特异质反应，可产生严重的过敏性休克，先感全身不适，心悸恐怖，喷嚏，继之指端发麻，胸闷，眩晕，恶心，血压下降，呼吸困难，以至昏迷死亡，应予以注意。

简易疗法

1. 传染性肝炎：0.1%紫草注射液，肌肉注射，1次2毫升，每日或隔日注射1次，10~30日为1疗程。对黄疸性、无黄疸性、慢性肝炎均有效。

2. 色素性紫癜：新疆紫草，每日24~30克，分2次服，连用2周至2个月。或用紫草素片，每日量相当生药4.5~6克。亦用于过敏性紫癜，疗效确切，副作用轻。

3. 麻疹不透：紫草6克，柽柳、金银花、大青叶、紫花地丁各9克，甘草3克。水煎服。或用紫草、芫荽适量，煎水温洗。

4. 外阴湿疹：紫草油浸剂外用，浓度愈大，效果愈好，不但可缩短疗程，而且无副作用发生。亦用于阴道炎，子宫颈炎。如配成25%滴眼剂，可治疗溃疡性角膜炎。

5. 玫瑰糠疹：紫草15~30克（小儿6~15克），煎服，每日1次，10日为1疗程，体虚寒者宜减量。

6. 治疗烧伤：紫草、大黄、栀子、黄柏、薄荷各15克，石膏50克，置入豆油500克中浸泡24小时后，文火炸至焦黄，去渣，离火趁热加入蜂蜡150克，搅拌冷却成膏，局部清创后涂抹。溃烂冻疮用紫草、当归、胡麻油、黄蜡等，配制成紫云膏外涂。

7. 用于避孕：新疆生紫草粉3000克，生绿豆粉1250克，压制成0.2克糖衣片，每月经净后连服9日，1日3次，每次9片（每月总剂量243片），可避孕1个月。

85. 紫　菀

紫菀又名青菀、紫蒨、夹板菜、返魂草。为菊科紫菀属植物紫菀的根及根茎。以其根色紫而柔宛得名。主产于河北、安徽、河南、黑龙江、山西等省。为常用止咳化痰、润肺下气的要药。古代医家多有发挥：张璐云："紫菀，肺金血分之药，《本经》止咳逆上气，胸中寒热结气，取性疏利肺经血气也。去蛊毒痿躄者，以其辛苦微温，能散结降气，蛊毒自不能留，痿躄由肺热叶焦，紫菀专通肺气，使热从溲便去耳。"张德裕云："紫菀，柔润有余，虽日苦辛而温，非燥烈可比，专能开泄肺郁，定咳降逆，宣通壅滞，兼疏肺家气血。凡风寒外束，肺气壅塞，咳呛不爽，喘促哮吼，及气火燔灼，郁为肺痈，咳吐脓血，痰臭腥秽诸证，无不治之。而寒饮蟠居，浊涎胶固，喉中如水鸡声者，尤为相宜"可见无论外感内伤所致的寒热咳嗽，均可选用。药用分生药和蜜炙两种，前者味辛苦，性温，以散寒祛痰力强，多用于风寒咳嗽及寒饮咳喘；后者味微辛甘，性温润，以润肺祛痰力强，多用于肺虚久咳。

现代研究：成分含表无羁萜醇、无羁醇、紫菀酮、紫菀皂苷、槲皮素，挥发油中含毛叶醇、乙酸毛叶酯、茴香醚、烃、脂肪酸、芳香族酸等。药理证实紫菀酮有镇咳祛痰作用，并对大肠杆菌、宋氏痢疾杆菌、变形杆菌、伤寒杆菌、绿脓杆菌、霍乱弧菌，以及常见致病皮肤真菌等均有不同程度抑制作用，对人型结核杆菌和实验性小鼠结核病的作用报告不一致，煎剂对流感病毒有明显抑制作用；所含槲皮素有利尿作用，表无羁萜醇对艾氏腹水癌有抗癌作用，紫菀皂苷有强力溶血作用。

紫菀最早载《本经》："主咳逆上气，胸中寒热结气，去蛊毒，痿蹶，安五脏。"历代本草皆有论述。《本草经集注》云："近道处处有之。其生布地，花紫色，本有白毛，根甚柔细。有白者名白菀，不复用。"《名医别录》云："疗咳唾脓血，止喘悸，五劳体虚，补不足，小儿惊痫。"《本草从新》云："专治血痰，为血劳圣药，又能通利小肠。"其性味辛、苦，温。功能润肺下气，消痰止咳。主治痰多喘咳，新久咳嗽，劳嗽咳血。内服煎汤或入丸散。凡有实热者忌用，阴虚肺热者不宜多用。

简易疗法

1. 慢性气管炎：紫菀、百部、款冬花、白前、苏子各10克，水煎服。亦用于感冒咳嗽，痰多不易咯出。

2. 肺痿干咳：紫菀、款冬花、杏仁各30克，知母、川贝母、薄荷各20克，桔梗、甘草各10克，研极细末，炼白蜜和药，不拘时噙化。亦用于慢性咽炎。

3. 咯血吐血：紫菀、茜草、白及各10克，仙鹤草、功劳叶各15克，水煎服。

4. 小便淋漓：紫菀、车前子、茯苓各10克，金钱草、白茅根各15

克，水煎服。

5. 妊娠咳嗽：紫菀20克，桔梗、甘草、杏仁、桑白皮各10克，天门冬15克，共研细末，每次6克，竹茹水煎去滓，入蜜半匙，再煎2沸温服。

86. 薤　白

薤白又名野薤、野蒜、野白头、小独蒜。为百合科葱属植物小根蒜或薤的鳞茎。因其叶类葱、根如蒜色白而得名。罗愿云："物莫美于芝，故薤为菜芝。"属行气温阳药，其性辛温滑利，善散阴寒之凝滞，通胸阳之壅结，为胸痹证之要药，亦有行胃肠气滞之功，常用于胸阳不振之胸痹、心痛，以及痢疾里急后重。全国大部分地区有分布，生于耕地杂草中及山地较干燥处。分布全国各地，以产于江、浙地区者佳。同属植物密花小根蒜、蓝花山蒜、野葱、长梗薤等数种，在不同地区亦作薤白入药。

现代研究：鳞茎含薤白苷、胡萝卜苷，以及具有特殊气味的挥发油，内有19种含硫化合物等。药理证实有抗动脉粥样硬化，抑制平滑肌细胞增生，抗血小板聚集，抗氧化，抗菌（金黄色葡萄球菌、八叠球菌、痢疾杆菌）等作用。近年多用于治疗冠心病及细菌性痢疾。

薤白最早载《本草图经》，历代本草皆有论述。《本草纲目》云："薤，八月栽根，正月分莳，宜肥壤。数枝一本，则茂而根大。叶状似韭。韭叶中实而扁，有剑脊。薤叶中空，似细葱叶而有棱，气亦如葱。二月开细花，紫白色。根如小蒜，一本数颗，相依而生。五月叶青则掘之，否则肉不满也。"有云："治少阴病厥逆泄痢，及胸痹刺痛，下气散血，安胎。"《名医别录》云："除寒热，去水气，温中，散结，利病人。诸疮中风寒水肿，以涂之。"其性味辛、苦，温。功能通阳散结，行气导滞。主治胸痹疼痛，痰饮咳喘，泄痢后重。内服煎汤或入丸散，外用捣烂涂敷。凡气虚无滞者慎服，胃弱纳呆、不耐蒜味者不宜用。

简易疗法

1. 冠心病心绞痛：薤白、川芎、红花、延胡索、降香各15克，水煎服。

2. 胸胁胀痛：薤白、瓜蒌、丹参各15克，五灵脂、桂枝各6克，水煎服。

3. 胃脘疼痛：薤白、乌药、高良姜各10克，砂仁、延胡索各6克，水煎服。

4. 赤白痢疾：薤白、秦皮、白芍各10克，黄柏、黄连、木香各6克，水煎服。

5. 慢性鼻炎：薤白、苍耳子、辛夷、白芷各10克，水煎服。

87. 藁　本

藁本又名藁茇、地新、蔚香等。为伞形科植物藁本的根茎及根。苏恭释名云："根上苗下似禾藁，故名藁本。"野生于向阳山坡草丛中或润湿的水滩边。《邵氏闻见录》载：夏英公病泄，太医以虚治不效。霍翁曰：风客于胃也，饮以藁本汤而止。盖藁本能去风湿故耳。张元素云："藁本乃太阳经风药，其气雄壮，寒气郁于本经，头痛必用之药。巅顶痛非此不能除。"为发散风寒、止痛药，有很好的止痛作用。故临床常用于治疗感冒风寒引起的头痛、巅顶头痛。尚有辽藁本、火藁本、北藁本亦在东北、河北、山东、山西等地入药。

现代研究：藁本含挥发油，油中的主要为3－正丁基酞内酯、川芎内酯、甲基丁香油酚等；并含有3－丁烯基酞内酯、3－丁烯基4，5－二氢酞内酯、蛇床内酯、新蛇床内酯等香豆素类。药理证实藁本中性油对肠平滑肌的振幅、张力及子宫平滑肌呈抑制作用；能对抗组织胺、乙酰胆碱、烟碱、毒扁豆碱、酚妥拉明和氯化钡所引起的肠活动兴奋，对抗催产素引起的子宫肌张力升高作用；抑制小鼠小肠推进运动及抑制蓖麻油引起的小鼠腹泻；其提取物对小鼠有一定的镇痛作用；其煎液在试管内多种常见的致病性皮肤真菌有抑制作用，对病毒也有一定抑制作用。

藁本最早载《本经》："主妇人疝瘕，阴中寒，肿痛，腹中急，除头风痛。"历代本草皆有论述。《本草图经》云："叶似白芷香，又似芎䓖，但芎䓖似水芹而大，藁本叶细尔。五月有白花，七、八月结子。根紫色。"《本草汇言》云："藁本，升阳而发散风湿，上通巅顶，下达肠胃之药也。"《本草分经》云："头痛连脑者必用之，治督脉为病，脊强而厥，又能下行去寒湿。"其性味辛，温。功能祛风，散寒，除湿，止痛。主治风寒感冒，巅顶疼痛，风寒湿痹，关节酸痛，寒湿腹痛，泄泻，疝瘕，疥癣等。凡血虚头痛者忌用。

简易疗法

1. 感冒头痛：藁本10克，荆芥10克，防风10克，白芷10克，水煎服。

2. 偏正头痛：藁本10克，川芎15克，丹参15克，蔓荆子10克，天麻10克，水煎服。

3. 巅顶疼痛：藁本15克，细辛3克，羌活10克，川芎15克，菊花15克，水煎服。

4. 风寒湿痹：藁本15克，独活10克，青风藤10克，寻骨风6克，水煎服。亦用于肢节疼痛。

5. 寒湿腹痛：藁本10克，苍术10克，川楝子10克，吴茱萸6克，延胡索6克，水煎服。亦用于疝气疼痛。

6. 神经性皮炎：50%藁本注射液，于病损处皮下注射，每次5~10毫升，每周2次。

第三章　花卉药

1. 一枝黄花

一枝黄花又名金钥匙、野黄菊、洒金香。为菊科植物一枝黄花的全草。因其花形花色而得名。为近年来较为常用的清热消炎药，治疗流行性感冒、急性扁桃体炎、咽喉炎、腮腺炎、急性肾炎、尿路感染、急性盆腔炎及外科各种感染有良效。

现代研究：全草含酚性成分有绿原酸、咖啡酸；黄酮类有槲皮素、槲皮苷、芸香苷、黄芪苷、矢车菊双苷、鞣质等。药理证实有平喘、祛痰、利尿、止血作用；并对金黄色葡萄球菌、肺炎球菌、绿脓杆菌、痢疾杆菌均有抑制作用，亦外用治疗创伤。

一枝黄花最早载《植物名实图考》，许多南方中草药书中有所论述。《南宁市药物志》云："清热解毒。治蛇伤，痧气，疮肿。"《湖南药物志》"疏风解毒，退热行血，消肿止痛。"《闽东本草》云："发汗解表。治寒热往来，外感风寒，头身疼痛。"其性味苦、辛，平，有小毒。功能疏风散热，清热解毒。主治外感风热，发热头痛，咳嗽咽痛，疮疖痈肿，毒蛇咬伤，跌打损伤。本品有溶血作用，过量可引起胃肠出血，应注意，常用9~15克。孕妇忌服。

简易疗法

1. 外感风热：一枝黄花10克，牛蒡子12克，大青叶15克，薄荷6克，桔梗6克，水煎服。

2. 扁桃体炎：一枝黄花15克，板蓝根15克，金银花12克，生地10克，玄参10克，水煎服。

3. 大叶性肺炎：一枝黄花15克，鱼腥草20克，黄芩10克，僵蚕10克，浙贝母10克，水煎服。痰喘加甜葶苈15克，炙麻黄6克；咳剧加杏仁10克，瓜蒌10克。亦用于支气管炎。

4. 湿热黄疸：一枝黄花15克，金钱草15克，茵陈蒿15克，黄柏6克，水煎服。

5. 跌打损伤：一枝黄花30克，骨碎补20克，三七粉10克，研末，每次6克，日服2次，黄酒送下。

6. 痈肿初起：一枝黄花60克，水煎用毛巾浸液热敷患处。

7. 手足癣病：一枝黄花50克，水煎泡脚，日1次。

8. 外伤出血：一枝黄花研末，取适量撒于伤口，包扎。

2. 丁香花

丁香花又名丁子香、支解香、雄丁香、公丁香。为桃金娘科植物丁香的花蕾。以其花筒细长如丁，且有芳香而得名。甚得文人墨客喜爱，唐代陆龟蒙诗云："江上悠悠人不问，十年云外醉中身。殷勤解却丁香结，以放繁枝散涎香。"借丁香以释情怀。丁香原产于我国，通过丝绸之路而陆续传入欧美各国。目前世界上有500余种，分布于亚洲温带及欧美东南部。其花以独特的芳香，繁茂的花序，优雅的颜色，秀丽的姿态，在观赏花卉中久负盛名。由于能抗御二氧化硫及氟化物有毒气体，所以是城市、工矿社区的绿化美化树种，值得大力栽培。果实（母丁香）及挥发油亦入药。

现代研究：花蕾含挥发油，主要为丁香酚、β-丁香烯、α-蛇麻烯，以及少量的乙酰基丁香酚、甲基戊基酮、苯甲醛、1，8-桉叶油素、苯甲醇、水杨酸甲酯、香荆芥酚和环氧丁香烯，尚含鞣质、齐墩果酸、脂肪油等。药理证实有刺激胃酸和胃蛋白酶分泌、增加消化力，驱蛔虫，镇静、镇痛、降血压，抑制呼吸、抗惊厥，抗凝血、收缩子宫作用；并对金黄色和白色葡萄球菌、溶血型链球菌、白喉杆菌、炭疽杆菌、伤寒杆菌、副伤寒杆菌、痢疾杆菌、结核杆菌、布氏杆菌、鼠疫杆菌及霍乱弧菌、致病性真菌、流感病毒均有抑制作用。

丁香花最早载《药性论》，历代本草多有论述。《开宝本草》云："树高丈余，叶似栎叶，花圆细，黄色，凌冬不凋。""子如钉子，长三、四分，紫色，中有粗大如山茱萸者，俗呼为母丁香，可入心腹之药尔。"《日华子本草》云："治口气，反胃，疗肾气，奔豚气，阴痛，壮阳，暖腰膝，杀酒毒，消痃癖，除冷劳。"《本草正》云："温中快气。治上焦呃逆，除胃寒泻剂，七情五郁。"其性味辛，温。功能温中降逆，补肾助阳。主治脾胃虚寒，呃逆呕吐，食少吐泻，心腹冷痛，肾虚阳痿。凡热病及阴虚内热者忌服。

简易疗法

1. 呃逆不止：丁香6克，柿蒂6克，党参10克，生姜6克，水煎温服。

2. 胃寒呕吐：丁香3克，姜半夏10克，吴茱萸6克，砂仁6克，白术10克，水煎服。必要时加灶心土15克。

3. 慢性胃炎：丁香10克，砂仁20克，香附20克，白芍30克，甘草10克，研末，装入胶囊，每次3克，日服2～3次，食前服。适于脾胃虚寒型。

4. 肠炎、痢疾：丁香6克，焦山楂15克，石榴皮15克，黄连6克，木香6克，水煎服。

5. 肾虚阳痿：丁香6克，淫羊藿20克，巴戟天20克，雄蚕蛾10克，蜈蚣2条，浸泡于白酒500毫升中10日，每次10～20毫升，日2～3次。

6. 龋齿疼痛：丁香挥发油，取少许滴入龋洞中，或研末加少许食盐填入龋洞。

7. 口腔溃疡：丁香10克，吴茱萸10克，研末，加醋调和，外敷足心。

8. 皮肤癣病：母丁香15克，加入75%酒精100毫升中，浸泡48小时，用棉签蘸药液外搽，日3次。

3. 七叶一枝花

七叶一枝花又名重楼、重台草、重楼金线、金盘托珠。为百合科植物七叶一枝花等同属植物的根茎。以其每层七叶、开金黄花而得名。又称蚤休，言虫蛇之毒，得此治之即休之意。因此民谚有“家有七叶一枝花，不怕蛇咬痈疽发”之说。传说秦岭的太白山药谷中有一村庄，住着十几户人家，以耕种、打柴、采集山果、草药为生，而山上毒蛇猛兽经常伤人，吓得山民慌恐不安。村里叶家有七儿一女，他们决心为民除害，首先由老大上药谷斩除毒蛇，结果被伤害而死，后来六个弟弟也相继中毒身亡。村里人得知后吓得再也不敢上山，有几户迅速搬离此地。叶姑娘十分伤悲，决心要除毒蛇为兄报仇，为乡邻们除害。当春暖花开之时，她穿着一身特制的针衣，带着宝剑上了药谷。当她在哥哥的尸骨前痛哭时，身后毒蛇出现，她立即展开一场恶战。姑娘手疾眼快，一剑刺伤了毒蛇的腹部，毒蛇痛极而咬伤她的手腕，终因精疲力竭而被毒蛇吞吃。可是毒蛇此时犹如万箭穿心，很快就呜呼哀哉了。这时就在姑娘死去的地方，很快长出了一棵棵野草：长茎中间长出七片叶，顶端一朵花，十分美丽。人们见它生得奇异，就试着用它治疗毒蛇咬伤，一贴就好。后来人们为了纪念叶家兄妹为民除害，就将此药起名“七叶一枝花，”以示永远的纪念。宋代范成大诗云："绿英吐弱线，翠叶抱修茎。矗如青旄节，草中立亭亭。根有却老药，鳞皱友松苓。长生不暇学，聊冀病身轻。"对其形态描绘得唯妙唯肖。入药有 6 种，花色各异：有金黄色的七叶一枝花；淡黄色的金线重楼、轮叶王孙；外绿内黄色的阔瓣蚤休；纯黄色的毛脉蚤休、狭叶蚤休；暗紫色的滇王孙。分布于南方各省及陕西、山西、四川等地，以云南品种最多。

现代研究：根茎含多种七叶一枝花皂苷、蚤休皂苷、蚤休甾酮、多种薯蓣皂苷元，以及丙氨酸、天冬酰胺、γ－氨基丁酸等 18 种氨基酸和肌酐等。药理证实煎剂有平喘、止咳作用；对痢疾杆菌、伤寒和副伤寒杆菌、肠炎杆菌、大肠和副大肠杆菌、绿脓杆菌、金黄色葡萄球菌、溶血性链球菌、脑膜炎双球菌及钩端螺旋体、甲型及亚洲甲型流感病毒有抑制作用。

七叶一枝花最早载《本经》："主惊痫，摇头弄舌，热气在腹中，癫疾，痈疮，阴蚀，下三虫，去蛇毒。"历代本草多有论述。《滇南本草》云："消诸疮，无名肿毒，利小便。"《本草求原》云："益脾汁，升胃之清气，上行于肺，以益血行气。壮精益肾，已劳嗽内伤。活血，止血，消肿，解毒。"其性味苦、微寒，有小毒。功能清热解毒，消肿止痛，息风定惊。主治痈肿疮毒，毒蛇咬伤，瘰疬，喉痹，肝热生风，惊痫，热病神昏、抽搐，外伤瘀痛。过量可出现恶心、呕吐、头晕、头痛、眼花，严重引起痉挛等中毒症状，常用量 5～10 克。凡无实火热毒、阴证外疡、体虚及孕妇忌服。

简易疗法

1. 支气管感染：七叶一枝花 10 克，千里光 15 克，白花蛇舌草 15 克，鱼腥草 15 克，败酱草 15 克，水煎服。亦用于大叶性肺炎、急性菌痢、丹毒等感染。

2. 上呼吸道感染：七叶一枝花，研末制片，每次 3 克，日服 2 次，10 日为 1 疗程。或用重楼总皂苷片，每片含 0.15 克相当生药 1 克，每次 3 片，日服 3 次。

3. 流行性脑膜炎：七叶一枝花 10 克，金银花 15 克，赤芍 10 克，黄连 6 克，大青叶 15 克，水煎服。

4. 痈肿疮毒：蚤休 10 克，蒲公英 15 克，地丁草 15 克，一枝黄花 10 克，水煎服。

5. 急性腰扭伤：蚤休鲜根 10 克，捣烂用白酒调和，外敷患处。有活血止痛作用。

6. 神经性皮炎：蚤休 20 克，研末，用香油调和外敷。

7. 毒蛇咬伤：蚤休 15 克，白花蛇舌草 15 克，均鲜品，捣烂用醋调和外涂患处。或单味以醋磨汁外涂（先挤净毒血）。

4. 万寿菊

万寿菊又名金菊、黄菊、蜂窝菊、金花菊。为菊科植物万寿菊的花序。其花色多样，有纯白、淡黄、金黄、橙黄等色，并有蜂窝、芍药等花型，是有名的观赏花卉。有诗咏云："案头置盆万寿菊，碧叶葱嫩形色奇。可贵金黄花常艳，诗人无复向东篱。"据说此花是16世纪初西班牙探险家科尔特兹在墨西哥发现并将种子带回本国；从此世界各地广为引种。由于开着金黄色花朵，欧洲人常将其供奉在圣母玛利亚的像前；美国朋友之间欢庆，常以此花赠送，有友谊高雅之意。在长寿之乡高加索，山民将此花作为不可缺少的佐料加入烹调，使菜香肉鲜。而将全草提炼精油，有甜味菊花样的香气，用于调整制香水和化妆品，也作食用香精，因此深得人们喜爱。

现代研究：花含黄酮苷万寿菊属苷、蓝萤光物质α-三联噻吩、萜类色素堆心菊素、β-胡萝卜素、毛茛黄素等；叶含山柰苷。药理证实花作为芳香剂，有抑菌、镇静、解痉作用；堆心菊素能促进视网膜功能；同属植物亦有镇静、降压、扩张支气管、解痉和抗炎作用。

万寿菊最早载《植物名实图考》，各地中草药书中有所论述。《民间常用草药汇编》云："祛风降火，化痰止咳。"《南宁市药物志》云："平肝清热。治头晕目眩，小儿惊风。"其性味苦、微辛，凉。功能清热平肝，祛风化痰。主治头目眩晕，风火眼痛，感冒咳嗽，百日咳，乳腺炎，腮腺炎，小儿惊风，子宫脱垂。

简易疗法

1. 感冒咳嗽：万寿菊30克，大青叶30克，鱼腥草30克，水煎加蜂蜜调服。

2. 治百日咳：鲜万寿菊15克，川贝母10克，杏仁10克，陈皮6克，甘草6克，水煎服。

3. 头晕目眩：鲜万寿菊10克，杭菊花10克，罗布麻叶6克，青茶10克，泡水代茶饮。亦用于高血压病。

4. 风火眼痛：鲜万寿菊15克，野菊花15克，木贼草10克，水煎先熏后洗，日2~3次。

5. 小儿惊风：万寿菊10克，蝉蜕6克，僵蚕6克，天竺黄3克，灯心3克，水煎服。

6. 治乳腺炎：鲜万寿菊叶30克，鲜地丁草30克，捣烂外敷，每日换药1次。

5. 山茶花

山茶花又名红茶花。为山茶科植物山茶的花。采摘在春季含苞待放（称“宝珠山茶”）时，晒干用。山茶花自古以来就是人们喜爱的传统花卉，目前世界上发展到5000余种，我国约有300余种。其花开于冬春之际，姿态绰约，色彩妍丽，颜色有银红、桃红、艳红、紫红、红白相间、白带红晕六种，根据花瓣、萼片、雄蕊可分为单瓣、半重瓣、重瓣三大类，以及单瓣、半重瓣、五星、荷花、松球、托桂、菊花、芙蓉、皇冠、绣球、放射、蔷薇十二花型，可谓琳琅满目。唐代段成式云：“山茶花叶似茶树，高者丈余，花大盈寸，色如绯，十二月开。”宋代黄庭坚云：“丽紫妖红，争春取宠，然后知白山茶之韵胜也。”另外，其花之浸液作食用染色剂，叶可代茶饮，果可制食油，均具有较高的经济价值。

现代研究：花含花白苷、花色苷等；果实含脂肪油、山茶苷及山茶皂苷，山茶皂苷可水解得山茶皂苷元A、B、C。药理证实山茶苷可抑制移植性软组织癌的生长和成横纹肌细胞瘤的形成。

山茶花最早载《本草纲目》，历代本草有所论述。《百草镜》云：“山茶多种，惟宝珠入药。其花大红四瓣，大瓣之中，又生碎瓣极多，味涩，二三月采，阴干用之。”又云：“凉血、破血、止血。消痈肿跌扑，断久痢、肠风下血，崩带血淋，鼻衄吐血；外敷灸疮”。《本草再新》云：“治血分，理肠风，清肝火，润肺养阴。”其性味甘、苦、辛，凉。功能凉血止血，散瘀消肿。主治吐血，衄血，血崩，肠风，血痢，血淋，烫伤，跌打损伤，疮疡肿痛。

简易疗法

1. 咳嗽吐血：山茶花6克，白及12克，川贝母10克，红枣10枚，水煎服，或调红糖服。

2. 赤痢不止：山茶花10克，蚤休10克，荆芥穗炭10克，地锦草10克，水煎服。

3. 痔疮出血：山茶花6克，槐花10克，石榴皮10克，苦参10克，水煎服。

4. 崩漏带下：山茶花6克，鸡冠花15克，仙鹤草15克，艾叶炭10克，阿胶10克（烊化），水煎服。

5. 跌打损伤：山茶花 10 克，山栀 10 克，大黄 10 克，研末，加鸡蛋清调和，涂患处包扎。

6. 水火烫伤：山茶花 20 克，地榆 20 克，研末，用麻油调和，涂患处，1~2 日换 1 次。

6. 千日红

千日红又名百日红、千年红、吕宋菊、长生花。为苋科植物千日红的花序。以其红色贮藏数年而不褪色得名。原产亚洲热带地区，现广为栽培于庭院及花盆中。夏秋季开花，有深红、紫红、淡红、粉红和白色多种，供人观赏。清代钱兴国诗云："漫说花无百日红，谁知花不与人同？何由觅得中山酒，花正开时酒正中。"把赏花与饮酒之兴致描绘得恰到好处。

现代研究：全草含千日红素 A、B、C、E、F 及硝酸还原酶、亚硝酸还原酶、谷氨酸脱氢酶；紫色花序含 β－花青苷类，如千日红苷Ⅰ Ⅱ与五种千日红苷Ⅰ Ⅱ的羟芳酰基衍生物，以及皂苷、少量苋菜红素和异苋菜红素。药理证实花序制成注射液用于治疗慢性气管炎、支气管哮喘，有平喘、祛痰作用。

千日红最早载《植物名实图考》，南方中草药书中有所论述。《福建民间草药》云："祛风，镇肝，退热，明目。"《广西中药志》云："花序凉血消肿，止痉咳，治百日咳；外治疮疡肿痛。民间治月经不调。全株煲水外洗，治跌打疮疖。"其性味甘，平。功能止咳平喘，清肝散结。主治咳嗽气喘，支气管炎，百日咳，肝热目痛，视物模糊，头晕头痛，高血压，小儿惊风，瘰疬，疮疡，跌打伤痛。

简易疗法

1. 风热头痛：千日红 10 克，桑叶 15 克，荆芥 6 克，薄荷 6 克，菊花 10 克，水煎服。

2. 咳嗽气喘：千日红 10 克，瓜蒌 10 克，浙贝母 10 克，炙麻黄 3 克，五味子 6 克，水煎服。或千日红花序或全草片剂（每片含生药 3.2 克，每次 2~3 片，10 日为 1 疗程），用于慢性气管炎，连服 2 疗程。

3. 治百日咳：千日红 10 克，炙百部 10 克，枇杷叶 10 克，杏仁 6 克，川贝母 6 克，水煎服。

4. 目赤肿痛：千日红 10 克，野菊花 15 克，水煎服，或先熏后洗。

5. 高血压病：千日红 10 克，夏枯草 15 克，白蒺藜 10 克，钩藤 10 克（后下），天麻 10 克，水煎服。

6. 小便不利：千日红15克，车前草15克，海金沙10克，生蒲黄6克，水煎服。

7. 小儿惊风：千日红6克，僵蚕6克，全蝎3克，胆南星3克，天竺黄3克，水煎服。

7. 木棉花

木棉花又名红棉、琼枝、攀枝花、英雄树。为木棉科植物木棉的花。其树形挺拔，花朵鲜红，宛若彤云，蔚为壮观。清代陈恭尹将其称为功垂千古的英雄树，诗有“粤江二月三月天，千树万树朱花开。有如尧射十日出沧海，更似魏宫万炬环高台。覆之如铃仰如爵，赤瓣熊熊星有角。浓须大面好英雄，壮气高冠何落落……”因其果内絮丝即木棉，可作衣被御寒，诗人感叹“愿为飞絮衣天下，不道边风朔雪寒。”真是充满悯天怜人之情！

现代研究：木棉花萼含水分、蛋白质、碳水化合物、总醚抽出物及不挥发的醚抽出物；种子含脂肪酸。药理证实煎剂对福氏痢疾杆菌仅次于庆大霉素，较地锦草为优；尚对小鼠肉瘤S180、肝癌、鼻咽癌有明显抑制作用。

木棉花最早载《本草纲目》：“交广木棉，树大如抱，其枝似桐，其叶大如胡桃叶，入秋开花，红如山茶花，花蕊、花片极厚，为房甚繁，逼侧相比。结实大如拳，实中有白绵，绵中有子，今人谓斑枝花，讹为攀枝花。”南方中草药书中有所论述。《本草求原》云：“红者去赤痢，白者治白痢，同武彝茶煎常饮。”《中药新编》云：“利尿及健胃”。《广西中药志》云：“去湿毒，治恶疮。”其花性味甘，凉。功能清热利湿，解毒止血。主治泄泻，痢疾，血崩，疮毒，金创出血。树皮治慢性胃炎，胃溃疡，泄泻，痢疾，腰膝疼痛；根与树皮相同外，尚治产后浮肿，瘰疬。

简易疗法

1. 咯血呕血：木棉花10克，白及10克，卷柏炭6克，大黄6克，水煎加红糖调服。

2. 泄泻、痢疾：木棉花10克，地锦草10克，水煎服。

3. 痈肿疼痛：鲜木棉花20克，掏烂外敷患处。

4. 外伤出血：木棉花10克，生龙骨10克，研末，高压消毒，取适量撒于伤处，包扎。

5. 慢性胃炎：木棉皮或根50克，研末，每次6克，日服2~3次。

6. 产后浮肿：木棉皮30克，益母草15克，水煎服。

7. 消化性溃疡：木棉根50克，乌贼骨50克，研末蜜丸，每次6~9克，日服2次。

8. 跌打损伤：木棉根60克，浸泡于白酒300毫升中5日，每次10~20毫升，日服2~3次。

8. 木槿花

木槿花又名朝菌、白牡丹、白玉花、朝开暮落花。为锦葵科植物木槿的花或茎、根皮。花于晴日半开时采摘，鲜用或晒干。夏秋开花，似钟而大，红白紫黄，各展风姿，朝开暮落，日日不绝，人称有“日新之德”。唐代白居易诗云：“风露飒已冷，天色亦黄昏。中庭有槿花，荣落同一晨。”于鹄诗云：“巴女骑牛唱竹枝，藕丝菱叶傍江时。不愁日暮还家错，记得芭蕉出槿篱。”描述优美的景色和乡情，令人赞叹。论其用途，其花可作蔬菜，加入面点、菜肴、肉汤，味美可口；其叶亦能泡茶，清爽淡雅；还有枝条能加工成艺术品，树皮纤维用作造纸、搓绳。有人还将嫩叶绞汁洗头，可使头发光泽秀美，别具一番风味。

现代研究：花含胡萝卜素类色素，花瓣含多种糖苷类；根皮含鞣质及粘液质。药理证实花对致病的大肠杆菌、痢疾杆菌无明显抑制作用；茎、根皮对金黄色葡萄球菌、痢疾杆菌、伤寒杆菌及常见致病性皮肤真菌均有抑制作用；果实名朝天子，其水提取物对艾氏腹水癌有一定抑制作用。印度用花制成饮料以避孕，受到世界卫生组织的称赞。

木槿花最早载《日华子本草》，历代本草多有论述。《本草纲目》云：“槿，小木也。可种可插，其木如李。其叶末尖而无桠齿。其花小而艳，或白或粉红，有单叶、千叶者，五月始开。”又云：花“消疮肿，利小便，除湿热。”茎、根皮“治赤白带下，肿痛疥癣，洗目令明，润燥活血。”《本草汇言》云：花“能除诸热，滑利能导积滞，善治赤白积痢，干涩不通，下坠欲解而不解，捣汁和生白酒温服。”其性味甘、苦，凉。功能清热利湿，凉血收敛。主治肠风下血，痢疾，白带。茎皮亦治脱肛，疥癣；根皮亦治咳嗽，痔疮，疥癣；果实主治痰喘咳嗽，头痛，黄水疮。

简易疗法

1. 肺热咳嗽：白木槿花10克，卷柏10克，水煎加白糖调服。

2. 吐血咯血：鲜木槿花30克，冰糖15克，水煎服。

3. 肠风下血：木槿花60克，槐花10克，地榆10克，水煎服。

4. 痔疮肿痛：木槿根30克，芒硝15克，水煎熏洗。

5. 治糖尿病：木槿根60克，水煎代茶饮。

6. 急性淋病：木槿根30克，白茅根30克，水煎服。

7. 神经性皮炎：木槿皮30克，烧存性，研末，加米醋调涂患处。

8. 疥癣、秃疮：木槿皮30克，加75%酒精200毫升浸泡7日，外涂患处。

9. 黄水脓疮：朝天子（果实）20克，烧存性，研末，用凡士林80克，调和外涂。

9. 长春花

长春花又名雁来红、日日新、四时春、三万花。为夹竹桃科长春花属植物长春花的全株。因其花期最长，四季常开而得名。其花姹紫嫣红，甚为美观。宋代洪适有诗赞曰："四季花常发，朝朝得细看。绛英能受暑，绿刺更禁寒。"多生于林边、路旁、海滩及园地草丛中，长江以南广有种植，主产广东、广西和云南。为现代常用抗癌药，对淋巴网状细胞肉瘤、绒毛膜上皮癌、急性淋巴细胞性白血病有较好疗效；鲜品外用尚能治痈疮，水火烫伤。长春花总生物碱含量以花盛期采收最佳，现多提取各种生物碱制成注射剂使用。但本品有毒，长期应用可引起白细胞降低，因此不宜久用。

现代研究：从全草中分离出70余种生物碱，其中长春碱、长春新碱、环氧长春碱、异长春碱、长春文碱和罗维定碱有抗癌活性；卡罗新碱、派利文碱、派利维定碱、长春刀林宁碱、派利卡林碱具抗病毒作用；长春质碱、长春刀林碱、洛克罗维新碱、长春蔻林定碱、洛克尼灵碱及四氢鸡骨常山碱有利尿、降低血糖等作用；其他含肌醇、琥珀酸、黄酮类、脱氧番木鳖苷、獐牙菜苷、番木鳖苷、脱氢番木鳖苷等。药理证实长春碱、长春新碱对实验动物的淋巴细胞白血病、乳房肿瘤、乳腺癌、肉瘤S180、艾氏腹水癌均有治疗作用；从国产长春花分离的总生物碱对小鼠艾氏腹水癌及腹水型肝癌、大鼠腹水型吉田肉瘤均有明显抑制作用；尚有降血压与扩张冠状血管、降血糖、利尿作用。

长春花最早载《植物名实图考》，此后中草药书亦有论述。《常用中草药彩色图谱》云："治疗何杰金氏病、恶性肿瘤。"《广西植物录》云："治白血病，肺癌，绒毛膜上皮癌，淋巴肿瘤。"其性味苦，凉；有毒。功能清热解毒，平肝降压。主治白血病，肝癌，何杰金氏病，乳腺癌，淋巴肉瘤等恶性肿瘤，高血压病。内服煎汤（3~9克），或制成针剂。常有恶心，呕吐腹痛，血尿等反应，须注意。剂量过大能刺激胃肠道引起呕吐，能抑制骨髓细胞引起白血球和血小板下降，对神经系统也有较强毒性；中毒症状有恶心、腹泻、腹痛、指趾尖端麻木、四肢疼痛、肌肉震颤，少数可有头痛、精神抑郁，大剂量可致麻痹性肠梗阻、尿潴留、腮腺肿痛、窦性心动过速，血细胞和血小板下降，周围血液内网织细胞消失，脱发等；注射局部可发生栓塞性脉管炎，如漏出血管外，可引起局部坏死。

简易疗法

1. 高血压病：长春花6克，夏枯草、车前草、豨莶草、白芍各15克。适于本病肝阳上亢者。

2. 恶性肿瘤：长春花提取的生物碱制成长春碱、长春新碱注射液，常用量小于0.6毫克/千克体重，需在医师指导下使用。用于治疗淋巴网状细胞肉瘤等恶性淋巴瘤，急性淋巴细胞性白血病，以及绒毛膜上皮癌，乳腺癌等。

3. 治烫火伤：长春花鲜叶，洗净捣烂，外敷患处。

10. 月季花

月季花又名月月红、月光花、四季红、斗雪红。为蔷薇科植物月季半开放的花。其花是著名的观赏花卉。以其花容姣艳，千姿百色，芳香馥郁，花期特长而名列群花之冠，有“花中皇后”之美称。我国栽培月季花历史悠久，在200年之前才传入欧洲，经与蔷薇杂交选育，才产生了数以千计的现代月季新品种，目前几乎遍布世界各地，可谓花香遍天涯。月季、玫瑰、蔷薇同属蔷薇科属，称“蔷薇园三杰”，但却是三种各不相同的植物，最早应是蔷薇，此后才培育成月季和玫瑰。因此唐代之前仅有欣赏蔷薇之诗篇，至宋代才有描写月季之诗，如杨万里云：“只道花无十日红，此花无日不春风。一尖已剥胭脂笔，四破犹包翡翠茸。别有香超桃李外，更同梅斗雪霜中。折来喜作新年看，忘却今晨是季冬。”将腊前月季刻画得栩栩传神。历代文人留下许多佳篇，值得反复吟咏。

现代研究：花含挥发油，多为萜醇类化合物，主要为牻牛儿醇、橙花醇、香茅醇及其葡萄糖苷；还含槲皮苷、鞣质、没食子酸、色素等；某些品种果实中，富含维生素C，可作为儿童的营养品。药理证实其有效成分没食子酸有较强的抗菌作用。习惯将月季花加糖，柠檬制酱食用，有安神、活血、调经作用。

月季花最早载《本草纲目》:“处处人家多栽插之，亦蔷薇类也。青茎长蔓硬刺，叶小于蔷薇而花深红，千叶厚瓣，逐月开花……”“主治活血，消肿，敷毒。”此后本草书中有所论述。《分类草药性》云:“止血。治红崩，白带。”《泉州本草》云:“通经活血化瘀，清肠胃湿热，泻肺火，止咳，止血止痛，消痈肿。治肺虚咳嗽咯血，痢疾，瘰疬溃烂，痈疽肿毒，妇女月经不调。”其性味甘，温。功能活血调经，消肿解毒。主治月经不调，经来腹痛，跌打损伤，血瘀肿痛，痈疽肿毒。

简易疗法

1. 月经不调：月季花 10 克，益母草 30 克，赤芍 10 克，香附 10 克，水煎服，亦用于痛经。

2. 赤白带下：月季花或根 15 克，水煎或炖猪肉食用。

3. 咳嗽咯血：月季花 10 克，冰糖 20 克，泡水代茶饮。

4. 血瘀胃痛：月季花 10 克，佛手花 10 克，玳玳花 10 克，厚朴花 10 克，泡水代茶饮。

5. 跌打损伤：鲜月季花 20 克，红茶 5 克，开水冲泡加冰糖适量频饮。或用鲜叶捣烂外敷。

6. 水火烫伤：月季花 30 克，研末，香油调和，外涂患处，每日换药 1 次。

11. 凤仙花

凤仙花又名金凤花、灯盏花、海莲花、好女儿花。为凤仙花科植物凤仙的花。花于盛开时每日下午采收，以红、白二色入药。因其花形翘然，宛如凤头，摇曳身姿，犹如仙女而得名。传说从前有位郎中，女儿长得花容月貌，好像天仙女下凡，起名叫凤仙。不料幼年早夭，郎中日思夜念，经常徘徊于女儿坟头。有一天忽然发现坟上长满繁茂的草，开着鲜艳明媚的花朵，他觉得就像女儿还在身旁。此事一传开，村里的女伴便到坟上采摘花朵以染指甲。郎中也感到是女儿的精灵所化，便采此草为人治病，经过验证，治好了不少月经病、风湿病。此后人们广为种植，便以郎中女儿之名叫“凤仙花”。由于能染指甲，又叫“指甲花”。民间染指甲的方法是加少许明矾，捣烂包甲，次日十指蔻丹，给女性增添妩媚。从现在科学角度看，因此花为红色染料，可借明矾以着色，也能防治甲沟炎、灰指甲，真乃一举两得。全草于夏秋采收；种子名急性子，于成熟时采收。

现代研究：花含矢车菊素、飞燕草素、蹄纹天竺素、锦葵花素，又含山奈酚、槲皮素及一种萘醌成分；急性子含凤仙甾醇、帕灵锐酸、皂苷、脂肪油、多糖、蛋白质、氨基酸及槲皮素的多糖苷和山柰酚的衍生物等黄酮类。药理证实花对堇色毛癣菌、许兰氏黄癣菌、金黄色葡萄球菌、溶血性链球菌、绿脓杆菌、伤寒杆菌、痢疾杆菌等有一定抑制作用；急性子有明显兴奋子宫，抑制发情期、降低卵巢及子宫重量而有避孕作用。

凤仙花最早载《救荒本草》，历代本草有所论述。《本草纲目》云：花“活血消积。治蛇伤，腰胁引痛。”种子“治产难，积块，噎膈，下骨鲠，透骨通窍。”《开宝本草》云：花“治鼻血不止。”《贵州民间方药集》云：全草“散血通经，治月经病，止红崩，净白带；用于跌打损伤，可接骨，消伤肿，止伤痛，软坚透骨，治骨梗卡喉。”凤仙花性味甘、微苦，温。功能祛风活血，消肿止痛。主治风湿偏废，腰胁疼痛，经闭腹痛，产后瘀血未尽，跌打损伤，痈疽疔疮，鹅掌风，灰指甲。全草治关节风湿痛，跌打损伤，瘰疬，痈疽，疔疮；急性子治经闭，积块，噎膈，外疡坚肿，骨鲠不下。孕妇忌服。

简易疗法

1. 月经不调：凤仙花 6 克，川牛膝 10 克，红花 6 克，生蒲黄 6 克，五灵脂 6 克，水煎服。

2. 半身不遂：凤仙花 60 克，浸泡于黄酒 500 毫升中煎沸去渣，随量饮，日服 2~3 次。

3. 治百日咳：鲜凤仙花 3 克，水煎加冰糖调服。

4. 白带不愈：白凤仙花 15 克，墨鱼 30 克，加水炖熟食用，日 1 次，连服 5 日。

5. 风湿痹痛：凤仙草 30 克，桑枝 30 克，木瓜 20 克，五加皮 20 克，独活 20 克，水煎取汁 200 毫升，加白酒 300 毫升混合，每次 20 毫升，日服 2~3 次。

6. 跌打损伤：凤仙草 100 克，水煎熏洗患处。

7. 吞咽不利：急性子适量，黄酒浸泡，晒干研末，水丸如绿豆大，每次 8 丸，日服 2 次。亦用于早期食管癌。

8. 骨鲠不下：急性子 3 克，研末，调水冲服。骨鲠如下即漱口，以免损齿。

12. 水仙花

水仙花又名俪兰、雅蒜、天葱、女史花。为石蒜科植物水仙的花。花于盛开时采摘，鲜用或阴干；鳞茎鲜用或切片晒干。水仙花源自拂林国（即今意大利），传入我国已有1200余年历史，现为十大名花之一，有同属30余种，我国现有2个品种，以福建漳州和上海崇明载培最多，其中单瓣香气浓郁，花色纯白，花冠金黄，犹如银盘上托一金盏，称“金盏银台”；重瓣花大淡雅，无杯状冠，褶皱很多，香气稍逊，称“玉玲珑”。宋代张孝祥诗云：“玉壶寒霜映真色，雾阁云窗立半身。可但凌波学仙子，绝恋空谷有佳人。”亦有诗云：“两株鳞茎几粒石，常注清水盆中植。碧叶挺立傲寒冬，素花逐开露仙姿。缕缕清香沁心脾，幽幽兰芬令遐思。置于案头翘首望，金盏银台入新诗。”赞美之辞溢于言表。现在水仙花的栽培已达极致，经过选球、雕刻、组型，如莲花宝座、孔雀开屏、福禄双全、笔架、花环等，造型奇巧逼真。于严冬之际，只需一碟清水，几粒石子，就展开青翠的叶片，绽放清香的花朵，给人带来无限生机和盎然春意！

现代研究：花含挥发油，主要为丁香油酚、苯甲醛、苄醇、桂皮醇，尚含芸香苷、异鼠李素-3-鼠李糖葡萄糖苷、类胡萝卜素、香草醇等，提炼后为高级香精，制作香水、香皂和化妆品；根含伪石蒜碱、石蒜碱、多花水仙碱、漳州水仙碱及多种生物碱。药理证实水仙生物碱有一定的抗癌、抗病毒活性，并有兴奋子宫作用。

水仙花最早载《本草会编》，历代本草有所论述。《本草纲目》云：“水仙丛生下湿地。其根似蒜及薤而长，外有赤皮裹之。冬月生叶，似薤及蒜。春初抽茎，如葱头。茎头开花数朵，大如簪头，状如酒杯，五尖上承，黄心，宛然盏样，其花莹韵，其香清幽。”《现代实用中药》云：“治妇人子宫病，月经不调。”《本草再新》云：根“治痈疽疮毒，排脓消肿，解热，去风，疗百虫咬伤。”水仙花性味微苦，微寒。功能祛风清热，活血调经。主治月经不调，五心烦热，亦去风气。根主治痈肿疮毒，鱼骨鲠喉，急性乳腺炎，淋巴结炎，腮腺炎（本品有毒，不宜内服）。

简易疗法

1. 月经不调：水仙花6克，玫瑰花6克，红花6克，水煎加黄酒调服。亦用于痛经。

2. 五心烦热：水仙花30克，赤芍30克，干荷叶30克，生地30克，研末，每次6克，日服2次。

3. 小儿惊风：水仙花10朵，阴干加糖煎服。

4. 急性乳腺炎：鲜水仙花30克或根30克，捣烂外敷患处。

5. 痈肿疮毒：水仙根30克，捣烂加香油调敷。

6. 鱼骨鲠喉：水仙根30克，鲜品绞汁，加水煮沸，趁温缓慢含咽。

7. 毒虫咬伤：水仙叶10克，鲜品捣烂外搽。

13. 玉兰花

玉兰花又名辛夷、迎春、木笔花、应春花、玉堂春、白玉兰。为木兰科植物玉兰或辛夷的花蕾。一般在早春花蕾未开放时采摘。入药名“辛夷”。玉兰是我国著名的观赏植物，早春开放，犹如雪涛云海，气象万千。王象晋云：“玉兰花九瓣，色白微碧，香味似兰，故名。丛生一干一花，皆着木末，绝无柔条，隆冬结蕾，三月盛开。”目前同属植物约90种，我国有30余种，根据花瓣、颜色初步归纳为6大类13个型，有白色的望春、绢毛木兰，天女花；黄白色的夜合花；淡紫色的二乔木兰；玫瑰红色的武当木兰及紫红色的紫玉兰等。唐代白居易赞紫玉兰诗：“紫粉笔含尖火焰，红胭脂染小莲花。芳情香思知多少？恼得山僧悔出家。”亦有诗云：“西安城郊南五台，弥陀寺内美景在。千年古树春唤醒，万朵玉兰竞相开。幽香飘达数十里，观者如云接踵来。莫怨奇木生远谷，素洁源自九天外。”另外，其花提制浸膏可作化妆品香精，花瓣糖浸或油煎可食用，花蕾和树皮可供药用。

现代研究：花蕾含挥发油，主要为柠檬醛、丁香油酚、1，8－桉叶素、茴香脑、黄樟油脑，还含有黄酮类及花色苷类化合物、癸酸、油酸、维生素A、生物碱和微量芦丁等。药理证实其挥发油具有收敛、保护粘膜表面，并能扩张鼻粘膜微血管、改善局部血液循环、促进分泌物的吸收，乃至炎症减退、鼻腔通畅、症状消除作用；还有抗过敏、镇痛、抗炎、镇静、麻醉、降压、兴奋子宫、对横纹肌有乙酰胆碱样作用；对多种致病性真菌及白色念珠菌、金黄色葡萄球菌、痢疾杆菌、流感病毒有抑制作用。

玉兰花最早载《本经》，历代本草多有论述。《本草纲目》云：“辛夷花，初出枝头，苞长半寸，而尖锐俨如笔头，重重有青黄茸毛顺铺，长半分许，及开则似莲花而小如盏，紫苞红焰，作莲及兰花香。亦有白色者，人呼为玉兰。”《名医别录》云：“温中解肌，利九窍，通鼻塞。涕出，治面肿引齿痛，眩冒、身几几如在车船之上者。”《滇南本草》云：“治脑漏鼻渊，祛风，新瓦焙为末。治面寒痛，胃气痛，热酒服。”其性味辛，温。功能祛风散寒，通利鼻窍。主治风寒感冒，头痛，鼻渊，鼻塞，流涕，牙痛。

简易疗法

1. 风寒感冒：玉兰花10克，苏叶10克，荆芥10克，防风10克，水煎服。亦用于鼻塞不通。

2. 副鼻窦炎：玉兰花10克，苍耳子10克，白芷6克，薄荷6克，水煎服。亦用于鼻渊，流涕者。

3. 中暑头晕：玉兰花5~7朵，青茶5克，开水冲泡频饮。

4. 高血压病：玉兰花20克，夏枯草20克，益母草20克，鬼针草20克，研末，每次6克，日服2次。

5. 牙齿疼痛：玉兰花10克，黄连3克，细辛3克，甘草6克，水煎含漱，日数次。

6. 湿疹瘙痒：玉兰花10克，黄柏10克，滑石10克，冰片3克，甘草10克，研末，撒于患处，日2~3次。

14. 石竹花

石竹花又名竹节草、山瞿麦、剪绒花、洛阳花。为石竹科植物石竹或瞿麦的带花全草。夏季盛开，花团锦簇，色彩缤纷，质类丝绒，有红、紫、白及彩色多种。同属植物约有300种，常见的有：茎高粗壮、花色较多的须苞石竹；植株较矮、花大重瓣的锦团石竹；枝叶纤细、色多气香的常夏石竹；茎叶细弱、花色妍丽的少女石竹；株高花繁、香气清幽的竹叶瞿麦……真令人眼花缭乱！古代文人对此花有许多赞诗，如唐代陆龟蒙云："五色纷披朵朵匀，数枝收尽洛阳春。应疑戏彩人犹在，化作斑斓锦片新。"对多彩之花描绘得恰如其分。全草入药称"瞿麦"。

现代研究：石竹带花全草花色苷和其它黄酮类化合物，还含三萜皂苷、吡喃酮苷、蒎立醇等；瞿麦含黄酮类化合物、维生素A类物质，鲜草含水分、粗蛋白质、无氮浸出物、粗纤维、粗灰分、磷酸。药理证实有利尿、降压、抑制心脏、兴奋子宫和肠平滑肌，直接杀死血吸虫的作用。

石竹花最早载《本经》，历代本草多有论述。《本草纲目》云："石竹，叶似地肤叶而尖小，又似初生小竹叶而细窄，其茎纤细有节，高尺余，梢间开花，田野生者，花大如钱，人家栽者，花稍小而妩媚，有细白、粉红、紫赤、斑斓数色，结实如燕麦，内有小黑子。"《本草述》云："通小便，降阴火，通五淋，利血脉。"《本草求真》云："功专泻心利水，决肿痈，去癃闭，拔肉刺，下胎产，除目翳。"石竹花性味苦，寒。功能利尿通淋，破血通经。主治热淋，血淋，石淋，小便不通，淋沥涩痛，月经闭止。脾、肾气虚者及孕妇忌服。

简易疗法

1. 小便淋痛：瞿麦15克，扁蓄15克，金钱草15克，滑石10克，甘草10克，水煎服。亦用于尿路感染。

2. 热淋血尿：瞿麦15克，白茅根15克，冬葵子10克，车前子10克（包煎），小蓟10克，水煎服。

3. 血瘀经闭：瞿麦15克，赤芍12克，益母草15克，红花6克，生蒲黄6克，水煎服。亦用于月经不调。

4. 湿热黄疸：瞿麦15克，茵陈15克，板蓝根12克，土茯苓12克，栀子10克，水煎服。

5. 目赤肿痛：瞿麦15克，白蒺藜10克，野菊花10克，谷精草10克，夏枯草10克，水煎服或熏洗。

6. 痈肿初起：瞿麦鲜草30克，捣烂外敷患处。

15. 石榴花

石榴又名丹若、金庞、金罂、若梅、西安榴、安石榴。为石榴科植物石榴的花和果皮。石榴传入我国已有2000多年，有两种说法：一种认为最初传入新疆，汉代传入陕西，再传至全国；另一种认为由伊朗传至印度，经西藏传入西北，再传至全国。石榴枝繁叶茂，花果期长达四、五个月之久，初春新叶红嫩，入夏繁花锦簇，仲秋硕果高悬，深冬铁杆虬枝。西晋潘岳赋云："丹葩结秀，朱实星悬，接翠萼于绿叶，冒红芽于丹顶。千房同膜，十子如一。"盛赞为"天下之奇树，九洲之名果也。"因此，其花给人以热情奔放之感觉，其果被喻为繁荣昌盛之佳兆，亦有多子、多寿之象征，自古以来深受人们喜受。石榴有花、果两类，花有单瓣、重瓣之分，花色有红、白、黄、粉红、玛瑙等；果有酸、甜之分，果皮有红、青、白，果粒有白、红、淡红，还有软、硬之别，形成了新疆叶城、陕西临潼、云南会理、山东峄城、安徽怀远等优良果种，蜚声海内外。

现代研究：果皮含鞣质、树脂、甘露醇、糖、树胶、菊酚、没食子酸、苹果酸、果胶和草酸钙、异槲皮苷。药理证实花、果皮均有抗菌、抗菌毒、驱虫作用，对金黄色葡萄球菌、溶血性链球菌、霍乱弧菌、痢疾杆菌、伤寒与副伤寒杆菌、变形杆菌、大肠杆菌、绿脓杆菌、结核杆菌、幽门螺旋菌、淋球菌及多种致病性真菌、流感病毒有抑制作用；果皮可驱绦虫。

石榴花与果皮最早载《本草拾遗》、《雷公炮炙论》，历代本草多有论述。《本草图经》云："木不甚高大，枝柯附干，自地便生作丛，种极易息，折其条盘土中便生。花有黄、赤二色，实亦有甘、酢二种，甘者可食，酢者入药。”《分类草药性》云：花“治吐血，月经不调，红崩白带。汤火伤，研末，香油调涂。”《本草纲目》云：果皮“止泻痢，下血，脱肛，崩中带下。”石榴花性味酸、涩、平。功能止血消肿，调经止带。主治鼻衄，中耳炎、创伤出血，月经不调，红崩白带。果皮主治久泻，久痢，便血，脱肛，滑精，崩漏，带下，虫积腹痛。

简易疗法

1. 鼻衄不止：石榴花6克，蜀葵花6克，仙鹤草10克，水煎服。

2. 崩漏带下：石榴花10克，石榴皮20克，荆芥穗炭20克，鸡冠花20克，研末，每次6克，日服2次。

3. 治中耳炎：石榴花6克，黄柏6克，枯矾3克，冰片1克，研末，拭净外耳道，吹入耳中。

4. 脾虚泄泻：石榴皮30克，生姜15克，水煎加红糖20克，米醋20毫升，分3次1日服完。

5. 细菌性痢疾：石榴皮100克，加水500毫升，水煎2次，浓缩成200毫升，每次20毫升，日服2次。

6. 蛔虫腹痛：石榴皮10克，苦楝皮10克，槟榔6克，乌梅6克，花椒3克，水煎服。

7. 水火烫伤：石榴皮100克，加水100毫升，文火煎至50毫升，过滤后，用纱布浸液覆盖创面，待痊愈时纱布自行脱落。

16. 白梅花

白梅花又名白梅、青梅、红梅、绿萼梅。为蔷薇科植物梅的含苞待放的花蕾。梅花原产于我国，被誉为“岁寒三友”之一，其栽培距今已有3000余年历史，目前有300余种，分为直枝、垂枝、龙游三类，江梅、宫粉、玉蝶、朱砂、绿萼、洒金、黄香七型。我国各地仍有不少古树，如湖北黄梅的“晋梅”，浙江天台的“隋梅”，杭州孤山的“宋梅”，云南昆明的“元梅”等，皆为风景名胜的观赏珍宝。古代文人咏赞梅花的诗词难以计数，而林逋的“梅妻鹤子”，江苏吴县邓尉山的“香雪海”，宋代范成大的《梅谱》，元代王冕的“画梅成癖”、明代汪懋孝的《梅史》，清代陈子的《花镜》，皆留下千古佳话。人们喜爱梅花之艳丽清雅，更看重梅花之品格风骨，也正好反映了我们民族自强不息的崇高精神！入药以白梅花为主，红梅花较少使用。

现代研究：花蕾含挥发油，主要为苯甲醛、苯甲醇、4-松油烯醇、棕榈酸、异丁香油酚、苯甲酸等。常配合其它药物治疗慢性胃炎、食管炎、慢性肝炎、咽炎及神经官能症。

白梅花最早载《本草纲目》，历代本草多有论述。《百草镜》云："梅花，有红、白、绿萼，千叶、单叶之分，惟单叶绿萼入药尤良，含苞者力胜。"《本草原始》云："清头目，利肺气，去痰壅滞上热。"《本草纲目拾遗》云："安神定魂，解痘毒。"其性味酸涩，平。功能舒肝解郁，和胃化痰。主治肝胃气痛，梅核气，食欲不振，暑热头晕，瘰疬，痘疹不发。

简易疗法

1. 肝胃气痛：白梅花 10 克，玫瑰花 10 克，芍药花 10 克，玳玳花 10 克，分 10 次泡水代茶饮。

2. 治梅核气：白梅花 10 克，厚朴花 10 克，佛手花 10 克，旋覆花 10 克，水煎服，或泡水代茶饮。

3. 食欲不振：白梅花 15 克，山楂 15 克，乌梅 15 克，水煎加白糖频饮。

4. 治冠心病：白梅花 15 克，丹参 15 克，薤白 10 克，瓜蒌 10 克，水煎加白酒 20 毫升服。

5. 暑热头晕：白梅花 15 克，绿豆 30 克，粳米 100 克，煮粥食用。

6. 口舌生疮：白梅花 20 克，加白糖腌渍，加水煮开，待凉含漱。

17. 向日葵

向日葵又名西番菊、太阳花、向阳花、望日葵。为菊科植物向日葵的花序（花盘）。其名李时珍引《尔雅翼》云："葵者，揆也。葵叶倾日，不使照其根，乃智以揆之也。"经科学家研究，"葵倾"的神秘现象是与花盘下茎部的"植物生长素"有关。所以才有"唯有葵花向日倾"之诗句。向日葵之花色多样，有深红、褐红、铜色、金黄、柠檬黄、乳白色等，一般多为重瓣、金黄色。不但可以观赏花朵，而且是价值很高的经济作物，其葵花籽含丰富的油脂，主要为不饱和脂肪酸（亚油酸、亚麻酸）及维生素 E，可以降脂、美容，并可抗衰老，因此生食、炒食、榨油均佳。

现代研究：花含槲皮黄苷、三萜皂苷、向日葵皂苷 A、B、C 等，其苷元是齐墩果酸和刺囊酸。药理证实花有扩张血管、降压、兴奋呼吸、增强小肠收缩、退热作用；花盘亦有扩张血管及降压作用。

向日葵最早载《民间常用草药汇编》：花"祛风，明目。治头昏，面肿，又可催生。"各地中草药书中亦有论述。《福建民间草药》云：花盘

“利小便，清湿热，通窍，逐风，催胎催产。”向日葵花性味甘，温。功能祛风，明目。主治头晕，面神，牙齿疼痛。花盘主治头痛，目眩，牙痛，胃痛，腹痛，月经痛，疮肿。孕妇忌服。

简易疗法

1. 风寒咳嗽：向日葵花 30 克，半夏 10 克，陈皮 10 克，杏仁 10 克，甘草 6 克，水煎服。

2. 高血压病：向日葵花 30 克，野菊花 30 克，分 10 次泡水代茶饮。

3. 肾炎水肿：向日葵花 30 克，玉米须 60 克，水煎频服。

4. 风火牙痛：向日葵花 24 克，晒干，揉碎，卷烟吸。

5. 水火烫伤：向日葵花 50 克，研末，加香油调敷。

6. 头晕目眩：向日葵花盘 60 克，鸡肉 200 克，加水炖熟食用（去掉花盘）。

7. 胃脘疼痛：向日葵花盘 60 克，猪肚 1 个，加水煮熟入调料食用（去掉花盘）。

8. 赤白带下：向日葵花盘 30 克，鸡冠花 15 克，水煎服。或单味花盘烧存性，研末，每次 12 克，黄酒冲服。

9. 少女痛经：向日葵花盘 30 克，山楂 30 克，均炒焦研末，加红糖 60 克，于经前 1～2 日，分 2～4 次冲服。

18. 合欢花

合欢花又名马缨、夜合、绒花树、乌绒花。为豆种植物合欢的花。嵇康《养生论》云：“合欢蠲忿，萱草忘忧。”崔豹《古今注》云：“欲蠲人之忿，则赠以青裳。”青裳即合欢。合欢树冠开阔，羽叶纤细，红花成簇，令人赏目。合欢叶昼开夜合，犹如夫妻相拥，又将其称为“爱情树”。人们将此树视为吉祥、和合、幸福、美满的象征。据说此树乃古代虞舜与娥皇、女英两妃逝后精灵所化，因而枝枝相连，叶叶交合，宛若纯贞的爱情永不分离。唐代韦让赞云：“虞舜南巡去不归，二妃相誓死江湄。空留万古香魂在，结作双葩含一枝。”相传很久以前，泰山脚下有个村子，村里的荷员外晚年生得一女，取名欢喜，生得聪明美貌，父母视如掌上明珠。姑娘 18 岁那年清明节到南山烧香，回来便得了病，精神恍惚，茶饭不思，请了许多名医治疗都不见效。荷员外无奈贴出告示说，谁能治好小姐的病，千金重谢。西庄有位穷秀才，长得眉清目秀，英俊儒雅，除苦读经书之外，又精通医术，只是家中贫寒，眼看就要进京赶考，手中尚无分文，便将告示揭下，想为小姐治好病，得些银钱作进京之用。原来小姐得的是相思病，西庄秀才正是她清明节遇到的那位书生，今日一见，病不治也好了大半。秀才诊脉看舌后，诊断为忧思成疾。就用南山上人称“有情树”的花煎水饮服，不几天小姐的病果然好转，从此俩人有了情意。后来秀才进京应试，金榜高中，便和小姐结成夫妻。人们便把此树叫“合欢树”，花叫“合欢花”。花未开放时的花蕾称“合欢米”；树皮入药称“合欢皮”。

现代研究：合欢鲜花香中分离出25种成分，主要为芳樟醇氧化物、芳樟醇、异戊醇、α－罗勒烯、2，2，4－三甲基噁丁烷和矢车菊－3－葡萄糖苷等；树皮含多种木脂体糖苷、金合欢皂苷元、鞣质等。药理证实花水煎剂有明显镇静催眠作用，治儿童因脑功能轻微失调而致的多动症；合欢皮皂苷有抗妊娠作用，可使子宫活动增强，对妊娠各期均能引起流产，还有抗癌（肉瘤S180）、抗蠕虫作用。

合欢花最早载《本草衍义》，历代本草有所论述。《本草图经》云：“人家多植于庭除间。五月花发红白色，瓣上若丝茸然。至秋而实作荚，子极薄细，采皮及叶用，不拘时月。”江西《中草药学》云：花“解郁安神，和络止痛。治肝郁胸闷，忧而不乐，健忘失眠。”《本经》云：皮“主安五脏，合心志，令人欢乐无忧。”合欢花性味甘，平。功能舒肝理气，安神活络。主治郁结胸闷，失眠健忘，风火眼疾，视物不清，咽痛，痈肿，跌打损伤。合欢皮主治心神不安，忧郁失眠，肺痈，疮肿，跌扑伤痛。

简易疗法

1. 忧郁心烦：合欢花30克（鲜品50克），红枣10枚，粳米100克，加水熬粥食用。

2. 健忘失眠：合欢花15克，合欢皮10克，夜交藤15克，酸枣仁15克，石菖蒲6克，水煎服。

3. 咽喉肿痛：合欢花10克，大青叶10克，牛蒡子10克，薄荷6克，水煎服。

4. 视物模糊：合欢花30克，杭菊花30克，分10次泡水代茶饮。

5. 腰膝酸痛：合欢花60克，怀牛膝20克，川续断20克，仙灵脾20克，三七10克，水煎浓缩300毫升，加白酒300毫升，每次20毫升，日服2～3次。

6. 神经衰弱：合欢皮30克，柏子仁30克，酸枣仁30克，五味子20克，佛手20克，研末蜜丸，每次9克，日服2次。

7. 跌打损伤：合欢皮30克，当归30克，赤芍30克，土鳖虫10克，红花10克，研末，每次6克，日服2次。

8. 痈疽疮疡：合欢皮15克，蒲公英15克，野菊花15克，皂角刺6克，穿山甲6克，水煎服。

19. 红　花

红花又名草红花、刺红花。为菊科植物红花的花。又称红蓝花，因其花色红，其叶似蓝，故而得名。《养疴漫笔》载："新昌徐氏妇，病产运（晕）已死，但胸膈微热。有名医陆氏曰：血闷也。得红花数十斤，乃可活。遂亟购得，以大锅煮汤，盛三桶于窗格之下，舁妇寝其上熏之，汤冷再加。有顷指动，半日乃苏。"红花之神奇功效于此可见一斑。古时亦有用此作染料或化妆品，唐代李中有诗为证："红花颜色掩千花，任是猩猩血未加。染出轻罗莫相贵，古人崇俭戒奢华。"纯朴俭约之情跃然纸上，令人叹喟。

现代研究：红花含红花苷、前红花苷和红花黄色素；还含多酚类、80余种挥发油、16种氨基酸、红花多糖等。药理证实能调节心脏收缩力，提高冠脉流量，扩张血管，降低血压，抑制血小板聚集和血栓形成，提高耐缺氧能力，兴奋支气管、肠管、子宫，降胆固醇，镇痛、抗炎、镇静，增强免疫及雌性激素样作用。

红花最早载《开宝本草》，历代本草多有论述。《本草图经》云："今处处有之。人家场圃所种，冬而布子于熟地，至春生苗，夏乃有花，下作梂汇，多刺，花蕊出梂上，圃人乘露采之，采已复出，至尽而罢。梂中结实，白颗，如小豆大，其花暴干以染真红，及作燕脂。"《本草纲目》云："活血，润燥，止痛，散肿，通经。"《本草再新》云："利水消肿，安生胎，堕死胎。"其性味辛，温。功能活血通径，祛瘀止痛。主治瘀血阻滞，经闭癥瘕，产后瘀阻腹痛，胸痹绞痛，跌扑伤痛，斑疹热毒。凡月经过多及孕妇忌服。

简易疗法

1. 血瘀痛经：红花6克，益母草15克，桃仁6克，当归12克，香附10克，水煎服。

2. 产后腹痛：红花6克，当归12克，山楂9克，牛膝6克，炮姜6克，水煎服。亦用于恶露不尽。

3. 月经不调：红花10克，当归12克，赤芍10克、川芎10克，延胡索6克，水煎服。亦用于经闭。

4. 消化性溃疡：红花60克，大枣10枚、水煎取汁200毫升，加蜂蜜60克溶化，每日空腹服，连枣一同食，连服20日为1疗程。

5. 冠心病心绞痛：红花10克，丹参30克，川芎20克，三七10克，研末，装入胶囊，每次3克，日服2次。

6. 治脑血栓：红花30克，地龙30克，葛根30克，石菖蒲20克，研末蜜丸，每次6克，日2次，黄酒送服。

7. 目赤肿痛：红花6克，菊花9克，龙胆草6克，夏枯草9克，黄连3克，水煎服。

8. 红斑性皮肤病：红花、鸡冠花、凌霄花、玫瑰花、野菊花各9克，水煎服。亦用于红斑狼疮，玫瑰糠疹。

9. 足底鸡眼：红花40克，地骨皮40克，研末加甘油100毫升，调和涂患处，日2次。

10. 软组织损伤：红花油（成药），外搽患处。

20. 红蓼花

红蓼又名荭草、水荭花、东方蓼、追风草。为蓼科植物红蓼的花序或全草。红蓼枝叶高大，疏散洒脱，夏季红色果穗随风摇曳，如龙似火，非常美观。《曲洧旧闻》云："红蓼，即《诗》所谓游龙也。俗呼水红，江东人别泽蓼呼之为火蓼。道家方书亦有用者，呼为鹤膝草，取其茎之形似也。"唐代张祜诗云："去年来送行人处，依旧虫声古岸南。斜日照溪云影断，水荭花穗倒空潭。"既描绘离别心境，又实写当时红蓼花穗倒映空潭之感叹！令人回味无穷。4~6月采花序，晚秋采全草用。

现代研究：叶含黄酮类荭草素和荭草苷，叶绿醌，还含β-谷甾醇等。药理实验表明有抑制心脏、收缩血管，使血压升高和兴奋子宫的作用。

红蓼花最早载《名医别录》，历代本草亦有论述。《本草纲目》云："此蓼甚大，而花亦繁红，故曰荭。""其茎粗如拇指，有毛，其叶大如商陆叶，其花色浅红成穗，深秋子成，扁如酸枣仁而小，其色赤黑而肉白，不甚辛。"《新修本草》云："除恶疮肿，脚气，煮浓汁渍之。"《新疆中草药手册》云："祛风利湿。治风湿性关节炎。其花性味辛、凉，有小毒。功能散血活血，消积止痛。主治心胃气痛，痢疾，痞块，横痃。全草入药名荭草，主治风湿性关节炎，疟疾，疝气，脚气，疮肿。

简易疗法

1. 胃脘疼痛：红蓼花6克，豆花6克，玫瑰花6克，玳玳花6克，水煎服。

2. 胸痹心痛：红蓼花20克，丹参30克，研为细末，每次6克，日服2次，黄酒送下。

3. 痢疾初起：红蓼花10克，地锦草10克，水煎服。

4. 腹部痞块：红蓼花或全草500克，加水煎2次，去渣取汁，文火熬制成膏，摊于纸上，外贴。

5. 风湿性关节炎：荭草60克，浸泡于白酒300毫升中7日，每次10~20毫升，日服2~3次。

6. 恶疮肿痛：荭草20克，地丁草20克，蒲公英20克，均鲜品，捣烂外敷，或水煎熏洗。

7. 脚气湿痒：荭草30克，木槿皮15克，水煎泡脚，日1次。

8. 毒虫咬伤：荭草15克，研末加米醋调匀外涂。

21. 丽春花

丽春花又名赛牡丹、锦被花、仙女蒿、蝴蝶满园春。为罂粟科植物丽春花的花或全草。丽春花有紫红、粉红、玫红、纯红及白色等，五彩缤纷，潇洒美丽，象蝴蝶留连枝头，翩翩飞舞；似美女顾盼含笑，盈盈微步。传说楚汉相争时，项羽战败，四面楚歌，他与虞姬双双自刎乌江岸边，鲜血洒地而生此花，又名"虞美人"，因此分外妖娆。有诗咏云："未央湖畔采花种，冬季育苗夏长成。叶片披散如羽状，蕾桃下垂挂毛茸。萼似红裙边镶白，蕊象绿芽心莲蓬。蝴蝶飞舞色彩异，文士骚客赐雅名。"4~6月花开时采收，全草切段用。

现代研究：全草含丽春花定碱、丽春花宁碱、原阿片碱、异丽春花定碱以及蒂巴因、白屈菜红碱等多种生物碱；花含花色素，如矢车菊素的苷和袂康蹄纹天竺苷、袂康酸。药理证实种子中多糖类对吉田肉瘤、艾氏腹癌等有抗癌作用，并能延长动物的寿命。

丽春花最早载《本草图经》："今所在有之。甚疗阴黄，人莫能知。"近代中草药书中亦有论述。《广西药植名录》云："收敛，止泻，镇咳，镇痛。"《中国药植图鉴》云："止泻。"《江苏省中草药新医疗法展览资料选编》云："治痢疾。"其甘、涩，温，无毒。功能止泻，镇咳，退黄。主治痢疾，泄泻，咳嗽，黄疸。果实主治泄泻，痢疾，腹痛，咳嗽。

简易疗法

1. 痢疾泄泻：丽春花3克，或全草9克，石榴花9克，水煎加红糖调服。

2. 咳嗽不止：丽春花12克，或果实20克，杜鹃花12克，研末，分4次加蜂蜜水冲服，日2次。

3. 阴黄黄疸：丽春花30克，研末，每次3克，加麻油10毫升，开水冲服，日2次，食前服。

4. 脘腹疼痛：丽春花果实6克，白芍10克，甘草6克，延胡索6克，水煎服。

22. 芙蓉花

芙蓉花又名木芙蓉、七星花、霜降花、拒霜花。为锦葵科植物木芙蓉的花。其花艳如荷花，荷花又名芙蓉，故有此称。《花镜》云："清姿雅质，独殿众芳，乃秋色之最佳者。"许多城市以种植此花而得名，五代时后蜀主孟昶于成都城上四十里栽种此花，至秋花开如锦似绣，故成都称"蓉城"、"锦城"；湘江两岸遍植此花，"秋风万里芙蓉国"，故湖南又称"芙蓉国"。民间故事讲古时有一女子，丈夫不慎死于水中，她日日思念。朝朝暮暮坐在水边凝望，痴想丈夫会回到身边。有一日，岸边有株盛开的花朵倒映水中，她视花影为丈夫面容，认为此花是丈夫灵魂所化，于是日日以花为伴。后人便称此花为"芙蓉花"。虽是传说，却反映了古代纯真的爱情。由于此花大而美丽，而且一日三变，早晨开花时白或粉红色，至下午变深红色，甚为奇异。究其因乃是花青素与温度变化所致。

现代研究：花含黄酮苷，主要为异槲皮苷、金丝桃苷、芸香苷、绣线菊苷和槲皮黄苷，还含花色苷，含量随花的颜色变化而不同：早晨淡黄时不含此苷，中午淡红和傍晚粉红色含花色矢车菊素3，5二葡萄糖苷，傍晚为中午的3倍；叶含延胡索酸、芸香苷及黄酮苷、酚类、氨基酸、鞣质、还原糖。药理证实其花、叶、根皮可抗炎、抗菌，对金黄色葡萄球菌、溶血性链球菌、绿脓杆菌及流感病毒有抑制作用；用花、叶制成片剂，治疗流感总有效率80%以上。

芙蓉花最早载《本草纲目》：木芙蓉"其叶大如桐，有五尖及七尖者，冬凋夏茂。秋半始着花，花类牡丹、芍药，有红者、白者、黄者，千叶者，最耐寒而不落，不结实。"历代本草有所论述。《滇南本草》云："止咳嗽，解诸毒疮。"《上海常用中草药》云："凉血，止血，清热解毒，消肿，排脓，止痛。”其性味辛，平。功能清热凉血，解毒消肿。主治痈肿，疔疮，烫伤，肺热咳嗽，吐血，崩漏，白带。

简易疗法

1. 月经过多：芙蓉花 30 克，莲蓬壳 30 克，烧存性，研末，每次 9 克，日服 2 次，红糖水冲下。

2. 虚劳咳嗽：芙蓉花 60 克，鱼腥草 60 克，鹿衔草 60 克，研末蜜丸，每次 9 克，日服 2~3 次。

3. 流行性感冒：芙蓉叶，研末制成片剂，每片 0.5 克，每次 6 片，日服 3 次。

4. 痈疽发背：芙蓉花或叶，鲜品捣烂，取汁熬膏，外敷患处，中间留孔，干时频换。

5. 水火烫伤：芙蓉花 20 克，研末，与凡士林 80 克调成软膏，外敷患处。

23. 杜鹃花

杜鹃花又满山红、山石榴、红踯躅、艳山花。为杜鹃花科植物杜鹃花的花。暮春繁花似锦，夏秋茂叶青翠，是我国十大名花（梅花、牡丹、菊花、兰花、月季、杜鹃花、山茶花、荷花、桂花、水仙花）之一，为品种最多的观赏花卉，目前全世界约有 900 余种，我国就有 530 种，特别集中于云南、西藏和四川省区横断山脉一带。其花五颜六色，有红、紫、粉、黄、白、复色多种，花瓣有单、复、重瓣之分。古代文人对此花多有吟咏，唐代施肩吾诗云：“深色胭脂碎剪红，巧能攒合是天公。莫言无物堪相比，妖艳西施春驿中。”将其比做美女西施，令人浮想联翩。亦有诗云：“冬日盆中植杜鹃，宛若天女降凡间。绿叶扶摇衣袂拂，红花装扮姿容艳。仿佛春风带温馨，恰似秋雨润心田。倏忽一年即将尽，可叹岁月难复返。”记得 30 余年前，笔者曾写一小说，叙述杜鹃医生用杜鹃花为患者治病的故事，至今犹有记忆。

现代研究：花含花色苷和黄酮醇类，均为花的色素，常见有红色素（花色苷），为矢车菊素 3－葡萄糖苷和矢车菊素 3，5－双葡萄糖苷，一般两种同时存在，紫花的花色苷中含锦葵花素 3，5－双葡萄糖苷；最常见的黄酮醇类为杜鹃黄素 3－鼠李糖葡萄糖苷。药理证实有减慢心律、降低血压、镇咳、祛痰，抗支气管痉挛的作用。

杜鹃花最早载《本草纲目》：“山踯躅，处处山谷有之，高者四、五尺，低者一、二尺。春生苗，叶浅绿色，枝少而花繁，一枝数萼，二月始开，花如羊踯躅而蒂如石榴，花有红者、紫者、五出者、千叶者。”历代本草亦有论述。《分类草药性》云：“治吐血，崩症，去风寒，和血。”《四川中药志》云：“治腹痛下痢，痔出血及内伤咳嗽。”杜鹃花性味酸、甘，温。功能和血调经，祛风除湿。主治月经不调，闭经，崩漏，跌打损伤，风湿疼痛，吐血衄血。红紫花化痰止咳；白花散瘀止带。

简易疗法

1. 月经不调：杜鹃花15克，月季花10克，益母草15克，水煎服。

2. 月经过多：杜鹃花30克，仙鹤草15克，荆芥炭10克，艾叶炭10克，水煎服。

3. 吐血、衄血：鲜杜鹃花30克，烘干研末，每次6克，日服2～3次。

4. 咳嗽痰多：杜鹃花15克，或鲜叶30克，水煎加红糖调服。

5. 支气管哮喘：杜鹃花30克，款冬花10克，枇杷叶15克，炙麻黄6克，川贝母6克，水煎服。

6. 外伤出血：鲜杜鹃花叶，捣烂敷贴伤口。

7. 皮肤黄癣：杜鹃花60克，油桐花30克，焙干研末，加香油调和外搽。

24. 扶桑花

扶桑花又名桑槿、福桑、小牡丹、大红花。为锦葵科植物朱槿的花。其花大色艳，光彩夺目，花期特长，四季常开，为著名的观赏花卉。《花镜》云：“佛桑，一名扶桑，枝头类桑与槿，……五色婀娜可爱，有深红、粉红、黄、白、青色数种，并有单叶、千叶之异。”全世界有3000余种，北京称单瓣为扶桑，重瓣为朱槿。最优的有10种：如小旋粉、迷你白、丹心黄、艳红、花上花、风车红、粉西施、洒金橙、绒红、粉牡丹等。通常有玫瑰红，亦有淡红、淡黄等色，有时重瓣。常年于花开时采收，阴干用。如今爱花之人与日俱增，给休闲生活增添了不少乐趣。

现代研究：花含矢车菊素－葡萄糖苷、矢车菊素槐糖葡萄糖苷和槲皮素双葡萄糖苷。药理证实苷类物质有降低血压作用，对平滑肌有解痉作用。

扶桑花最早载《本草纲目》：“扶桑，产高方，乃木槿别种，其枝柯柔弱，叶深绿，微涩如桑，其花有红、黄、白三色，红色者尤贵，呼为朱槿。”历代本草亦有论述。《岭南采药录》云：“清肺热，去痰火，理咳嗽。”《陆川本草》云：“凉血解毒。治血热，衄血，血瘙，毒疮。”其性味甘，寒。功能清肺化痰，凉血解毒。主治痰火咳嗽，鼻衄、痢疾，赤白浊，痈肿，毒疮。

简易疗法

1. 痰火咳嗽：鲜扶桑花 15~30 克，猪肺 50~100 克，加水炖熟入调料食用。

2. 痢疾泄泻：扶桑花 10 克，铁苋菜 15 克，红蓼花 15 克，水煎服。

3. 月经不调：扶桑花 30 克，玫瑰花 10 克，山茶花 10 克，红花 10 克，水煎加红糖调服。

4. 赤白带下：扶桑花 15 克，鸡冠花 15 克，水煎服。

5. 结膜炎：扶桑花 30 克，野菊花 30 克，水煎服，或水煎洗眼。

6. 痈肿毒疮：扶桑叶 60 克，芙蓉叶 60 克，均用鲜品，水煎浓缩成膏，或捣烂如泥，外敷患处。亦用于急性乳腺炎。

25. 牡丹花

牡丹花又名为木芍药、洛阳花。为毛茛科植物牡丹的花。牡丹是我国特产名花，色彩鲜艳，富丽堂皇，号称“国色天香”、“花中之王”。现有460余个栽培品种，按照花色，有白、黄、粉、红、紫、绿、黑、蓝八大色系，实际上黑色为深紫或墨紫色，蓝色为粉蓝和粉紫蓝色。历代吟咏牡丹的诗词有千万首，既表达了诗人对牡丹文化的情思，又成为文学史中的宝贵遗产。长期以来，人们将此花喻为幸福、吉祥、繁荣、昌盛的象征，寄托着无限美好的愿望。而今洛阳、菏泽的牡丹花会，更成为中外游客观赏、交流的胜境。入药花于开花季节采收；根皮称“牡丹皮”，选择栽培3~5年者于秋末春初时采挖，切片或炒黄、炒炭用。

现代研究：花含紫云英苷、丹皮花苷、缔纹天竺苷，亦发现含多种人体需要的氨基酸、微量元素和维生素；根皮含牡丹酚、牡丹酚苷、牡丹酚原苷、芍药苷、挥发油和植物固醇等。药理证实花有醒脑、明目、美容、抗炎作用；牡丹皮有抑制血小板聚集，改善血液流变学，抗心肌缺血、心律失常、动脉硬化及利尿、降压、镇痛、镇静、退热、催眠，抗炎、抗溃疡，降低血管通透性作用，对白色葡萄球菌、溶血性链球菌、肺炎球菌、霍乱弧菌及枯草、大肠、伤寒、副伤寒、变形、绿脓等杆菌有较强的抗菌作用。

牡丹最早载《本经》，历代本草多有论述。《本草纲目》云："牡丹惟取红白单瓣者入药，其千叶异品，皆人巧所致，气味不纯，不可用。"《四川中药志》云：花"治妇女月经不调，经行腹痛。"《日华子本草》云：牡丹皮"除邪气，悦色，通关腠血脉，排脓，通月经，消扑损瘀血，续筋骨，除风痹，落胎下胞，产后一切冷热血气。"《本草纲目》云："和血，生血，凉血。治血中伏火，除烦热。"牡丹花性味苦，平。功能调经活血。主治月经不调，经行腹痛。牡丹皮主治温毒发斑，吐血衄血，骨蒸劳热，痛经闭经，痈肿疮毒，跌扑伤痛。凡血虚有寒、月经过多者及孕妇忌服。

简易疗法

1. 滋养身体：牡丹花 20 克，灵芝草 20 克，鹿衔草 20 克，人参 10 克，浸泡于白酒 500 毫升中 7 日，每次 10～20 毫升，日服 2 次。有健脑明目、壮筋强骨作用。

2. 过敏性鼻炎：牡丹花 30 克，每次 3 克，泡茶饮。

3. 月经不调：牡丹花 6 克，玫瑰花 6 克，月季花 6 克，红花 6 克，水煎服。亦用于闭经、痛经。

4. 薰衣香身：牡丹花 20 克，玫瑰花 10 克，茉莉花 10 克，白芷 10 克，甘松 10 克，研末，装入绢袋佩戴，或沐浴后扑身。

5. 温病发斑：牡丹皮 10 克，金银花 15 克，生石膏 30 克，赤芍 10 克，玄参 15 克，水煎服。

6. 虚劳烦热：牡丹皮 10 克，青蒿 10 克，地骨皮 10 克，银柴胡 10 克，水煎服。

7. 高血压病：牡丹皮 10 克，钩藤 10 克，天麻 10 克，草决明 10 克，夏枯草 10 克，水煎服。

8. 急性阑尾炎：牡丹皮 12 克，冬瓜子 15 克，赤芍 10 克，大黄 10 克，桃仁 10 克，水煎服。

26. 迎春花

迎春花又名金梅、黄梅、金腰带、清明花。为木犀科植物迎春花的花。其花有迎接春天来临之意。长条披垂，早春怒放，金黄灿烂，非常瞩目。唐代白居易诗云："幸与松筠相近栽，不随桃李一时开。杏园岂敢妨君去，未有花时且看来。"宋代韩琦诗云："覆阑纤弱绿条长，带雪冲寒坼嫩黄。迎得春天非自足，百花千卉总芬芳。"皆对其不畏寒冷、带来春讯而大加赞赏。花于 2～4 月收采，烘干用；叶于 5～7 月采集，鲜用或烘干用。

现代研究：迎春花叶枝含丁香苷、迎春花苷及迎春花苦味质等。临床用于风热感冒等。

迎春花最早载《本草纲目》："迎春花，处处人家载插之，丛生，高者二、三尺，方茎厚叶，叶如初生小椒叶而无齿，面青背淡，对节生小枝，一枝三叶。正月初开小花，状如瑞香花，黄色，不结实。"一些中草药书中亦有论述。《卫生易简方》云：治"肿毒恶疮。"《贵州民间药物》云："解热利尿。治发热头痛，小便热痛。"花性味苦、涩，平。功能解热，利尿。主治风热感冒，头痛鼻塞，小便热痛，无名肿毒。叶主治肿毒恶疮，跌打损伤，创伤出血。

简易疗法

1. 风热感冒：迎春花15克，金银花15克，大青叶15克，玉兰花10克，水煎服。

2. 小便热痛：迎春花或迎春花叶15克，车前草15克，瞿麦15克，水煎服。

3. 无名肿毒：迎春花30克，研末，每次6克，日服3次，黄酒冲下。或用鲜叶捣烂外敷。

4. 口舌生疮：迎春花10克，六月雪10克，薄荷6克，水煎含漱，日数次。

5. 创伤出血：迎春花叶15克，鲜品，捣烂外敷，加压包扎。

6. 阴道滴虫病：迎春花叶15克，苦参15克，桃叶10克，水煎冲洗阴道。

27. 鸡冠花

鸡冠花又名鸡髻花、鸡冠苋。为苋科植物鸡冠花的花序。其穗状花序呈鸡冠状，故而得名。全国大部分地区有栽培，其品种有大头、五彩、凤尾等，形态各异，昂首欲啼；其花色有紫、红、黄、白等色，五色斑斓，非常美观。唐代罗邺诗云："一枝浓艳对秋光，露滴风摇倚砌傍。晓景乍看何处似？谁家新染紫罗裳。"现代鲁慕迅题画诗云："浥露披风傍草篱，昂冠振羽势高低。一身都是明霞色，只是不曾闻汝啼。"皆将此花的形色描绘得唯妙唯肖，令人叹服。8～10月待果实将成熟时剪下晒干，切成小块用。以朵大而扁、色彩鲜艳的白鸡冠花较佳，色红者次之。

现代研究：鸡冠花含山柰苷、苋菜红苷、松醇及多量硝酸钾；近年发现含有丰富的营养成分，如脂肪、蛋白质、叶酸、泛酸、维生素B_1、B_2、

B_4、B_{12}、C、D、E、K 等及 21 种氨基酸，13 种微量元素和 50 种以上的天然酶和辅酶，其中蛋白质高达 73%，可补充粮食之不足，花瓣花籽皆可食用；种子含脂肪油。药理证实花序及种子煎剂可杀灭人阴道毛滴虫，虫体与药液接触 5~10 分钟即趋消失；并有明显缩短凝血时间、降血脂、预防脂肪肝作用。

鸡冠花最早载《滇南本草》，历代本草皆有论述。《本草纲目》云："六、七月梢间开花，有红、白、黄三色。其穗圆长而尖者，俨如青葙之穗；扁卷而平者，俨如雄鸡之冠。花大有围一、二尺者，层层卷出可爱。"又云："治痔漏下血，赤白下痢，崩中，赤白带下，分赤白用。"《玉楸药解》云："清风通热，止衄敛营。治吐血，血崩，血淋诸失血证。"其性味甘、涩，凉。功能清热利湿，凉血止血，收敛涩肠，止带止痢。主治痔瘘下血，赤白痢疾，吐血，咳血，血淋，崩漏，赤白带下。

简易疗法

1. 赤白痢疾：鸡冠花 16 克，马齿苋 30 克，地锦草 10 克，红蓼花 15 克，水煎服。

2. 月经过多：鸡冠花 30 克，荆芥穗 10 克，艾叶炭 10 克，阿胶 10 克（烊化），水煎服。

3. 赤白带下：鸡冠花 30 克，研末，每次 6 克，日服 3 次，米粥送下。有赤带用红、白带用白之说。

4. 吐血咯血：鸡冠花 30 克，仙鹤草 30 克，白及 30 克，生大黄 10 克，研末，每次 6~9 克，日服 3 次。

5. 痔疮出血：鸡冠花 60 克，炒槐花 30 克，研末，每次 6 克，日服 3 次。

6. 高血压病：鸡冠花 30 克，杭菊花 15 克，红枣 6 板，水煎服。

7. 夜盲目翳：鸡冠花 30 克，鸭肝 1 付，均切细，加粳米 100 克，煮粥常食。

8. 久泻脱肛：鸡冠花 60 克，枳壳 30 克，黄芪 30 克，升麻 15 克，研末，蜜丸，每次 9 克，日服 2~3 次。

9. 风疹瘙痒：鸡冠花 15 克，向日葵花 10 克，浮萍 10 克，柽柳 10 克，水煎服，或水煎熏洗。

10. 血淋、尿血：白鸡冠花 30 克，白茅根 30 克，烧存性，研末，每次 6 克，日服 2 次，米汤调下。

28. 玫瑰花

玫瑰花又名湖花、笔头花、徘徊花、刺玫花。为蔷薇科植物玫瑰初放的花朵。玫瑰花原产于我国，为主要观赏花卉之一。有诗咏云："宿根陶盆数冬夏，每逢早春发新芽。嫩枝尤喜和风拂，绿叶酷爱细雨洒。成簇聚丛含苞蕾，绽萼伸瓣开红花。阵阵清香扑鼻至，朵朵丽姿迎朝霞。"玫瑰之称，原为石头，《上林赋》有"玫瑰碧琳，珊瑚丛生"之句，注文称即火齐珠，是一种类似云母、薄而透明之石，古人作为贵重的装饰品，后以此命名花卉，亦含珍美之意。西方则将玫瑰更为神化，与爱神维纳斯、女神阿弗罗迪塔、天主耶稣等联系在一起，既是神圣的化身，又是爱情的象征。由于此花色彩绚丽，气味芳香，可提取芳香油，用于熏茶、酿酒和化妆品，因此深受人们喜爱，使之在众花卉中拥有不同凡响的佳誉。4~6月间当花蕾将开放时分批采摘，烘干，以朵大、瓣厚、色紫、鲜艳、香气浓者为佳。

现代研究：鲜花含挥发油，主要为香茅醇、牻牛儿醇、橙花醇、丁香油酚、苯乙醇等；此外尚含槲皮苷、苦味质、鞣质、脂肪油及有机酸。药理证实其花煎剂能解除口服锑剂的毒性；玫瑰油有促进胆汁分泌作用；亦用于治疗龋齿痛、胃痛、眼病及某些皮肤病。

玫瑰花最早载《食物本草》，历代本草亦有论述。《花镜》云："玫瑰一名徘徊花，处处有之，惟江南独盛。其木多刺，花类蔷薇而色紫，香腻馥郁，愈干愈烈。"《本草再新》云："舒肝胆之郁气，健脾降火，治腹中冷痛，胃脘积寒，兼能破血。"《随息居饮食谱》云："调中活血，舒郁结，辟秽，和肝。酿酒可消乳癖。"其性味甘、微苦，温。功能理气解郁，和血散瘀。主治肝胃气痛，新久风痹，咯血吐血，月经不调，赤白带下，痢疾，乳痈，肿毒。

简易疗法

1. 咳嗽咯血：玫瑰花12克，冬虫夏草5克，白及10克，三七粉5克（冲），水煎服。

2. 肝胃气痛：玫瑰花10克，厚朴花10克，玳玳花10克，佛手花10克，水煎服。

3. 慢性胃炎：玫瑰花10克，白蔻仁10克，蒲公英30克，白芍10克，白术10克，水煎服。

4. 梅核气：玫瑰花10克，苏梗10克，厚朴10克，半夏10克，降香

6克，水煎服。

5. 月经不调：玫瑰花10克，月季花6克，益母草15克，当归10克，红花6克，水煎服。

6. 风寒湿痹：玫瑰花20克，五加皮20克，独活20克，老鹳草20克，豨莶草20克，研末，每次6克，日服2~3次，黄酒送下。

7. 跌打损伤：玫瑰花30克，浸泡于白酒250毫升中2日，每次15毫升，日服2次。

8. 惊悸失眠：玫瑰花10克，萱草花10克，合欢花10克，石菖蒲6克，水煎服。

29. 茉莉花

茉莉花又名柰花、鬘华、末利、木梨花。为木犀科植物茉莉的花。茉莉为“香花之冠”，乃久负盛名的观赏花卉，叶色翠绿，花朵洁白，香味浓郁，清雅宜人。古代诗人对此花吟咏较多，如元代江奎云：“虽无艳态惊群玉，幸有清香压九秋。应是仙娥宴归去，醉中掉下玉搔头。”真乃情景交融。我国传唱不衰的民歌《茉莉花》虽有众多版本，但一直深得各族人民的喜爱。此花还可加工成耳环佩戴，用其香味熏制花茶，提炼挥发油作为食品、化妆品的香精原料，均具有极高的经济价值。

现代研究：鲜花含挥发油，主要为苯甲醇及其酯类、茉莉花素、芳樟醇、安息香酸芳樟醇酯；根含生物碱、甾醇。药理实验其根水溶液有镇静、催眠、扩张血管、兴奋子宫的作用。

茉莉花最早载《本草纲目》：“初夏开小白花，重瓣无蕊，秋尽乃止，不结实。有千叶者、红色者、蔓生者。其花皆夜开，芳香可爱。”历代本草亦有论述。《本草再新》云：“能清虚火，去寒积，治疮毒，消疽瘤。”《饮片新参》云：“平肝解郁，理气止痛。”其花性味辛、甘，温。功能理气开郁，安神和中。主治头晕头痛，泄泻腹痛，胃痛恶心，失眠，结膜炎，疮毒。根主治筋骨跌损，龋齿，头痛，失眠。

简易疗法

1. 感冒发热：茉莉花6克，迎春花10克，金银花10克，大青叶10克，水煎服。

2. 头晕头痛：茉莉花30克，荆芥穗30克，研末，每次6克，日服2~3次，清茶水送下。

3. 胃胀呕恶：茉莉花6克，白蔻仁6克，青茶6克，竹茹6克，水煎服。

4. 泄泻腹痛：茉莉花6克，木棉花10克，地锦草10克，白芍10克，木香6克，水煎服。

5. 目赤肿痛：茉莉花6克，野菊花6克，谷精草6克，黄连3克，水煎熏洗，日数次。

6. 治牙髓炎：茉莉花根10克，细辛5克，水煎含漱。

7. 中耳炎：茉莉花或根15克，浸泡于菜油中3日，用棉球蘸液滴耳。

30. 郁金香

郁金香又名红蓝花、紫述香、草麝香、洋荷花。为百合科植物郁金香的花。每年阳春四月，西安植物园均举办郁金香花会，有100多种20万株鲜花集中展出，尽显其亭亭玉姿，灼灼华容，色彩斑斓，香艳迷人。有诗咏云："荷兰盛产郁金香，如今芳菲播八荒。长安南郊植物园，暮春花展如期赏。沐霞起舞叶碧绿，朝阳溢彩绽红黄。风车旋转外宾多，仿佛置身在异邦。"此花独树一帜，虽然欧洲栽种面积大大超过亚洲，但追溯其历史，其故乡应我国西藏，早在2000多年前就被移植到中亚地区，从土耳其传入荷兰，曾经引起有名的"郁金香热"，走过由盛至衰而后兴旺的时代。古代文人对此花称赞有加：晋代左贵嫔云："伊有奇草，名曰郁金。越自殊域，厥珍来寻。芳香酷烈，悦目怡心。明德唯馨，淑人是钦。"傅云曰："叶萋萋兮翠青，英蕴蕴而金黄。树晻蔼以成荫，气芬馥而含芳。凌苏合之殊珍，岂艾纳之足方。"《唐书》云："太宗时伽毗国献郁金香，叶似麦门冬，九月花开，状似芙蓉，其色紫碧，香闻数十步。"可见栽种已久。

现代研究：花含矢车菊双苷、水杨酸、精氨酸；茎叶含郁金香苷A、B、C，还含有一种有毒生物碱，其生理作用类似西发丁碱；鳞茎含赤霉素A及水杨酸。药理证实郁金香汁对金黄色葡萄球菌有抗菌作用；茎叶对枯草杆菌有抑制作用。

郁金香最早载《本草拾遗》："郁金香，出大秦国，二月、三月有花，状如红蓝。四月、五月采花，即香也。"又云："主一切臭，除心腹间恶气鬼疰，入诸香药用之。"历代本草亦有论述。《开宝本草》云："主蛊野诸毒，心气鬼疰，鸦鹘等臭。"其性味苦、平，温。功能解毒除臭，镇静安神。主治胸腹胀满，忧郁不安，疮疖肿毒，妇人脏躁。

简易疗法

1. 胸腹胀满：郁金香花3克，玳玳花6克，建兰花6克，厚朴花6

克，泡水代茶饮。

2. 受寒腹痛：郁金香花20克，丁香10克，肉桂10克，吴茱萸10克，研末，取适量置于脐部，外用胶布固定。

3. 妇人脏躁：郁金香花或根30克，焙干研末，每次3克，用大枣、浮小麦煎汤送下，日2次。

4. 痈疖疮毒：郁金香根30克，捣烂加白酒调和，外敷患处。

5. 芳香爽身：郁金香花20克，茉莉花20克，玫瑰花20克，滑石10克，白芷10克，研末，沐浴后扑身。

31. 金银花

金银花又名忍冬花、鹭鸶花、鸳鸯草、金藤花。为忍冬科植物忍冬的花蕾。李时珍释名云："一蒂两花，新旧相参，黄白相映，故呼为金银花。"此花藤蔓缠绕，临冬不凋，春夏开花，初白后黄，清香氤氲，令人遐思。有人将其比做一对鸳鸯，象征着纯洁坚贞的爱情；有人将其比做一双姐妹，好似那密不可分的亲情。《增订伪药条辨》云："金银花，产河南淮庆者为淮密，色黄白，软糯而净，朵粗长，有细毛者为最佳。禹州产者曰禹密，花朵较小，无细毛，易于变色，亦佳。济南出者为济银，色深黄，朵碎者次。亳州出者，朵小性粳，更次。湖北、广东出者，色黄黑，梗多屑重，气味俱浊，不堪入药。"以山东产量最大，河南质量最佳。同属植物如广东、广西、云南的山银花；湖南、广东、广西的腺叶忍冬；广西的毛花柱忍冬；四川、云南、广西湖南的细苞忍冬；四川的肚子银花及西藏的光冠银花，亦在当地入药，可见品种较杂。以花未开放、色黄白、肥大者为佳。生用或炒炭用。茎叶名忍冬藤，于秋冬季割取，扎成小捆，晒干切段用。

现代研究：花蕾主含黄酮类，为木犀草素及木犀草素-7-葡萄糖苷，并含肌醇、绿原酸、异绿原酸和皂苷；叶含忍冬苷；茎含鞣质、生物碱。药理证实对多种致病菌如金黄色葡萄球菌、溶血性链球菌、痢疾杆菌、伤寒杆菌、百日咳杆菌、霍乱弧菌、脑膜炎双球菌、肺炎双球菌、绿脓杆菌、结核杆菌及流感病毒、弧儿病毒、钩端螺旋体均有抑制作用；并有抗炎、解热、降血脂、促进胃腋及胆汁分泌、兴奋子宫、抗肉瘤S180和艾氏腹水癌，促进炎性细胞吞噬功能等作用。

金银花最早载《名医别录》，历代本草多有论述。《本草品汇精要》云："金银花，三月开花，五出，微香，蒂带红色，花初开则色白，经一、二日则色黄，故名金银花。”《滇南本草》云：“清热，解诸疮，痈疽发背，丹流瘰疬。”《生草药性备要》云：“能消痈疽疔毒，止痢疾，洗疳疮，去皮肤血热。”《本草纲目》云：忍冬藤“治一切风湿气及诸肿毒，痈疽疥癣，杨梅恶疮，散热解毒。”《本草再新》亦云：“治心虚火旺，补气宽中，咳嗽，痈痿。”金银花性味甘，寒。功能清热解毒，凉散风热。主治痈肿疔疮，喉痹丹毒，热毒血痢，风热感冒，温病发热，瘰疬，痔漏。忍冬藤主治温病发热，热毒血痢，痈疽疮毒，筋骨疼痛，传染性肝炎。凡脾胃虚寒及气虚疮疡脓清者忌服。

简易疗法

1. 风热感冒：金银花 15 克，大青叶 15 克，连翘 10 克，菊花 10 克，桑叶 10 克，水煎服。

2. 急性咽炎：金银花 15 克，板蓝根 15 克，桔梗 10 克，甘草 10 克，薄荷 6 克，水煎服。

3. 慢性鼻炎：金银花 15 克，苍耳子 10 克，辛夷 10 克，荆芥 10 克，水煎服。

4. 急性肾炎：金银花 15 克，车前草 15 克，瞿麦 10 克，白茅根 15 克，水煎服。

5. 治荨麻疹：金银花 10 克，地肤子 10 克，蝉蜕 6 克，浮萍 10 克，防风 6 克，水煎服。

6. 传染性肝炎：忍冬藤 30 克，板蓝根 30 克，水煎加白糖 30 克调服。

7. 风湿热痹：忍冬藤 30 克，豨莶草 30 克，桑枝 15 克，秦艽 10 克，水煎服。

8. 化脓性感染：金银花或忍冬藤 100 克，虎杖 100 克，黄柏 25 克，炒黄研末，加凡士林 2 倍调和外敷患处。亦用于痈肿、疔疮。或金银花 150 克，甘草 30 克，水煎取汁 250 毫升，加白酒 250 毫升，每 20 毫升，日服 2～3 次。

9. 小儿热痱：金银花露，为蒸馏而成，每次 60～120 毫升（每 500 毫升含生药 30 克），日服 2～3 次。亦用于暑热口渴、疮疖。

32. 金雀花

金雀花又名金鹊花、黄雀花、阳雀花、锦鸡儿。为豆科植物锦鸡儿的花。花以其色金黄、形似雀鸟而得名。早春绽放，枝繁叶茂，宛如小鸟登枝，跳跃鸣叫，给人们带来春天百花盛开、百鸟齐鸣的景象。明代王越诗云："侯门爱金雀，金雀颜色好。化作枝上花，凌春独早开。冶游亭馆多，芳容等闲老。东风一飘零，不及涧边草。"叹惜芳容与花草一样会荣枯。根亦入药，全年可采。

现代研究：花含胆甾醇、菜子甾醇、菜油甾醇、生物碱、皂苷；根含生物碱、苷类、皂苷和淀粉等。药理证实根醇提取物有降压作用。

金雀花最早载《百草镜》，历代本草亦有论述。《滇南本草》云："主补气血痨伤，寒热痨热，咳嗽，妇人白带日久、气虚下陷者效。并头晕耳鸣，腰膝酸痛，一切虚损伤用之良。"《本草纲目拾遗》云："和血祛风，亦入乳痈药用"；"解毒攻邪，能透发痘疮。"根"治跌打损伤，咳嗽，暖筋骨，疗痛风，性能追风活血，兼通血脉，消结毒。"金雀花性味甘，微温。功能滋阴健脾，和血祛风。主治肺虚咳嗽，头晕头痛，耳鸣眼花，腰膝酸痛，白带，疳积，风湿痹痛，跌打损伤。其根主治体虚乏力，浮肿，盗汗，风湿关节痛，跌打损伤，高血压痛，月经不调，白带，产后乳汁不下。

简易疗法

1. 肺虚咳嗽：金雀花 10 克，川贝母 10 克，枇杷叶 10 克，沙参 10 克，杏仁 10 克，水煎服。

2. 头晕目眩：金雀花 10 克或根 30 克，益母草 15 克，夏枯草 15 克，杭菊花 15 克，水煎服。亦用于高血压者。

3. 风湿痹痛：金雀花 10 克或根 15 克，桑寄生 15 克，木瓜 10 克，透骨草 15 克，水煎加黄酒调服。

4. 腰膝疼痛：金雀花 50 克或根 100 克，浸泡于白酒 300 毫升中 5～7 日，每次 10～20 毫升，日服 2 次。

5. 月经不调：金雀花 20 克，当归 20 克，赤芍 20 克，丹参 20 克，三七 10 克，研末，每次 6 克，日服 2～3 次。

6. 崩漏白带：金雀花 10 克，山茶花 10 克，鸡冠花 15 克，仙鹤草 15 克，水煎服。

33. 金盏菊

金盏菊又名金盏花、水涨菊、山金菊。为菊科植物金盏菊的花、根。李时珍释名云："金盏，其花形也。"多生于四川、贵州、广西、广东、福建等地的向阳沙壤，或栽培于花盆，供人欣赏。秋季开花，金光灿灿，类似杯盏，摇曳多姿，令人深思：它不在百花盛开时争奇斗艳，却在秋叶凋零时默默绽放，进而从平凡中得以升华！锺会“菊有五美赞”云：“圆花高悬，准天极也；纯黄不杂，后土色也；早植晚发，君子德也；冒霜吐颖，象贞质也；杯中体轻，神仙食也。”秋季或第2年春采花及根，鲜用或晒干用。

现代研究：花含类胡萝卜素约3%，中有番茄烃、蝴蝶梅黄素、毛茛黄素、玉红黄质等；尚含挥发油约0.02%，树脂约3.44%，粘液质约4%，苹果酸约6.84%，十五酸、微量水杨酸，少量生物碱和具有一种有机物质的酶；根含三萜皂苷，地上部分含苦味质，由齐墩果酸和葡萄糖醛酸组成的皂苷、三萜成分山金车二醇桂酸等，尚含鞣质约6.45%；种子含脂肪油，主为月桂酸（十二酸）和棕榈酸的甘油酯，其不皂化部分中含蜡醇、甾醇，还含生物碱。药理证实花、叶有消炎、抗菌作用，特别对葡萄球菌、链球菌效果较好；动物试验其花提取物对中枢神经系统有镇静作用，降低反射兴奋性，静脉注射可引起血压降低，增强心脏活动，增大心跳振幅，减慢心率，促进狗的胆汁分泌，加速创伤愈合；欧洲民间外用于皮肤、粘膜的各种炎症，亦可内服治各种炎症及溃疡（如胃及十二指肠溃疡、胃炎、肝胆疾患等）；可减轻消化道癌肿中毒症状、改善食欲、睡眠等，亦用于月经不调者；酊剂在试管中对病毒有杀灭作用；叶的水提取物有加速血凝作用（凝血酶元时间缩短），与其中所含鞣质和钙盐有关。

金盏菊最早载《救荒本草》：“金盏儿花，苗高四、五寸。叶似初生莴苣叶，厚而狭，抱茎而生。茎柔脆。茎头开花，大如指头，金黄色，状如盏子，四时不绝。”历代本草亦有论述。《本草图经》云：“气味酸，寒，无毒。主治肠痔下血久不止。”《福建中草药》：“治胃寒痛，疝气，癥瘕，肠风便血。”《中药大辞典》云：“根行气活血；花凉血止血。”金盏菊性味淡，平。功能花能凉血止血，消炎抗菌；根能行气活血。主治胃脘寒痛，肝胆炎症，疝气，癥瘕，便血。内服煎汤，外用捣敷。

简易疗法

1. 胃脘疼痛：金盏菊花、荠菜花各15克，玳玳花、厚朴花、玫瑰花各10克，水煎服。

2. 治胆囊炎：金盏菊花、金钱草、车前草各30克，水煎服。

3. 月经过多：金盏菊花、仙鹤草各15克，月月红、茜草根、血余炭各10克，水煎服。

4. 肠风便血：金盏菊花30克，槐花、地榆各10克，水煎，酌加冰糖服。

5. 疝气腹痛：金盏菊鲜根60克，川楝子、橘子核、荔枝核各10克，水酒各半煎服。

34. 金莲花

金莲花又名旱金莲、金悔草、金芙蓉、金疙瘩。为毛茛科植物金莲花或亚洲金莲花的花。夏季开放，其色金黄，其形似莲，亭亭玉立，绰约可爱。多生于山地草坡或疏林下，分布东北及内蒙古、河北、山西等地。干燥药材的花朵形状不规则，通常带有灰绿色的花柄，萼片与花瓣金黄色，花瓣缩成线状，雄蕊黄白色多数，气浓香而味微苦。花瓣多于夏季花盛开时采收，晾干用。

现代研究：金莲花含生物碱、黄酮类。药理证实金莲花用酸水提取，碱化后再用氯仿转提所得的提取物，对革兰氏阳性球菌及阴性杆菌和绿脓杆菌的抗菌作用尤为明显，实验表明对肺炎球菌或金黄色葡萄球菌甲型链球菌、卡他球菌痢疾杆菌均有抑制作用；亦有平喘作用。临床用于扁桃体炎、咽炎、上呼吸道感染、泌尿系感染等有一定疗效。

金莲花最早载《本草纲目拾遗》：“治口疮，喉肿，浮热牙宣，耳疼，目痛，明目，解岚瘴。”此后本草亦有论述。《山海草函》云：“治疔疮大毒，诸风。”《河北中药手册》云：“清热解毒。”其性味苦，寒，无毒。功能清热解毒。主治上呼吸道感染，扁桃体炎，咽炎，急性中耳炎，急性鼓膜炎，急性结膜炎，急性淋巴管炎，口疮，疔疮。内服煎汤，外用煎水含漱。

简易疗法

1. 呼吸道炎症：金莲花制成片剂，每片含量相当于生药 1.5 克，日服 3 次，每次 3~4 片；或制成注射剂，每支 2 毫升，相当于生药 2 克，肌肉注射，每日 1~2 次，每次 1 支。亦用于扁桃体炎、咽炎、急慢性气管炎及其他炎症。

2. 咽喉肿痛：金莲花、金银花、鸭跖草各 15 克，开水冲泡代茶饮。

3. 急性中耳炎：金莲花、杭菊花、鬼针草、王不留行各 10 克，生甘草 6 克，水煎服。亦用于急性鼓膜炎，急性结膜炎，急性淋巴管炎。

4. 口腔溃疡：金莲花、大青叶、山豆根、生甘草各 10 克，开水浸泡 15 分钟，待温漱口，日数次。

35. 建兰花

建兰花又名燕草、官兰、八月兰、剑兰花。为兰科植物建兰的花。兰花为我国十大名花之一，有“天下第一香”之誉，同梅、竹、菊并列称

“四君子”。其花姿态秀美，芳香馥郁，被人们视为高洁、典雅的象征。有诗咏云：“春日移苗泥盆栽，夏季发梗红花开。碧叶纷披风梳拂，荷瓣伸卷人锺爱。雅姿招致墨客喜，幽香引得蜂蝶来。据传芝兰达万种，四时芳菲飘天外。”全世界兰科植物约有700属达2万种以上，可供栽培的约有2000种，分布于我国的仅20种，按四季开花分为春兰、春箭；蕙兰、台兰；建兰、漳兰、鱼魫兰；墨兰、寒兰等；按花被瓣又有梅花、荷花、水仙、蝴蝶、素心瓣之别。花色有红、黄、橙、绿、青、蓝、紫、白等，但以花萼花瓣洁白清素名“素心兰”者为佳品。赏兰又有气清、色清、姿清、韵清四说。花可熏制兰花茶，提取兰花露，可食药两用。但入药以建兰为主，赵学敏云：“建兰有长叶、短叶、阔叶诸种，其花备五色。色黑者名墨兰，不易得，治青盲最效；红花者为红兰，气臭浊不入药；黄花者名蜜兰，可以止泻；青色者，惟堪点茶或蜜浸，取其甘芳通气分；素心者名素心兰，入药最佳。”可供参考。秋季采收，阴干或烘干。叶、根亦入药用。

现代研究：其花的主要成分为芳香性挥发油。临床有芳香化浊、开窍醒脑作用。

建兰花最早载《本草纲目拾遗》：“素心建兰花除宿气，解郁。蜜渍青兰花点茶饮，调和气血，宽中醒酒。”此后本草书中亦有论述。《分类草药性》云：“明目。”《泉州本草》云：“治久嗽。”《四川中药志》云：根“除风邪，理气。治白浊、白带及妇女子痫”。花性味辛，平。功能止咳，理气，明目。主治久咳，胸闷，腹泻，青盲。叶主治肺热咳嗽，肺痈，咯血，吐血，白浊，白带，疮毒疔肿；根主治咳嗽咯血，肠风便血，血崩，淋病，白浊，白带，月经不调，跌打损伤，痈肿。

简易疗法

1. 慢性气管炎：建兰花10克，冰糖10克，开水冲泡代茶饮。

2. 劳伤咳嗽：建兰花30克，鹿衔草30克，金雀花30克，研末，每次6克，日服2~3次。

3. 治百日咳：建兰叶30克，鱼腥草30克，水煎加蜂蜜制成糖浆200毫升，每次10毫升，日服3次。

4. 肺热咯血：建兰叶15克，鲜苇根15克，鲜藕30克，水煎服。

5. 小便涩痛：建兰根30克，车前草30克，瞿麦15克，水煎服。

6. 妇女白带：建兰根30克，鸡冠花30克，白果仁10克，芡实20克，研末，每次6克，日服2次。

36. 玳玳花

玳玳花又名代代花、枳壳花、酸橙花、回青橙。为芸香科植物玳玳花的花蕾。其花春夏之交盛开，花色洁白如琼，瓣质浑厚似玉，气味浓香扑鼻，果实橙黄像金。更为惊异的是，果实成熟后若不采摘，可挂枝头二、三年之久，从不脱落腐烂，而且果皮当年由青变黄，次年又由橙变绿，新老常存，花果同在，蔚为奇观，所以又称“回春橙。”其花可熏制名贵茶，提取橙花油。而且花、果、叶均含挥发油，为香精的主要原料，广泛应用于食品、化妆品的添加剂，具有较高的经济效益。5~6月采摘，先用急火烘至七、八成干，显黄色再用文火烘干。以干燥、色黄白、香气浓郁、无破碎者为佳。

现代研究：花蕾含挥发油，主要为柠柠烯芳樟醇、牻牛儿醇及香茅醇、缬草酸等，并含新橙皮苷和柚皮苷。药理证实有促进胃肠蠕动作用。

玳玳花最早载《饮片新参》：“理气宽胸，开胃止呕。”此后本草书中亦有论述。《本经》云：“春生白花，至秋成实，七、八月采者为实，九、十月采者为壳。”《动植物民间药》云：“治腹痛，胃痛。”《浙江中药手册》云：“调气疏肝，治胸膈及脘宇痞痛。”其花性味甘，微苦，平。功能舒肝理气，和胃止呕。主治胸中痞闷，恶心呕吐，胃脘胀痛，不思饮食，两胁不适。凡脾胃虚弱及孕妇忌服。

简易疗法

1. 胸腹胀满：玳玳花10克，厚朴花10克，旋覆花10克（包），扁豆花10克，泡水代茶饮。

2. 胃脘胀痛：玳玳花10克，佛手花10克，玫瑰花10克，荠菜花15克，蒲公英15克，水煎服。

3. 高血压痛：玳玳花30克，杭菊花30克，分10次泡水代茶饮。

4. 牙齿疼痛：玳玳花10克，浸于白酒50毫升中3日，加水稀释后含漱。

5. 单纯性肥胖：玳玳花15克，茉莉花15克，建兰花15克，茶叶30克，研末，每次6克，日服2次。

6. 大便下血：玳玳花20克，山茶花20克，槐花20克，苦参20克，研末，装入胶囊，每次3克，日服3次。

37. 荠菜花

荠菜花又名护生草、净肠草、地米菜、清明草。为十字花科植物荠菜的花或全草。荠菜是春天极易采摘的野菜，食之清香甘美，令人齿颊生津。《诗经》云："谁谓荼苦，其甘如荠。"《尔雅》云："荠味甘，人取其汁作菹及羹亦佳。"古代文人对此大加赞美，苏东坡写信给友人食荠菜以治疗疾病的方法，还称之为"天然之珍"；宋代辛弃疾"鹧鸪天"词云："陌上柔桑破嫩芽，东邻蚕种已生些。平冈细草鸣黄犊，斜日寒林点暮鸦。山远近，路横斜，青旗沽酒有人家。城中桃李愁风雨，春在溪头荠菜花。"饶节诗云："月落庵前梦未回，松间无限鸟声催。莫言春色无人赏，野菜花开蝶也来。"诗中"野菜"即荠菜。也不禁使人回忆起那幼时三五成群，提铲挎篮，追逐阡陌，采挖野菜的乡村生活，多么欢畅惬意。由于其营养丰富，青翠爽口，多少年来深受人们钟爱，因此民间有"三月三，荠菜赛灵丹"之说。其食用方法非常简单，既可煮炖，又可煎炒，如最受人们喜爱的是与豆腐一同切碎，包在鸡蛋皮里，做成"春卷"，别有一番风味，而在上海等地，春卷成为春天的应时食品。此外荠菜豆腐羹、荠菜神仙汤，其特殊风味胜过佳肴珍馐。不禁使人回忆起那幼时三五成群，提铲挎篮，追逐阡陌，采挖野菜的乡村生活，多么欢畅惬意。

现代研究：全草含草酸、酒石酸、苹果酸、丙酮酸、对氨基苯磺酸及延胡索酸等有机酸，11 种氨基酸、7 种糖分，还含蛋白质、粗纤维、胡萝卜素和维生素 B_1、B_2、B_6、C，胆碱、乙酰胆碱、皂苷、芸香苷、橙皮苷、黄酮类，以及铁、钾、钙、磷等多种无机盐。药理证实有兴奋子宫、气管与小肠平滑肌，缩短出血时间，扩张冠状动脉、降压、利尿，退热、抗应激性溃疡等作用。

荠菜花最早载《备急千金要方》，历代本草有所论述。《本草纲目》云："荠有大小数种，小荠叶花茎扁，味美，其最小者，名沙荠也。大荠科叶甚大，而味不及；其茎硬有毛者，名菥蓂，味不甚佳。"又云："明目，益胃。"《现代实用中药》云："止血。治肺出血，子宫出血，流产出血，月经过多，头痛、目痛或视网膜出血。"其性味甘，平。功能和脾利水，止血明目。主治痢疾，水肿，淋病，乳糜尿，吐血，便血，血崩，月经过多，目赤肿痛。

简易疗法

1. 久泄不止：荠菜花 60 克，大枣 10 枚，水煎食枣饮汤。

2. 赤白痢疾：荠菜花或全草30克，马齿苋30克，粳米100克，熬粥食用。

3. 月经过多：荠菜60克，仙鹤草30克，山茶花10克，水煎服。

4. 肾炎血尿：荠菜花、白茅根、玉米须各30克，水煎服。

5. 治乳糜尿：鲜荠菜120克，粳米100克，熬粥食用，日1~2次，连服1~3个月。

6. 各种出血：荠菜100克，藕节60克，水煎服。

7. 高血压病：荠菜30克，罗布麻6克，泡水代茶饮。

8. 目赤生翳：荠菜60克，水煎先熏后洗。

9. 防治麻疹：鲜荠菜30克，白茅根120克，水煎常服。

38. 厚朴花

厚朴花又名调羹花、厚皮花。为木兰科植物厚朴的花蕾。厚朴因其树木质朴而皮厚得名。其树早春生叶，大如蒲扇，夏初开花，白似羹匙，气味芳香，令人陶醉。为温中行气药，古代医家对其发挥甚多：李东垣云"厚朴，苦能下气，故泻实满；温能益气，故能散湿满。"朱震亨称"消胃中之实也。"倪纯宇言"宽中化滞，平胃气之药也。"张锡纯曰"为温补中下气之要药。"其花功效与树皮大致相似。花于春末夏初花蕾未开时采摘，蒸10分钟后，取出晒干或烘干；树皮入药称"厚朴"，切片生用或炒用。

现代研究：花及树皮含挥发油，主要成分为含笑花醇及厚朴酚、四氢厚朴酚、异厚朴酚、厚朴箭毒碱和鞣质、微量烟酸、皂苷、β－桉油醇。药理证实其花的酊剂、水溶物及厚朴碱均有降压作用，可使心率加快；并有抑制胃溃疡形成、抑制中枢作用；厚朴煎剂有松弛骨骼肌，兴奋肠管及支气管平滑肌，抑制金黄色和白色葡萄球菌、枯草杆菌、大肠杆菌、伤寒杆菌、痢疾杆菌、常见致病性皮肤真菌，改善病毒肝炎病理损害的作用，尚有杀死猪蛔虫、抗肿瘤作用。

厚朴花最早载《饮片新参》，厚朴载《本经》，历代本草有所论述。《本草衍义》云："厚朴今伊阳、商州亦有，但薄而色淡，不如樟州者厚而紫色有油。"《四川中药志》云：花"宽胸理膈，降逆理气。"《名医别录》云：厚朴"温中益气，消痰下气。疗霍乱及腹痛胀满，胃中冷逆及胸中呕不止，泄痢淋露，除惊，去留热心烦满，厚肠胃。"厚朴花苦、辛，温。功能理气宽中，化湿解表。主治肝胃气滞，胸膈胀闷，食欲不振，感冒咳嗽。厚朴主治气滞食积，腹胀便秘，湿浊阻中，脘痞吐泻，痰壅气逆，胸满喘咳，咽部梗阻。孕妇忌服。

简易疗法

1. 胸膈胀闷：厚朴花 10 克，荠菜花 10 克，玳玳花 10 克，玫瑰花 10 克，建兰花 10 克，分 5 次泡水代茶饮。

2. 治梅核气：厚朴花 10 克，旋覆花 10 克（包），紫苏梗 10 克，茉莉花 10 克，水煎服。

3. 胃脘胀痛：厚朴 10 克，苍术 10 克，陈皮 10 克，白蔻 6 克，白芍 10 克，水煎服。

4. 反胃呕吐：厚朴 10 在，姜半夏 10 克，生姜 6 克，吴茱萸 6 克，甘草 6 克，水煎服。

5. 咳嗽气喘：厚朴 10 克，杏仁 10 克，茯苓 10 克，苏子 10 克，陈皮 6 克，水煎服。

6. 泄泻不止：厚朴 10 克，焦白术 15 克，肉豆蔻 10 克，焦山楂 10 克，炒薏米 10 克，水煎服。

7. 阿米巴痢疾：厚朴 60 克，研末，每次 6 克，口服 2～3 次，米汤调服。

39. 桂　花

桂花又称九里香、木樨花。为木犀科植物木犀的花，开花时采收，阴干密贮用。桂花是我国传统名花，载培历史达 2500 年以上。因其叶脉两道形似圭字而称“桂”；亦因材质纹理如犀致密而称“木犀”；又因分布于丛山岩岭而称“岩桂”。树冠丰满圆整，叶面光洁常绿，花朵繁茂密集，香味浓郁飘逸。许多传说如吴刚伐桂的故事更是代代沿袭，唐代白居易诗云：“遥知天上桂华孤，试问嫦娥更要无？月宫幸有闲田地，何不中央种两株。”据说广西桂林原为荒芜之地，海龙王聪明美丽的三公主，用她的“赶山鞭”帮助人民移山凿洞，造就了“山水甲天下”的胜境。她因劳累而死，葬身之地桂树成林，桂林因而得名。不过这些都是神话而已，但寄托人们对美好事物的憧憬。如今桂花不但用于食品工业，如窨茶、浸酒、制糕，酿制黄桂稠酒，提炼香精原料，而且还能药用治病，如蒸馏而成桂花露，有疏肝理气、健脾开胃的作用。

现代研究：桂花含芳香物质，如 γ－癸酸内脂、α－紫罗兰酮、β－紫罗兰酮、反－芳樟醇氧化物、顺－芳樟醇氧化物、芳樟醇、壬醛及 β－水芹烯、橙花醇、牻牛儿醇、二氢－β－紫罗兰酮等。近年用于治疗胃及十二指肠溃疡、风湿性关节炎。

桂花最早载《本草纲目拾遗》，历代本草亦有论述。《本草纲目》云："丛生岩岭间，谓之岩桂，俗呼为木犀。其花有白者名银桂，黄者名金桂，红者名丹桂。有秋花者，春花者，四季花者，逐月花者。其皮薄而不辣，不堪入药。惟花可收茗、浸酒、盐渍，及作香擦发泽之类。"《本草汇言》云："散冷气，消瘀血，止肠风血痢。凡患阴寒冷气，瘕疝奔豚，腹内一切冷病，蒸热布裹熨之。"《陆川本草》云："治痰饮咳喘。"其性味辛，温。功能化痰散瘀，和胃舒络。主治痰饮咳喘，胃脘胀痛，食欲不振，牙痛，口臭，肠风血痢，风湿麻木，筋骨疼痛。

简易疗法

1. 咳嗽痰喘：桂花3克，陈皮10克，半夏10克，茯苓10克，炙甘草6克，水煎服。

2. 胃脘胀痛：桂花15克，玫瑰花15克，厚朴花30克，玳玳花30克，荠菜花30克，研为细末，每次6克，日服3克，饭前服。

3. 食欲不振：桂花3克，山楂10克，陈皮6克，扁豆花6克，甘草6克，泡水代茶饮。

4. 口有异味：桂花5克，茉莉花10克，建兰花10克，水煎含漱，日2~3次。

5. 风火牙痛：桂花5克，百药煎5克，儿茶5克，研末，取少许用棉球蘸药贴患处。

6. 风湿疼痛：桂花10克，桂枝20克，桑枝20克，五加皮20克，浸泡于白酒500毫升中7日，每次20毫升，日服2次。

7. 大便下血：桂花10克，槐花30克，山茶花10克，荠菜花30克，研末，每次6克，日服2~3次。

8. 治荨麻疹：桂花6克，荆芥9克，防风9克，蝉蜕9克，水煎服。

40. 荷　花

荷花又称芙蓉、芙蕖、菡萏、莲花。为睡莲科植物莲的花蕾。荷花素有"花中君子"之称，为我国传统观赏花卉。其花大色艳，清香远溢，碧波翠盖，怡心悦目。现有200余品种，按用途分为：食藕为主的藕，食子为主的子莲，赏花为主的花莲三种；花有单瓣、复瓣、重台、4瓣之分；色有深红、粉红、纯白、淡绿及间色等。它中通外直，不蔓不枝，迎骄阳而不惧，出污泥而不染，因此深得古代诗人称赞。唐代郭震云：“脸腻香薰似有情，世间何物比轻盈。湘妃雨后来池看，碧玉盘中弄水晶。”陆龟蒙云：“素花多蒙别艳欺，此花真合在瑶池。还应有恨无人觉，月晓风情欲堕时。”对其冰清玉洁、怀才不遇感慨良多。亦有诗云：“夏日荷塘翡翠盖，恰逢七月始盛开。苞似火焰添热烈，花象手掌展异彩。粉红摇曳仙女至，金蕊沁香蜂蝶来。美艳绝伦难传神，只遣摄影绘画代。”荷花食药皆宜，而且全身是宝，具有广阔的开发前景。莲子亦入药，经霜老熟称“石莲子”；除去果壳称“莲肉。”

现代研究：花含槲皮素、木犀草素、异槲皮苷、木犀草素葡萄糖苷、山柰酚、山柰酚－3－半乳糖葡萄糖苷、山柰酚－3－二葡萄糖苷等多种黄酮类；莲子含碳水化合物、蛋白质、脂肪及钙、磷、铁等微量元素、维生素 B_1、B_2，胡萝卜素等。药理证实莲子有增强免疫、抗衰老、降压、降糖、抗出血活性，所含氧化黄心树宁碱有抑制鼻咽癌的作用。

荷花最早载《日华子本草》，历代本草有所论述。《本草再新》云：“清心凉血，解热毒，治惊痫，消湿去风，治疮疥。”《本草纲目》云：莲子“交心肾，厚肠胃，固精气，强筋骨，利耳目，除寒湿，止脾泄久痢，赤白浊，女人带下崩中诸血病。”荷花性味苦、甘，温。功能散瘀止血，消风祛湿。主治跌损呕血，天疱湿疮。莲子主治夜寐多梦，遗精，淋浊，久痢，虚泻，妇人崩漏带下。凡中满痞胀、大便燥结者忌服。

简易疗法

1. 跌打呕血：荷花 30 克，研末，每次 3 克，日服 3 次，黄酒、童便调服。

2. 热病烦躁：荷花 20 克或鲜藕 100 克，粳米 100 克，熬粥食用。

3. 面部雀斑：荷花 20 克，桃花 20 克，白芷 10 克，绿豆 50 克，研末，每次取 10 克，加水早晚洗脸，勿用香皂。

4. 湿疹疱疮：鲜荷花适量，捣烂外敷。或干品研末，加香油调敷。

5. 胃寒疼痛：莲肉 30 克，胡椒 10 粒，猪肚 1 个，洗净，加水炖熟入作料食用。

6. 脾虚泄泻：莲肉 20 克，山楂肉 20 克，淮山药 30 克，薏苡仁 30 克，加糯米 100 克，熬粥食用。

7. 遗精早泄：莲肉 30 克，莲须 30 克，芡实 30 克，金樱子 30 克，山萸肉 30 克，研末蜜丸，每次 9 克，每日服 2～3 次，淡盐水送下。

8. 口腔溃疡：莲子心 10 克，茶叶 10 克，分 5 次泡茶饮。

9. 失眠多梦：莲子心 30 克，水煎加糖于睡前服。

41. 凌霄花

凌霄花又名紫花、藤罗花、倒挂金钟、上树蜈蚣。为紫科植物紫的花。以其附木而上，藤高数丈而得名。此花为著名的园林花卉之一，性喜攀援，人们用它作棚架、花门，来点缀假山、庭院，别有意趣。当夏秋之际，漫步于藤架之下，看纤条柔蔓，赏繁花茂叶，会感到婆娑弄影，阴凉清爽，心旷神怡，兴味盎然。7～9月间趁晴天采摘刚开放的花朵，晒干。以朵大、完整、色棕黄、无花梗者为佳。

现代研究：花含芹菜素、β－谷甾醇。药理证实有收缩冠状动脉、子宫平滑肌，抗血栓形成，降低血胆固醇，解痉、止咳、抗溃疡、抗菌（福氏痢疾杆菌、伤寒杆菌）、抗癌作用。

凌霄花最早载《新修本草》，历代本草有所论述。《本草纲目》云："凌霄野生，蔓才数尺，得木而上，即高数丈，年久者藤大如杯。春初生枝，一枝数叶，尖长有齿，深青色。自夏至秋开花，一枝十余朵，大如牵牛花，而头开五瓣，赭黄色，有细点，秋深更赤。"《本经》云："主妇人产乳余疾，崩中，癥瘕，血闭，寒热羸瘦。"《天宝本草》云："行血通经：治跌打损伤，痰火脚气。"其性味辛、酸，微寒。功能活血散瘀，凉血祛风。主治血瘀经闭，崩中漏下，结块，皮肤瘙痒，湿疹风癣，酒齇鼻。孕妇及气虚血弱者忌服。

简易疗法

1. 血瘀经闭：凌霄花9克，月季花9克，红花6克，益母草30克，水煎服。

2. 崩漏不止：凌霄花15克，仙鹤草30克，芥穗炭20克，棕榈炭20克，研末，每次6克，日服3次。

3. 癥瘕结块：凌霄花60克，当归30克，莪术20克，元胡20克，研末蜜丸，每次6克，日服2～3次。

4. 皮肤瘙痒：凌霄花30克，地肤子30克，水煎熏洗患处，日数次。

5. 治酒齇鼻：凌霄花20克，荆芥20克，研末，每次6克，饭后茶水调下，日2次。

42. 绣球花

绣球花又名八仙花、粉团花、紫阳花。为虎耳草科植物绣球的花。绣球花因其花朵硕大，形似绣球而得名。唐时称紫阳花，白居易有诗赞曰：

“何年植向仙坛上，早晚移植到梵家。虽在人间人不识，与君名作紫阳花。”我国各地园林与民间常有栽培，变种很多。夏季开花，初开白色，后变为紫，聚成团状，极其美观。本品具有抗疟、清热解毒之功，多用治疟及肺热喉痛。

现代研究：本品含抗疟生物碱，花含芸香苷。药理证实有抗鸡疟、兴奋肠管和子宫作用。

绣球花最早载《本草纲目拾遗》：“粉团花有大小二种，其花千瓣成簇，大者曰玉粉团，初青后白；小者曰洋粉团，青色转白，白后转红蓝色。入药用大者。……洗肾囊风，治喉烂。”此后本草亦有论述。《本草再新》云：“消湿，破血。”《浙江天目山药植志》云：根“治疟疾。”其性味苦、辛，寒，有小毒。功能清热解毒，抗疟止痒。主治咽喉肿痛，疟疾发作，惊悸烦躁，疥癣瘙痒。其根治疟疾，咽痛。内服煎汤（9～12克），外用煎汤洗或研末涂搽。内服剂量过大能引起呕吐。凡正气虚弱、久病体弱者忌用。

简易疗法

1. 咽喉肿痛：绣球花、酸浆果各10克，大青叶、鸭跖草各15克，水煎服。

2. 疟疾发作：绣球花或根10克，马鞭草、青蒿各15克，水煎服，于发作前服用。

3. 阴囊湿疹：绣球花、地肤子、蛇床子各15克，水煎外洗。日2次。亦用于疥癣、肾囊风等，有清热止痒之功。

4. 熏杀臭虫：绣球花、水龙骨、雷公藤适量，烧烟熏之。

43. 菊　花

菊花又名黄华、甘菊、金蕊、药菊、簪头菊、甜菊花。为菊科植物菊的头状花序。菊花在我国有悠久的栽培历史。目前全世界已有万种以上，我国就达3000余种。秋末冬初，菊花盛开，姹紫嫣红，缤纷炫目。古代爱菊吟菊不乏其人，诗词数以万计，至今流传着许多脍炙人口的名言警句，而菊花凌寒微霜、高风亮节却给后世留下宝贵的精神财富。药用以四大名菊质量最优，有产于安徽滁县、全椒等地的“滁菊”；歙县的“贡菊”；亳县、涡阳等地的“亳菊”；浙江嘉兴等地的“杭菊”。既可泡茶、酿酒，又可烹菜、做枕。清代黄晋卿诗云：“东篱采来数枝霜，包裹西风入梦凉。半夜归心三径远，一囊秋水四屏香。床头不觉黄金尽，镜底难教白发长。几度醉来消不得，卧收清气入诗肠。”盛赞菊枕有清脑爽目之妙。霜降前花盛开时采收，以花朵完整、颜色鲜艳、气清香、无杂质者为佳。生用或炒炭用。

现代研究：菊花含黄酮类化合物，有木犀草素7－葡萄糖苷、大波斯菊苷、刺槐苷等，以及龙脑、樟脑、菊油环酮等挥发油；尚有腺嘌呤、胆碱、水苏碱、矢车菊苷及微量维生素 B_1 等。药理证实有增加冠脉流量，提高心肌耗氧量，消除室颤，恢复正常搏动，解热、镇静、降压，缩短凝血时间等作用；对金黄色葡萄球菌、大肠杆菌、福氏痢疾杆菌、乙型溶血性链球菌、人型结核杆菌、某些致病性皮肤真菌、流感病毒和钩端螺旋体有一定抑制作用。

菊花最早载《本经》，历代本草多有论述。《日用本草》云：“花大而香者为甘菊，花小而黄者为黄菊，花小而气恶者为野菊”。《药性论》云：“能治热头风旋倒地，脑骨疼痛，身上诸风令消散。”《日华子本草》云：“利血脉，治四肢游风，心烦，胸膈壅闷，并痈毒，头痛；作枕明目”。其性味甘、苦，微寒。功能散风清热，平肝明目。主治风热感冒，头痛眩晕，目赤肿痛，眼目昏花。凡阳虚、胃寒、气虚头痛及血虚目花者忌服。

简易疗法

1. 咽候肿痛：菊花15克，大青叶15克，木蝴蝶6克，桔梗6克，甘草6克，水煎服。

2. 风热感冒：菊花12克，桑叶12克，连翘12克，金银花12克，薄荷6克，水煎服。

3. 头痛目花：菊花15克，夏枯草15克，草决明10克，龙胆草6克，蔓荆子6克，水煎服。

4. 高血压病：菊花30克，金银花30克，沸水冲泡15分钟代茶饮。或以菊花、野菊花、冬桑叶、辛夷各500克，薄荷200克，红花100克，混合粉碎后加冰片50克，装入布袋作枕使用。

5. 治冠心病：菊花50克，红花20克，人参10克，三七10克，浸泡于白酒500毫升中10日，每次10～15毫升，日服2次。

6. 动脉硬化：菊花30克，山楂肉30克，分10次泡水代茶饮。

7. 白带不止：菊花10克，鸡冠花10克，木槿花10克，玉簪花10克，猪瘦肉100克，炖熟食用。

8. 轻身延年：鲜菊花瓣500克，水煎浓缩100毫升，加蜂蜜100克，制成膏剂，每次20克，日服2～3次。

44. 雪莲花

雪莲花又名雪荷花、大拇花、雪菊花、高山玫瑰、西王母花。为菊科植物以上同属雪莲的带花全株。生长于海拔2800~4000米的高山雪域，根多发达柔韧，深扎贫瘠土石之中，因此被当地各族人民视为坚贞爱情的象征，男青年冒险采摘纯洁之花，献给心爱的姑娘，以示勇敢与刚毅。此花以其雪白如玉，花大似莲而得名。其品种较多，分布于各地，有西藏、四川、云南的白色绵头雪莲花；新疆、青海、甘肃的棕紫色大苞雪莲花；青海、甘肃、四川、云南、西藏的紫色水母雪莲花；西藏的紫红色三指雪莲花，云南的白色毛头雪莲花，亦同等入药。6~7月间开花时采收，除去泥沙，晾干。

现代研究：雪莲含活性多糖、倍半萜内酯、黄酮总苷及总生物碱。药理证实有增强免疫、抗氧化、抑制中枢、抗炎、消肿、镇痛、降压、强心作用，可治疗风湿性关节炎、腰腿痛。

雪莲花最早载《本草纲目拾遗》："雪荷花产伊犁西北及金川等处大寒之地，积雪春夏不散，雪中有草，类荷花，独茎，亭亭雪间可爱。较荷花略细，其瓣薄而狭长，可三、四寸，绝似笔头，云浸酒则色微红。"又云："治一切寒症。"各地中草药书中亦有记载。《新疆中草药手册》云："通经活血，强筋骨，促进子宫收缩。治风湿性关节炎，妇女小腹冷痛，闭经，胎衣不下，麻疹不透，肺寒咳嗽，阳痿。"其性味甘、苦，温（大苞有毒）。功能除寒壮阳，调经止血。主治肾虚阳痿，腰膝酸软，风湿痹痛，肺寒咳嗽，月经不调，崩漏带下，外伤出血。凡脾胃虚弱、阴虚火旺者忌服。

简易疗法

1. 肾虚阳痿：雪莲花30克，仙灵脾30克，鹿衔草30克，鹿茸10克，浸泡于白酒500毫升中10日，每次10毫升，日服2~3次。

2. 风湿痹痛：雪莲花20克，五加皮30克，木瓜30克，桑寄生30克，三七10克，水煎滤过取汁300毫升，加入白酒500毫升中2日，每次20毫升，日服2~3次。

3. 月经不调：雪莲花20克，红花20克，当归30克，香附20克，研末，每次6克，日服2次。

4. 气虚崩漏：雪莲花15克，黄芪30克，党参30克，仙鹤草15克，阿胶10克，水煎取汁炖鸡肉食用。

5. 类风湿性关节炎：雪莲注射液，每次2～4毫升，肌肉注射，10日为1疗程。亦用于风湿性或退行性关节痛，痛经，有抗炎止痛作用。

6. 雪盲、牙痛：雪莲花12克，水煎服。

7. 外伤出血：雪莲花20克，研末，灭菌，取适量外撒患处，加压包扎。

45. 野菊花

野菊花又名苦薏、野山菊、路边菊、野黄菊。为菊科植物野菊及同属的花序或全草。生长于路边、荒地及山坡，全国各地均有分布。当秋风萧瑟、百花踪灭时，野菊花却尽情开放，用金黄灿烂装点人间。记得笔者曾于上世纪六十年代写一电影剧本《野菊花》，反映"艰苦环境把根扎"的女医生，采药制药为山区人民治病的故事，至今历久弥新。菊有两种，宋代欧阳修云："本草所载菊者，世所谓甘菊，俗又谓家菊，其苗泽美，味甘香可食。今市人所卖菊苗，其味苦烈，乃是野菊，其实蒿艾之类，强名为菊耳。家菊性凉，野菊性热，食者宜辨之。"可供参考。入药有花色深黄的野菊，还有黄色的北野菊和岩香菊几种。

现代研究：花含黄酮苷刺槐素－7－鼠李糖葡萄糖苷、野菊花内酯、矢车菊苷、苦味素、α－侧柏酮、异侧柏酮，又含挥发油、维生素B_1和A样物质、胡萝卜素、金合欢素、野菊花醇、木犀草素、棕榈酸等；全草含挥发油，主要为莰烯、樟脑、葛缕酮等，以及蒙花苷、木犀草素的苷、矢车菊苷、菊黄质、多糖、香豆精类、野菊花内酯。药理证实有增加冠脉流量，保护心肌缺血，降低血压，促进人体白细胞吞噬金黄色葡萄球菌的作用，对多种致病菌如痢疾杆菌、伤寒杆菌、皮肤真菌、钩端螺旋体及流感病毒、疱疹病毒有一定抑制作用。

野菊花最早载《本草正》，历代本草皆有论述。《本草纲目》云："苦薏，处处原野根多，与菊无异，但叶薄小而多尖，花小而蕊多如蜂窝状，气味苦辛惨烈。"《本草汇言》云："破血疏肝，解疔散毒。主妇人腹内宿血，解天行火毒丹疔。洗疮疥，又能去风杀虫。"《陆川本草》云："全草"清热解毒。治湿热头痛，赤眼，痢疾。"其性味苦、辛，微寒。功能疏风清热，解毒，消肿。主治风热感冒，肺炎，咽喉肿痛，目痛红肿，头痛眩晕，疔疮痈肿，湿疹，天疱疮，口疮，高血压。全草主治相似。凡脾胃虚弱者忌服。

简易疗法

1. 疔疮肿毒：野菊花30克，蒲公英30克，地丁草15克，金银花15

克，穿山甲10克，水煎服。

2. 丹毒、湿疹：野菊花30克，土茯苓30克，水煎服。

3. 泌尿系感染：野菊花30克，海金沙30克，白茅根30克，水煎服。

4. 预防流感：野菊花片或颗粒，每片含生药0.5克，每次4片，日服3次。颗粒每次1～2袋。

5. 慢性盆腔炎：野菊花栓，每次1粒（2.4克），日1～2次，肛门给药。亦用于慢性前列腺炎。

6. 高血压病：野菊花30克，夏枯草30克，水煎分次1日服完。

7. 急性阑尾炎：野菊花全草30克，败酱草15克，地丁草15克，红藤15克，大黄8克，水煎服。

8. 淋巴结炎：野菊花全草30克，鲜品捣烂外敷。

46. 旋覆花

旋覆花又名金钱花、六月菊、金盏花、金沸花。为菊科植物旋覆花及以上同属的头状花序。其叶似菊，花色金黄。寇宗奭释名云："花缘繁茂，圆而覆下，故曰旋覆。"因其花朵类似金钱，引起诗人许多联想，唐代罗隐云："占得佳名绕树芳，依依相伴向秋光。若教此物堪收贮，应被豪门尽斫将。"清代沈钟彦云。"邓氏铜山虚设想，沈郎榆荚许为邻。清宵风露频频掷，似向空庭占远人。"此花多分布于东北、西北、华北、华东等地，入药有旋覆花、线叶旋覆花、大花旋覆花三种。另有齿叶旋覆花、水朝阳花、湖北朝阳花，亦在两广、两湖、云南、贵洲、江西当地供药用。古代医家如倪纯宇称"消痰逐水、利气下行之药也。"张德裕言"其主治当以泄散风寒、疏通脉络为专主。"均谓经验之谈。夏秋季采摘即将开放的花序；全草茎叶入药名"金沸草"。

现代研究：花含槲皮素、异槲皮素、咖啡酸、绿原酸、菊糖及蒲公英甾醇等多种甾醇；全草含旋覆花素，或大花旋覆花素。药理证实有平喘、镇咳，增加小肠和子宫张力，增进胆汁分泌的作用；对金黄色葡萄球菌、炭疽杆菌、福氏痢疾杆菌有明显抑制作用，而对溶血性链球菌、白喉杆菌、大肠杆菌、伤寒杆菌、绿脓杆菌、变形杆菌等作用较弱。金沸草对金黄色葡萄球菌、肺炎球菌、绿脓杆菌、大肠杆菌有抑制作用。

旋覆花最早载《本经》，历代本草多有论述。《本草图经》云："今所在皆有，二月以后出苗，多近水旁，大似红蓝而无刺，长一、二尺以来，叶似柳茎细。六月开花，如菊花，小铜钱大，深黄色。"《药性论》云：

"主肋胁气，下寒热水肿，主治膀胱宿水，去逐大腹，开胃，止呕逆不下食。"《本经逢原》云："开结下气，行水消痰，治惊悸，祛痞坚，除寒热，散风湿，开胃气，止呕逆，除噫气，故肺中伏饮寒嗽宜之。"《天宝本草》云：金沸草"清肺除热，散寒去火。治呕喘咳嗽，吐衄，开窍通淋。"其性味苦、辛、咸，微温。功能降气消痰，利水止呕。主治风寒咳嗽，痰饮蓄结，胸膈痞满，喘咳痰多，呕吐噫气，心下痞硬。凡大便泄泻者忌服。入汤剂时须包煎。金沸草主治咳嗽痰多，嗳气呕吐。

简易疗法

1. 慢性气管炎：旋覆花10克，炙枇杷叶10克，瓜蒌10克，清半夏10克，陈皮6克，水煎服。

2. 右胁疼痛：旋覆花15克，茜草10克，佛手10克，郁金6克，青葱6克，水煎服。

3. 治梅核气：旋覆花20克，玳玳花20克，厚朴花20克，玫瑰花10克，月季花10克，研末，每次5克，日服2次。

4. 痰厥头痛：旋覆花10克，胆南星6克，茯苓10克，白术10克，远志6克，水煎服。

5. 腹胀水肿：旋覆花15克，鲤鱼200克洗净，加水炖熟入佐料（少盐）食用。

6. 风火牙痛：旋覆花10克，细辛3克，研末，取适量撒于患牙处，上用棉花压之。

7. 嗳气呕吐：金沸草、竹茹、陈皮、生姜、甘草各10克，水煎服。

47. 款冬花

款冬花又名冬花、款花、看灯花、九九花。为菊科植物款冬的花蕾。天寒地冻，万花凋零，然款冬花不畏冰雪，依然绽放金黄小花。古人谓其"雪积冰坚，款冬偏艳；""凝冰惨慄，不凋款冬之花。""葶苈死于盛夏，款冬华于严寒。"西晋傅咸《款冬花赋并序》云："以坚冰为膏壤，吸霜雪以自濡；非天然之真贵，曷能弥寒暑而不渝。"郭璞亦云："款冬之生，擢款坚冰。物体所安，焉知涣凝。"均对其不惧严寒之精神表示赞扬。古代称其为温肺治嗽之药，王焘《外台秘要方》中介绍崔知悌用此花蜜拌"置铁铛中令燃烧，烟从小笔管出，用口含吸其烟咽之"的吸入法治疗久嗽，非常奇特，与当代气雾剂类同。国外亦有将其叶作为烟草吸以治嗽喘之法，还有作为含漱剂、镇咳剂或呼吸道润滑药应用，可见流传之广。

10~12月下旬在花未出土时采挖，摘取花蕾，以朵大、色紫红、无花梗者为佳。蜜炙用。

现代研究：花蕾含款冬二醇、山金车二醇、蒲公英黄色素、芸香苷、金丝桃苷、三萜皂苷、鞣质、蜡、挥发油等；叶含芦丁、金丝桃苷、皂苷、苦味苷、胆碱、β-谷甾醇、酒石酸、没食子酸、菊糖、胡萝卜素、维生素C、鞣质及粘液质等。药理证实有镇咳、祛痰、平喘、兴奋呼吸，升高血压，抑制胃肠平滑肌，兴奋或抑制子宫的作用。其升高血压、兴奋呼吸被视为开发抢救休克和治疗呼吸抑制的新药的苗头。

款冬花最早载《本经》，历代本草多有论述。《本草图经》云："款冬花，今关中亦有之。根紫色茎青紫，叶似萆，十二月开黄花，青紫萼，去土一、二寸，初出如菊花，萼通直而肥实，无子。"《药性论》云："主疗肺气心促，急热乏劳，咳连连不绝，涕唾稠粘。治肺痿、肺痈吐脓。"《日华子本草》云："润心肺，益五脏，除烦，补劳劣，消痰止嗽，肺痿吐血，心虚惊悸，洗肝明目及中风。"其性味辛、微苦，温。功能润肺下气，止咳化痰。主治新久咳嗽，喘咳痰多，劳嗽咳血，咳逆，喉痛。凡肺痈咳吐脓血及咳血者慎服。

简易疗法

1. 肺热咳嗽：款冬花30克，桑白皮10克，川贝母10克，炙杏仁10克，炙甘草10克，水煎服。

2. 久咳哮喘：款冬花100克，水煎浓缩，加蜂蜜100克，制成膏剂，每次20克，日服3次。

3. 治肺脓肿（肺痈）：款冬花15克，芦根30克，生薏仁30克，金银花15克，甘草10克，水煎服。

4. 痰饮寒喘：款冬花10克，射干10克，紫菀10克，炙麻黄6克，细辛3克，水煎服。

5. 咳嗽咯血：款冬花30克，炙百合30克，炙百部30克，白及20克，研末，蜜丸，每次9克，日服2~3次。

6. 口舌生疮：款冬花10克，黄连3克，甘草3克，水煎含漱。

48. 萱草花

萱草花又名宜男花、忘忧草、黄花菜、金针菜。为百合科植物萱草、黄花或小萱草的花蕾。于初夏开放，花呈漏斗，颜色多样，有的橘红，有的鲜黄，有的秾艳，有的淡雅，美丽清香，光彩夺目。《诗经》"焉得谖草，言树之背。”将谖草（萱草）比喻母亲，从而此草成为母亲的代称，古代称父母为“椿萱”即由此而来。《群芳谱》云：“萱草有三种，单瓣者可食，千瓣者食之杀人。惟色如蜜者，香清叶嫩，可克高斋清供，又可作蔬菜，不可不多种也。”所谓食之杀人，是因其含有毒的秋水仙碱，遇热即被分解破坏，食用时应蒸煮稍久，方保无虞。夏季清晨采摘含苞未放的花蕾，蒸后晒干用。根亦入药。

现代研究：鲜品含有较多的维生素 A、B、C 及蛋白质、脂肪，花粉含海藻糖酶；重瓣萱草含 γ－羟基谷氨酸、赖氨酸、琥珀酸、β－谷甾醇；金针菜干品含糖 60% 以上，尚含钙、磷、胡萝卜素等。药理证实萱草根有抗血吸虫、抗结核杆菌作用。

萱草花最早载《滇南本草》，历代本草亦有论述。《本草图经》云：“萱草，处处田野有之。五月采花，八月采根用。今人多采其嫩苗及花跗作菹，云利胸膈甚佳。”又云：“安五脏，利心志，明目。”《日华子本草》云：“治小便赤涩，身体烦热，除酒疸。”花性味甘，凉。功能清热利水，宽胸舒膈。主治胸膈烦热，失眠忧郁，小便赤涩，湿热黄疸，痔疮便血。根主治水肿，小便不利，淋浊，带下，黄疸，衄血，便血，崩漏，乳痈。

简易疗法

1. 胸膈痞满：萱草花 30 克，香橼 15 克，枳壳 10 克，厚朴 10 克，水煎服。

2. 咳嗽咯血：萱草花 15 克，款冬花 15 克，旋覆花 10 克，白茅根 15 克，水煎服。

3. 感冒发热：萱草花 30 克，大青叶 15 克，柴胡 10 克，黄芩 10 克，甘草 6 克，水煎服。

4. 慢性胃炎：萱草花 30 克，蜂蜜 30 克，糯米 100 克，熬粥食用，日 2 次。

5. 细菌性痢疾：萱草花 15 克，石榴皮 10 克，水煎服。

6. 泌尿道感染：萱草根 60 克，车前草 30 克，金钱草 30 克，均鲜品，水煎服。

7. 月经闭止：萱草根 30 克，红花 10 克，当归 12 克，香附 10 克，莪术 6 克，水煎服。

8. 关节肿痛：鲜萱草根 30 克，忍冬藤 30 克，嫩桑枝 30 克，水煎服。

9. 跌打损伤：鲜萱草根 60 克，捣烂加白酒外敷患处（有伤口勿用）。

49. 蒲　黄

蒲黄又名蒲花、蒲草黄、蒲棒花粉。为香蒲科香蒲属植物水烛等的花粉。因其为香蒲花粉色黄而得名。多生于池沼、水边及浅沼泽中，主产于江苏、浙江、山东等省。蒲黄生熟用法有别：生用为化瘀止血药，既用于各种瘀滞心腹诸痛，又用于利尿通淋、散瘀消肿，治疗血淋涩痛、口疮、中耳炎等；炒炭为收涩止血药，广泛用于吐血、衄血、尿血、便血等多种出血症，主要用于出血日久不止而邪尽无瘀之症，瘀滞出血之症每不应用。若是生熟蒲黄同用，即取其涩，又取其通，则又另当别论。同属东方香蒲、长苞香蒲等多种植物的花粉也同等入药。5~7月花刚开放时，采收花序上的雄性花穗，晒干后碾轧，筛取细粉。以粉细、质轻、色鲜黄、滑腻感强者为佳。生用或炒用。

现代研究：成分含脂肪油约10%，其中游离的棕榈酸和硬脂酸约占30%，并含棕榈酸、硬脂酸、油酸等的甘油酯；氨基酸含亮氨酸、缬氨酸、丙氨酸等19种氨基酸，总量约占0.78%~1.11%；黄酮类含异鼠李素、山柰酚、槲皮素等，炒炭后黄酮含量下降；糖类含淀粉13.31%，糖6.47%；主要含铁、锌、锰、铜，以及镍、钴、锑、铬、镉、铅、锡、铋等微量元素；甾醇类主含α－和β－谷甾醇等；尚含6－氨基嘌呤等生物碱，鞣质、挥发油、25烷，29烷二醇、31烷醇等，炒炭后鞣质含量升高。药理证实蒲黄醇提物低浓度时使离体心脏的收缩力增高，高浓度时抑制，静注可使纤颤兔心冠脉流量增加，蒲黄可限制兔左室支动脉结扎形成急性心肌梗塞模型的梗塞范围；水提醇沉制剂具有多方面的心血管作用；并有降低血清胆固醇，防止动脉粥样硬化的发生；尚有抗炎消肿、促凝血、松弛平滑肌、利胆、抗血栓形成、利尿、平喘及抑制结核杆菌生长的作用。

蒲黄最早载《本经》：“主心腹膀胱寒热，利小便，止血，消瘀血。”历代本草皆有论述。《药性论》云：“通经脉，止女子崩中不住，主痢血，止鼻衄，治尿血，利水道。”《日华子本草》云：“治（颠）扑血闷，排脓、疮疖，妇人带下，月候不匀，血气心腹痛，妊孕人下血堕胎，血运血癥，儿枕急痛，小便不通，肠风泻血，游风肿毒，鼻洪吐血，下乳，止泄精，血痢。破血消肿生使，补血止血炒用。”其性味甘，平。功能止血、化瘀、通淋。主治吐血、衄血、咯血，崩漏，经闭痛经，外伤出血，脘腹刺痛，跌扑肿痛，血淋涩痛。内服煎汤，或入丸散，外用研末敷撒。孕妇慎服。

简易疗法

1. 吐血衄血：炒蒲黄、石榴花各10克，仙鹤草15克，三七粉6克，水煎服。

2. 肺热咯血：生蒲黄、白及、鱼腥草、生地黄各10克，山栀子6克，水煎服。

3. 血瘀胃痛：生蒲黄、五灵脂、延胡索、白芍药、高良姜各10克，水煎服。

4. 尿中带血：生蒲黄、滑石、海金沙各10克，小蓟炭、白茅根各15克，水煎服。

5. 子宫出血：炒蒲黄、地黄炭、侧柏叶、阿胶、艾叶各10克，水煎服。

6. 恶露不尽：生蒲黄、益母草各10克，桃仁、红花各6克，炮姜、肉桂各3克，水煎服。适于产后攻冲心胸痞满，脐腹胀痛，或胞衣不下等。

7. 疮疡肿痛：生蒲黄、青黛粉、大黄粉各10克，加米醋或蜜糖调敷。

8. 外伤出血：炒蒲黄、煅龙骨、乌贼骨各10克，研末外撒患处，用纱布包扎。

50. 紫荆花

紫荆花又名满条红、紫金盘、兰花树、箩筐树。为豆科植物紫荆的花或树皮。因其木似黄荆而色紫，故而得名。高树柔条，紫花妍丽，形似蛱蝶，翩翩欲飞，香如幽兰，令人陶醉。紫荆树又是家庭和睦的象征，传说田家兄弟因分家而争吵不休，甚至要将院中紫荆树分为两半，不料次日紫荆花落枝枯。后来在邻居的劝解下，重归于好，紫荆又恢复生机，花繁叶茂。从此人们更加敬重此树，方知其有灵性。所以人家庭院多植此树以儆效尤。树皮入药称“紫荆皮”。

现代研究：紫荆含鞣质；种子含微量游离的赖氨酸和天门冬氨酸。药理证实对京科68－1病毒有抑制作用，能延缓孤儿病毒的细胞改变，在试管内抑制葡萄球菌的生长。

紫荆花最早载《日华子本草》，历代本草亦有论述。《本草图经》云：“紫荆处处有之，人多种于庭院间。木似黄荆，叶小无桠，花深紫可爱。”《民间常用草药汇编》云：“清热凉血，去风解毒。”《滇南本草》云：紫荆皮“治筋骨疼痛，风寒湿痹，麻木不仁，瘫痪痿软，暖筋，止腰痛，治妇人血寒腹痛。”花性味苦，平。功能清热凉血，祛风解毒。主治风湿痹痛，鼻中疳疮。树皮主治风湿痹痛，妇女经闭，血气腹痛，喉肿，淋疾，跌打损伤，痈疽疮毒，疥癣，蛇虫咬伤。

简易疗法

1. 风湿痹痛：紫荆花 6 克或皮 12 克，木瓜 10 克，豨莶草 15 克，凌霄花 10 克，桑枝 10 克，水煎服。

2. 鼻中疳疮：紫荆花 20 克，研末加凡士林 30 克，调匀涂于患处。

3. 生漆过敏：紫荆花 9 克，猪瘦肉 100 克，炖熟食用。或用树叶水煎外洗。

4. 狂犬咬伤：紫荆花 30 克，研末，装入胶囊，每次 3 克，日服 2~3 次，黄酒送下。

5. 鹤膝风：紫荆皮 20 克，牛膝 20 克，独活 20 克，五加皮 20 克，浸泡于白酒 500 毫升中 7 日，每次 20 毫升，日服 2 次。

6. 少女痛经：紫荆皮 30 克，益母草 30 克，赤芍 15 克，红花 15 克，元胡 10 克，研末，每次 6 克，日服 2 次。

7. 痔疮肿毒：紫荆皮 30 克，水煎先熏后洗。

51. 槐　花

槐花又名槐蕊、槐米。为豆科植物槐的花朵或花蕾。槐树我国各地都有种植，北方农村几乎家家门前栽有槐树。《周礼》“外朝之法，面三槐，三公位焉。”吴澄注云：“槐之言怀也，怀来人于此也。”因此槐有崇高、思念之意。唐代李公佐《南柯太守传》，写一人醉后进入“大槐安国”，享尽荣华富贵，体味官场腐败，认为人生不过“南柯一梦”。宋代方勺《泊宅篇》记述一则槐花治“舌衄”的医话，说明有止血之功。北朝《梁书》载庾肩吾常服槐实，年七十余，发鬓皆黑，目看细字，可见有明目乌发之效。《本草纲目》列举槐之花、叶、枝、实、根皮、槐胶、槐耳皆入药用，足证全身都是中药。近年从槐花中提取芦丁，所含的槲皮素可防治动脉硬化，因此在国际市场深受欢迎。夏季花初开放时采收，晒干。以色黄白、整齐、无枝梗杂质者为佳。花未开之花蕾称“槐米”。生用或炒炭用。槐实（角）亦入药。

现代研究：花蕾含芦丁 10%~28%，槐花米素甲、乙、丙，三萜皂苷，以及桦皮醇、槐二醇等；生槐花含鞣质 0.66%，炒炭后鞣质和槲皮素含量升高；槐角含 9 个黄酮类和异黄酮类化合物；种子含游离或结合的脂肪酸。药理证实槐花有保持毛细血管正常抵抗力，减少血管通透性，恢复正常弹性，扩张冠状动脉，改善心肌循环，防止动脉硬化，降血压、抗炎、抗过敏、抗水肿、抗溃疡、抗辐射作用，对某些细菌、真菌、病毒均有抑制作用；槐角有升高血糖，杀灭葡萄球菌、大肠杆菌的作用。

槐花最早载《日华子本草》："治五痔，心痛，眼赤，杀腹藏虫及热，治皮肤风，并肠风泻血，赤白痢。"历代本草多有论述。《本草正》：云："凉大肠，杀疳虫。治痈疽疮毒，阴疮湿痒，痔漏，解杨梅恶疮，下疳伏毒。"《本经》云：槐角"主五内邪气热，止涎唾，补绝伤，五痔，火疮，妇人乳，子藏急痛。"槐花性味苦，微寒。功能凉血止血，清肝泻火。主治便血，痔血，血痢，崩漏，吐血，衄血，肝热目赤，头痛眩晕。槐角主治肠风湿血，痔血，崩漏，血淋，血痢，心胸烦闷，风眩欲倒，阴疮湿痒。脾胃虚弱者及孕妇忌服。

简易疗法

1. 高血压病：槐花 30 克，菊花 30 克，草决明 30 克，绿茶 30 克，研成粗末，装入绵纸袋，每袋 5 克，泡茶常饮。亦用于冠心病、动脉硬化者。

2. 赤白痢疾：槐花 15 克，秦皮 10 克，黄连 6 克，木香 6 克，槟榔 6 克，水煎服。

3. 大便出血：槐花 50 克，地榆 30 克，苍术 30 克，甘草 15 克，均炒黄研末，每次 6 克，日服 3 次。

4. 血崩血淋：槐花炭 156 克，茜草 10 克，焦艾叶 10 克，白茅根 15 克，木贼草 6 克，水煎服。

5. 皮肤痒疹：槐米 30 克，土茯苓 30 克，甘草 10 克，水煎代茶频饮。

6. 痔疮出血：槐角丸（成药），每次 6 克，日服 3 次。

7. 肝热目暗，槐角 60 克，黄连 70 克，研末蜜丸，每次 6 克，日服 2~3 次。

52. 蜀葵花

蜀葵花又名侧金盏、棋盘花、水芙蓉、擀杖花。为锦葵科植物蜀葵的花朵。以其来自蜀地、叶子似葵而得名，有"叶比芙蓉，花似木槿"之称。花期较长，花色很多，有紫红、粉红、艳红、纯白等；花瓣有单瓣、重瓣、内有皱瓣之别，极具观赏价值。明代李东阳诗云："羞学红妆媚晚霞，只将忠赤报天家。纵教雨黑天阴夜，不是南枝不放花。"表达了忠诚报国的情结。亦有一种黄蜀葵，唐代张祜诗云：“名花八叶嫩黄金，色照书窗透竹林。无奈美人闲把嗅，直疑檀口印中心。”描绘了花的形态，十分逼真。夏秋季采收，晒干。

现代研究：花瓣含一种黄色素，可能为二苯酰甲醇型的结构与山柰酚相关的物质；白花分离出两种可能是二氢山柰酚的苷，一种是无色结晶，另一种是淡黄色结晶；深黄色分离出一种蜀葵苷；花的红色素在酸性时呈红色，碱性时呈褐色，可作中和的指示剂。药理证实醇提取物有降低血压、增加冠脉流量，抑制血小板聚集及镇痛、抗炎作用；根含大量粘质，能缓和刺激，可用于粘膜炎症的治疗。

蜀葵花最早载《备急千金要方》，历代本草亦有论述。《本草纲目》云：“春初种子，冬月宿根亦自生。苗嫩时亦可茹食，叶似葵菜而大，亦似丝瓜叶，有歧叉。过小满后长，茎高五、六尺，花似木槿而大，有深红、浅红、紫黑、白色、单叶、千叶之异。昔人谓其疏茎密叶，翠萼艳花，金粉檀心者，颇善状之。惟红、白二色入药……”又云：“治带下，目中溜火，和血润燥，通窍，利大、小肠。”《本草拾遗》云：“治小儿风疹。花有五色，白者疗痢疾，去邪气，阴干末食之。”花性味甘，寒。功能和血润燥，通利二便。主治痢疾，吐血，血崩，赤白带下，大小便不利，小儿风疹，疟疾。根主治小便淋痛，白带，尿血，吐血，血崩，子宫炎，阴道炎，肠痈。叶功用同根。

简易疗法

1. 赤白带下：蜀葵花 30 克，鸡冠花 30 克，研末，每次 6 克，日服 3 次。有白带用白花，赤带用红花之说。

2. 二便不通：蜀葵花 30 克，石竹花 30 克，草决明 30 克，制大黄 10 克，研末，每次 9 克，日服 2 次。

3. 肠炎痢疾：蜀葵花 15 克，马齿苋 15 克，红蓼花 10 克，石榴花 10 克，水煎服。

4. 崩漏不止：蜀葵花 30 克，仙鹤草 15 克，茜草 10 克，荆芥炭 10 克，水煎服。

5. 面部黑斑：蜀葵花 20 克，桃花 10 克，木槿花 10 克，白芷 10 克，研末，取少量加入面霜中涂面。

6. 治阑尾炎：蜀葵根 60 克，地丁草 30 克，水煎分 4 次 1 日服完。

7. 疮痈肿痛：鲜蜀葵根 30 克，去外皮，捣烂如泥，外敷患处。

53. 蔷薇花

蔷薇花又名墙薇、山棘、牛勒、白残花、野蔷薇。为蔷薇科植物多花蔷薇的花朵。夏季开花，色彩绚丽，红黄间白，芳香扑鼻。相传很久以前，在浙江天目山下住着一户人家，姑娘名叫蔷薇，父亲早年去世，她和母亲相依为命，艰难度日。邻居青年阿康，为人善良，更乐于助人，常帮助蔷薇砍柴、挑水，日久天长，两人互相爱慕，私订了终身。有一年，皇帝下旨要选美女进宫，蔷薇被选中。姑娘闻讯，当即昏厥。官吏逼迫，要带人进京。母亲苦苦哀求，才答应推迟两天。好心的乡亲们暗中告诉蔷薇，躲进深山，如官府要人，就说患急病死了。谁知此事走漏了风声，被贪财的人向官府告了密。县官上奏朝廷，皇帝大怒，下令追捕，活着要人，死了要尸。阿康和蔷薇急速进山，奋力逃奔，但步行怎逃得过骑马的追兵。耳闻马蹄声已近，为了不牵累阿康，蔷薇毅然跳下了万丈山崖，阿康悲痛万分，亦随着跳下。追兵搜巡，在山崖下寻到了两具尸体，后来合葬于天目山下。不久，那座新坟上长出一朵美丽的花，花茎上长着许多刺。人们都说这花是蔷薇姑娘所变，花刺乃阿康为保护蔷薇而生，故取名“蔷薇花”。唐代齐已《红蔷薇花》诗云：“晴日当楼晓香歇，锦带盘空欲成结。莺声渐老柳飞时，狂风吹落猩猩血。”此花野生变种者花小娇美，一簇7~10朵称“七姐妹花”，明代杨基赞云：“红罗斗结同心小，七蕊参差弄春晓，尽是东风女儿魂，蛾眉一样青螺扫。三姐娉娉四妹娇，绿窗虚度可怜宵。八姨秦国休相妒，肠断江东大小乔。”将花色与美女相媲，可谓充满诙谐。5~6月花盛开时趁晴天采收，晒干用。根、叶、果亦入药。

现代研究：花含紫云英苷及少量挥发油；根含委陵菜酸、野蔷薇苷、2α，19α－二羟基熊果酸、β－谷甾醇。药理证实其根有抗血栓形成及心肌缺血、降血脂作用。

蔷薇花最早载《医林纂要》，历代本草亦有论述。《本草纲目》云：“人家栽玩者，茎粗叶大，延长数丈，花亦厚大，有白、黄、红、紫数色。花最大者，名佛见笑，小者名木香，皆香艳可人，不入药用。南番有蔷薇露，云是此花之露水，香馥异常。”《本草纲目拾遗》云：“治疟，妇人郁结吐血。”《上海常用中草药》云：“清暑热，顺气和胃，解渴，止血。”花性味甘，凉。功能清暑和胃，止血收敛。主治暑热胸闷，口渴，呕吐，不思饮食，泻痢，吐血，口疮，创伤出血。根主治肺痈，痢疾，吐血，衄血，便血，月经不调，带下，遗尿，面神经麻痹，风湿疼痛，跌打损伤，疮疖，烫伤。

简易疗法

1. 中暑胸闷：蔷薇花15克，扁豆花15克，佩兰15克，分10次泡水代茶饮。

2. 恶心呕吐：蔷薇花10克，旋覆花10克（包），竹茹10克，生姜6克，水煎服。

3. 口舌生疮：蔷薇露（花蒸馏液），每次50毫升，兑温水含漱。

4. 吐血衄血：蔷薇花10克，石榴花10克，荷花10克，槐花10克，水煎服。

5. 痈疽疮疖：鲜蔷薇根30克，洗净捣烂，外敷患处，日换1次。

6. 水火烫伤：蔷薇根50克，研末，用麻油调和外敷，包扎，1~2日一换。

54. 蜡梅花

蜡梅花又名腊梅花、黄梅花、铁筷花、雪里花。为蜡梅科植物蜡梅的花蕾。因其色似蜜蜡、香如梅花而得名。每逢寒冬腊月，其花冒雪吐秀，随风飘香，赏心悦目，令人沉醉。北宋黄庭坚云："东洛间有一种花，香气似梅花，亦五出，而不能品明，类女工燃蜡所成，京洛人因谓蜡梅。"晁补之诗云："诗报蜡梅开最先，小奁分寄雪中妍。水村映竹家家有，天汉桥边绝可怜。"我国常见的栽培品种有：素心、磬口、红心、小花几种；根据花朵开放的形状，分张开及磬口两类；花色有杏黄、金黄、土黄、黄绿及黄白之别。蜡梅古树在苏州虎丘、怡园，上海松江、奉贤、嘉定，山东泰山王母池、普照寺、曲阜孔庙等地都有发现，岁岁开花，生机盎然，实乃观赏之胜境。1~2月间采摘，晒干或烘干。以花心黄色、完整饱满而未开放者为佳。

现代研究：花含挥发油，主要为1，8-桉叶素、龙脑、芳樟醇、苯甲醇、乙酸苄酯、金合欢醇、松油醇、吲哚等；又含洋蜡梅碱、异洋蜡梅碱、蜡梅苷、α-胡萝卜素。药理证实洋蜡梅碱有类似士的宁的作用，亦有降低血糖、兴奋子宫及肠管的作用。

蜡梅花最早载《本草纲目》："蜡梅小树，丛枝尖叶，种凡三种：以子种出不经接者，腊月开小花而香淡，名狗蝇梅；经接而花疏，开时含口者，名磬口梅；花密而香浓，色深黄如紫檀者，名檀香梅，最佳。"又云："解暑，生津。"各地中草药书中亦有论述。《浙江中药手册》云："治暑温胸痞烦渴，小儿麻疹，百日咳。”其性味辛，温。功能解暑消胀，生津止咳。主治热病烦渴，胸膈满闷，气郁胃胀，咳嗽，烫伤。

简易疗法

1. 中暑烦渴：蜡梅花10克，荷花10克，扁豆花20克，佩兰10克，水煎服。

2. 咽喉肿痛：蜡梅花10克，建兰花10克，薄荷10克，桔梗10克，甘草10克，泡水代茶饮。

3. 治梅核气：蜡梅花10克，厚朴花10克，玳玳花10克，玫瑰花10克，荠菜花10克，水煎服。

4. 胃脘胀痛：蜡梅花10克，桂花10克，茉莉花10克，佛手花5克，水煎加蜂蜜服。

5. 久咳不止：蜡梅花10克，炙百部10克，炙百合10克，炙枇杷叶10克，炙桑白皮10克，水煎服。

6. 水火烫伤：蜡梅花20克，青黛10克，蔷薇根10克，研末，加香油调和外涂。

55. 藏红花

藏红花又名番红花、西红花、撒馥兰、撒法即。为鸢尾科植物番红花的干燥花柱头。原产于中东，当今主要产地为西班牙和印度，一百年前移植于日本。我国宋、元时代就已将其作为药用，由于最初以商品从印度经西藏进入内地，故而得名。因每朵花只有三根红色柱头可以入药，需100多朵花才能得到1克干燥品，每亩产量仅1千克，从而物以稀为贵，在国际市场每公斤售价达1000美元，因此有“红色金子”之称。西方国家以其作为食品、菜肴的调味剂，亦用于作化妆品的原料，具有广阔的发展前景。从上世纪八十年代起，上海市药材公司引进其球茎繁殖栽培技术，经过3年多的科技攻关，终于培育成功，药品性状与内在质量均优于进口品，从而获得国家科技进步二等奖，结束了一千多年来依赖进口的历史。9~10月选晴天早晨采收花朵，摘下柱头烘干，为“干红花”；若再加工使油润光亮，为“湿红花”。干红花以弯曲细丝状、暗红棕色、质轻松，无油润感者为佳；湿红花以润泽而有光泽、色红黄丝少者为佳。

现代研究：花含藏红花素，系藏红花酸与二分子龙胆二糖结合而成的酯，又含藏红花酸二甲酯、藏红花苦素、挥发油（主为藏红花醛）；藏红花醛系其苦素水解生成；又含丰富的维生素 B_1；球茎含葡萄糖、氨基酸、皂苷。药理证实有抑制心脏，引起降压，对平滑肌如子宫、小肠、支气管、血管均具兴奋作用。

藏红花最早载《本草纲目拾遗》，其他本草书中亦有论述。《本草品汇精要》云："撒馥兰，三月莳种于阴处。其根如蒜，硬而有须；抽一茎高六、七寸，上著五、六叶，亦如蒜叶，细长绿色；五月茎端开花五、六朵，如红蓝花，初黄渐红，六月结子，大如黍，花能疗疾。被士人最珍重，合香多用之。"又云："主散郁调血，宽胸膈，开胃进饮食，久服滋下元，悦颜色，及治伤寒发狂。"《饮膳正要》云："主心忧郁积，气闷不散，久食令人心喜。"其性味甘，平。功能活血化瘀，散郁开结。主治忧思郁结，胸膈痞闷，惊怖恍惚，咳血，吐血，伤寒发狂，妇女经闭，产后瘀血腹痛，跌扑肿痛。孕妇忌服。

简易疗法

1. 冠心病，藏红花 6 克，红葡萄酒 20 毫克，浸泡 1 小时后分 2 次饮。亦用于心绞痛。

2. 咳血吐血：藏红花 3 克，三七粉 6 克，代赭石粉 6 克，混合，分 2 次冲服。

3. 忧郁失眠：藏红花 6 克，萱草花 10 克，合欢花 10 克，泡水代茶饮，必要时加糖。

4. 月经不调：藏红花 10 克，生蒲黄 20 克，五灵脂 10 克，研末，每次 6 克，日服 2 次。

5. 跌扑肿痛：藏红花 10 克，浸于白酒 100 毫升中 1 日，用棉签蘸液外涂。

第四章　果实药

1. 八月札

八月札又名木通子、八月瓜、八月炸、野香蕉。为木通科植物木通及以上同属的果实。其果实每逢八月成熟时沿腹缝线炸裂开口而得名。入药品种较多，主要有木通、三叶木通、白木通 3 种，多生长于山坡荒地、林缘沟边，全国各地均产。另外西藏地区的五风藤，四川地区的狭叶八月瓜，亦在当地入药使用。8～9 月果实成熟时采摘，或用沸水泡透，晒干。以肥壮、皮皱、外表红棕或棕黑色、果肉气微香者为佳。切片或捣碎用。

现代研究：果实含齐墩果酸及其糖苷，种子含多种皂苷，为常春藤皂苷元及其糖苷、阿江榄仁酸及其苷类。药理证实其果实煎剂对金黄色葡萄球菌、绿脓杆菌、福氏痢疾杆菌、大肠杆菌均有抑制作用。

八月札最早载《饮片新参》，历代本草有所论述。《本草图经》云：“今泽、潞、汉中、江淮、湖南州郡亦有之。藤生，蔓大如指，其茎干大者，径三寸。一枝五叶，颇类石韦，又似芍药，二叶相对。夏季开紫花，亦有白花者。结实如小木瓜，食之甘美。”《本草拾遗》云：“利大小便，宣通，去烦热，食之令人心宽，止渴，下气。”《食性本草》云：“主胃口热闭，反胃不下食，除三焦客热。”其性味苦、甘，微寒。功能疏肝理气，散瘀消结。主治肝郁胁痛，肝胃气痛，疝气疼痛，瘰疬肿痛，经闭痛经，骨折伤痛，小便不利，子宫脱垂，胃肠肿瘤。

简易疗法

1. 肝郁胁痛：八月札 15 克，郁金 10 克，川楝子 10 克，枳壳 10 克，延胡索 6 克，水煎服。

2. 胃脘胀痛：八月札 30 克，厚朴 10 克，白蔻仁 10 克，白芍 10 克，香附 10 克，水煎服。

3. 尿路结石：八月札 30 克，鸡内金 15 克，车前草 15 克，海金沙 10 克，水煎服。

4. 淋巴结核：八月札 30 克，金樱子 30 克，海金沙根 30 克，天葵子 60 克，研末蜜丸，每次 9 克，日服 3 次。

5. 经闭痛经：八月札 20 克，益母草 20 克，丹参 20 克，三七 10 克，五灵脂10克，研末，装入胶囊，每次3～5克，日服2次，于月经前3日开始服至来潮。

6. 子宫脱垂：鲜八月札30克，黄芪30克，枳壳15克，升麻10克，水煎服。

2. 山　楂

山楂又名棠梂、赤枣子、海红果、酸梅子、山里红果。为蔷薇科植物山楂或野山楂的果实。以其生于山林、味酸多渣而得名。其果善于克化饮食，食积者饭后嚼数枚绝佳。亦有去其皮核，用果肉与糖蜜捣和作糕，或作成“糖葫芦”沿街叫卖，其味酸甜可口，甚得男女老幼的喜爱。入药有北、南山楂之分，北山楂气微清香，味酸微甜；南山楂气微质坚，味酸微涩。以北山楂为优。尚有山里红、湖北山楂、辽山楂、云南山楂亦在各地供药用。秋季成熟期采摘，横切成厚片，立即晒干。生用或炒黄、炒焦用。

现代研究：果实含山楂酸、酒石酸、枸橼酸、黄酮类、内酯、苷类、解酯酶及糖类，野山楂含山楂酸、槲皮素、绿原酸、咖啡酸、齐墩果酸、枸橼酸、苹果酸、维生素C、B_2，鞣酸、果酸、胡萝卜素及钙、磷、铁等。药理证实有增强心肌收缩力，增加输出量，减慢心率，扩张冠状动脉，增加血流量，抑制心律失常，降压、降脂、助消化，镇静、镇痉，收缩子宫和驱绦虫作用；对痢疾杆菌、变形杆菌、金黄色葡萄球菌、大肠杆菌有抑制作用。

山楂最早载《新修本草》，历代本草多有论述。《本草图经》云：“棠梂子生滁州，二月开白花，随便结实，采无时。”《本草纲目》云：“实有赤、黄二色，肥者如小林檎，小者如指头，九月乃熟，小儿采而卖之。”又云：“化饮食，消肉积，癥瘕，痰饮痞满吞酸，滞血痛胀。”《日用本草》云：“化食积，行结气，健胃宽膈，消血痞气块。”其性味酸、甘，微温。功能消食化积，行气散瘀。主治肉食积滞，胃脘胀痛，泻痢腹痛，瘀血经闭，产后瘀阻、恶露不尽，心腹刺痛。近年治疗高血压、冠心病及高脂血症有效。

简易疗法

1. 消化不良：山楂15克，麦芽10克，神曲10克，陈皮10克，莱菔子6克，水煎服。亦可用保和丸（成药），按说明服。

2. 细菌性痢疾：20%山楂煎剂，加糖矫味，每次200毫升，日服3

次，7~10日为1疗程。

3. 高脂血症：山楂60克，荷叶60克，白术30克，泽泻20克，草决明20克，研末蜜丸，每次9克，日服3次。

4. 高血压病：山楂30克，菊花15克，天麻10克，茶叶10克，水煎服。亦用于动脉硬化症。

5. 治冠心病：山楂60克，银杏叶30克，丹参30克，研末，每次6克，日服3次。

6. 经闭痛经：山楂30克，刘寄奴10克，玫瑰花10克，红花6克，香附10克，水煎服。

7. 产后腹痛：山楂15克，益母草15克，当归12克，桃仁6克，炮姜6克，水煎加黄酒调服。

8. 治绦虫病：山楂250克，洗净去核，下午3时至晚10时食完；次晨用槟榔60克加水煎至1茶杯，1次服完，卧床休息。以排出完整虫体为度。

3. 山　栀

山栀又名木丹、支子、枝子、黄栀子。为茜草科植物山栀的果实。亦称卮子，卮者酒器也，其果实相象，故以名之，古代医家对其应用经验不少，朱丹溪认为“大能降火，从小便泄去。”王好古谓“或用栀子利小便，实非利小便，清肺也。”缪希雍称“清少阴之热，则五内邪气自去，胃中热气亦除。”严西亭对其功用炮制发挥甚详：“上焦、中焦连壳，下焦去壳，洗去黄浆炒用，泻火生用，止血炒黑，内热用仁，表热用皮，淋症童便炒，退虚火盐水炒，劫心胃火痛姜汁炒，热痛乌药拌炒，清胃血蒲黄炒。”近代治疗范围扩大，临床应用广泛，是一味清热泻火的良药。10月间果实成熟呈黄色时采摘，除去果柄杂质，晒干或烘干。以个小、完整、仁饱满、内外色红者为佳。生用或炒黄、炒焦用。

现代研究：山栀子含多种环烯醚萜苷，如栀子苷、去羟栀子苷、京尼平-1-β-D-龙胆二糖苷及山栀苷；另有黄酮类栀子素、果胶、丹宁、藏红花素、藏红花酸、β-谷甾醇、二十九烷等。药理证实有兴奋胃肠平滑肌，减少胃酸分泌，抗炎、护肝、利胆、镇静、镇痛、降温、降压、止血（其黄色素炒制后则被破坏而无效）、降脂等作用；对金黄色葡萄球菌、脑膜炎双球菌、卡他球菌、皮肤真菌有抑制作用，并能杀死钩端螺旋体及血吸虫成虫。

山栀最早载《本经》，历代本草多有论述。《本草图经》云："木高七、八尺，叶似李而厚硬，又似樗蒲子。二、三月生白花，花皆六出。甚芬芳，俗说即西域詹匐也。夏、秋结实如诃子状，生青熟黄，中人深红，九月采实暴干。"《医学启源》云："疗心经客热，除烦除，去上焦虚热，治风。"《本草纲目》云："治吐血、衄血、血痢、下血、血淋、损伤瘀血，及伤寒劳复，热厥头痛，疝气，汤火伤。"其性味苦，寒。功能清热泻火，凉血解毒，利尿除烦。主治热病虚烦不眠，湿热黄疸，小便短赤，目赤咽肿，血热妄行、吐血、衄血、便血、尿血，热毒痈疡。凡脾虚便溏者忌服。

简易疗法

1. 吐血衄血：山栀6克，黄芩10克，侧柏叶10克，藕节15克，白及10克，水煎服。

2. 高热神昏：山栀10克，黄芩10克，黄连6克，黄柏6克，石菖蒲6克，石膏30克，水煎服。

3. 湿热黄疸：山栀10克，茵陈蒿30克，黄柏6克，大黄6克，甘草6克，水煎服。

4. 胆囊炎：山栀10克，郁金10克，金钱草30克，金银花15克，车前草15克，水煎服。

5. 肝火头痛：山栀20克，丹皮20克，柴胡20克，龙胆草20克，夏枯草20克，研末，每次6克，日服2次。

6. 口舌生疮：山栀6克，青黛6克，硼砂6克，冰片1克，五倍子3克，研末，外撒患处。

7. 外伤红肿：山栀10克，大黄10克，研末，取适量加蛋清调成糊状外敷。亦用于跌打损伤，软组织挫伤。

8. 水火烫伤：焦山栀20克，地榆20克，黄柏20克，冰片2克，研末加麻油调和外敷。

4. 山茱萸

山茱萸又名蜀枣、枣皮、实枣儿、山萸肉。为山茱萸科植物山茱萸的果肉。为补益肝肾、固涩收敛之药，许多畅销中成药地黄丸类都有其配伍，而且应用范围广泛。古代医家运用独具心得，贾九如称"为补肝助胆良品。"陈士铎谓"治阴虚火动之药。"近代张锡纯对其功效阐述颇详："山茱萸，大能收敛元气，振作精神，固涩滑脱。收涩之中兼具条畅之性，故又通利九窍，流通血脉，治肝虚自汗，肝虚胁疼腰疼，肝虚内风萌动，且敛正气而不敛邪气，与其他酸敛之药不同……”并创制许多新方，可谓熟练自如。10～11月间果实成熟变红后采摘，除去枝梗，文火烘焙，冷后取下果肉，再晒干或烘干。以无核、皮肉肥厚、色红油润者为佳。蒸熟或拌黄酒蒸用。入药又称“山萸肉”。

现代研究：果实含山茱萸苷、皂苷、鞣质、熊果酸、没食子酸、苹果酸、酒石酸及维生素A等；种子脂肪油中有棕榈酸、油酸及亚油酸等。药理证实能显著缓解实验动物晚期失血性休克的血压下降，使血压上升，增强心肌收缩性，提高心肌效率，扩张外周血管，有利于休克的治疗，并有利尿、降糖、降脂、抗衰老，升高外周白细胞和杀死腹水癌细胞作用；对金黄色葡萄球菌、志贺氏痢疾杆菌、伤寒杆菌及堇氏毛癣菌有抑制作用。

山茱萸最早载《本经》，历代本草多有论述。《本草图经》云：“叶如梅，有刺。二月开花如杏。四月实如酸枣，赤色。五月采实。”《名医别录》云：“肠胃风邪，寒热疝瘕，头风，风气去来，鼻塞，目黄，耳聋，面疱，温中，下气，出汗，强阴，益精，安五脏，通九窍。止小便利，明目，强力。”《日华子本草》云：“暖腰膝，助水脏，除一切风，逐一切气，破癥结，治酒。”其性味酸、涩，微温。功能补肝益肾，涩精固脱。主治肝肾不足，眩晕耳鸣，腰膝酸痛，阳痿遗精，尿频遗尿，崩漏带下，大汗虚脱，内热消渴。凡命门火衰、素有湿热及小便不利者忌服。

简易疗法

1. 久病虚脱：山萸肉30克，人参5克，附子5克，肉桂5克，水煎服。

2. 大汗亡阴：山萸肉30克，黄芪15克，党参15克，熟地黄15克，麦冬15克，水煎服。

3. 肾虚腰痛：山萸肉30克，熟地黄30克，枸杞子20克，补骨脂20克，巴戟天20克，浸泡于白酒500毫升中10日，每次15毫升，日服2次。

4. 阳痿遗精：山萸肉30克，仙灵脾30克，肉苁蓉30克，人参10克，鹿茸5克，研末，蜜丸，每次6克，日服2～3次。

5. 夜尿频数：山萸肉20克，益智仁20克，桑螵蛸20克，五味子20克，台乌药20克，研末，每次6克，日服2次。

6. 高血压病：山萸肉30克，天麻30克，菊花30克，石决明20克，罗布麻10克，研末，蜜丸，每次9克，日服2次。

7. 月经过多：山萸肉15克，茜草10克，荆芥穗10克，艾叶炭10

克，阿胶10克（烊化），水煎服。

8. 视物模糊：杞菊地黄丸或明目地黄丸（均含山茱萸，成药浓缩丸），每次8~10粒，日服2~3次，食前服。

5. 女贞子

女贞子又名冬青子、鼠梓子、白蜡树子。为木犀科植物女贞之果实。因其凌冬青翠，如女守贞操而得名。《琴操》载：鲁有处女见女贞木而作歌。苏颜颂序云："女贞之木，一名冬青。负霜青翠，振柯凌风。故清士钦其质，而贞女慕其名。"传说从前临安府有位苏员外，膝下一女名叫贞子，因与教书先生相爱，私订终身。员外嫌贫爱富，将女许配县太爷的公子。贞子不从而悬梁自尽。教书先生也因此忧郁成疾，经常去贞子坟上凭吊，见到坟旁长着一棵冬青树，他便无意中摘果充饥，只觉其味甘美，似乎像见到贞子似的，病情好了大半。此后每日皆食其果，其病不治而愈，并将此树取名女贞，以纪念贞子对爱情的忠贞不二。从此也成为爱情的象征。冬季果实成熟时采摘，除去枝叶晒干，或略熏后晒干。以粒大、饱满、色蓝黑、质坚实者为佳。拌黄酒蒸用。

现代研究：果实含齐墩果酸、甘露醇、葡萄糖、棕榈酸、硬脂酸、油酸、亚油酸；果皮含齐墩果酸、乙酰齐墩果酸、熊果酸；种子含脂肪油为棕榈酸、硬脂酸、油酸、亚麻酸等。药理证实能增强体液及细胞免疫功能，增加冠脉血流量，改善微循环，提高耐缺氧能力，升高白细胞，强心，利尿，缓泻及强壮作用。

女贞子最早载《本经》，历代本草多有论述。《本草图经》云："其叶似枸骨及冬青木，凌冬不凋，五月开细花，青红色。九月实成，似牛李子。"《本草正》云："养阴气，平阴火，解烦热骨蒸，止虚汗，消渴，及淋浊，崩漏，便血，尿血，阴疮，痔漏疼痛。亦清肝火，可以明目止泪。"《本草再新》云："养阴益肾，补气舒肝。治腰腿痛，通经和血。"其性味甘、苦，平。功能滋补肝肾，明目止泪。主治肝肾不足，头晕目眩，腰膝酸软，须发早白，视物昏花及阴虚内热证。凡脾胃虚寒泄泻及阳虚者忌服。

简易疗法

1. 慢性肝炎：女贞子12克，旱莲草12克，板蓝根15克，白花蛇舌草15克，白术10克，赤芍10克，水煎服。或服齐墩果酸片（由女贞子提取），每日60~90毫克。

2. 须发早白：女贞子20克，旱莲草20克，何首乌（制）20克，桑椹20克，黑芝麻20克，核桃仁20克，研末，蜜丸，每次9克，日服3次。

3. 视物模糊：女贞子20克，枸杞子20克，菊花20克，沙苑蒺藜20克，黄精20克，研末，每次6克，日服2次。

4. 治糖尿病：女贞子15克，山药10克，天花粉10克，黄芪15克，玉竹10克，地骨皮10克，水煎服。

5. 骨蒸潮热：女贞子12克，地骨皮10克，夏枯草10克，青蒿10克，鳖甲10克，水煎服。

6. 化疗后体弱：女贞子15克，当归15克，白术15克，党参15克，仙鹤草15克，鸡血藤15克，研末，每次6克，日服3次。适用于癌症所致者。

7. 白细胞减少：100%女贞子注射液，每次2~4毫升，日1~2次，肌内注射。

8. 支气管炎：女贞子浸膏片，每日量相当于生药50克，日2次分服。

6. 小茴香

小茴香又名小香、蘹香、谷茴香。为伞形科植物茴香的果实。茴香有两种，大茴香即大如柏实而裂八瓣之八角茴香，多作调料；小茴香子如麦粒，欲称土茴香，多入药用。陶弘景云："煮臭肉下少些，即无臭气。臭酱入末亦香，故曰回香。"可见多入调味品，以辟肉食之腥臊气味。9~10月果实成熟时采收、晒干打下种子，去净杂质。以颗粒均匀、饱满、黄绿色、香浓味甜者为佳。盐水拌炒黄用。

现代研究：果实含茴香油，主要为茴香脑、α-茴香酮、甲基胡椒酚、右旋及左旋柠檬烯、α-蒎烯、双戊烯、茴香醛，亦分离出黄酮化合物槲皮素。药理证实茴香油可作驱风剂，可排除腹内胀气，减轻疼痛，降低胃的张力，而又刺激使胃肠蠕动正常化，缩短排空时间；小茴香酮有与樟脑相似的某些局部刺激作用；亦有升高白细胞（中性粒细胞）、抗菌作用。

小茴香最早载《新修本草》，历代本草多有论述。《本草图经》云："三月生叶，似老胡荽，极疏细，作丛，至五月高三、四尺。七月生花，头如伞盖，黄色。结实如麦而小，青色。北人呼为土茴香，茴、蘹声近故云耳。"《开宝本草》云："主膀胱、肾间冷气及肓肠气，调中止痛，呕吐。"《玉楸药解》云："治水土湿寒，腰痛脚气，固瘕寒疝。"其性味辛，温。功能散寒止痛，理气和胃。主治寒疝腹痛，睾丸偏坠，痛经，少腹冷痛，脘腹胀满，食少吐泻，睾丸鞘膜积液。凡阴虚火旺者慎服。

简易疗法

1. 寒疝疼痛：小茴香10克，橘核10克，荔枝核10克，川楝子10克，广木香6克，水煎服。或单味研末，每次3~6克，开水冲泡后服，服后仰卧，下肢并拢，膝关节半屈曲，使之复位。

2. 鞘膜积液：小茴香15克，食盐5克，同炒焦研末，打入青壳鸭蛋1~2只同煎为饼，临睡前用温米酒送下，4日为1疗程。

3. 痛经日久：小茴香10克，炒白芍15克，当归15克，香附10克，元胡10克，水煎服。于月经前3日开始服至来潮。

4. 梦泄遗精：小茴香30克，葫芦巴30克，补骨脂30克，龙骨30克，核桃仁30克，羊肾3对（切开盐擦炙熟），上药前4味研末，后2味捣泥成膏，黄酒煎煮糊丸，每次6~9克，日服2次，淡盐水送下。

5. 耳鸣耳聋：小茴香10克，穿山甲10克，石菖蒲10克，全蝎10克，蝉蜕10克，僵蚕10克，研末，装入胶囊，每次2~3克，日服2次。

6. 晚期血吸虫病：茴香消痞丸（成药），每次6克，日服2次。有消痞、利水、补血作用。但年老体弱、泄泻、黄疸及恶液质者应忌服。

7. 无花果

无花果又名蜜果、文仙果、映日果、奶浆果。为桑科植物无花果的干燥花托。无花果并非没有花，而是它的花器构造和序花过程比较特殊，为单生花序，主轴肥厚肉质花，形成囊状，在囊内隐伏花序。我们食用的就是肉质花的花的花果托，称为聚合果。秋季采收后反复晒干。以干燥、青黑色或暗棕色、无霉蛀者为佳。

现代研究：果实含葡萄糖、果糖、蔗糖、柠檬酸和少量延胡索酸、琥珀酸、丙二酸、吡咯烷羧酸、草酸、苹果酸、奎宁酸、莽草酸，以及植物生长激素（茁壮素）；其乳汁中尚含抗癌成分及淀粉糖化酶、酯酶、脂肪酶、蛋白酶等。药理实验对艾氏肉瘤，移植性腺瘤、肉瘤，自发性乳癌有抑制作用，并能延续骨髓性白血病、淋巴肉瘤之发展，使其退化；亦有提高免疫功能，防治癌症，减轻其放化疗的毒副作用及防老抗衰、缓泻、降压作用。

无花果最早载《救荒本草》，历代本草亦有论述。《本草纲目》云："无花果，出扬州及云南，今吴、楚、闽、越人家，亦或折枝插成。枝柯如枇杷树，三月发叶如花构叶。五月内不花而实，实出枝间，状如木馒头，其内虚软。”《滇南本草》云：“敷一切无名肿毒，痈疽疥癞癣疮，黄水疮，鱼口便毒，乳结，痘疮破烂；调芝麻油搽之。”《云南中草药》云：“健胃止泻，祛痰理气。治食欲不振，消化不良，肠炎，痢疾，咽喉痛，咳嗽痰多，胸闷。”其性味甘，平。功能健胃调肠，消肿解毒。主治纳差食少，肠炎，痢疾，便秘，痔疮，喉痛，痈疮疥癣，缺乳。

简易疗法

1. 消化不良：无花果 60 克，切块炒焦，研末，每次 10 克，日服 2 次，加糖调服。

2. 胃溃疡病：无花果 60 克，金针菜 30 克，焙干研末，每次 6 克，日服 3 次，开水冲下。

3. 肠炎痢疾：鲜无花果 60 克，鲜山楂 60 克，捣烂加红糖调服，分 4 次 2 日服完。

4. 痔疮、便秘：鲜无花果 10 个，空腹生食或水煎服。

5. 秋燥咳嗽：鲜无花果 100 克，生梨汁 100 毫升，加水煎煮入冰糖调服，分 4 次 2 日服完。

6. 乳汁缺少：无花果 60 克，猪蹄 1 只，加水炖熟食用。

7. 癌症食疗：无花果 60 克，粳米 100 克，薏苡仁 60 克，加水熬粥常食。

8. 外伤出血：无花果适量，焙干研末撒患处。

8. 木　瓜

木瓜又名木瓜实、铁脚梨。为蔷薇科植物木瓜的果实。木瓜不仅是观赏花木，亦是食疗佳品，春季满树绽红，艳比桃花；夏日枝头挂果，黄绿清香。南北朝宋帝刘裕时期，宣州木瓜就奉为贡品，由于江南土壤肥沃，雨量充沛，光照适度，所以栽培的木瓜果大肉厚，体糯味酸，色泽鲜黄，品质上乘。南宋陆游诗云：“宣城绣瓜有奇香，偶得并蒂置枕旁。亡根互用亦何常，我以鼻嗅代舌尝。”梅尧臣亦云：“百果各甘酸，或由人所植。木瓜闻卫诗，赠好非玉色。”可见当时宣州木瓜已名闻天下了。木瓜亦为治疗风湿病之良药，古方木瓜丸、木瓜酒以其显著疗效而深受患者欢迎，至今应用不衰。9~10 月采收熟果，入沸水中煮 5~10 分钟捞出，晒至外皮起皱，纵剖 2~4 块，再晒至色变红足干。以个大、皮皱、紫红色者为佳。切片或炒用。

现代研究：木瓜含皂苷、苹果酸、酒石酸、柠檬酸、维生素 C、黄酮类、鞣质等。药理证实水煎剂对小白鼠关节有明显消肿作用，亦用于治疗腓肠肌痉挛。

木瓜最早载《雷公炮炙论》，历代本草多有论述。《本草图经》云："木瓜处处有之，而宣城者为佳。木状如柰，春末开花，深红色。其实大者如瓜，小者如拳，上黄似着粉。"《名医别录》云："主湿痹邪气，霍乱大吐下，转筋不止。"《海药本草》云："敛肺和胃，理脾伐肝，化食止渴。"其性味酸，温。功能和胃化湿，平肝舒筋。主治湿痹拘挛，腰膝酸重，关节疼痛，吐泻转筋，脚气水肿。凡小便不利、胃有积滞者忌服。

简易疗法

1. 关节疼痛：木瓜 10 克，五加皮 10 克，独活 10 克，防己 6 克，牛膝 10 克，水煎服。

2. 风湿痹痛：木瓜 60 克，牛膝 30 克，桑寄生 30 克，豨莶草 30 克，浸泡于白酒 500 毫升中 10 日，每次 20 毫升，日服 2 次。

3. 急性胃肠炎：木瓜 10 克，藿香 10 克，吴茱萸 6 克，砂仁 6 克，生姜 6 克，水煎服。

4. 小腿转筋：木瓜 30 克，当归 30 克，水煎加黄酒调服。即腓肠肌痉挛。

5. 脚气疼痛：木瓜 10 克，生苡米 30 克，花生 20 克，赤小豆 20 克，加水熬粥食用。

6. 咳嗽气喘：木瓜 1 个，去皮后蒸熟，加蜂蜜 50 克，拌匀食用。

7. 术后肠粘连：木瓜 50 克，牛膝 50 克，研末，每次 6 克，日服 3 次，加少量白酒调服。

9. 木蝴蝶

木蝴蝶又名千张纸、玉蝴蝶、云故纸、白千层。为紫葳科植物木蝴蝶的种子。蒴果扁平，阔线形，边缘稍内弯似船形，中央有一条略微突出的背缝，果爿木质，成熟后沿腹缝开裂；种子多数，为半透明的膜质翅所包围成很薄的片状体。于果实成熟时采摘，取出种子，晒干或烘干。以干燥、色白、大而完整者为佳。多生长于南方山坡、溪谷及灌木丛中，每逢冬季，便从树上飘下翩翩起舞的薄片，类似蝴蝶，上下翻飞。实际上是木蝴蝶树的白色椭圆形种子，也是一种播种的方式。

现代研究：果种含脂肪油，其中油酸占 80.4%；还含木蝴蝶苷 A 及

B、黄芩苷元、特士苷、苯甲酸、白杨素等。药理证实水煎剂有防治白内障作用，白杨素有抗癌活性，黄芩苷元有抗炎、抗变态反应、利尿、利胆作用。

木蝴蝶最早载《本草纲目拾遗》："治心气痛，肝气痛，下部湿热"。历代本草亦有论述。《滇南本草》云："定喘，消痰，破蛊积，除血蛊，气蛊之毒。又能补虚，宽中，进食。"《常用中草药手册》（广州）云："清肺热，利咽喉。治急慢性支气管炎，肺结核咳嗽，咽喉肿痛，扁桃体炎。"其性味甘、苦，凉。功能清肺利咽，疏肝和胃，生肌敛疮。主治肺热干咳，百日咳，咽喉肿痛，声音嘶哑，扁桃体炎，肝胃气痛，心腹疼痛，疮口不敛。

简易疗法

1. 急性气管炎：木蝴蝶3克，桑白皮10克，浙贝母10克，款冬花10克，杏仁10克，水煎服。

2. 喉痛音哑：木蝴蝶20克，青果20克，胖大海20克，甘草20克，桔梗20克，研粗末，每次6克，开水冲泡饮。

3. 消化性溃疡：木蝴蝶、凤凰衣各30克，马勃、象贝母各20克，血余炭、琥珀各15克，共研细末，每次2克，日服3次。

4. 肝胃气痛：木蝴蝶20克，八月札20克，乌药20克，香附20克，佛手20克，研末蜜丸，每次6克，日服3次。

5. 疮疡不敛：木蝴蝶浸湿外贴患处，或焙干研末外敷。

10. 五味子

五味子又名玄及、面藤、五梅子、山花椒。为木兰科植物五味子的果实。以其五味具全而得名，谓皮肉甘酸，核中辛苦，都有咸味，实则以酸涩为主。古代医家运用皆有新意：倪纯宇认为"敛气生津之药也。"赵其光称"为咳嗽要药，凡风寒咳嗽，伤暑咳嗽，伤燥咳嗽，劳伤咳嗽，肾水虚嗽，肾火虚嗽，久嗽喘促，脉浮虚，按之弱如葱叶者，天水不交也，皆用之。"李时珍论述尤详："入补药熟用，入嗽药生用。""酸咸入肝而补肾，辛苦入心而补肺，甘入中宫益脾胃。"按五味入五脏之说，此药可通治五脏病证。近代经过深入研究，其治疗范围扩大，疗效日益显著。霜降后果实成熟期采摘，除去杂质，晒干。以紫红色、粒大、肉厚、有油性及光泽者为佳。生用或蜜炙、黄酒蒸用。

现代研究：果实含五味子素及其类似物，主要为柠檬醛，尚有柠檬酸、苹果酸、挥发油，少量酒石酸、叶绿素、甾醇、维生素C及E等；种子含脂肪油，内含木脂素类成分如五味子甲、乙、丙素，五味子醇甲和乙，五味子酯甲和乙等。药理证实有强壮中枢神经，改善智力活动，消除疲劳，兴奋呼吸中枢，增强机体对非特异性刺激的防御能力，增强肾上腺皮质功能，促进基础代谢，调节胃液和胆汁分泌，降低实验性肝损害所致的血清转氨酶增高，并有止咳、祛痰、镇静、抗惊厥、抗菌、抗病毒、抗过敏、抗衰老及兴奋子宫等作用。

五味子最早载《本经》，历代本草多有论述。《新修本草》云："蔓生木上，其叶似杏而大。子作房如落葵，大如蘡子。出蒲州及蓝田山中，今河中府岁贡之。"《日华子本草》云："明目，暖水脏，治风，下气，消食，霍乱转筋，痃癖奔豚冷气，消水肿，反胃，心腹气肿，止渴，除烦热，解酒毒，壮筋骨。"《本草蒙荃》云："风寒咳嗽，南五味为奇，虚损劳伤，北五味最妙。"其性味酸，涩，温。功能敛肺滋肾，生津止渴，涩精制泻，养心敛汗。主治久嗽虚喘，津少消渴，自汗盗汗，遗精滑精，久泻不止，心悸失眠，健忘多梦。凡外有表邪、内有实热者忌服。

简易疗法

1. 肺寒咳嗽：五味子9克，细辛3克，茯苓12克，干姜6克，杏仁9克，水煎服。

2. 肺肾虚喘：五味子10克，人参10克，蛤蚧1对，紫菀20克，阿胶20克，研末蜜丸，每次6克，日服2次。

3. 心悸失眠：五味子20克，丹参20克，酸枣仁30克，柏子仁30克，麦冬30克，研末，每次6克，睡前服。

4. 五更泄泻：五味子10克，诃子10克，肉豆蔻10克，补骨脂10克，吴茱萸6克，水煎服。

5. 遗精腰痛：五味子20克，枸杞子20克，菟丝子20克，杜仲20克，鹿茸10克，浸泡于白酒500毫升中10日，每次15毫升，日服次2次。

6. 慢性肝炎：五仁醇胶囊（成药），每次3粒，日服3次。或五灵丸（成药），每次1丸，日服3次。有降酶、保肝和抗肝纤维化作用。

7. 自汗盗汗：五味子10克，山萸肉15克，水煎服。

8. 治糖尿病：五味子10克，黄芪30克，天花粉20克，生地20克，知母20克，研末蜜丸，每次9克，日服3次。

11. 王不留行

王不留行又名麦蓝子、剪金花、留行子、王不留。为石竹科麦蓝菜属植物麦蓝菜的干燥成熟种子。李时珍释名云："此物性走而不住，虽有王命不能留其行，故名。"又云："能走血分，乃阳明冲任之药。俗有'穿山甲、王不留，妇人服了乳长流'之语，可见其性行而不住也。"传说此药是药王发现的，当年王郎率兵追杀主公刘秀，黄昏时来到药王的家乡，扬言他的主子是真正的汉室后裔，刘秀是冒充汉室的孽种，要老百姓给他们送饭送菜，并让村民腾出房子给他们住。这村里的老百姓知道他们是祸乱天下的奸贼，就不搭理他们。等到天黑，百姓还不把饭菜送来，王郎不由心中火起，便带人进村催要，走遍全村，家家关门锁户，没有一缕炊烟。他气急败坏，扬言要踏平村庄，斩尽杀绝。此时一参军进谏道：此地青纱帐起，树草丛生，庄稼人藏在暗处，哪里去找。不如赶紧离开此地，也好保存实力追杀刘秀，王郎才传令离开了这个村庄。药王于是根据这段历史，就称田间那草药为"王不留行"，就是此村不留王莽、王郎食宿，借此让人们记住"得人心者得天下"之理。本药为活血通经下乳常用药，性喜下行，走而不守，对妇科血瘀痛经、闭经、产后乳汁不下，每恃为要药，并用治痈肿、淋证以及前列腺炎。夏季芒种前后，东北地区在秋季，当果实成熟、果皮尚未开裂时采割植株，打下种子，晒干。以粒均匀、饱满。色黑者为佳。炒后用。

现代研究：含王不留行皂苷、王不留行次皂苷等多种皂苷；王不留行皂苷水解得棉根皂苷元、葡萄糖醛酸、葡萄糖、木糖、阿拉伯糖、岩藻糖、鼠李糖；次皂苷水解得棉根皂苷元和葡萄糖醛酸；还含淀粉、脂肪、蛋白质、灰分，以及生物碱、香豆精，并含异肥皂草苷、黄酮苷、棉子糖，异肥皂草苷水解得肥皂草素和牡荆素。药理证实有抗早孕、兴奋子宫、抗炎作用。毒性可致光敏性皮炎。

王不留行最早载《本经》："主金疮，止血逐瘀，出刺，除风痹内寒。"历代本草皆有论述。《本草纲目》云："多生麦地中。苗高者一、二尺。三、四月开小花，如铎铃状，红白色。结实如灯笼草子，壳有五棱，壳内包一实，大如豆。实内细子，大如菘子，生白熟黑，正圆如细珠可爱。"《名医别录》云："止心烦鼻衄，痈疽恶疮，瘘乳，妇人难产。"其性味苦，平。功能通经下乳，解毒消痈，利尿通淋。主治瘀血阻滞，月经不调，经闭痛经，产后乳汁不下，乳痈肿痛，痈肿疮毒，诸淋涩痛。孕妇忌用。

简易疗法

1. 产后缺乳：王不留行10克，穿山甲10克，瓜蒌10克，通草6克，丹参6克，水煎服。亦用于乳房胀痛、乳汁不通。

2. 石淋血淋：王不留行10克，车前子10克，石韦15克，滑石10克，木通6克，水煎服。亦用于小便淋漓、茎中疼痛。

3. 闭经腹痛：王不留行10克，益母草30克，红花10克，牛膝10克，当归12克，水煎服。亦用于血瘀痛经。

4. 带状疱疹：王不留行适量，焙黄研末，温开水调成糊状，外敷患处，每日2次。

5. 儿童近视：取眼、目、肝、肾等相关耳穴，用王不留行贴于胶布上，固定在穴位最痛点，然后进行按揉，使之出现酸、麻、胀、痛感，每日3~4次，每次1分钟。

12. 牛蒡子

牛蒡子又名恶实、鼠粘子、大力子。为菊科植物牛蒡的干燥果实。因其根大如牛之膀骨而得名。又名恶实，李时珍释云："其实状恶而多刺钩，故名。其根叶皆可食，人呼为牛菜，术人隐之，呼为大力也。"古代医家对其运用有得：陈藏器云主风毒肿诸瘘；张元素言主润肺、散结气、利咽膈、去皮肤风、能十二经络者；李东垣谓其用有四：治风湿瘾疹，咽喉风热，散诸肿疮疡之毒，利凝滞腰膝之气。因而称"散风除热解毒之要药。"临床常用于治疗咽喉红肿、痄腮肿痛、疮疡肿毒及痰热咳嗽，为利咽消肿常用药，还可以透发麻疹。由于富含油脂，性寒滑利，故不宜于脾虚腹泻者。8~9月果实成熟时，分批采集晒干，打出果实，除去杂质，再晒至全干。文火炒用。其根亦入药。

现代研究：含脂肪油约25%~30%，主要为棕榈酸、硬质酸等的甘油酯；已知的有两分子苯丙素聚合而成的葡萄糖甙牛蒡苷，三分子苯丙素聚合而成的拉伯酚A、B等苯丙素酚类；尚有甾醇、维生素B等。药理证实其提取物对实验动物有解热降温、降血糖、提高碳水化合物耐量、扩张血管、降低血压、抗菌（对多种致病性真菌有抑制作用，其叶抗金黄色葡萄球菌，抗菌成分以植物开花期含量最高）作用。

牛蒡子最早载《名医别录》，历代本草皆有论述。《本草纲目》云："三月生苗，起茎高者三、四尺。四月开花成丛，淡紫色。结实如枫梂而小，萼上细刺百十攒簇之，一棣有子数十颗。其根大者如臂，长者近尺。其色灰郁。七月采子，十月采根。”《药性论》云：“除诸风，利腰脚，又散诸结节、筋骨烦热毒。”《本草蒙筌》云：“止牙齿蚀痛，散面目浮肿，退风热利咽喉不利，及腰膝风凝；驱风湿瘾疹盈肌，并疮疡毒盛。明目补中，润肺散气。”其性味辛、苦，寒。功能疏散风热，宣肺透疹，解毒利咽。主治风热感冒，咳嗽痰多，麻疹风疹，咽喉肿痛，痄腮丹毒，痈肿疮毒等。凡气虚便溏及痈疽已溃者忌用。

简易疗法

1. 风热感冒：牛蒡子 10 克，桑叶 10 克，菊花 12 克，银花 12 克，水煎服。亦用于咳嗽、喉痛、咽痒等症。

2. 痰厥头痛：牛蒡子 10 克，旋覆花 10 克，胆南星 6 克，白芷 6 克，水煎服。

3. 咽炎肿痛：牛蒡子 10 克，桔梗 10 克，山豆根 6 克，薄荷 6 克，甘草 6 克，水煎服。

4. 痈疽疮毒：牛蒡子 10 克，银花 15 克，连翘 12 克，苦参 10 克，地丁草 10 克，水煎服。亦用于流行性腮腺炎。

5. 麻疹不畅：牛蒡子 10 克，西河柳 10 克，紫草 6 克，蝉蜕 6 克，葛根 6 克，水煎服。

6. 皮肤瘙痒：牛蒡子 12 克，地肤子 12 克，蝉蜕 6 克，浮萍 6 克，水煎服。亦用于风疹瘙痒。

13. 乌　梅

乌梅又名梅实、重梅、春梅、桔梅肉。为蔷薇科植物梅之干燥未成熟果实。人们都知道梅花的艳丽夺目，却很少重视梅子的酸甜可口。《世说新语》有则“望梅止渴”的故事：曹操带领军队走到干旱无水之地，兵士们连日行军，口内干渴难忍。曹操便哄骗说前边不远有片梅林，到那里摘梅子吃，就可以解渴了。兵士们一听，顿时口内生出津液，干渴就得到缓解。后来便用这个成语来比喻用空想来安慰自己。乌梅是于 5 月间采摘将成熟的果实，将青梅按大小分开，用文火（40℃）炕焙，待到六成时翻动，使之干燥均匀，2～3 日后果肉呈黄褐色并起皱皮，再焖 2～3 日则变成黑色，这便是其加工方法。以个大、肉厚、核小、外皮乌黑色、不破裂露核、柔润、味极酸者为佳。生用或炒炭用。酸梅粉及酸梅饮料即用此为原料。

现代研究：果实含柠檬酸、苹果酸、琥珀酸、碳水化合物、谷甾醇、蜡样物质及齐墩果酸样物质，在成熟期含氢氰酸。药理证实对炭疽杆菌、白喉和类白喉杆菌、葡萄球菌、枯草杆菌、肺炎球菌均有抑制作用，对大肠杆菌、宋内氏痢疾杆菌、变形杆菌、伤寒和副伤寒杆菌、绿脓杆菌、霍乱弧菌也有效；还有抗真菌、抗过敏、杀肠虫作用，蛔虫在溶液中活动明显抑制。

乌梅最早载《本草经集注》，历代本草多有论述。《本草品汇精要》云："梅，木似杏而枝干劲脆，春初开白花，甚清馥，花将谢而叶始生，二月结实如豆，味酸美，人皆啖之。五月采将熟大于杏，以百草烟熏至黑色为乌梅，以盐腌暴干者为白梅也。"《本经》云："主下气，除热烦满，安心，肢体痛，偏枯不仁，死肌，去青黑痣、恶肉。"《本草纲目》云："敛肺涩肠，治久嗽，泻痢，反胃噎膈，蛔厥吐利，消肿，涌痰，杀虫，解鱼毒、马汗毒、硫黄毒。"其性味酸、涩，平。功能敛肺止咳，生津止血，涩肠安蛔。主治肺虚久咳，虚热烦渴，泄泻久痢，崩漏下血，蛔厥腹痛，胆囊炎，胆石症，糖尿病。凡外有表邪、内有实热积滞者忌服。

简易疗法

1. 肺虚久咳：乌梅 12 克，半夏 10 克，杏仁 10 克，紫菀 10 克，五味子 6 克，水煎服。

2. 食欲不振：乌梅 15 克，山楂 15 克，麦芽 10 克，水煎加红糖调服。

3. 泄泻久痢：乌梅 10 克，焦山楂 10 克，地锦草 6 克，诃子 10 克，赤石脂 10 克，水煎服。

4. 虚热烦躁：乌梅 6 克，山栀 10 克，淡豆豉 10 克，生地 10 克，玄参 10 克，水煎服。

5. 牙关紧闭：乌梅肉适量，擦牙齿用，直至涎出口开。用于中风所致之证。

6. 蛔虫腹痛：乌梅 30 克，花椒 6 克，黄连 6 克，生姜 6 克，白芍 15 克，水煎服。

7. 直肠脱垂：乌梅炭 10 克，冰片 0.2 克，研末，洗净患部，取适量香油调成糊状外涂。亦用于子宫脱垂。

8. 足底鸡眼：乌梅肉 5 克，樟脑 0.2 克，捣成泥状，外敷患处，包扎，直至干脱。

14. 火麻仁

火麻仁又名麻子仁、大麻子。为桑科大麻属植物大麻的种仁。古代医家应用颇有心得：缪希雍谓“麻子，性最滑利。甘能补中，中得补则气自益，甘能益血，血脉复则积血破，乳妇产后余疾皆除矣。”刘若金言“麻子仁，非血药而有化血之液，不益气而有行气之用，故于大肠之风燥最宜。”因为常用润肠通便药，其性甘平油润，能滑润肠道，并兼有一定的滋养补虚作用，尤宜于老年、病后及妇女产后津枯血少的肠燥便秘。于秋冬果实成熟时，割取全株，晒干，打下果实，除去杂质。以色黄、无皮壳、饱满者为佳。

现代研究：其种子含脂肪油，其主要成分是饱和脂肪酸、不饱和脂肪酸、油酸、亚油酸、亚麻酸、大麻酚、另含植物钙镁等。药理证实因其含脂肪油较多，为润滑性泻药；麻仁丸水溶液对离体家兔肠管，可使蠕动波幅增大，频率加快；酊剂去酒精做成乳剂，给麻痹猫十二指肠注入，可有降压作用，给大鼠灌服，血压也下降；并有阻止喂高脂饲料的大鼠血清胆固醇升高作用。

火麻仁最早载《本经》，历代本草皆有论述。《本草纲目》云：“叶狭而长，状如益母草叶，一枝七叶或九叶。五、六月开细黄花成穗，随即结实，大如胡荽子，可取油。剥其皮作麻。”《药性论》云：“治大肠风热结涩及热淋。”《日华子本草》云：“补虚劳，长肌肉，下乳，止消渴，催生，治横逆产。”其性味甘，平。功能润燥，滑肠，通淋，活血。主治血虚、津亏肠燥便秘，消渴，热淋，风痹，痢疾，月经不调，疥疮，癣癞。凡肠滑下泻者忌用。若过量可致中毒，引起胃肠道及中枢神经系统症状，应予注意。

简易疗法

1. 习惯性便秘：火麻仁 30 克，枳实 20 克，芍药 20 克，厚朴 20 克，杏仁 20 克，大黄 10 克，研为细末，炼蜜为丸，每次 6 克。日服 2 次。

2. 虚人肠燥：火麻仁 20 克，紫苏子 20 克，研末，加水煮成糊状，分 4 次，2 日服完。

3. 心悸失眠：火麻仁 10 克，当归 12 克，麦冬 10 克，五味子 10 克，炙甘草 10 克，水煎服。亦用于室性早搏者。

4. 肺燥咳嗽：火麻仁 10 克，桑白皮 15 克，炙杏仁 10 克，枇杷叶 10 克，水煎加蜂蜜适量服。

5. 胃热口疮：火麻仁 10 克，银花 15 克，大黄 6 克，芒硝 6 克，甘草 6 克，水煎服。

15. 白　果

白果又名灵眼、佛指甲、佛指柑、公孙树。为银杏科植物银杏的种子。是最古老的树种，生长可达千年之久，而且生物特征坚持亿年不改，称为“活化石”，为我国独有的植物。宋代杨万里赞云：“深灰残火累相遭，小苦微甘韵更高。未必鸡头如鸭脚，不妨银杏伴金桃。”因其叶片类似鸭脚，故而称之。10～11月采收成熟果实，堆放地上或浸入水中，使外皮腐烂或捣去，洗净晒干。以外壳白色、种仁饱满，里面色白者为佳。目前科研人员对其进行深入研究，发现银杏可以改善人的血液循环，提高记忆力和智力，用于治疗哮喘等呼吸系病疾病有良效。尤其是从银杏叶提取出黄酮苷新药，有增强免疫功能，增加血液流量，抗血小板聚集，降低血粘度，降脂降压，预防癌症等作用，用于治疗血脑血管疾病、脑功能衰退有显著效果。以银杏叶生产的片剂、口服液、注射液，在国内外医药市场具有广阔的前景。

现代研究：种子含少量氰苷、赤霉素和动力精样物质；内胚乳分离出两种核糖核酸酶，以及多种氨基酸；外种皮含有毒成分白果酸、氢化白果酸、氢化白果亚酚、白果酚、白果醇，尚含天门冬素、甲酸等。药理证实有降压、扩张冠脉、增加毛细血管通透性；祛痰、改善气管粘膜分泌机能；收敛、解痉、免疫抑制作用；能抑制结核杆菌的生长，对多种类型的葡萄球菌、链球菌及白喉杆菌、炭疽杆菌、枯草杆菌、大肠杆菌、伤寒杆菌有不同抑制作用。

银杏叶的提取物含黄酮类化合物银杏双黄酮、异银杏双黄酮、白果素、槲皮素、山柰素及银杏内酯A、B、C、白果内酯等；有清除自由基的生成，抑制细胞膜脂质过氧化，提高红细胞SOD活性；抗心肌缺血，增加冠脉血流量，对心肌缺血引起的心功能紊乱有保护作用；抗脑缺血，扩张脑血管，促进脑血液循环，改善脑代谢，增翌颈动脉血流量；防止血栓形成，抗血小板聚集；降低血液黏度，增强红细胞的变形能力；降低血中甘油三酯，提高血中高密度脂蛋白胆固醇含量等作用。临床用于冠心病、脑梗死、脑血管痉挛、脑外伤后遗症、老年痴呆、高脂血症、震颤麻痹、下肢动脉炎、眩晕综合征、慢性支气管炎等。

白果最早载《日用本草》，历代本草有所论述。《本草纲目》云：“银杏，原生江南，以宣城者为胜，树高二、三丈，叶薄，纵理俨如鸭掌形，有刻缺，面绿背淡，二月开花成簇，青白色，二更开花，随即卸落，人罕见之。一枝结子百十，状如楝子，经霜乃熟，烂去肉取核为果，其核两头尖，其仁嫩时绿色，久则黄。”又云：“熟食温肺益气，定喘嗽，缩小便，止白浊；生食降痰，清毒杀虫；捣涂鼻面手足，去皶泡，䵟𪒟，皴皱及疥癣疳䘌、阴虱。”《本草再新》云：“补气养心，益肾滋阴，止咳除烦，生肌长肉，排脓拔毒，消疮疥疽瘤。”其性味甘、苦、涩，平，有小毒。功效敛肺定喘，止带缩尿。主治肺虚气喘，咳嗽痰多，带下白浊，尿频遗尿。有实邪者忌服。生食或适量可引起发热、惊厥、呼吸困难等中毒症状。入药去其硬壳及内层红白色薄皮、心芽，熟食 1 次不得多于 10 枚。

简易疗法

1. 慢性支气管炎：白果仁、甜杏仁 20 克，胡桃肉、花生仁 40 克，共研细末，每日清晨取 20 克，鸡蛋 1 枚，加调料冲服，常年不断。

2. 咳嗽痰喘：白果仁 30 克；加水煎煮熟透，入冰糖 15 克制成糖浆，每次 10 毫升，日服 1 次。

3. 肺结核病：白果仁 100 枚，浸于生菜子油中 100 日，每日饭前及睡前各服 1 粒。可改善症状。

4. 遗精尿频：白果仁 15 克，覆盆子 10 克，猪膀胱 1 个（洗净切块），加水入砂锅中煮烂，佐调料食用，日 2～3 次。

5. 白带不止：白果仁 9 克，莲肉 15 克，乌骨鸡 100 克，葡萄酒 30 毫升，共炖熟食用。

6. 慢性肾炎：白果仁 10 克，芡实 30 克，糯米 100 克，熬粥加白糖调服。

7. 心脑血管病：银杏叶片，或胶囊、口服液、舒血宁片，按说明服。有抗心肌缺血、脑缺血、动脉硬化作用，治疗冠心病心绞痛、高血压、高脂血症及动脉粥样硬化等病。

16. 白豆蔻

白豆蔻又名多骨、壳蔻、白蔻。为姜科植物白豆蔻的果实。因其壳白厚，其形如豆，物盛多曰蔻，故而名之。唐代牡牧诗云：“娉娉袅袅十三余，豆蔻梢头二月初。春风十里扬州过，卷上珠帘总不如。”以豆蔻花比喻窈窕少女，后人则以“豆蔻年华”加以形容。不仅中国如此，国外如印度有个习俗：采摘豆蔻必须是身着艳丽的少女，只有经过她们触摸，才会果实丰收；而且新娘手腕所系的银质小盒，里面盛放的是新郎首次赠予的豆蔻。可见豆蔻在人们心目中的位置是何等重要。10～12 月果实呈黄绿色尚未开裂时采收，除去杂质，晒干。以个大、饱满、果皮薄而完整、气味浓厚者为佳。连壳捣碎或取仁捣碎用。

现代研究：果实中含挥发油，其中有 d－龙脑、d－樟脑、葎草烯及其环氧化物，1，8－桉叶素、α－及 δ－松油烯、α－及 β－蒎烯、石竹烯、月桂烯、桃金娘醛、葛缕酮、松油烯－4－醇、香桧烯等。药理证实能促进胃液分泌，兴奋肠管蠕动，驱除肠内积气，并抑制肠内异常发酵，有芳香健胃驱风作用；并有兴奋与抑制肠管，挥发油对实验性肺结核能增强小剂量链霉素的作用；其壳煎剂对痢疾杆菌有抑制作用。

白豆蔻最早载《本草拾遗》：“白豆蔻，其草形如芭蕉，叶似杜若，长八、九尺而光滑，冬夏不凋；花浅黄色，子作朵如葡萄，初出微青，熟则变白，七月采之。”历代本草多有论述。《开宝本草》云：“主积冷气，止吐逆，反胃，消谷下气。”《本草纲目》云：“治噎膈，除疟疾，寒热，解酒毒。”其性味辛，温。功能化湿消痞，行气温中，开胃消食。主治湿浊中阻，不思饮食，湿温初起，胸闷不适，寒湿呕逆，胸腹胀痛，饮食积滞。凡阴虚血燥而无寒湿者忌服。

简易疗法

1. 恶心呕吐：白蔻仁 2 枚，嚼碎慢咽，之后饮水。亦用于口臭。

2. 食欲不振：白豆蔻 6 克，山楂 15 克，麦芽 15 克，鸡内金 10 克，陈皮 10 克，甘草 6 克，水煎服。

3. 胃脘胀满：白豆蔻 9 克，厚朴 12 克，香附 10 克，生姜 6 克，莱菔子 6 克，水煎服。

4. 反胃吐酸：白豆蔻 20 克，砂仁 20 克，丁香 10 克，生姜 10 克，煅瓦楞 20 克，研末，每次 6 克，日服 2～3 次。

5. 中暑胸闷：白豆蔻 6 克，藿香 10 克，佩兰 10 克，苏叶 6 克，佛手 6 克，水煎服。

6. 妊娠恶阻：白豆蔻 6 克，白术 12 克，竹茹 6 克，生姜 6 克，苏梗 6 克，水煎加红糖频饮。

17. 白芥子

白芥子又名北芥子、辣菜子、呛辣子。为十字花科植物白芥的种子。因其叶如芥而白得名。主产安徽、河南、四川、陕西、浙江等省，全国各地菜园多有栽培。其气锐走散，通经络，利气机，豁寒痰，散结肿。用于寒痰壅滞，咳嗽气喘，痰多清稀，以及外科痰湿流注，阴疽肿毒等皮里膜外之痰结。炒白芥子辛散作用较缓，温中散寒，化痰利气之功效著。夏末秋初果实成熟时割取全株，晒干后，打下种子。以粒均匀，饱满，色白者为佳。炒用。

现代研究：主要含有白芥子苷、芥子碱、芥子酶、脂肪、蛋白质及粘液质。药理证实有局部刺激作用，其芥子酶水解后能刺激皮肤，产生湿热、潮红、充血、时间稍长可发泡，曾用于促进局部痰症消散及减轻深部疼痛；水浸液在体外对癣菌有不同程度的抑制作用，尚有平喘，祛痰和催吐的作用。

白芥子最早载《名医别录》：“发汗，主胸膈痰冷上气，面目黄赤。又醋研敷射工毒。”历代本草皆有论述。《医学入门》云：“利胸膈痰，止翻胃吐食，痰嗽上气，中风不语，面目色黄，安五脏，止夜多小便。又治扑损瘀血。”《本草纲目》云：“利气豁痰，除寒温中，散肿止痛。治喘嗽反胃，痹木脚气，筋骨腰节诸痛。”《本草求真》云：“治胁下及皮里膜外之痰。”其性味辛，温。功能温肺豁痰，利气散结，通络止痛。主治寒痰喘咳，胸胁胀满，痰滞经络，关节麻木、疼痛，痰湿流注，阴疽肿毒。内服煎汤，或入丸、散，外用研末醋调敷。凡肺虚咳嗽、阴虚火旺者忌服。外敷对皮肤有刺激作用，可引起水泡炎症，甚至溃疡，皮肤过敏者忌用。由于芥子油对粘膜刺激性很强，中毒后能够引起强烈的胃肠道刺激症状恶心呕吐，腹痛腹泻，面色苍白，全身无力等，应注意。

简易疗法

1. 老年痰喘：白芥子、紫苏子、莱菔子各10克，水煎服。适于痰气互结，咳逆上气，胸脘满闷。寒痰喘咳，胸胁胀痛。

2. 治百日咳：白芥子3克，炙杏仁、牛蒡子6克，炙百部9克，水煎服。

3. 阴症疮疡：白芥子、肉桂各6克，熟地黄、鹿角胶、没药各9克，水煎服。或服成药阳和丸。

4. 跌打损伤：白芥子、山栀子、龙眼叶，各适量，共捣烂外敷。

5. 面神经麻痹：白芥菜子适量，开水洗净，捣成细末，加开水呈糊状，涂患侧面部，用注射针头划破患侧颊粘膜，涂少量芥汁，一般涂药6~8小时后涂药处变紫褐色，严重时起水泡，此时应将药除去，如水泡破裂可按一级外伤处理。停药半月左右，皮肤即恢复正常。保护患侧眼睛角膜，可涂眼膏，患侧面部应保暖。

6. 膝部肿痛：白芥子30克，研末，用黄酒调成糊状，摊布上，包敷患处，干了就换，以局部发泡为止，发泡后应勿使感染。

18. 白扁豆

白扁豆又名扁豆、肉豆、蛾眉豆、羊眼豆。为豆科植物扁豆的种子。扁豆种子有白色、黑色、红褐色数种，以其入药者为白色而称。均为栽培品，分布华东和辽宁、河北、河南、广东、广西、湖南、湖北、四川、贵州、云南等地。为补气药，亦可食用。能补脾气而不壅滞，又能解暑化湿。可用于脾虚有湿之体倦乏力，食少便溏、泄泻；脾虚湿浊下注之白带过多，以及暑湿呕吐、腹泻，另外对食物中毒引起的呕吐有和胃解毒作用。药用有生、炒二种，生者味甘性平，以消暑化湿力胜，多用于暑湿内阻，脾胃失和，呕吐泄泻；炒者味甘性微温，健脾止泻力胜，多用于脾虚泄泻，白带过多。本品与扁豆衣、扁豆花均有健脾化湿之功，但扁豆衣药力较弱，然无壅滞之弊，常用于脾湿或暑湿之吐泻证；扁豆花重在清暑化湿，用于暑湿发热吐泻等证。

现代研究：其成分含蛋白质、脂肪、葡萄糖、蔗糖、半乳糖、果糖、棉子糖、淀粉、维生素 B_1、C，胡萝卜素、豆甾醇、磷脂、血球凝集素 A、B，氰苷、酪氨酸及钙、磷、铁、锌等元素、L－哌可酸等。药理证实扁豆中含对人的红细胞的非特异性凝集素，分离出二种不同的植物凝聚集，凝聚素甲混于食物中饲喂大鼠、可抑制其生产，凝聚素乙有抗胰蛋酶活性，并可使枸橼酸血浆的凝血时间延长；印度产扁豆喂食大鼠，有降低血糖及血清胆甾醇的作用。

白扁豆最早载《本草经集注》，历代本草皆有论述。《本草图经》云："蔓延而上，大叶细花，花有红白二色，荚生花下。其实有黑、白二种，白者温而黑者小冷，入药用白者。"《滇南本草》云："治脾胃虚弱，反胃冷吐，久泻不止，食积痞块，小儿疳积。"《得配本草》云："调和脾胃，通利三焦，化清降浊，消暑除湿，治霍乱，疗呕逆，止泄泻，解消渴。"其性味甘，微温。功能健脾化湿，和中消暑。主治脾胃虚弱，食少便溏，体倦乏力，白带过多，暑湿吐泻，胸闷腹胀。凡肠胃有滞者禁用。生白扁豆内含一种有毒的胰蛋白酶抑制物，可抑制体内蛋白酶的活性，并对胃肠有刺激作用，中毒症状有恶心、呕吐、腹痛、腹胀与腹泻。部分患者有头痛、头晕等，应予注意。

简易疗法

1. 脾虚泄泻：白扁豆 15 克，党参、白术、茯苓、山药各 12 克，水煎服。

2. 伤暑吐泻：白扁豆12克，苍术、香薷、藿香各10克，生姜、甘草各6克，水煎服。

3. 食欲不振：白扁豆15克，香稻芽、山楂、神曲各10克，槟榔6克，水煎服。

4. 久嗽咯血：白扁豆、白茅根各15克，枇杷叶、半夏、党参、白术各10克，研为粗末，水煎去渣，调槟榔末3克，分4次服。

5. 赤白带下：白扁豆、山药、薏苡仁、鸡冠花各等分，同炒研末，每服6克，米汤送服，每日3次。

6. 肢体浮肿：白扁豆或扁豆衣、白术、薏苡仁各30克，炒黄研粉，每次10克，每日3次，食前灯心汤调服。

7. 暑湿发热：扁豆花、佩兰、荷叶、金银花各30克，均鲜品，水煎服。

8. 恶疮痒痛：白扁豆、绿豆各30克，共研细末，米醋调和外敷，痂落即瘥。

19. 瓜　蒌

瓜蒌又名栝蒌、栝楼、天瓜、柿瓜、野苦瓜。为葫芦科植物栝楼的果实。为常见的清化热痰药。甘寒质润而滑，能清肺胃之热而导滞，又宽中下气，开胸散结，且下润大肠以通便，并兼有解毒散结之功效。张仲景用于治疗胸痹、结胸之证；张璐认为是“治嗽消痰止渴之要药”；张秉成谓“一切肺痈、肠痈、乳痈之属火者，尤为相宜”；张德裕称“盖蒌实能通胸膈之痹塞，而子善涤痰垢粘腻，一举两得”。现代应用亦不离以上之说，尤在治疗肺心病哮喘、冠心病心绞痛方面有所建树。冬季果实成熟时采收，编结成串，先堆2~3日后挂于阴凉通风处晾干，再用纸包以保持色泽。以完整不破、皱缩、皮厚、糖性足者为佳。生用切丝或炒用。入药用全瓜蒌，亦用瓜蒌子、瓜蒌根（天花粉）。

现代研究：果实含三萜皂苷、有机酸及其盐类、树脂、糖类和色素；种子含脂肪油。药理证实从皮中分离出的总氨基酸有良好祛痰作用；制成的注射液能扩张冠脉，改善心肌缺血，扩张微血管，抑制血小板聚集，及致泻、抗菌（大肠杆菌、宋内氏痢疾杆菌、变形杆菌和某些致病皮肤真菌）、抗癌（宫颈癌，肉瘤S180、艾氏腹水癌）等作用。

瓜蒌最早载《本经》，历代本草多有论述。《本草图经》云：“栝楼，今所在有之。皮黄肉白，三、四月内生苗，引藤蔓，叶如甜瓜叶，作叉，有细毛。七月开花，似葫芦花，浅黄色。实在花下，大如拳，生青，至九月熟，赤黄色。”《本草品汇精要》云：“消结痰，散痈毒。”《本草纲目》云：“润肺燥，降火。治咳嗽，涤痰结，利咽喉，消痈肿疮毒。”其性味甘、微苦，寒。功能清热涤痰，宽胸散结，润燥润肠。主治肺热咳嗽，痰黄稠浊，胸痹心痛，结胸痞满，乳痈，肺痈，肠痈，大便燥结。凡脾胃虚寒、大便不实及有寒痰、湿痰者慎服。

简易疗法

1. 痰热咳嗽：瓜蒌15克，鱼腥草15克，杏仁10克，浙贝母10克，桔梗6克，水煎服。

2. 咽喉肿痛：瓜蒌12克，大青叶15克，牛蒡子10克，僵蚕6克，甘草6克，水煎服。

3. 胸痹心痛：瓜蒌15克，薤白10克，半夏10克，丹参12克，延胡索10克，水煎服。亦可用瓜蒌片，每次4片，日服3次，连服2周以上。

4. 治肺脓肿：大瓜蒌1个，半夏适量，将瓜蒌剖开，纳入半夏至满，用线扎紧，外用盐泥封固，置灶下火煨透，去泥皮，研末，每次5克。日服3次。

5. 淋巴结核：瓜蒌20克，连翘20克，玄参20克，牡蛎20克，海藻10克，研末，每次6克，日服2次。

6. 急性乳腺炎：瓜蒌15克，蒲公英30克，金银花15克，鹿角霜15克，乳香6克，水煎服。

7. 痈肿初起：瓜蒌根15克，地丁草30克，穿山甲6克，赤芍10克，红藤10克，水煎服。

8. 肠燥便秘：瓜蒌仁10克，火麻仁10克，郁李仁10克，当归10克，草决明10克，水煎服。

9. 肠风便血：瓜蒌炭15克，赤小豆15克，研末，每次5克，日服3次。

20. 冬　瓜

冬瓜又名白瓜、水芝、地芝、白东瓜。为葫芦科植物冬瓜的外层果皮。其名言冬日经霜之后，皮上如白粉涂成，状似霜雪。李时珍云：“冬瓜，以其冬熟也。”宋代郑安晚有诗咏曰：“剪剪黄花秋复春，霜皮露叶护长身。生来笼统君莫笑，腹中能容数百人!”夸张其果硕大无朋。全国各地均有栽培，以河北、河南、安徽、江苏、浙江和四川产量较大。对其果瓤，孟诜云：“热者食之佳，冷者食之瘦人。煮食练五脏，为其下气故也。欲得体瘦轻健者，则可长食之；若要肥，则勿食也。”亦有“令人面滑净如玉”之说，可见有美容减肥效果。其瓜皮、瓜仁均入药，有利水作用，而皮利水消肿，用于水肿胀满，小便不利等；而仁润肺化痰，主治痰热咳嗽，肺痈、肠痈等。夏末秋初果实成熟时采摘，其果瓤、瓜皮、种子均供药用。果瓤鲜用，瓜皮、瓜仁削下或洗净，晒干或炒用。

现代研究：冬瓜除含大量水分外，还含有蛋白质、糖类、粗纤维、钙、磷、铁、胡萝卜素、维生素 B_1、B_2 等物质；外果皮含蜡质、树脂等；种子含皂苷0.68%，又含尿素分解酶、尿素、脂肪油、蛋白质、瓜氨酸、葫芦己碱、腺嘌呤。冬瓜含钠量较低，临床用于冠状动脉粥样硬化性心脏病，高血压，肾炎水肿等；瓜皮用于肾炎，糖尿病；瓜仁用于肺痈，肠痈等。

冬瓜最早载《本经》，历代本草皆有论述。《本草图经》云：“今处处园圃莳之。其实生苗蔓下，大者如斗而更长，皮厚而有毛，初生正青绿，经霜则白粉。人家多藏蓄弥年，作菜果。入药须霜后取。置之经年，破出核洗，燥乃擂取仁用之。亦堪单作服饵。”《名医别录》云：果瓤“治小腹水胀，利小便，止渴。”《滇南本草》云：瓜皮“止渴，消痰，利小便。治中风。”《本草述钩元》云：瓜仁“主腹内结聚，破溃脓血，凡肠胃内壅，最为要药。”冬瓜性味甘淡，微寒。功能利水消痰，清热解毒。主治水肿胀满，脚气淋病，暑热烦躁，泻痢痈肿。瓜皮主治水肿胀满，小便不利，暑热口渴，小便短赤。瓜仁主治痰热咳嗽，肺痈，肠痈，淋病，水肿，脚气，痔疮，鼻面酒皶。鲜用、水煎服，或外用。凡体质虚寒，脾阳不足，虚弱浮肿者慎用，瓜仁不可久服。

简易疗法

1. 肾炎水肿：冬瓜50克，玉米须30克，赤小豆30克，粳米50克，熬粥食用，每日2次。

2. 皮肤雀斑：鲜冬瓜瓤适量，水煎洗脸，可经常使用。亦用于酒皶鼻。

3. 暑热口渴：冬瓜皮、西瓜皮、鲜芦根适量，煎水代茶饮。或取冬瓜500克，连皮煎汤1000毫升，分数次服，治夏日高热昏迷，有利暑、清热、利尿作用，具廉价易得、退热快、疗效好的优点。

4. 治糖尿病：冬瓜皮30克，翻白草、生山药、天花粉各15克，水煎服。

5. 全身浮肿：冬瓜皮、西瓜皮、白茅根各18克，玉米须12克，赤小豆 90 克。水煎，日 3 次分服。

6. 肺痈咳嗽：冬瓜仁 30 克，鱼腥草、薏苡仁、芦根 15 克，桔梗、桃仁各 10 克，水煎服。亦用于肺热痰多者。

7. 肠痈腹痛：冬瓜仁 30 克，大黄、丹皮、桃仁、芒硝各 10 克，水煎服。

8. 白浊白带：冬瓜仁 15 克，黄柏、萆薢、败酱草各 10 克，水煎服。

21. 冬葵子

冬葵子又名葵子、葵菜子、马蹄菜、冬苋菜。为锦葵科植物冬葵的种子。以其成熟于冬季，形态似葵而得名。陶弘景云："以秋种葵，覆养经冬至春作子，谓之冬葵。"分布于全国各地，多为栽培。具有利水通淋，下乳润肠的功效，主治水肿、乳汁不下，乳房胀痛及便秘等证。其根叶亦入药与冬葵子功效相似。目前药材所用冬葵子，大多为锦葵科植物苘麻的成熟种子，然两音形态有差异，功效亦不一样，因此两者混用，或以苘麻子代替冬葵子，都是不对的，应予纠正。10～11 月间果实成熟后采收。割取地上部分，晒干、打下种子，筛去果皮及杂质，晒干用。以颗粒饱满、质坚硬、破碎后微有香味者为佳。

现代研究：其种子含脂肪油及蛋白质；花含花青素类；鲜冬葵叶含粘膜质、锦葵酸、苯婆酸、单糖、蔗糖、麦芽糖、淀粉。药理证实有利尿及增加乳汁分泌作用；亦有抑制肿瘤细胞生长，如膀胱、甲状腺肿瘤的作用。

冬葵子最早载《本经》："主五脏六腑寒热羸瘦，五癃，利小便。"历代本草皆有论述。《本草纲目》云："葵菜，……有紫茎、白茎二种，以白茎为胜，大叶小花，花紫黄色，其最小者，名鸭脚葵，其实大如指顶，皮薄如扁，实内子轻虚如榆荚仁……"《得配本草》云："滑肠达窍，下乳滑胎，通关格，利二便。根叶同功。"《本草求真》云："润燥利窍，通营活卫，消肿利水。凡妇人难产不下，专取一味炒香为末，芎归汤下三钱则易生。"其性味苦，平。功能清热利湿，解毒退翳。主治赤白痢疾，面目浮肿，小便不利，淋病涩痛，乳汁不通，乳房胀痛，痈肿目翳。内服煎汤或入散剂。凡脾虚肠滑者不宜用，孕妇慎用。

简易疗法

1. 小便不利：冬葵子、车前子、茯苓各 10 克，海金沙、白茅根各 15 克，水煎服。亦用于淋沥涩痛、水肿等。

2. 泌尿系结石：冬葵子10克，金钱草、车前草、石见穿、滑石各15克，水煎服。

3. 大便不通：冬葵子、冬瓜子各15克，草决明、当归、火麻仁各10克，水煎服。

4. 产后缺乳：冬葵子、通草、王不留行、穿山甲、当归各10克，水煎服。

5. 胎盘潴留：冬葵子、川牛膝各10克，红花、桃仁各6克，益母草15克，水煎服。

6. 乳痈初起：冬葵子15克，漏芦、瓜蒌、白芷、赤芍各10克，水煎服。

7. 乳房胀痛：冬葵子10克，王不留行、瓜蒌仁、陈皮、甘草各10克，水煎服。

22. 地肤子

地肤子又名地麦、落帚子、帚菜子、扫帚苗。为藜科植物地肤的果实。因其子细如麸而得名，又因取老茎作扫帚用，故称扫帚苗。生长于山野荒地、田野、路旁，栽培于庭园，各地多有栽培。《医学正传》载，抟兄能七十，秋间患淋，二十余日，百药不效，后得一方，取地肤草捣自然汁，服之遂通。至贱之物，有回生之功如此。可见本品为清热利水通淋之品，用于湿热下注，小便不利、皮肤湿疱等症。但作用较弱，大多入复方作为佐使。其嫩茎叶亦入药；华东以及湖南、湖北、贵州、山东等地，以同科植物藜的果胞“灰菜子”，亦作地肤子使用。秋季割取全草，晒干打下果实，生用。以色灰绿，饱满，无枝叶杂质者为佳。

现代研究：其成分含三萜皂苷（如地肤子皂苷、齐墩果酸）、脂肪油、维生素A等。药理证实水浸剂对许兰氏黄癣菌、奥杜盎氏小芽胞癣菌，羊毛状小芽胞癣菌、铁锈色小芽胞癣菌，星形状卡氏菌等常见皮肤致病真菌均有不同程度的抑制作用；并有利尿作用。

地肤子最早载《本经》：“主膀胱热，利小便。补中，益精气。”历代本草皆有论述。《本草图经》云：“今蜀川、关中近地皆有之。初生薄地，五、六十根，形如蒿，茎赤叶青，大似荆芥。三月开黄白花，结子青白色。八月、九月采实。”《滇南本草》云：“利膀胱小便积热，洗皮肤之风，疗妇人诸经客热，清利胎热，湿热带下。”《本草原始》云：“去皮肤中积热，除皮肤外湿痒。”其性味辛、苦，寒。功能清热利湿，祛风止痒。

主治小便涩痛，阴痒带下，风疹，湿疹，皮肤瘙痒。内服煎汤，或入丸散，外用煎水洗。凡虚者当慎用。

简易疗法

1. 皮肤湿疹：地肤子、浮萍、白鲜皮各12克，丹皮、蝉蜕各6克，水煎服。

2. 风疹瘙痒：地肤子、蛇床子、野菊花各15克，苦参、荆芥各6克，水煎服。或加白矾少量煎汤洗浴。

3. 湿热淋症：地肤子、萹蓄、瞿麦各12克，土茯苓、猪苓各10克，水煎服。亦用于小便不利。

4. 小儿夜盲：地肤子30克，草决明、青葙子、白蒺藜各15克，共研细末，米饮和丸，如梧桐子大，每日2次，每次20丸，食后服用。

5. 血痢不止：地肤子30克，焦地榆、白头翁、黄芩、白芍各10克，共研细末，每次6克，日服3次，以粥汤调下。

6. 丹毒疮痈：地肤子、金银花各15克，菊花、荆芥、防风各10克，水煎服。

7. 面部痤疮：地肤子15克，水牛角、木贼、白芷、金银花各10克，水煎服。

23. 肉豆蔻

肉豆蔻又名肉果、煨肉蔻、迦拘勒。为肉豆蔻科植物肉豆蔻的种子。以其形似豆蔻而肉呈油色得名。为著名的香料和调料，常用于食品和饮料中。原产于马鲁古群岛，1843年引种至格林纳达岛，广为种植，所以称“肉豆蔻岛”。近年来我国在海南岛和广西等地引种成功，结束了长期依赖进口的历史。4~6月及11~12月各采1次，早晨摘取后，剥开果皮，去掉假种皮、壳状种皮，取出种仁，用石灰水浸1日后，缓火焙干。以个大、体重、坚实、香浓者为佳。如法煨用。

现代研究：肉豆蔻含挥发油，包括d-莰烯、α-蒎烯等。其脂肪中肉豆蔻酿含量达70%~80%，并含有毒物质肉豆蔻醚。药理证实其挥发油对肠胃道有局部刺激作用，能促进胃液分泌及肠蠕动，且有驱风作用；亦有增强色胺、抑制单胺氧化酶、抗菌、致幻作用。国外用于治疗消化病、雀斑、皮肤病及癫狂病。用量过大可引起眩晕、谵妄、痉挛、昏睡等中毒症状；常用量3~10克。

肉豆蔻最早载《药性论》，历代本草有所论述。《本草图经》云：“肉豆蔻今惟岭南人家种之。春生苗，花实似豆蔻而圆小，皮紫紧薄，中肉辛辣。六月、七月采。”《开宝本草》云：“温中，治积冷心腹胀痛，霍乱中恶，呕沫，冷气，消食止泄，小儿乳霍。”《本草纲目》云：“暖脾胃，固大肠。”其性味辛，温。功能温中行气，涩肠止泻。主治脾胃虚寒，气滞脘痛，腹部胀痛，肠滑不固，久泻久痢，食少呕吐。凡湿热泻痢者忌服。

简易疗法

1. 脘腹胀痛：肉豆蔻6克，半夏10克，厚朴10克，生姜6克，延胡索6克，水煎服。

2. 食少便溏：肉豆蔻粉30克，生姜汁30克，白面60克，三者混合作饼，研末，每次5克，空腹米饮送下。

3. 五更泄泻：肉豆蔻6克，补骨脂10克，赤石脂10克，吴茱萸6克，五味子6克，水煎服。

4. 虚寒久痢：肉豆蔻6克，煨诃子10克，乌梅10克，焦山楂10克，肉桂6克，水煎服。

5. 食欲不振：肉豆蔻6克，砂仁6克，香附10克，山楂15克，麦芽15克，水煎服。

6. 小儿遗尿：肉豆蔻15克，益智仁15克，台乌药15克，桑螵蛸15克，白术15克，研末，每次3克，日服2次。

24. 红　枣

红枣又名大枣、干枣、美枣、良枣。为鼠李科植物枣之成熟果实。红枣列为五果之一，足见其在食物中的位置。我国为红枣的故乡，目前有400余种，南北皆种，但以南枣个大，北枣味甜为特点。近年开发的梨枣、冬枣，以其品质清脆、味道鲜美，甚得男女老幼的喜爱。《北梦琐言》载：河中永乐出产红枣，世代相传若得无核枣者，食之可活百年。有一位年过半百的老姑娘，只食红枣，不吃五谷，依然面容姣好，宛若处女。唐代白居易诗云：“人言百果中，唯枣风且鄙。皮皱如龟手，叶如小鼠耳。胡为不自知，生花此园里？岂宜遇攀玩，幸逸遭伤毁。三月曲江头，杂英红旖旎。枣变在其间，如嫫对西子。”其殷切之情跃然纸上。而今红枣不仅为食品，而且药用价值极大。

现代研究：红枣含皂苷类，如桦木酸、齐墩果酸、山楂酸等，以及糖类（葡萄糖、果糖）、生物碱、黄酮类、氨基酸、维生素C、P、A、B_2及苹果酸、胡萝卜素、香豆素、甾醇、挥发油等。药理证实能增强心肌收缩，扩张冠状动脉，保护肝脏，有增强肌力，增加体重，抑制血小板聚集，降低血清胆固醇，降血压、抗过敏等作用。

红枣最早载《本经》，历代本草多有论述。《本草纲目》云：“枣木赤心有刺。四月生小叶，尖觥光泽。五月开小白花，白色微青。南北皆有，惟青、晋所出者肥大甘美，入药为良。”《食疗本草》云：“主补津液，洗心腹邪气，和百药毒，通九窍，补不足气，煮食补肠胃，肥中益气第一，小儿患秋痢，与虫枣食，良。”《日华子本草》云：“润心肺，止嗽。补五脏，治虚劳损，除肠胃癖气。”其性味甘，温。功能补脾和胃，益气养血，缓和药性。主治脾胃虚弱，体倦乏力，食少便溏，气血不足，心悸失眠，怔忡健忘，妇人脏躁，缓解药毒。凡湿痰、积滞、中满者忌服。

简易疗法

1. 支气管炎：红枣 250 克，韭菜根 30 克（洗净），水煎煮熟食枣饮汤。

2. 胸腔积液：红枣 10 枚，葶苈子 15 克，水煎服。

3. 食欲不振：红枣 10 枚，粳米 100 克，燕麦片 30 克，熬粥常饮。

4. 胃溃疡病：焦红枣 10 枚，玫瑰花 6 克，胡椒粉 2 克，置碗内隔水蒸烂，分 2 次食用。

5. 脾虚泄泻：红枣 10 枚，山药 30 克，苡米 30 克，莲肉 10 克，熬粥食用。

6. 自汗盗汗：红枣 10 枚，浮小麦 30 克，五味子 10 克，甘草 10 克，水煎服。亦用于妇人脏躁。

7. 治冠心病：红枣 10 枚，香菇 20 克，银耳 20 克，加水煮熟，冰糖调服。

8. 高脂血症：红枣 10 枚，鲜荷叶 60 克，山楂 30 克，水煎服。

9. 各种贫血：红枣 10 枚，花生 10 克，枸杞子 10 克，桑椹 10 克，旱莲草 10 克，水煎加糖服。适于缺铁性贫血、再生障碍性贫血、血小板减少性紫癜等。

25. 红曲米

红曲米又名赤曲、红米、福曲。为曲霉科真菌紫色红曲霉寄生在粳米上而成。以其色红为加曲发酵之米而得名。我国大部分地区有产，主产福建、广东。自古以来红曲米即被认为是极珍贵的保健补品，并对某些疾病具有良好的治疗功效。古代均有记载，如宋代陶谷采隋唐五代典故的《清异录》云："以红曲煮肉"；胡佰《苕溪渔隐丛话》云："江南人家造红酒，色味两绝"；李之仪《姑溪居士集》用"红糟荀"调味、著色、酿酒等；元代吴瑞《日用本草》云："红曲酿酒，破血行药势"；台湾民间还流传用此治疗儿童、老人夜尿及轻微气喘有良效。红曲是我国最早应用于食品加工的有益真菌之一，目前作为天然色素被广泛地用于食品、药品等行业，如腐乳、红酒、醋酱、糕点、糖果、蜜饯、饮料、肉类、熟食、药品等的着色剂。采用其原料制备的各种保健药品片剂、胶囊、分散剂、微粉化制剂、微丸等，说明不但应用领域广泛，而且十分安全稳定。

红曲米是利用红曲霉菌繁殖在蒸熟的米饭上而制成的纯天然食品，现在亦采用淀粉、糖类作养料，液体培养而成的液体曲，另外还有用液体种子作固体培养的红曲。李时珍云："红曲本草不载，法出近世，亦奇术也。其法用白粳米一石五斗，水淘浸一宿作饭，分作十五处，入曲母三斤，搓揉令匀，并作一处，以帛密覆，热即去帛摊开，觉温急堆起。又密覆，次日日中，又作三堆，过一时，分作五堆，再一时，合作一堆，又过一时，分作十五堆，稍温又作一堆，如此数次，第三日用大桶盛新汲水，以竹箩盛曲，作五、六分蘸湿完，又作一堆，如前法作一次，第四日如前，又蘸，若曲半沉半浮，再依前法作一次。又蘸，若尽浮则成矣，取出，日干收之。其米过心者，谓之生黄，入酒及酢醢中，鲜红可爱，未过心者不甚佳。入药以陈久者良。"药材为不规则形的颗粒，状如碎米，外表棕红色，质脆，断面粉红色，微有酸气，味淡。以红透质酥，陈久为佳。入药时筛净灰屑、拣去杂质用；或微炒使外部呈黑色，内部呈老黄色为度，喷淋清水，冷却后用。

现代研究：红曲霉中含淀粉酶、糖化酶、蛋白酶、酯化酶、果胶酯酶、麦芽糖酶等酶类；红曲米含有洛伐他汀类化合物、麦角甾醇、生物黄酮、皂苷、膳食纤维、氨基多糖等活性物质，药理证实具有降血脂、降血压、降血糖、抗肿瘤、抗疲劳、抗炎、预防骨质疏松、增强免疫力等作用；其机理是减少内源性脂质的合成，减少外源性脂质的吸收（主要是减少胆固醇的吸收），促进脂质的转运和排泄，升高高密度脂蛋白胆固醇或血清载脂蛋白，利于脂质的转运和排泄。红曲菌的二级代谢物莫那可林 K 可降低人体血液中的胆固醇，其他抗菌物质可抑制某些食品腐败菌如枯草杆菌、链球菌、绿脓杆菌之生长。而古典发酵的红曲米中所含的红曲酸，能改善人体血液循环，增强消化功能来促进脂质代谢。临床常用于治疗冠心病、高脂血症。

红曲米最早载《饮膳正要》："健脾，益气，温中。"历代本草亦有论述。《本草衍义补遗》云："活血消食，健脾暖胃，赤白痢下水谷。"《本草纲目》云："治女人血气痛及产后恶血不尽，擂酒饮之良。"《本草备要》云："入营而破血，燥胃消食，活血和血。治赤白下痢，跌打损伤。"《医林纂要》云："解生冷物毒。"其性味甘，温。功能活血化瘀，健脾消食。主治产后恶露不净，瘀滞腹痛，食积饱胀，赤白下痢，跌打损伤。内服煎汤6~12克，或研末入丸、散；外用捣敷。脾阴不足及无食积瘀滞者慎用。

简易疗法

1. 脘腹疼痛：红曲米、香附、佛手、元胡各20克，共研细末，每次6克，

开水冲服。

2. 消化不良：红曲米、陈皮各10克，白芍15克，甘草6克，水煎服。

3. 赤白痢疾：红曲米、地锦草、黄柏各10克，马齿苋30克，水煎服。

4. 高脂血症：红曲米3克，苦荞米10克，绿茶5克，泡水代茶饮。或用其制剂血脂康（含洛伐他汀及酸性洛伐他汀约20毫克/克），每次2粒（0.6克），日服2次。有调节血脂、降低血粘稠度、抗动脉硬化等作用。

5. 产后腹痛：红曲米、炮姜、山楂各10克，益母草15克，水煎加黄酒服。

6. 跌打损伤：红曲米、红花、牛膝、续断、乳香、没药各15克，共研细末，每次6克，温酒冲服。

7. 小儿头疮：红曲米捣末加水湿罨之，用于因伤湿入水成毒，脓汁不止者。

26. 苍耳子

苍耳子又名牛虱子、胡苍子、苍棵子，苍耳蒺藜。为菊科植物苍耳带总苞的果实。以其果实色苍、形如妇人耳珰而得名。全国各地均有分布，主产山东、江西、湖北、江苏等地。为散风寒通鼻窍药，能外达皮肤，内通筋骨，上达巅顶，下走足膝，具疏散宣通之性，有散风寒、通鼻窍、止疼痛之功，尚有散风除湿、杀虫止痒的功效。入药部分又有子、叶、花、根、草之分：其叶去风热；花治白癞顽痒；根用于疔疮、痈疽、缠喉风、

丹毒、高血压、痢疾等；草即茎、叶合称，用于麻风、皮肤搔痒，疔毒等症，亦治风湿痹痛，四肢拘挛等症。8~9月间果实成熟时摘下晒干，或割取全株，用棍棒打下果实，除净杂质，晒干。炒黄用。

现代研究：干燥果实含脂肪油9.2%，其中脂肪酸有棕榈酸、硬脂酸、油酸、亚油酸；还含不皂化物有蜡醇、β－，γ－和ε－谷甾醇；尚含未知结构的苍耳子苷化合物、树脂、生物碱、维生素C等。药理证实其苷类物质有显著降血糖作用，认为其机制与胰岛素不同，而与苯乙双胍相似；煎剂和其叶浸剂对心脏有抑制作用，使心率减慢、传导阻滞、收缩力减弱；对血管有扩张作用，并有降压、增加血管通透性、镇咳、抗菌（金黄色葡萄球菌、乙型链球菌、肺炎双球菌和红色发癣真菌）、降血脂、降低白细胞等作用。

苍耳子最早载《本经》："主风头寒痛，风湿周痹，四肢挛痛，恶肉死肌。"历代本草亦有论述。《日华子本草》云："治一切风气，填髓，暖腰脚，治瘰疬、疥癣及瘙痒。"《本草备要》云："能发汗，散风湿，上通脑顶，下行足膝，外达皮肤。治头痛，目暗，齿痛，鼻渊，肢挛痹痛，瘰疬疮疥，遍身瘙痒。"其性味辛、苦、温，有毒。功能散风湿，通鼻窍，止痛，杀虫。主治风寒头痛，鼻渊流涕，风寒湿痹，风疹搔痒，疥癞等。内服煎汤或入丸散，外用煎汤洗浴，或鲜草捣烂敷贴。凡血虚头痛、痹痛忌服。全株有毒性，以果实、鲜嫩叶为最；解救法：轻度者应暂停饮食数小时至1天，在此期间大量喝糖水，民间用甘草绿豆汤解毒。应引起重视。

简易疗法

1. 上颌窦炎：苍耳子500克，辛夷花120克，茜草120克，杭菊花120克，金银花120克，研为粗末，水煎2次，浓缩至1000毫升，加入白糖360克，制成糖浆，每次5~10毫升，每日2~3次，温开水化服，15日为1疗程。

2. 过敏性鼻炎：苍耳子、辛夷、白术各9克，金樱子、五味子、甘草各6克，水煎服。

亦治疗变态反应性鼻炎。或苍耳子炒研为末，每次6克，日服3次。

3. 皮肤湿疹：苍耳子6克，地肤子、蛇床子各15克，浮萍、白鲜皮各10克，水煎服。

4. 风湿痹痛：苍耳子8克，透骨草、豨莶草各15克，威灵仙、羌活各10克，水煎服。

5. 白带过多：苍耳子、鸡冠花各15克，生艾叶12克，冬瓜子各30克，水煎服。

6. 腮腺红肿：苍耳草、大青叶、地丁草、蒲公英各15克，均鲜品，捣烂外敷。

7. 肠炎菌痢：苍耳全草10克，马鞭草12克，马齿苋30克，水煎服。

8. 腰肌劳损：单味苍耳子制成注射液，在腰痛点肌注，每次2毫升，间日1次，10日为1疗程。

27. 杧 果

杧果又名摩罗果、蜜望、莽果、芒果、檬果。为漆树科植物杧果的果实。盛产于泰国、菲律宾，爪哇、印度和我国南方亚热带地区，享有“热带果王”的美誉。据说，我国种植杧果乃唐代玄奘和尚于公元632~645年前往印度取经时传入的。印度称其为“爱情之果”，至今还流传着痴男倩女在杧果树下谈情说爱的动人故事。杧果不仅是时令水果，也可用于治疗疾病。夏季果实成熟时采收，鲜食。其叶、核亦入药。

杧果最早载《岭南采药录》，历代本草亦有论述。《食性本草》云：“主妇人经脉不通，丈夫营卫中血脉不行。叶可以作汤疗渴疾。”《本草纲目拾遗》云：“益胃气，止呕晕。”

现代研究：果实含杧果酮酸、异杧果醇酸等三萜酸和多酚类化合物及多种类胡萝卜素等，叶含维生素C、鞣质、杧果苷及氢氰酸、黄酮类等；核含脂肪和谷甾醇、多量淀粉。药理证实未成熟果实及叶能抑制化脓性球菌、大肠杆菌等。少数过敏性体质者食后会出现皮炎、口腔不适，停食即可缓解。

杧果最早载《岭南采药录》，历代本草亦有论述。《食性本草》云：“主妇人经脉不通，丈夫营卫中血脉不行。叶可以作汤疗渴疾。”《本草纲目拾遗》云：“益胃气，止呕晕。”杧果性味甘、酸，凉。功能益胃止呕，解渴利尿。主治胃气虚弱，恶心呕吐，头目眩晕，口干咽燥，小便不利。叶主治热滞腹痛、气胀，小儿疳积；核主治疝气，食滞。

简易疗法

1. 反胃呕吐：杧果，每次1个，缓慢食用。亦用于食欲不振者。

2. 咳嗽痰喘：杧果鲜食，每次1个，日2~3次。

3. 咽喉肿痛：青杧果1个，水煎加冰糖饮用。

4. 皮肤瘙痒：鲜杧果叶30克，水煎洗患处。亦用于湿疹。

5. 伤口溃烂：鲜杧果叶适量，捣烂外敷。

6. 小儿疝气：杧果核6克，荔枝核9克，橘核9克，川楝子9克，小茴香6克，水煎服。亦用于睾丸肿大者。

7. 牙龈出血：杧果核2个，烧灰存性，研末撒于患处，按压片刻。

28. 杨　梅

杨梅又名朱红、树梅、圣生梅、白蒂梅。为杨梅科植物杨梅的果实。是我国名果之一，盛产于长江以南，栽培已有2000余年的历史。其果色泽美艳，可分为乌、紫、红、白4种，以乌者最优，紫胜于红，红胜于白。滋味甜酸适口，男女老幼喜食。古文颇多赞叹，明代徐阶诗云："折来鹤顶红犹湿，剜破龙睛血未干。若使太真知此味，荔枝焉得到长安？"不但描绘鲜果的红艳，而且联想到当年杨贵妃未识杨梅之憾。杨梅的食用人所共知，而药用却晓之不多。初夏果实成熟时采收，鲜用。其核、根皮亦入药。

现代研究：果实含杨梅黄酮、葡萄糖、果糖、柠檬酸、苹果酸、草酸、乳酸和蜡质等；又含花色素的单葡萄糖苷和少量双葡萄糖苷；根皮含鞣质。杨梅黄酮有调节大鼠下丘脑 γ - 氨基丁酸系统、保护6 - 羟基多巴胺损伤大鼠黑质—纹状系统的作用；双氢杨梅树皮素有止咳、抗菌（痢疾杆菌、阴道滴虫）及保护肝损伤作用。

杨梅最早载《食疗本草》，历代本草亦有论述。《开宝本草》云："主去痰，止呕哕，消食下酒。"《玉楸药解》云："酸涩降敛，治心肺烦郁，疗痢疾损伤，止血衄。"《中国药植图鉴》云："对心胃气痛及霍乱有效。"杨梅性味甘、酸，温。功能生津解渴，和胃消食。主治烦渴，吐泻，痢疾，腹痛。核主治脚气；根皮主治胃痛，膈食呕吐，疝气，吐血，崩漏，痔血，外伤出血，跌打损伤，牙痛，烫伤，恶疮，疥癞。

简易疗法

1. 低热烦渴：鲜杨梅50克，早晚各1次食用。亦用于维生素C缺乏所致牙龈出血。

2. 食滞腹胀：杨梅用食盐腌渍备用，每次10粒，泡开水饮用。

3. 关节疼痛：杨梅30克，捣汁泡入白酒50毫升中，分1~2次服。

4. 暑热泄泻：鲜杨梅500克，白糖50克，共捣烂置瓷罐内，待其自然发酵成酒，滤汁煮沸后，待冷装瓶中，每次20毫升，或随量饮。

5. 脚气湿痒：杨梅核，烧炭研末，外撒患处。

6. 鼻内息肉：杨梅核，研末，调香油涂搽。

7. 胃溃疡病：杨梅根皮30克，青木香30克，研末，每次6克，日服

2 次。

8. 跌打损伤：杨梅根皮 100 克，水煎熏洗患部。

29. 花　生

花生又名长生果、落地生、及地果、落花参。为豆科植物落花生的种子。花生是营养价值极高的食物，既可炒食，又可榨油，而且还能药用治病。有趣的是，因其花中子房内有数个胚珠，当受精之后，子房柄会伸长至地下，可以发育成果实，因此俗称“落花生”。又称番豆。《物理小识》云：“二、三月种之，一畦不过数子，行枝如瓮菜、虎耳藤，横枝取土压之，藤上开花，花丝落土成实，冬后掘土取之，壳有纹，豆黄白色，炒熟甘香似松子味。”其观察可谓细致。秋末采挖，剥壳取种子，晒干。其种皮（内衣）、油亦入药用。

现代研究：种子含脂肪油 40%～50%，含氮物质、淀粉、纤维素、维生素等，还含二萜皂苷；胚轴主要是甾醇；种皮含脂质；壳含对心血管有作用的苷。药理证实能缩短凝血时间、抗纤维蛋白溶解，而达止血作用，其种皮比花生米高 50 倍，分离的单体儿茶素是止血的有效成分；尚含有某种植物血细胞凝集素（抗 P 凝集素），并有降压、降脂、改善心血管疾病作用；茎叶的降压成分是黄酮类化合物；叶有镇静催眠作用。但花生米易产生黄曲菌毒素，易致肝癌，应予注意。

花生最早载《滇南本草图说》：“补中益气，盐水煮食养肺。”历代本草亦有论述。《滇南本草》云：“盐水煮食治肺痨，炒用燥火行血，治一切腹内冷积肚疼。”《药性考》云：“生研用下痰，炒熟用开胃醒脾，滑肠，干咳者宜餐，滋燥润火。”花生性味甘，平。功能健脾开胃，润肺化痰，补气理血。主治肺燥咳嗽，脾虚反胃，脚气，缺乳，高血压，血小板减少性紫癜，失眠，鼻窦炎。油主治急慢性菌痢，黄疸性肝炎，蛔虫性肠梗阻，急性结膜炎。

简易疗法

1. 慢性胃炎：带衣花生仁 30 克，红枣 10 枚，水煎加红糖食用。亦用于血小板减少性紫癜。

2. 肺燥咳嗽：花生仁 200 克，水煮捣烂加蜂蜜 50 克，分2～3 次食用。亦用于肠燥便秘。

3. 妇女白带：花生仁 30 克，生苡米 30 克，生山药 30 克，芡实 30 克，研末，每次 9 克，日服 2 次。

4. 产后缺乳：花生仁30克，猪蹄1只，加水炖汤食用。

5. 心烦失眠：花生叶或壳60克，加白糖30克，水煎睡前服。

6. 蛔虫性肠梗阻：花生油，每次60毫升，服后6小时未缓解再服1次，一般1~4次见效。

30. 杏 仁

杏仁又名苦杏仁、杏核仁、杏梅仁。为蔷薇科植物杏或山杏的种子。杏为常见水果，其色黄红，酸甜适口，每逢春末夏初，上市的鲜果令人垂涎欲滴。而“虎守杏林”的故事更与中医渊源颇深，三国时名医董奉，在庐山为人治病，但不收一文钱，却要求病人栽杏树，轻病治愈者栽一棵，重病治愈者栽五棵。几年以后，满山遍野郁郁葱葱，春天杏花耀眼，夏季黄杏压枝。董奉便用成熟的杏子换成谷子，以救济贫穷之人。有个年轻人爱占便宜，以很少的谷子换了满满一篓杏子，结果被守护杏林的老虎发现，怒吼一声冲出，吓得年轻人拼命逃跑，杏子撒了一地，回去后一看篓里的杏子与他给的谷子一样多，这才恍然大悟，从此老实做人。后世常用杏林春暖、誉满杏林来赞扬医德医风，“杏林”一词也成了中医界的代称。夏季果实成熟时采摘，食肉留核，砸取种仁（杏仁），晒干。水煮脱去种皮，炒黄或密炙用。

现代研究：杏仁含苦杏仁苷、苦杏仁酶及葡萄糖、脂肪油；苦杏仁苷水解生成氢氰酸、苯甲醛及葡萄糖；苦杏仁酶包括苦杏仁苷酶及樱苷酶。药理证实有镇咳平喘、抗肿瘤作用，并能抑制胃蛋白酶的消化功能，促进动物肺表面活性物质的合成，用于治疗胃溃疡、呼吸窘迫综合征。苦杏仁苷分解产生的氢氰酸有毒性，故误服或过量可致中毒。

杏仁最早载《本经》，历代本草多有论述。《本草衍义》云：“金杏深赭色，核大而扁，乃接成者，其味最胜。又有白杏，熟时青白或微黄，味甘而不酢。生杏可晒脯作干果食之。山杏辈只可取仁用耳。”《名医别录》云：“主惊痫，心下烦热，风气去来，时行头痛，解肌，清心下急，杀狗毒。”《滇南本草》云：“止咳嗽，消痰润肺，润肠胃，消面粉积，下气，治疳虫。”其性味苦，微温，有小毒。功能降压平喘，化痰止咳，润肠通便，杀虫消肿。主治咳嗽气喘，胸满痰多，肠燥便秘，手足疥疮，面部粉刺。杏仁有苦、甜两种，苦者力较急，适于壮人、实证；甜者力较缓，适于老人，体虚及虚劳咳喘。凡阴虚咳嗽及大便溏泄者忌服。

简易疗法

1. 伤风咳嗽：杏仁10克，生姜6克，白萝卜50克，水煎服。

2. 肺燥干咳：杏仁10克，鲜百合30克，鸭梨1个，水煎加粳米50克，熬粥食用。

3. 慢性气管炎：杏仁30克，捣烂煮沸过滤取汁200克，加入冰糖制成糖浆，每次10~20毫升，日服2次。亦用于支气管哮喘。

4. 胃脘寒痛：杏仁10克，生姜10克，白胡椒5粒，研末，分2次冲服。

5. 肠燥便秘：杏仁15克，黑芝麻30克，大米50克，蜂蜜30克，熬粥食用。

6. 面部粉刺：杏仁10克，桃仁10克，研末，调入面霜100克中，外搽面部。

7. 手足疥疮：杏仁15克，硫黄5克，研末，用香油50毫升调匀，外涂患处。

8. 鼻中生疮：杏仁5克，青黛5克，研末，和乳汁调涂患处，日数次。

31. 连　翘

连翘又名异翘、兰华、黄花瓣、大翘子。为木犀科植物连翘的果实。于春天将要来临的时候，便绽放出金黄灿灿的花朵，向人们报告春的消息，此后便抽出嫩黄的叶子，结出鸟嘴般的果实，掩映在万木葱茏之中。上世纪六十年代，由陕西省中医研究所科研人员与西安牙膏厂开发的“连翘牙膏”风靡全国，有预防感冒和抗菌消炎作用，深受消费者的欢迎。近年来，双黄连制剂的问世，用于由病毒和细菌引起的肺炎、上呼吸道感染、扁桃体炎，尤其适于小儿病毒性肿炎，其口服液、注射液成为医疗市场的紧俏药物，而其组成为金银花、黄芩、连翘等提取物，在抗菌、抗病毒方面崭露头角，说明中药的潜力极大。果实成熟时采收，初熟略带绿色称“青翘”，熟透变为黄色称“老翘”，种子称“连翘心”。生用。

现代研究：果皮中含连翘酚、齐墩果酸、熊果酸、6，7-二甲氧基香豆精、甾醇化合物、黄酮醇苷及皂苷等；近从甲醇提取物中又分离出白桦脂醇酸、连翘苷、连翘苷元、松脂素等。药理实验表明连翘抗菌谱广，其煎剂对多种革兰阳性和阴性球菌、杆菌、病毒及真菌有抑制作用，尤对金黄色葡萄球菌、白色念球菌、流感病毒最敏感；并有轻微强心、止血、降压、抗炎、解热、镇吐、利尿等作用。

连翘最早载《本经》，历代本草多有论述。《新修本草》云：“连翘有两种，大翘、小翘。大翘叶狭长，如水苏，花黄可爱，生下湿地，著子如椿实之未开者，作房翘出众草。其小翘生岗原之上，叶花实皆似大翘而小细，山南人并用之。”《药性论》云：“主通利五淋，小便不通，除心家客热。”《日华子本草》云：“通小肠，排脓。治疮疖，止痛，通月经。”其性味苦，微寒。功能清热解毒，消肿散结，清心利尿。主治痈疽，瘰疬，乳痈，丹毒，风热感冒，温病初起，热入营分，高热烦渴，神昏发斑，热淋尿闭。凡脾胃虚弱、气虚发热、痈疽已溃和脓稀色淡者忌服。

简易疗法

1. 传染性肝炎：连翘 30 克，柴胡 15 克，甘草 15 克，水煎加等量白糖制成糖浆，每日分 3 次服完。

2. 风热感冒：连翘 15 克，大青叶 15 克，桑叶 15 克，菊花 10 克，薄荷 6 克，水煎服。

3. 小儿发热：连翘 20 克，山栀 20 克，防风 20 克，甘草 20 克，石膏 20 克，研末，每次 6 克，水煎去渣温服。

4. 热入营分：连翘 15 克，玄参 15 克，水牛角 15 克，麦冬 15 克，竹叶 10 克，水煎服。用于温病邪入心营，神昏谵语、心烦口渴，或发斑等症。

5. 急性乳腺炎：连翘 15 克，瓜蒌 12 克，浙贝母 10 克，地丁草 15 克，青皮 10 克，水煎服。

6. 痈疖疮肿：连翘 15 克，黄柏 15 克，黄芩 15 克，五味子 15 克，冰片 1.5 克，研末，加凡士林调成软膏外贴。

7. 咽喉肿痛：连翘 10 克，牛蒡子 10 克，桔梗 6 克，甘草 6 克，水煎待温含漱。

8. 热痹疼痛：连翘 10 克，防风 10 克，知母 10 克，生石膏 30 克，牛膝 10 克，水煎服。

9. 病毒性肺炎：双黄连口服液，每次 10~20 毫升，日服2~3 次，小儿酌减。

32. 吴茱萸

吴茱萸又名吴萸、左力、茶辣、曲药子。为芸香科植物吴茱萸之未成熟果实。以茱萸生于吴地者佳而得名。古代习俗，每年重阳节，吴茱萸成熟后色红味浓，人们折其插于头上以辟邪驱疫。唐代王维诗云：“独在异乡为异客，每逢佳节倍思亲。遥知兄弟登高处，遍插茱萸少一人。”此诗至今广为流传，使许多人得知“茱萸”之名。重阳节登高佩吴茱萸、饮菊花酒有其来由，《续齐谐记》载：东汉汝南人名叫恒景，随方士费长房学道多年，一日费长房对他说，九月九日汝家有灾厄，速回家中，令家人各作绛囊，盛吴茱萸以系臂，登高饮菊花酒，此祸方除。景如其言，齐家登山，夕还，见鸡犬牛羊，一时暴死。长房闻之说，此可代也。后世便相沿成俗，衍为佳节，今则为“老年节”。8~10月果实呈茶绿色、心皮尚未分离时采摘，晒干或烘干。用甘草水浸泡后焙干，或黄连水、盐水、醋水拌炒用。

现代研究：吴茱萸含挥发油，主要为吴萸烯、罗勒烯、吴茱萸内酯、吴茱萸内酯醇、吴茱萸酸等，又含生物碱吴茱萸碱、去甲基吴茱萸碱、羟基吴茱萸碱、吴茱萸喹酮碱、吴茱萸素及三种喹诺酮等；并含吴茱萸啶酮、吴茱萸精和吴茱萸苦素；国外从中分离出辛内弗林，这是从柑橘属以外首次的分离，还有色氨酸衍生物、生物碱。药理证实有明显降压、镇吐、镇痛、利尿、杀虫（蛔虫、水蛭、蚯蚓）、抗病毒、抑制霍乱弧菌作用；并有排除消化道内气体，制止胃肠内异常发酵，有芳香苦味健胃功效，以及兴奋呼吸中枢、收缩子宫等作用。

吴茱萸最早载《本经》，历代本草多有论述。《本草纲目》云：“茱萸枝柔而肥，叶长而皱，其实结于梢头，累累成簇而无核，与椒不同。一种粒大，一种粒小，小者入药为胜。”《药性论》云：“主心腹疾，积冷，心下结气，疰心痛；治霍乱转筋，胃中冷气，吐泻腹痛不可胜忍者；疗遍身顽痹，冷食不消，利大肠拥气。”《日华子本草》云：“健脾通关节。治腹痛，肾气，脚气，水肿，下产后余血。”其性味辛、苦，热，有小毒。功能散寒止痛，降逆止呕，助阳止泻。主治厥阴头痛，寒疝腹痛，脘腹胀痛，呕吐吞酸，五更泄泻，寒湿脚气；外治口疮，高血压病。凡阴虚火旺者忌服。过量服用可引起腹痛、腹泻、视力障碍、错觉、毛发脱落等中毒症状，停药可缓解。

简易疗法

1. 胃痛泛酸：吴茱萸10克，姜黄连10克，瓦楞子30克，延胡索10克，研末，每次5克，日服2次。

2. 头痛呕恶：吴茱萸6克，党参10克，生姜6克，大枣3枚，苏叶6克，水煎服。

3. 脾虚泄泻：吴茱萸10克，炒白术30克，炒山药30克，莲肉30克，车前子10克，研末蜜丸，每次6克，日服3次。

4. 口腔溃疡：吴茱萸15克，研末，调醋敷足部涌泉穴，外用胶布固定。亦用于高血压病。

5. 妇女痛经：吴茱萸5克，细辛1克，桂枝2克，研末，取药2克加食盐少量混匀，置于脐部，外用纱布、胶布固定，入睡前按摩5~10分钟，于月经前5日开始用至来潮。

6. 小儿蛲虫：吴茱萸10克，研末，用香油调和涂肛周（先洗净后用药），每晚1次，连续5~7日。

7. 风湿痹痛：吴茱萸10克，生姜10克，大蒜10克，共捣烂加酒炒热，敷于患处，日2次。

8. 神经性皮炎：吴茱萸20克，研末，加凡士林80克调和成软膏外搽。亦用于湿疹。

33. 佛　手

佛手又名蜜罗柑、福寿柑、五指柑。为芸香科植物佛手之果实。因其果实顶端合抱如拳，分裂后如指，外皮鲜黄色，好象佛家之手，故而命名。传说很早以前，金华山麓住着母子俩人，母亲终日患病，自觉胸腹胀满，儿子非常孝顺，四处求医而效差。有天夜里，儿子梦见一个仙女飘然而下，赐给他一只美似仙女之手的果子，让他母亲一闻，病便霍然痊愈。于是他下决心去寻找，最后爬到山顶，果然发现有棵树上结着黄灿灿的果子，与他梦中相符。他便摘回让母亲闻着香气，很快病情好转。后来人们联想梦中仙女可能是观音菩萨，便称此果为“佛手”。秋季果实浅绿或带黄色时采收，晾3~5日待水分蒸发后，纵切成薄片，晒干或阴干。以片大、绿皮白肉、香气浓厚者为佳。切碎或鲜用。

现代研究：干果中含挥发油类，柠檬油素、香叶木苷、橙皮苷、胡萝卜苷及氨基酸类。药理证实有平喘祛痰，增加冠脉流量，保护心肌缺血，预防心律失常，抑制胃肠平滑肌，解痉，抗惊厥作用。

佛手最早载《滇南本草》：“补肝暖胃，止呕吐，消胃寒疼，治胃气疼痛，止面寒疼，和中行气。”历代本草亦有论述。《本经逢原》云：“专破滞气。治痢下后重，取陈年者用之。”《本草再新》云：“治气舒肝，和胃化痰，破积，治噎膈反胃，消癥瘕瘰疬。”其性味辛、苦、酸，温。功能舒肝理气，和胃止痛。主治肝胃气滞，胸胁胀痛，胃脘痞满，食少呕吐。凡阴虚有火、无气滞者忌服。

简易疗法

1. 肝胃气痛：佛手10克，香附10克，乌药10克，川楝子10克，砂仁6克，水煎服。或佛手15克，煎汤取汁，加粳米100克，冰糖适量熬粥食用。

2. 胃溃疡病：佛手20克，乌贼骨20克，川贝母20克，延胡索10克，甘草10克，研末，每次6克，日服2次。

3. 治梅核气：佛手花10克，玳玳花10克，玫瑰花10克，蔷薇花10克，旋覆花10克（包），水煎服（盖煎10分钟）。

4. 消化不良：佛手30克，小茴香30克，川椒10克，生姜10克，吴茱萸10克，研末，每次5克，开水冲泡饮。

5. 胸胁胀痛：佛手300克，泡软切成方块，加入白酒500毫升，盖严浸泡10日，此间振荡2次，每次10~20毫升，日服2次。

6. 传染性肝炎：佛手30克，水煎10分钟，每日3次服完。亦用于小儿，或加败酱草，量酌减。

7. 慢性气管炎：鲜佛手1~2个，切碎置碗中，加冰糖30克，隔水炖熟，每次15克，日服2次。

34. 沙　棘

沙棘又名醋柳、酸刺、沙枣。为胡颓子科植物沙棘的果实。原产于我国，生于沙漠地带，适应性极强，在西北、华北、东北、西南等地均有分布。是少数民族习用药物，早在唐代《月王诊药》、《四部医典》，清代《晶珠本草》等古典医籍中均有记载，现在仍然是蒙医、藏医、维医的常用药品，可用于老年人的保健抗衰，亦用于冠心病心绞痛、慢性支气管炎、消化不良、胃溃疡、妇女闭经等。民间用于治疗烧伤、冻伤、撕裂伤、跌打损伤、瘀血肿痛、顽固性溃疡等。沙棘油可用于烧伤、湿疹、皮炎等的治疗。近年来，随着医学科学的不断发展，沙棘的广泛应用，得到人们重视，如开发的食品、饮料、酒类、沙棘油等，其营养价值和经济效益更是令世人瞩目。10~11月采摘，晒干。捣碎用。

现代研究：果实含多种维生素（维生素C含量为水果之冠，又有B_1、B_2、B_{12}、E、K、叶酸等）、氨基酸、黄酮类、糖类、有机酸、甾醇、生物碱、脂肪酸、微量元素、挥发油等。药理证实沙棘总黄酮有增加小鼠心肌营养血流量，改善心肌微循环，明显防止动脉粥样硬化、抗心律失常，降血脂、保肝、提高肺活量及血红蛋白、抗疲劳、抗菌、抗病毒等作用；对缺血性脑血管病如脑缺血、脑血栓、脑梗死、脑动脉硬化及由此引起的头痛、头晕、语言不清、手脚发麻、行动迟缓、四肢无力、活动僵硬等症状有防治及缓解作用，由此引起的偏瘫、失语、痴呆等症状有康复作用；沙棘黄酮对提高人体新陈代谢功能、调节甲状腺功能亢进并使之恢复正常；沙棘油有抑制胃液分泌和胃蛋白酶的活性，从而促进胃溃疡的愈合；亦有保护心肌、降低血脂、止咳平喘和抗过敏作用；胶质、鞣质有抗炎作用，可用于治疗肠炎。

沙棘最早载《西藏常用中草药》："性温，味酸涩。活血散瘀，化痰宽胸，补脾健胃。治跌打损伤，瘀肿，咳嗽痰多，呼吸困难，消化不良。"此后其他中草药书中亦有论述。《高原中草药治疗手册》云："生津止渴，清热制泻。治高热伤阴证，支气管炎，肠炎，痢疾。"其性味酸、涩，温。功能消食导滞，活血化瘀，止咳化痰，清热止泻。主治高热伤阴，口渴舌燥，肺热痰嗽，消化不良，泄泻痢疾，外伤瘀肿。

简易疗法

1. 咳嗽痰喘：沙棘10克，杏仁10克，瓜蒌15克，鱼腥草15克，水煎服。亦用于气管炎、哮喘。

2. 消化不良：沙棘12克，山楂30克，麦芽15克，神曲15克，水煎服。

3. 高脂血症：沙棘30克，草决明30克，研末，每次5克，日服2次。

4. 治荨麻疹：沙棘10克，苦参10克，白鲜皮6克，地肤子10克，蝉蜕6克，水煎服。

5. 治冠心病：沙棘冲剂，每次10克，日服2～3次。

6. 治胃溃疡：沙棘油，每次5毫升，日服2次。亦用于肝纤维化及消化道肿瘤。

7. 宫颈糜烂：沙棘油，外涂患处（先冲洗净后用）。

8. 水火烫伤：沙棘油，外敷患处。亦用于跌打损伤瘀痛。

35. 沙苑子

沙苑子又名潼沙苑、蔓黄芪、潼蒺藜、沙苑蒺藜。为豆科黄芪属植物扁茎黄芪之种子。因其产于潼关（古称沙苑），形似蒺藜而得名。多生于山野，分布辽宁、吉林、河北、陕西、甘肃、山西、内蒙古等地。据史载：唐玄宗之女永乐公主，自幼孱弱多病，面黄肌瘦，后来战乱逃到沙苑地区避难，常以当地所产沙苑蒺藜泡茶喝，二三年后竟出落得花容月貌，丰姿绰约。据测定本品含人体必需的微量元素锌和硒，有促进生长发育、润肤美容、延缓衰老作用。其功能补肾固精缩尿，养肝明目，为补益肝肾之要药。除上述品种外，同属华黄芪（河北、河南等）、直立黄芪（吉林、辽宁、内蒙古）亦同等人药。秋末果实成熟时连茎割下，晒干后打下种子，拣去杂质，捞出晒干。以颗粒饱满，色绿褐者为佳。生用或盐炒用。

现代研究：含黄酮类成分如沙苑子苷、沙苑子新苷、沙苑子杨梅苷、山奈素－3－o－α－L－阿拉伯吡喃糖苷、鼠李柠檬素－3－o－β－D－葡萄糖苷、黄芪苷（紫云英苷）、山奈素、杨梅皮素，还含氨基酸、β－谷甾醇、鞣质、油脂、微量元素等。药理证实其水煎醇沉制剂能抑制甲醛，角叉菜胶，组胺引起的关节肿和炎性肉芽肿的形成，且能直接对抗组织胺兴奋离体豚鼠肠肌的作用；其抗炎作用可能与阻止组胺过量释放而引起的组别水肿和增加毛细血管通透性有关；其总黄酮有降血脂、扩张冠状动脉，及改善高脂血症动物血液流变学的各项指标。

沙苑子最早载《本草衍义》，历代本草皆有论述。《增订伪药条辨》云："沙苑蒺藜七月出新，陕西潼关外出者，名潼蒺藜，色红带黑，形似腰子，饱绽性糯，味厚气香，滚水泡之，有芳香气者为最佳。"《本草备要》云："苦温补肾，辛温泻肺气而散肝风，益精明目。治虚劳腰痛，遗精带下，咳逆肺痿，乳闭癥瘕，痔漏阴痛。肾肝肺三经之病，催生堕胎。"《本草求原》云："治肺痿，肾冷，尿多，遗溺，明目，长肌肉。亦治肝肾风毒攻注。"其性味甘，温。功能温补肝肾，固精明目。主治肾虚腰痛，阳萎遗精，遗尿尿频，白浊带下，眩晕目昏。内服煎汤，或入丸散。凡相火炽盛，阳强易举者忌服。

简易疗法

1. 肾虚腰痛：沙苑子 15 克，杜仲、续断、牛膝、狗脊各 10 克，水煎服。

2. 遗精早泄：沙苑子（炒）、芡实（蒸）、莲须、龙骨（酥炙）、牡蛎（盐水煮候煅粉）各 30 克，研为细末，莲子粉糊为丸，如梧桐子大，每次 30 丸，日服 2 次，盐汤送下。

3. 眼目昏花：沙苑子、枸杞子、决明子、杭菊花、白蒺藜各 60 克，研末蜜丸，每次 9 克，日服 2 次。

4. 尿频遗尿：沙苑子 15 克，覆盆子、金樱子、桑螵蛸、益智仁各 10 克，水煎服。

5. 精滑不固：沙苑子 240 克，山萸肉、芡实、白莲子、枸杞子各 120 克，菟丝子、酒续断、覆盆子、金樱子各 60 克，研为细末，金樱子熬膏，入诸药末拌匀，炼蜜为丸，梧桐子大，每次 30 丸，日服 2 次，空腹淡盐汤送下。

6. 阴虚发热：沙苑子、女贞子、旱莲草、生地黄、冬桑叶各15克，水煎服。适于颧红，盗汗，手足心烦热等。

7. 老年白内障：沙苑子、夜明砂、杭菊花、青葙子、密蒙花各50克，研末蜜丸，每次9克，日服2次。

36. 枇 杷

枇杷又名卢橘、琵琶果。为蔷薇科植物枇杷的果实。多生长于南方，秋季开花，次年结果，形如圆梨，色呈橙黄，其味甘甜，老幼咸宜。明代高启咏曰："落叶空林忽有香，疏花吹雪过东墙。居僧记取南风后，留个金丸待我尝。"将枇杷比作金丸，足见其果之价值。于果实成熟期采摘，鲜用。其叶多入药，以叶大、色灰绿、不破碎者为佳；蜜炙用。

现代研究：果实含糖类、蛋白质、纤维素、果胶、鞣酸及维生素C、B_1、B_2，胡萝卜素、钙、磷等；叶含挥发油和苦杏仁苷、齐墩果酸、柠檬酸、苹果酸、鞣质、维生素B与C等。药理证实叶水煎液及乙酸乙酯提取物对白色和金黄色葡萄球菌、肺炎球菌及福氏痢疾杆菌均有明显抑制作用；亦有报道叶提取物无抗菌作用，还能刺激金黄色葡萄球菌之生长。

枇杷最早载《名医别录》，历代本草多有论述。《本草图经》云："木高丈余，肥枝长叶，大如驴耳，背有黄毛，阴密婆娑可爱，四时不凋。盛冬开白花，至三、四成实作梂，生大如弹丸，熟时色如黄杏，微有毛，皮肉甚薄，核大如芋栗，黄褐色。四月采叶，晒干用。"《日华子本草》云："治肺气，润五脏，下气，止呕逆，并渴疾。"《滇南本草》云："治肺痿痨伤吐血，咳嗽吐痰，哮吼。又治小儿惊风发热。"又云：枇杷叶"止咳嗽，消痰定喘，能断痰丝，化顽痰，散吼喘，止气促。"枇杷性味甘、酸，凉。功能润肺止渴，下气制呕。主治肺痿咳嗽，吐血，衄血，烦渴，呃逆。叶主治肺热咳嗽，咳血，衄血，胃热呕哕。凡脾虚滑泄者忌服。

简易疗法

1. 咳嗽痰多：枇杷60克，剥开成两半，水煎分2次服。

2. 慢性气管炎：鲜枇杷500克，枇杷叶250克，武火煎1小时，滤去药渣，再熬成膏，加1/3量的蜂蜜制成糖浆，每次10～20毫升，日服3次。

3. 感冒咳嗽：枇杷止咳颗粒，每次3克，日服3次，开水冲下。

4. 流行性感冒：枇杷叶30克，大青叶15克，金银花15克，连翘10

克，水煎服。

5. 声音嘶哑：鲜枇杷叶15克，牛蒡子10克，鲜竹叶10克，木蝴蝶3克，水煎服。

6. 胃痛呕逆：枇杷叶30克，丁香10克，生姜10克，党参30克，杭芍30克，研末，每次6克，日服2~3次。

7. 头风流涕：枇杷花10克，辛夷10克，苍耳子10克，水煎服。

8. 治糖尿病：枇杷根60克，猪胰脏100克，加水炖熟食用，日2次。

37. 刺　梨

刺梨又名茨梨、文先果、缫丝花。为蔷薇科植物刺梨的果实。由于果皮上密生小肉刺而得名。果实为扁圆球形，成熟后黄色或带红晕，果肉脆而有芳香味。原产我国西南部，分布江苏、湖北、四川、云南、贵州、广东等地，多生长于山区沟旁、路边或灌木林旁。以野生于贵州的为佳，可分为普通和无籽两种，普通中又分光皮刺梨、送春归两个变种。《宦游笔记》载："刺梨，形如棠梨，多芒刺，不可触。……渍其汁，同蜜煎之，可作膏，正不减于楂梨也。花于夏，实于秋。花有单瓣重台之别，名为送春归。密萼繁英，红紫相间，植之园林，可供玩赏。"其果实、根、叶、花均入药。由于其果实肉质肥厚，营养丰富，味美可口，含有极丰富的维生素C、P，被誉为水果中的"维C王"，成年人每日吃半个刺梨，即可满足其维生素C、P的生理需要。每当刺梨成熟，黔滇居民除去其刺，或生吃、糖渍，初嚼味酸而涩，此后渐变甘甜，市价极为低廉。用果实制成的果汁、清凉饮料、果酱、果酒等各种食品，不仅能保持高含量的维生素C，而且是各类特种作业人员和老弱妇幼的重要营养食品。

现代研究：其果实内含有丰富的维生素C、单宁、糖类，并含β-谷甾醇、优舟酸、委陵菜酸、原儿茶酸及以硬脂酸和二十一烷酸等为主的脂肪酸，还分离出一种五环三萜酸（刺梨酸）、超氧化物歧化酶，可作为防癌抗衰老药。

刺梨最早载《本草纲目拾遗》，此后本草亦有论述。《四川中药志》云："解暑，消食。"《贵州民间方药集》云："健胃消食积饱胀，并滋补强壮。"《草木便方》云：叶"疗疥，痈，金疮。"花"止泻痢。"根"止痢，治牙痛，崩带。"刺梨性味甘酸、涩，平。功能健胃消食，滋补强壮。主治消化不良，食积饱胀，虚弱消瘦。叶主治小儿热疮，外痔；花主治泄泻，痢疾；根主治胃痛，泄泻，痢疾，久咳，崩漏。带下，遗精。

简易疗法

1. 消化不良：刺梨鲜果榨汁，加蜂蜜制成糖浆，每次30毫升，日服3次。

2. 食滞胀满：刺梨果、山楂、麦芽各15克，水煎服。亦用于小儿厌食症。

3. 胃脘胀痛：刺梨根30克，白芍15克，厚朴、陈皮各10克，水煎服。

4. 久咳不止：刺梨根30克，炙百部、款冬花、蜂蜜各15克，水煎服。

5. 泄泻痢疾：刺梨根或花、马齿苋、翻白草各30克，黄连6克，水煎服（花用10克）。

6. 崩漏带下：刺梨根、仙鹤草各30克，鸡冠花、生牡蛎各15克，水煎服。

7. 痈肿疥疮：刺梨叶适量，鲜品捣敷患处，干品研末加香油调敷。

38. 刺蒺藜

刺蒺藜又名白蒺藜、八角刺、野菱角、地菱子。为蒺藜科植物蒺藜的果实。因其叶布地，子有刺，多生道旁，状如军家所布之铁蒺藜而得名。生于砂丘、路旁，全国大部分地区均有分布。为平肝药，古代医家有所发挥，倪纯宇云："刺蒺藜，行肝脾滞气，多服久服，有去滞之功。"张璐云："白蒺藜为治风明目要药，风入少阴、厥阴经者为响导。且病为风木之邪，风去则目明矣。《本经》专破恶血积聚，治喉痹乳难，以苦能泄，温能宣，辛能润也，此言刺蒺藜之功用耳。"可见具有平肝疏肝，祛风明目的作用，其药性平和，临床用于头痛眩晕、胸胁疼痛，乳闭不通、目赤多泪、风疹瘙痒等证。秋季果实成熟时，将全株割下，晒干，打下果实，碾去硬刺，簸净杂质。生用或盐炒用。

现代研究：果实含山柰酚、山柰酚3－葡萄糖苷、山柰酚3－芸香糖苷、刺蒺藜苷、过氧化物酶；干果含脂肪油3.5%及少量挥发油、鞣质、树脂、甾醇、钾盐、微量生物碱等；又含皂苷1.47%；种子含生物碱哈尔满和哈尔明碱，不含皂苷；保加利亚产者离析得出10种混合的甾体皂苷，总量2.8%；尚含少量酚类物质及黄芪苷，分离出核柯皂苷元及原薯蓣皂苷。药理证实有降血压、利尿、抗菌（金黄色葡萄球菌、大肠杆菌）和拮抗乙酰胆碱作用。

刺蒺藜最早载《本经》，历代本草皆有论述。《本草图经》云："冬月亦采之，和白色。……布地蔓生，细叶，子有三角，刺人，是也。"《药性论》云："治诸风疬疡，破宿血，疗吐脓，主难产，去躁热。"《会约医镜》云："泻肺风而散肝气，除目赤翳膜，肺痈，乳岩，湿疮。"《本草再新》云："镇肝风，泻肝火，益气化痰，散湿破血，消痈疽，散疮毒。"其性味苦、辛，温。功能平降肝阳，散风明目，行气活血。主治头痛眩晕，目赤多泪，翳膜遮睛，风疹瘙痒，胸胁疼痛，乳闭乳痛，经闭癥瘕。内服煎汤，或入丸散，外用捣敷或研末撒。凡血虚气弱及孕妇慎用。因其植物中含有硝酸钾，进入人体被酶还原成亚硝酸钾，可引起高铁血红蛋白而产生窒息，内服剂量不可过大。

简易疗法

1. 慢性鼻炎：刺蒺藜 12 克，苍耳子、辛夷花、白芷、荆芥各 10 克，水煎服。亦用于鼻渊流涕，不闻香臭等。

2. 目赤多泪：炒刺蒺藜、菊花、蔓荆子、决明子、谷精草各 30 克，青葙子 15 克，共为粗末，水煎，每次 9 克，日服 2 次。亦用于急性结膜炎、角膜炎。

3. 头痛眩晕：刺蒺藜、杭菊花、钩藤、白芍、珍珠母各 12 克，水煎服，适于肝阳上亢所致，亦用于高血压病。

4. 奔豚疝瘕：刺蒺藜 300 克，小茴香 90 克，乳香、没药各 15 克，共为细末，每次 9 克，白汤调服。

5. 风燥顽痹：刺蒺藜 120 克，胡麻仁 60 克，玉竹 90 克，金银花 30 克，共研细末，炼蜜为丸，早晚各服 9 克，白汤下。

6. 皮炎湿疹：刺蒺藜、荆芥、当归各 9 克，防风、蝉蜕、赤芍各 6 克，水煎服。

7. 疥癣风痒：刺蒺藜、独活、防风各 30 克，苦参、菊花、蝉蜕各 15 克，乌梢蛇（酒浸）6 克，研为细末，每次 6 克，日服 3 次，食前温酒调下。亦用于荨麻疹，神经性皮炎等。

39. 青葙子

青葙子又名草蒿子、萋蒿子、狗尾花子、野鸡冠花子。为苋科植物青葙的种子。因其功效清肝明目，肝色为青而得名。多生于荒野路旁、山沟、河滩、沙丘等疏松土壤上，我国大部分地区有野生或栽培。本品苦寒沉降，功专清肝凉血，明目退翳，主要用于肝火上炎，热毒冲眼所致的目赤肿痛，目生翳物，视物昏暗等症。8~10月间采收，割取地上部分或花穗，晒干，搓出种子，除去杂质、晒干。以色黑光亮，饱满者为佳。炒用。

现代研究：种子含青葙子油脂和丰富的硝酸钾，尚含烟酸。药理证实有扩散瞳孔、降低血压、保护肝脏、缩短血浆再钙化时间及抑制绿脓杆菌的作用。

青葙子最早载《本经》，历代本草亦有论述。《本草纲目》云："生田野间，嫩苗似苋可食，长则高三、四尺。苗、叶、花、实与鸡冠花一样无别。"《药性论》云："治肝脏热毒冲眼，赤障，青盲，翳肿。主要疮疥瘙，治下部虫䘌疮。"《日华子本草》云："治五脏邪气，益脑髓，明耳目，镇肝，坚筋骨，去风寒湿痹。"《滇南本草》云："明目，泪涩难开，白翳遮睛，花凌青翳，用之良效。"其性味苦，微寒。功能清肝，明目，退翳。主治肝热目赤，眼生翳膜，视物昏花，肝火眩晕，皮肤风热瘙痒，疥癞。内服煎汤。凡肝肾虚及青光眼患者忌用。

简易疗法

1. 目赤肿痛：青葙子、草决明、龙胆草、菊花、白蒺藜各10克，水煎服。适于肝火所致的急性角膜炎，急性结膜炎。

2. 目生翳膜：青葙子、谷精草、茺蔚子、枸杞子、杭菊花各30克，研末蜜丸，每次9克，日服3次。亦用于视物昏花，眼前暗影飘动。

3. 慢性葡萄膜炎：青葙子、白扁豆各15克，茯苓、酸枣仁各12克，密蒙花、草决明各9克，元明粉（冲）4.5克，水煎服。

4. 高血压病：青葙子、杭菊花、夏枯草、石决明各15克，车前子10克，水煎服。适于肝阳上亢所致的头晕头痛。

5. 鼻内出血：青葙子、旱莲草、大蓟各15克，煎汁滴鼻。

6. 内外障眼：青葙子、车前子、五味子、枸杞子、茺蔚子、决明子、葶苈子、生地黄、赤茯苓、泽泻、防风各30克，研为细末，炼蜜和丸，如梧桐子大，每服20~30丸，茶清送下，日服3次。

40. 苦荞麦

苦荞麦又名野荞麦、苦荞头、荞麦七、金荞麦。为蓼科植物苦荞麦的种子或根茎。种子入药称"苦荞米"，根茎称"金荞麦"。以其形似荞麦而名。它是发源于中国的独特荞麦品种，种植的历史至少有两千多年，以四川凉山为中心的川滇黔交界区域是苦荞麦的发源地之一，被誉为苦荞麦故乡。现主要栽培于西南大凉山、西北、华北、东北一带的高寒山区。由于苦荞麦含有较多的蛋白质、脂肪、维生素、纤维素及矿物质，故有营养保健和食疗功效。医学观察表明苦荞麦粉及其制品具有降血糖、降血脂，降尿糖、防便秘，增强人体免疫力的作用，故对糖尿病、高血压、高血脂、冠心病、中风等病人都有辅助治疗作用。被权威专家称为“三降食品”和“21世纪人类的健康食品”。目前已有苦荞米、香茶、挂面、酱醋、饼干、八宝羹、沙琪玛等食品供应市场，作为糖尿病、高血脂及心脑血管病的辅助食品，非常畅销。根茎又名金锁银开，孙玉庭云：“其根专治喉闭，故名。喉风喉毒，用醋磨漱喉，涎痰去而喉闭自开矣。”可见具有清热解毒、消痛利咽之功。秋季采收种子；冬季挖根，除去须根，洗净晒干，或趁鲜切片后晒干用。

现代研究：苦荞麦的蛋白质含量高达10%左右，近似豆类蛋白，并富含精氨酸、赖氨酸、色氨酸、组氨酸等8种人体必需氨基酸；脂肪酸含量为2.1%～2.8%，其中油酸和亚油酸含量占80%左右；维生素有丰富的B_1、B_2、和叶绿素，还含有大量的芦丁，约占80%左右；其矿物质中无机盐有硒、钾、镁、铜、铬、锌、钙、铁等，均高于谷类作物；根茎含对香豆酸、阿魏酸和葡萄糖所成的苷赤地利苷，全草含槲皮苷、槲皮素、芸香苷和KCl，花、叶含芸香苷、甾醇、有机酸和酸性成分，尚含双聚原矢车菊苷元、海柯皂苷元。药理证实芦丁是一种黄酮类物质，能调节毛细血管通透性，防止血细胞聚集，改善心血管系统，能够降低空腹血糖、升高胰岛素水平、降低糖化血红蛋白和糖化血清蛋白、降低血脂，从而抑制糖尿病合并症的发展，增强人体免疫力，及保肝护肝、抗溃疡、抗癌、抗菌消炎作用；所含葡聚糖有防止糖尿病和高血脂作用；其镁有调节保护心脏功能有作用，参与骨胳的组成和组织细胞的代谢，而硒被联合国卫生组织唯一认定的防癌抗癌元素；根茎具有抑制多种致病菌及祛痰作用，常用于治疗肺脓肿、外科感染性疾病。

荞麦最早载于《食疗本草》：“实肠胃，益气力，续精神，能炼五脏滓秽。”而苦荞麦则载于《本草纲目》云：“苦荞出南方，春社前后种之，茎青多枝，叶似荞麦而尖，开花带绿色，结实亦似荞麦，稍尖而棱角不峭，其味苦恶。”《本草拾遗》云：金荞麦“主痈疽恶疮毒肿，赤白游疹，虫、蚕、蛇、犬咬，并醋摩敷疮上，亦捣茎叶敷之；恐毒入腹，煮汁饮。”《天宝本草》云：“治腰疼背痛，瘰疬，杨梅结毒，头风疼痛。”《贵州民间方药集》云：“健胃顺气，祛风除痰。治狂犬咬伤；外治恶疮，虫、蚊咬伤。”《内蒙古中草药》云：“除湿止痛，解毒消肿，健胃。治跌打损伤，腰腿疼痛，疮痈肿毒，消化不良。"《南京地区常用中草药》云："治肺脓疡。"苦荞麦性味甘、苦，平。苦荞米功能健脾益胃，清热凉血；主治糖尿病、高血压、高血脂、冠心病、中风、肝炎、消化性溃疡等。金荞麦功能清热解毒，消痈利咽，祛风利湿；主治肺痈咳吐脓血，咽喉肿痛，肺热咳嗽，风湿痹痛，头风，痈疮，瘰疬，胃痛，痢疾，白带过多。内服煎汤或入丸散，外用鲜品或研粉调撒。

简易疗法

1. 治糖尿病：苦荞米 200 克，黄芪 100 克，冬瓜皮 100 克，共研细末，水泛为丸，梧桐子大，每次 10 克，日服 2～3 次，饭前温开水冲服。或用苦荞香茶，每次 1 包，开水浸泡常饮。

2. 高脂血症：苦荞米、草决明各 10 克，陕青茶 5 克，每日浸泡常饮。

3. 高血压病：苦荞米 30 克，罗布麻、夏枯草各 15 克，水煎服。

4. 制明目枕：苦荞皮、黑豆皮、绿豆皮、草决明、野菊花各适量，制作枕头用。

5. 治肺脓肿：金荞麦根茎，洗净晒干，去须根切碎，以瓦罐盛干药 250 克，加清水或黄酒 1250 毫升，罐口用竹箬密封，隔水文火蒸煮 3 小时，最后取净汁 1000 毫升，加防腐剂即得。成人每次 40 毫升，1 日 3 次，小儿酌减。分两种制剂，一般肺脓肿采用水剂，若病情迁延、脓包不易溃破，高热持续，痰排不尽时，采用酒剂为佳。亦用于气管炎。

6. 咽喉肿痛：金荞麦、大青叶各 15 克，牛蒡子、山豆根各 10 克，水煎服。

7. 风湿痹痛：金荞麦、豨莶草各 30 克，苍术、当归、五加皮各 20 克，共研细末，每次 6 克，日服 2 次，温开水送服。

8. 急性乳腺炎：金荞麦，鲜叶捣烂外敷，或干叶研粉用水调敷；重者取鲜叶 30～60 克，水煎服，或干粉 9～15 克，开水冲服。亦用于疖肿，外伤感染，蜂窝组织炎，深部脓肿。

9. 胃脘疼痛：金荞麦 15 克，白芍 10 克，朱砂莲 6 克，甘草 6 克，水煎服。

10. 腰腿疼痛：金荞麦 30 克，透骨草 30 克，水煎外洗患处。

41. 郁李仁

郁李仁又名郁子、小李仁。为蔷薇科植物郁李、欧李、长梗郁李的种子。以其花实香气馥郁而得名。郁李生长在向阳山坡，路旁或小灌木丛中，分布辽宁、内蒙古、河北、河南、山西、山东、江苏、浙江、福建、湖北、广东等地；欧李生长于向阳山坡上，分布辽宁、吉林、黑龙江、内蒙古、山东、河南、河北等地；长梗分布黑龙江、辽宁、吉林、内蒙古等地。本品属润下药，并有利水用之功，体润性降，辛行气滞，专治大肠气滞、津枯肠燥便秘，小便不利，水肿脚气，为较常用的润肠通便药。秋季果实成熟时采摘，除去果肉，取核去壳，取出种仁。以颗粒饱满，淡黄白色，整齐不碎，不出油，无核壳者为佳。

现代研究：郁李种子含苦杏仁苷、脂肪油、挥发性有机酸、粗蛋白质、纤维素、淀粉、油酸、皂苷、植物甾醇、维生素 B_1；欧李种仁含苦杏仁苷、脂肪油。现代药理郁李仁有泻下、祛痰、镇咳、镇痛、抗炎、降压等作用。

郁李仁最早载《本经》："主大腹水肿，面目四肢浮肿，利小便水道。"历代本草亦有论述。《药性论》云："治肠中结气，关格不通。"《日华子本草》云："通泄五脏，膀胱急痛，宣腰胯冷脓，消宿食，下气。"《本草再新》云："行水下气，破血消肿，通关节，治眼长翳。"其性味辛、苦、甘，平。功能润燥滑肠，下气利水。主治津枯肠燥，食积气滞，腹胀便秘，水肿，脚气，小便不利。内服煎汤，或入丸、散。凡阴虚液亏及孕妇慎用。因种仁含有毒的苦杏仁苷，遇水分解产生氢氰酸，可抑制呼吸链的传递，损害延脑的呼吸中枢及血管运动中枢；过量中毒可产生恶心呕吐，胃部不适，疲乏无力，头昏头痛，倦睡或烦躁，严重者神志昏迷，呼吸困难，瞳孔散大，心律失常等症状，应引起注意。

简易疗法

1. 肠燥便秘：郁李仁、火麻仁、柏子仁、玉竹各 10 克，草决明 15 克，水煎服。亦用于习惯性便秘。

2. 水肿胀满：郁李仁 10 克，薏苡仁、白茅根各 30 克，赤茯苓、冬瓜皮各 12 克，水煎服。亦用于水湿停滞所致二便不通。

3. 痰食积滞：郁李仁、炙皂角、半夏曲各 30 克，槟榔、枳壳、木香、杏仁、青皮各 15 克，研末蜜丸，每次 6 克，日服 2 次。适于三焦气滞，脘腹痞满，大便秘结者。

4. 胃痛恶心：郁李仁 10 克，厚朴、白芍各 12 克，生姜、甘草各 6 克，水煎服。

42. 罗汉果

罗汉果又名拉汗果、假苦瓜。为葫芦科植物罗汉果的果实。罗汉是佛教称断绝了一切嗜欲而解脱了烦恼的僧人，有十八罗汉、五百罗汉之说。果以此命名，则有段传说：广西某地古老的瑶寨，有一位姓罗的樵夫，他和母亲相依为命，不幸秋天母亲患风寒咳喘病，因家中贫穷无钱诊治。他只好上山砍柴，希望以卖柴所得为母亲求医问药。有天清晨，他看见不远处长着一簇簇的青藤，上面结满了一只只形似葫芦的野果。他摘下吃了起来，没想到不仅香甜可口，而且清凉怡人。于是他突发奇想：说不定母亲吃了这种野果，病情会有所缓解，便摘了许多带回给母亲吃。不料母亲吃后，第一天觉得清凉润喉，神清气爽；第二天觉得咳喘有所减轻。他见这果子不但好吃省粮，而且有助于母亲病情缓解，便天天上山采摘新鲜的果子给母亲吃。如此连续吃了1个多月，母亲的咳喘病竟然痊愈。母子二人逢人便说这野果的神奇功效，还采摘很多送给患咳喘病的穷人。由于樵夫姓罗，又是男子汉，后人便把这种野果称为“罗汉果”。近代科研人员发现果实中含有一种甜味物质，其甜度比蔗糖高出300倍，是糖尿病最为理想的甜味替代品，因而引起医药界人士的重视，目前开发生产的成药就达10余种，也受到广大患者欢迎。9～10月间果熟时采摘，置地板上8～10日，果皮由青绿转黄，再烘炕5～6日，成为叩之有声的干燥果实。以形圆个大、坚实、摇之不响、色黄褐者为佳。打碎用。

现代研究：果实含多量葡萄糖，其甜味物质为罗汉果甜苷。药理实验表明罗汉果水提取物有祛痰、镇咳、平喘、泻下、保肝和增强免疫功能等作用；甜味物质可能具有抗癌作用。

罗汉果最早载《岭南采药录》：“味甘。理痰火咳嗽，和猪精肉煎汤服之。”此后中草药书中亦有论述。《广西中药志》云：“止咳清热，凉血润肠。治咳嗽，血燥胃热、便秘等。”其性味甘，凉。功能清肺润肠。主治痰火咳嗽，百日咳，口干咽燥，血燥便秘。

简易疗法

1. 痰火咳嗽：罗汉果15克，鱼腥草15克，枇杷叶15克，杏仁10克，陈皮10克，水煎服。

2. 治百日咳：罗汉果1个，柿饼霜15克，研末，每次10克，化水冲服，日服3次。

3. 口干咽燥：罗汉果，打碎，泡水代茶饮。

4. 大便秘结：罗汉果1个，蜂蜜20克，加水煎煮，分2次服。

5. 痈疽顽癣：罗汉果叶，捣烂外敷患处。

6. 感冒咳嗽：罗汉果止咳糖浆，每次10～15毫升，日服3次。

7. 咳嗽咽痛：罗汉果玉竹颗粒，每次12克，日服3次。

43. 使君子

使君子又名五棱子、索子果、冬均子。为使君子科植物使君子之成熟果实。其茎为藤生，叶似五加，夏开红花，随后结果，仁若榧子，味甘如栗。尤其是花朵鲜艳，芳香扑鼻，初开白色，次日变成粉红，傍晚变为红色，三日后变成紫红，这样花朵颜色多变的植物实属罕见。据说此药乃北宋年间潘州郭使君发现，为纪念他而命名“使君子”。郭使君精通医药，有一日去深山采药，见一藤上的果实很奇异，壳似山栀，果仁香甜，樵夫告诉他此名“留求子”，没有多大用处。郭使君不以为然，就采得果实带回，将其在锅中炒热，以便保存。不料香味四散，孙子吵着要吃，使君便给他四、五枚。次日早晨，孙子大便中出现蛔虫，此后食欲大增，他联想到与吃“留求子”有关。后来又让吃了十多枚，结果引起打嗝不止，服解毒药后嗝止且便出许多蛔虫。经过反复试验，逐渐掌握了药量，用以驱虫消疳，均获奇效。9~10月间果实变紫黑色时采摘，晒干或烘干。以个大、颗粒饱满、种仁色黄、味香甜而带油性者为佳。取仁生用或炒用。

现代研究：果实所含使君子酸钾为驱蛔虫的有效成分，种子、果壳均含，另含脂肪油如油酸、棕榈酸、硬脂酸、亚油酸及糖类、有机酸类、生物碱等。药理证实对蛔虫有强大抑制作用，亦能驱蛲虫，抑制皮肤真菌（堇色毛癣菌、同心性毛癣菌等）等作用。

使君子最早载《开宝本草》：“使君子，生交、广等州。形如子，棱瓣深而两头尖，亦似诃黎勒而轻。俗传始因潘州郭使君疗小儿，多是独用此物，后来医家因号为使君子也。”又云：“主小儿五疳，小便白浊，疗泻痢。”此后本草多有论述。《本草纲目》云：“健脾胃，除虚热。治小儿百病疮癣。”其性味甘，温。功能杀虫消积。主治蛔虫、蛲虫病，虫积腹痛，小儿疳积。过量服用能引起呃逆、眩晕、呕吐等反应，总量勿超过20粒。服药时忌饮浓茶。

简易疗法

1. 治蛔虫病：使君子仁炒干，12岁以下每次10克，13岁以上以20克为宜，于早餐后1~2小时服完，3小时后服芒硝5~10克。或加槟榔制成合剂，每3毫升含使君子1克，槟榔0.5克，12岁服30毫升，以下递减。

2. 治蛲虫病：使君子仁，研末，用量按年龄1岁1克（不超过15克），每日2次，共服3日。

3. 小儿疳积：使君子 10 克，槟榔 5 克，芜荑 10 克，党参 20 克，白术 20 克，研末，12 岁每次 3 克，日服 2 次。

4. 虫积腹痛：使君子 10 克，苦楝根皮 10 克，白芍药 15 克，延胡索 6 克，甘草 6 克，水煎服。

5. 头面痤疮：使君子仁 3~5 个，用香油浸透，临睡时服下。

6. 肠道滴虫病：使君子炒黄，每次 15 克，细嚼服下，3~5 日为 1 疗程。

44. 金樱子

金樱子又名刺梨子、山石榴、蜂糖罐、螳螂果。为蔷薇科植物金樱子的果实。因其子实形似金色之罂果而得名。多生于山野向阳多石地方，分布华中、华南、华东及四川、贵州等地。其性专收敛，固涩下焦为其所长，功能固精、缩尿、止泻、固崩、止带。凡肾虚精关不固之遗精滑泄，膀胱不约之遗尿尿频，脾肾虚之泄泻不止，以及妇女虚损之崩漏带下等病证均为适用，也可用于脱肛、子宫脱垂等。10~11 月间，果实红熟时采摘，除去杂质，洗净，干燥。或用金樱子肉（略浸润透，纵切两瓣，除去毛核）。

现代研究：果实含柠檬酸、苹果酸、鞣质、树脂、维生素、含皂甙 17.12%；另含丰富的糖类，其中有还原糖 60%（果糖 33%）、蔗糖 1.9%，以及少量淀粉。药理证实有抗动脉粥样硬化、降低血清胆固醇、抑菌（25% 根煎剂对金黄色葡萄球菌、大肠杆菌、绿脓杆菌）作用；煎剂对流感病毒 PR8 株抑制作用很强，而且对亚洲甲型 57－4 株，乙型 Lee 株，丙型 1233 株和丁型仙台株也有作用。

金樱子最早载《雷公炮炙论》，历代本草皆有论述。《本草图经》云："丛生郊野外，大类蔷薇，有刺。四月开白花，夏秋结实，亦有刺，黄赤色，形似小石榴，十一月、十二月采。"《滇南本草》云："主治日久下痢，血崩带下，涩精遗泄。"《本草正》云："止吐血，衄血，生津液，收虚汗，敛虚火，益精髓，壮筋骨，补五藏，养血气，平咳嗽，定喘急，疗怔忡惊，止脾泄血痢及小水不禁。脱，故除下焦滑脱不禁之证外，凡肝肾不足及元阳欲脱之证，均为适用。"其性味酸、甘、涩，平。功能固精缩尿，涩肠止泻，固崩止带。主治遗精滑精，遗尿尿频、崩漏带下，久泻久痢、脱肛、子宫脱垂等。内服煎汤，或入丸散、熬膏。金樱根亦入药，功专收涩。凡有实火、实邪者慎用。

简易疗法

1. 肾虚遗精：金樱子、覆盆子、芡实子、山萸肉、枸杞子各30克，研末蜜丸，每次9克，日服2次，淡盐水送服。亦用于滑精早泄，尿频遗尿等。

2. 脾虚久泻：金樱子、党参、白术、山药各15克，茯苓、莲子各10克，水煎服。

3. 气血虚弱：金樱子、枸杞子、龙眼肉、黄芪、当归各50克，研末蜜丸，每次6克，日服3次，山楂煎汤送下。

4. 白带过多：金樱子、薏苡仁、山药各15克，芡实、苍术各12克，水煎服。

5. 肾盂肾炎：金樱根、金钱草、益母草、海金沙、白茅根各15克，水煎服。亦用于泌尿系感染。

6. 子宫脱垂：金樱根、金雀根、枳壳各30克，水煎服。

7. 烫火烧伤：金樱根、地榆各50克，水煎浓缩成膏剂，外涂创面，每日数次。

45. 草　果

草果又名草果仁、草果子。为姜科豆蔻属植物草果的果实。以其为草本而结果味辛得名，常用作调味品。多栽培或野生于疏林下，分布于云南、广西、贵州等地。其性芳香而燥烈，善化脾胃湿浊而具有燥湿散寒，除痰截疟之效。主要用于寒湿阻滞脾胃之脘腹胀满疼痛、呕吐泻泄以及疟疾，以寒湿偏盛之疟疾尤为适宜。饮片分清炒与姜炒两种：清炒药味辛性温，以散寒湿之邪外出为胜，用于疟疾、温疫；姜炒药味辛性温，以温中祛寒止痛力强，用于胃脘疼痛，饮食停滞。立秋后果实变灰褐色时采收，过熟即裂开。将果实放沸水中烫约2分钟后，取出晾干。以个大、饱满、表面红棕色者为佳。微火焙炒或加姜汁微炒用。

现代研究：种子含挥发油有1，8－桉叶素、α和β－蒎烯、α－松油醇、香叶醇、橙花叔醇、橙花醛、α－水芹烯等。药理证实有镇痛、解热、止咳、祛痰、平喘、抗炎、抗真菌作用，尚有抑制胃肠运动、轻度利尿等作用。

草果最早载《饮膳正要》：“治心腹痛，止呕，补胃，下气。”历代本草亦有论述。《本草品汇精要》云：“草果，生广南及海南。形如橄榄，其皮薄，其色紫，其仁如缩砂仁而大。又云南出者，名云南草果，其形差小耳。”《本草纲目》引李杲云：“温脾胃，止呕吐，治脾寒湿、寒痰，益真气，消一切冷气膨胀，化疟母，消宿食，解酒毒、果积，兼辟瘴解瘟。”《本经逢原》云：“除寒，燥湿，开郁，化食，利膈上之痰，解面食、龟、肉诸毒。”其性味辛，温。功能燥湿温中，除痰截疟。主治寒湿内阻，脘腹胀痛，痞满呕吐，疟疾寒热。内服煎汤，或入丸散。凡气虚或血亏，无寒湿实邪者忌用。

简易疗法

1. 脘腹胀痛：草果、高良姜各6克，苍术、厚朴、陈皮、生姜各10克，水煎服。适于寒湿内阻脾胃所致脘闷腹胀，疼痛食少，反胃呕吐等。

2. 消化不良：草果、山楂、麦芽、神曲、莱菔子各30克，共研细末。每次6克，日服3次，温水送服。

3. 疟疾发作：草果、常山、槟榔各6克，青蒿、知母各10克，水煎服。亦用于瘴疟或温疟，症见湿浊郁伏的胸胁痞满，食欲不振，神疲肢倦，苔白厚浊腻等。

4. 呕吐泄泻：草果、砂仁、生姜各6克，藿香、半夏、香附各10克，水煎服。

5. 赤白痢疾：草果仁、甘草、炒地榆、枳壳各15克，煨姜6克，研为粗末，每次6克，日服2次，温水冲服。

6. 暑热烦渴：草果仁20克，乌梅15克，甘草12克，生姜10克，水煎晾冷，分次频服。

46. 枳　实

枳实为芸香科植物枸橘、酸橙或香圆的果实。枳有多种，小者为枳实，大者为枳壳。枳实有3种，气味有异：绿衣枳实（枸橘幼果）气香，汁味微酸苦；酸橙枳实香气强烈，味苦而后微酸；香圆枳实香气强烈，味酸而后苦。《本草拾遗》云：“旧云江南为橘，江北为枳。《周礼》亦云，橘逾淮而化为枳。今江南枳、橘俱有，江北有枳无橘，此自别种，非关变易也。”对枳、橘为两种之说甚是。5~6月间采摘，晒干；略大者横切成两半晒干。以皮厚完整、黄或棕色、气香味苦者为佳。以用麸皮拌炒黄用。

现代研究：枳实与枳壳两者成分基本相同，果皮均含挥发油，且多含黄酮苷等；川枳实含生物碱、苷类、皂苷；酸橙幼果含维生素C，其中未熟果实皮中含新橙皮苷、野漆树苷和忍冬苷等黄酮苷；湖南酸橙已分离出有升压作用的单体辛内弗林和N－甲基酪胺。药理证实有强心、升压、利尿，使胃肠收缩节律有力和兴奋子宫作用。

枳实最早载《本经》，历代本草多有论述。《本草图经》云："今医家多以皮厚而小者为枳实，完大者为壳，皆以翻肚如盆口唇状，须陈久者为胜。"《名医别录》云：枳实"除胸胁痰癖，逐停水，破结实，消胀满，心下急痞痛，逆气，胁风痛，安胃气，止溏泄，明目。"《开宝本草》云：枳壳"主风痒麻痹，通利关节，劳气咳嗽，背膊闷倦，散留结、胸膈痰滞，逐水，消胀满、大肠风，安胃，止风痛。"其性味苦、辛、酸，微寒。功能行气宽中，化痰开痹，消积导滞。主治胸胁胀痛，脘腹痞闷，胸痹结胸，痰多咳嗽，风痰眩晕，食积停滞，便秘腹痛，泻痢不畅，里急后重。枳实与枳壳功能主治基本相同，只是枳实破积滞之力稍胜，枳壳理气消胀之功颇著。枳实近年用于治疗胃下垂、脱肛、子宫脱垂有效。生用破气化痰，炒用散积消痞。凡脾胃虚弱及孕妇忌服。

简易疗法

1. 脘腹胀痛：枳实10克，厚朴12克，白芍12克，白术10克，水煎服。

2. 胸胁痞闷：枳实10克，郁金10克，瓜蒌10克，香附10克，川楝子10克，水煎服。

3. 湿热泻痢：枳实10克，秦皮10克，苦参15克，黄连6克，地锦草6克，水煎服。

4. 便秘腹痛：枳实10克，大黄10克，芒硝6克，厚朴6克，白芍药10克，水煎服。

5. 治胃下垂：枳实加两倍水，浸泡24小时，剪为细块，置原液中煮1.5小时，同法煎3次，浓缩成66%浓度煎剂，每次20毫升，日服3次，饭前服。

6. 心力衰竭：枳实注射液4～20克，静脉注射，继以静滴，每100毫升液体加4～100克，酌情调速维持血压。亦用于抢救小儿感染性休克。

7. 痰多咳嗽：枳壳20克，瓜蒌20克，浙贝母20克，枇杷叶20克，水煎加白糖制成糖浆1000毫升，每次20毫升，日服3次。

8. 子宫脱垂：枳壳30克，黄芪30克，党参15克，山萸肉15克，升麻10克，水煎服。

47. 柏子仁

柏子仁又名柏实、柏仁、侧柏子。为柏科植物侧柏之干燥成熟种仁。

侧柏为我国特产，除新疆、青海外，几遍全国，多为栽培。李时珍云："万木皆向阳，而柏独西指，盖阴木而有贞德也，故字从白。白者，西方也。""入药惟取叶扁而侧生者，故曰侧柏。"葛洪《抱朴子》载：秦末汉初，楚霸王项羽进驻咸阳，一宫女惊走，逃入山中，饥饿时寻找食物。有一老翁指点，教食松柏之叶。起初觉得苦涩，不堪入口，日久习惯，因常以此充饥，冬不觉寒冷，夏不觉暑热。至汉成帝时，有猎人在终南山见一老妇，身无衣物，全身黑毛，跳坑越涧，身轻如飞。后来众人围捕而获，询问竟是秦时宫女，已有200余岁，因此称"毛女"。虽是故事，但说明柏叶、柏子有轻身延年作用。10~11月霜降前后，球果成熟未裂时采下，晒干。碾去种鳞及皮，筛取种仁，阴干。入药分生药、霜药两种：生药味甘微辛，性平，以润肠通便力胜，多用于阴虚肠燥，大便秘结等；霜药味甘性平，以养心安神，益阴敛汗力强，多用于失眠，健忘，盗汗等。其叶称"侧柏叶"，有凉血止血作用。

现代研究：种子含脂肪油约14%，并含不饱和脂肪酸、少量挥发油、皂苷；叶含挥发油，以侧柏酮、侧柏烯、石竹烯为多，又含黄酮，如香橙素、槲皮素、扁柏双黄酮等，以及鞣质、树脂、维生素C等。药理证实种子有抗动脉硬化作用；叶有祛痰镇咳、中枢性镇静、抗菌抗病毒作用。

柏子仁最早载《本经》："主惊悸，安五脏，益气，除风湿痹。久服令人润泽，美色，耳目聪明，不饥，不老，轻身，延年。"历代本草皆有论述。《名医别录》云："疗恍惚，虚损吸吸，历节，腰中重痛，益血止汗。"《本草备要》云："能透心肾而悦脾，养心气，润肾燥，助脾滋肝，益智宁神。"其性味甘，平。功能养心安神，润肠通便。主治虚烦失眠，心悸怔忡，阴虚盗汗，肠燥便秘。凡便溏及痰多者忌服。

简易疗法

1. 失眠多梦：柏子仁15克，酸枣仁15克，五味子10克，夜交藤10克，珍珠母10克，水煎服。亦用于虚烦不眠。

2. 怔忡惊悸：柏子仁60克，枸杞子45克，麦门冬15克，当归15克，茯神15克，玄参30克，熟地30克，甘草10克，研为细末，炼蜜为丸，每次6克，日服2次。

3. 潮热盗汗：柏子仁15克，五味子10克，鳖甲10克，青蒿6克，煅牡蛎10克，水煎服。

4. 肠燥便秘：柏子仁15克，郁李仁10克，火麻仁10克，当归10克，水煎加蜂蜜适量服。

5. 脂溢性脱发：鲜侧柏叶20克，酒精100毫升，浸泡5日，洗净头皮，外用涂搽。

48. 枸杞子

枸杞子又名地骨子、狗奶子、红耳坠、血杞子。为茄科植物枸杞或宁夏枸杞的成熟果实。其红如宝石，甜似饴糖，食药兼用，老幼咸宜。唐代刘禹锡咏曰：“僧房药树依寒井，井有香泉树有灵。翠黛叶生笼石甃，殷红子熟照铜瓶。枝繁本是仙人杖，根老新成瑞犬形。上品功能甘露味，还知一勺可延龄。”可见自古以来就认为是延年益寿之品。夏秋季果实成熟时采摘，置阴凉处至果皮起皱后，再晒至外皮干硬、果肉柔软即可。其根皮入药称“地骨皮”。虽然全国各地均有野生和栽种，但以宁夏产者品质最优，因此称为“枸杞之乡”。近年通过综合开发，已生产出多种系列食品，如鲜果罐头、枸杞晶、枸杞酒、枸杞茶、枸杞黄芪精等，在国际市场深受欢迎，行销欧美、东南亚及港澳等国家和地区。

现代研究：枸杞子含人体所必需的糖类、蛋白质、粗脂肪、甜菜碱、胡萝卜素、玉蜀黍黄素与维生素 A、B_1、B_2、C，菸酸、酸浆红素、β－谷甾醇、亚油酸，以及钙、磷、铁、锗等。药理实验表明提取物有增强免疫功能，促进造血功能，降血脂，降血糖，降血压，保护肝脏，促进乳酸杆菌生长，兴奋肠道，以及抗氧化、抗衰老、抗肿瘤等作用。地骨皮含生物碱、有机酸、枸杞酰胺、亚油酸等；药理证实有解热、降压、降糖、降脂、升高白细胞、抗菌（伤寒杆菌、痢疾杆菌、流感病毒等）作用。

枸杞子最早载《名医别录》，历代本草多有论述。《本草图经》云：“今处处有之。春生苗，叶如石榴叶而软薄，堪食，俗呼为甜菜。其茎高三、五尺，作丛。六月、七月生小红紫花。随便结红实，形微长如枣核。”《药性论》云：“能补益精诸不足，易颜色，变白，明目，安神。”《本草述》云：“疗肝风血虚，眼赤痛痒昏翳。”“治中风眩晕，虚劳，诸见血证，咳嗽血，痿、厥、挛，消瘅，伤燥，遗精，赤白浊，脚气，鹤膝风。”枸杞子性味甘，平。功能滋肾润肺，补肝明目。主治肝肾阴亏，腰膝酸软，头晕目眩，目昏多泪，虚劳咳嗽，消渴遗精。地骨皮主治阴虚潮热，骨蒸盗汗，肺热咳喘，咯血衄血，内热消渴。凡脾胃虚弱便溏者忌服。

简易疗法

1. 气血虚弱：枸杞子 100 克，桂圆肉 100 克，大红枣 50 克，慢火熬煮成膏，收贮瓷器中，每次 20～30 克，日服 2 次，化水冲服。

2. 肾虚遗精：枸杞子 100 克，五味子 50 克，山萸肉 50 克，浸泡于白酒500毫升中7日，每次15毫升，日服2次。

3. 阳痿早泄：枸杞子30克，仙灵脾30克，菟丝子30克，覆盆子20克，金樱子20克，研末蜜丸，每次9克，日服2~3次。

4. 进补药膳：枸杞子50克，牛肉100克，猪油100克，胡萝卜50克，土豆100克，洋葱100克，嫩豌豆50克，西红柿酱30克，将菜类切成小块，同入砂锅中加水先用大火煮沸，后用文火慢炖至熟烂，使汤汁浓稠而粘厚，再加调味品食用。

5. 夜间口干：鲜枸杞20克，于睡前半小时嚼服。或煎汤饮用。

6. 视物模糊：杞菊地黄丸（浓缩丸），每次10粒，日服3次，食前服。

7. 咳嗽气喘：地骨皮30克，桑白皮30克，炙杏仁20克，枇杷叶20克，炙甘草20克，研末，每次6克，日服2次，开水冲服。

8. 骨蒸劳热：地骨皮15克，秦艽10克，鳖甲10克，柴胡10克，胡黄连6克，水煎服。

9. 高血压病：地骨皮60克，夏枯草30克，菊花30克，水煎服，连服30日为1疗程。

49. 柿　子

柿子为柿科植物柿的果实。柿子秋季上市，颜色金黄透红，味道鲜甜多汁，而且营养丰富，品种多样。有盖柿、牛心柿、蒸饼柿、朱柿、黄柿、塔柿、椑柿等名称；又分自红者称烘柿，日干者称白柿，火干者称乌柿，水浸者称淋柿。世传柿有七绝：一寿，二多阴，三无鸟巢，四无虫蠹，五柿叶可玩，六嘉实可啖，七落叶肥大，可以临书。古代医家认为柿乃脾、肺血分之果也，其味甘而气平，性涩而能收，故有健脾涩肠、治嗽止血之功。方勺《泊宅编》载：刘掾病脏毒下血半月，自分必死，得一方，只以干柿烧灰，饮服二钱遂愈。《经验方》载：有人三世死于反胃病，至孙得一方，用干柿饼同干饭日日食之，绝不用水饮，如法食之，其病遂愈。可见柿子治病确有奇效。霜降至立冬间采摘，经脱涩红熟后食用。其叶、蒂、柿霜（果饼外皮所生）亦入药用。

现代研究：柿子含大量葡萄糖、果糖和蔗糖，并含蛋白质和丰富的维生素、无机盐、果胶、淀粉等，新鲜者每百克含碘达49.7毫克，未熟者含鞣质；叶含黄酮苷、鞣质、酚类、树脂、香豆精类化合物、还原糖、多糖、挥发油、有机酸、叶绿素、维生素C和胡萝卜素；柿蒂含羟基三萜酸，其中有齐墩果酸、白桦脂酸和熊果酸。药理证实食用柿子可促进血中乙醇之氧化，新鲜柿子含碘量高，故可用于甲状腺疾患；柿叶之黄酮苷能降低血压，增加冠脉流量，并对金黄色葡萄球菌、卡他球菌有一定抑制作用，因此亦有制成柿叶茶饮用。

柿子最早载《名医别录》，历代本草皆有论述。《本草纲目》云："柿高树大叶，圆而光泽。四月开小花，黄白色。结实青绿色，八、九月乃熟。"《备急千金要方》云：柿子"主火疮，金疮，止痛。"《日华子本草》亦云："润心肺，止渴，涩肠，疗肺痿，心热，嗽，消痰，开胃。亦治吐血。"《食疗本草》云：柿蒂"治咳嗽、哕气，煮汁服。"柿子性味甘、涩，寒。功能清热，润肺，止渴。主治热渴，咳嗽，吐血，口疮。柿叶主治咳逆，肺气胀，各种内出血；柿蒂主治呃逆，呕哕，反胃；柿霜主治肺热燥咳，咽干喉痛，口舌生疮，吐血，咯血，消渴。凡脾胃虚寒、风寒咳嗽者慎用。

简易疗法

1. 慢性气管炎：鲜柿子2个，饭后食用，日2次，勿饮热茶。

2. 甲状腺机能亢进：青柿子1000克，捣烂绞汁，置砂锅中浓缩至粘稠状，加蜂蜜1倍，再煎至粘稠，待冷收贮瓶内，每次1汤匙，开水冲服，日服2次，连服10～15日。亦用于地方性缺碘所致之甲状腺肿大。

3. 血小板减少性紫癜：柿叶，研末，每次3克，日服3次。或生柿叶7张，红枣10枚，水煎服，连服1个月。

4. 治糖尿病：鲜柿叶，洗净盐渍，每日生食，1次7片，日食2次。

5. 反胃呕吐：柿蒂10克，刀豆壳10克，丁香2克，甘草6克，水煎服。

6. 口舌生疮：柿霜适量，涂贴患处，日数次。

50. 柠　檬

柠檬又名黎檬子、宜母果、里木子、梨橡干。为芸香科植物黎檬或洋柠檬的果实。产于南方，以广东、广西为多。果色金黄，汁多肉脆，味酸微苦，浓郁芳香，营养丰富，堪称上品。既有广泛的食用价值，又有较高的药用功效。春季果实成熟期采摘，鲜用。

现代研究：黎檬的果皮含橙皮苷、β－谷甾醇和γ－谷甾醇，一般还含维生素B_1、B_2、C，菸酸、糖类、钙、磷、铁等成分；洋柠檬果实含橙皮苷、柚皮苷、圣草次苷、圣草酚葡萄糖苷，果皮含多种黄酮类、有机酸、香豆精类、甾醇、挥发油等。药理证实橙皮苷、柚皮苷有抗炎作用；柚皮苷对小鼠的病毒感染有保护作用。

柠檬最早载《岭南采药录》，历代本草亦有论述。《粤语》云："宜母子，似橙而小，二、三月熟，黄色，味极酸，孕妇肝虚嗜之，故曰宜母。当熟时，人家竞买，以多藏而经岁久为尚，汁可代醋。"《食物考》云："浆饮渴瘳，能辟暑。孕妇宜食，能安胎。"《本草纲目拾遗》云："腌食，下气和胃。"其性味酸、甘，温。功能生津止渴，祛暑安胎。主治暑热口渴，津液耗伤，伤寒痰火，胎动不安。

简易疗法

1. 暑热烦渴：柠檬连皮切片，泡水频饮。亦用于食欲不振，或生食。
2. 咳嗽痰多：柠檬 30 克，冰糖 10 克，隔水炖服。
3. 单纯性肥胖：柠檬榨汁，每次 20 毫升，日服 2 次，可以常用。
4. 高脂血症：柠檬 1 个切片，草决明 10 克，分 4 次泡水代茶饮。
5. 高血压病：柠檬 1 个切片，杭菊花 20 克，分 5 次泡水饮用。
6. 关节疼痛：柠檬 1 个，木瓜 1 个，均用鲜品，榨汁，每次 10 毫升，日服 2～3 次。
7. 妊娠呕吐：鲜柠檬 200 克，去皮核榨汁，加白糖 50 克，每次 15 毫升，日服 2～3 次。
8. 痱子、痤疮：柠檬皮，涂擦皮肤患处。

51. 胡桃仁

胡桃仁又名核桃仁、胡桃肉。为胡桃科植物胡桃的种仁。原产欧洲东南部和亚洲西南部，汉代张骞出使西域，得其种子带回，因果实来自外国而形似桃故名之。我国已有 2000 余年栽培历史，由于其树龄很长，可生长和结果数百年，堪称"长寿树"。唐代李白《白核桃》诗云："红罗袖里分明见，白玉盘中看却无。疑是老僧休念诵，腕首推下水晶珠。"白露前后果实成熟时采收，沤烂外皮，击开核壳，取出种仁，晒干。以色黄、个大、饱满、油多者为佳。而胡桃仁古代列为长寿益智之品，其味道甘甜，营养丰富。近代研究每 500 克相当 2500 克鸡蛋或 4500 克牛乳的营养价值，因此成为人们喜爱而常吃的食物，亦入药用。

现代研究：核桃仁含脂肪油 40%～50%，主要为亚油酸甘油酯，少量亚麻酸及油酸甘油酯，以及蛋白质、碳水化合物、钙、磷、铁、锌、锰、铬和胡萝卜素、核黄素；成熟果实含纤维素和戊聚糖，未成熟者含瓜氨酸、胡桃叶酸及维生素C等。药理证实有降低胆固醇，加强心肌功能，维持心脑血管健康，益智、美容、抗衰老、抗肿瘤等作用。

胡桃仁最早载《开宝本草》，历代本草多有论述。《本草纲目》云："胡桃树高丈许，春初生叶，长四、五寸，微似大青叶，两两相对，颇作恶气。三月开花如栗花，穗苍黄色。结实至秋如青桃状，熟时沤烂皮肉，取核为果。"又云："补气养血，润燥化痰，益命门，利三焦，温肺润肠。治虚寒喘嗽，腰脚重痛，心腹疝痛，血痢肠风，散肿毒，发痘疮，制铜毒。"《医林纂要》云："补肾，润命门，固精，润大肠，通便秘，止寒泻虚泻。"其性味甘，温。功能补肾固精，温肺定喘，润肠通便。主治肾虚腰痛，膝酸脚软，虚寒喘嗽，肺虚久咳，病后肠燥，老人便秘。凡阴虚火旺、痰热咳嗽及便溏者慎用。

简易疗法

1. 肺虚咳嗽：胡桃仁100克，甜杏仁100克，共捣烂水煎2次取汁，加蜂蜜200克，制成糖浆1000毫升，每次20毫升，日服2次。

2. 肾虚腰痛：核桃仁30克，猪肾1对，剖开洗净切薄片，加油煸炒，弃汁取肉，再加核桃仁、调料，炒后食用，连用1周。

3. 失眠心悸：核桃仁100克，芝麻100克，研为细末，加入冰糖100克，蜂蜜100克，加水熬成膏剂，冷却后装瓶。每次15克，日服3次。

4. 胃脘疼痛：核桃仁15克，白胡椒9克，捣烂，鸡蛋1个取黄，将药装入，用纸封口，外用纸包，置炉中烧干，凉后取出药，开水冲服，日2次。

5. 习惯性便秘：核桃30仁克，松子仁30克，柏子仁30克，黑芝麻30克，研末蜜丸，每次9克，日服2次。

6. 脱发白发：胡桃仁250克，黑芝麻250克，墨旱莲100克，研末加红砂糖500克，水煎至膏状，每次30克，日服2次。

7. 治中耳炎：胡桃仁油，先洗净外耳滴入，日2次。

8. 子宫颈癌：鲜胡桃嫩枝30~35厘米，鸡蛋4个，加水煮至蛋熟，敲碎蛋壳再煮4小时，每次吃蛋2个，日2次。

52. 草决明

草决明又名还瞳子、假绿豆、羊角豆、野青豆。为豆科植物决明的成熟种子。其草羽状复叶，形似花生叶，昼开夜合，又称夜合草，全株葱茏茂盛。秋开黄花，继结荚果，种子菱形，又称决明子，服之增进视力，使身体轻灵。唐代杜甫诗云："雨中百草秋烂死，阶下决明颜色鲜。著叶满枝翠羽盖，开花无数黄金钱。凉风萧萧吹汝急，恐汝后时难独立。堂上书生空白头，临风三嗅馨香泣。"将他采药种药的感受描绘得非常传神。秋季采收，打下种子，去净杂质，晒干。以颗粒均匀、饱满、黄褐色者为佳。炒用。

现代研究：主含美决明子素、黄决明素、决明素、橙黄决明素、葡萄糖基美决明子素、大黄酚、大黄素甲醚、大黄素、芦荟大黄素、大黄素蒽酮，以及棕榈酸、硬脂酸、油酸、维生素A等。药理证实有降低血压，抑制血清胆固醇升高和主动脉粥样硬化斑块的形成；对葡萄球菌、大肠杆菌、绿脓杆菌、痢疾杆菌、甲型链球菌、肺炎杆菌、流感杆菌、白喉杆菌、伤寒和副伤寒杆菌及多种癣菌有抑制作用，并有泻下、利尿、解毒、明目等作用。

草决明最早载《本经》，历代本草多有论述。《本草经集注》云："决明，叶似茳芒，子形似马蹄，呼为马蹄决明。用之当捣碎。"《日华子本草》云："助肝气，益精水；调末涂，消肿毒，熁太阳穴治头痛，又贴脑心止鼻衄；作枕胜黑豆，治头风，明目。"《本草考汇》云："决明，味咸走血，气寒治热，故治青盲肤膜泪出之因热伤血分者。"其性味甘、苦、咸、微寒。功能清肝明目，润肠通便。主治目赤肿痛，青盲内障，大便燥结，近年用于治高血压病。

简易疗法

1. 目赤肿痛：草决明研末，用茶水调和，敷两太阳穴，干则易去。

2. 视物模糊：草决明100克，蔓荆子100克，研末装入胶囊，每次5克，日服2次。

3. 急性结膜炎：草决明10克，杭菊花10克，木贼6克，谷精草6克，水煎服。

4. 高脂血症：草决明50克，研末制片，每片含1.8克，每次5片，日服3次。或用单味30克煎服。有降低血清胆固醇作用。

5. 高血压病：草决明炒焦，每次10克，沸水浸泡3~5分钟后服用。或加糖服。

6. 大便秘结：草决明，研末，每次5克，调蜂蜜10克，睡前服。

53. 荔　枝

荔枝又名离枝、丹荔、元红、丹枝。为无患子科植物荔枝之果实。为著名的水果，产于南方。由于果肉甘甜，食之爽口，古代留下许多诗句和故事。唐代杜牧诗云：“长安回首绣成堆，山顶千门次第开。一骑红尘妃子笑，无人知是荔枝来。”说的便是唐玄宗为博得杨贵妃欢心，每到荔枝成熟时，便派人骑上快马，从千里迢迢的四川涪州将荔枝送到华清宫。差役骑马日夜飞奔，途中经过驿站，接力传递，不知累死多少人马，然而仅仅是为了贵妃能及时吃上鲜荔枝。宋代苏轼贬官惠州，此地盛产荔枝，他便大快朵颐，还赋诗云：“罗浮山下四时春，卢橘杨梅次第新。日啖荔枝三百颗，不辞长做岭南人。”其豪爽的胸襟令人叹服不已！6~7月果实成熟时采收。鲜用。其核亦入药称“荔枝核”。

现代研究：果肉含葡萄糖、蔗糖、蛋白质、脂肪、维生素A、B、C和叶酸，柠檬酸、苹果酸等有机酸，尚含多量游离的精氨酸和色氨酸。药理证实所含一种名为α-次甲基丙环基甘氨酸的物质，具有降低血糖的作用。

荔枝最早载《本草拾遗》，历代本草亦有论述。《本草图经》云：“其花青白，状若冠之蕤绥。其子喜双实，状如初生松球。壳有皱纹如罗，初青渐红，肉色淡白如肪玉，味甘而多汁。”《海药本草》云：“主烦渴，头重，心躁，背膊劳闷。”《医林纂要》云：“补肺，宁心，和脾，开胃。治胃脘寒痛，气血滞痛。”荔枝性味甘、酸、温。功能生津益血，理气止痛。主治烦渴，呃逆，胃痛，瘰疬，疔肿，牙痛，外伤出血。荔枝核主治胃脘痛，疝气痛，睾丸肿痛，妇女产后腹痛。食用过多会引起头晕、恶心，甚至昏迷，应予以注意。

简易疗法

1. 呃逆不止：荔枝7枚，鲜食缓咽，或加水煎服。

2. 支气管哮喘：荔枝30~60克，加水炖服。

3. 脾胃泄泻：荔枝10个，大枣5枚，山药20克，粳米50克，熬粥食用。

4. 治糖尿病：鲜荔枝，每日食5~10枚。不可过食，日1次。

5. 淋巴结核：鲜荔枝适量，捣烂外敷患处。

6. 胃脘疼痛：荔枝核36克，木香20克，研末，每次6克，口服2次，淡盐汤送下。

7. 疝气疼痛：荔枝核12克，橘子核12克，小茴香10克，川楝子10克，香附10克，水煎服。

8. 胃结石症：荔枝核20克，谷芽20克，厚朴20克，粳米50克，白糖适量，熬粥食用，日服2次，连用1周。

54. 砂　仁

砂仁又名缩砂蜜、缩砂仁。为姜科植物阳春砂或缩砂的成熟果实。其苗似良姜，子如白蔻，其味辛辣，其气香窜。古代医家对其发挥颇多，韩懋认为“缩砂主醒脾调胃，引诸药归宿丹田，故补肾药同用地黄丸蒸，取其达下之旨也。”缪希雍谓“开脾胃之要药，和中气之正品。”倪纯宇称“此药辛香而窜，温而不烈，利而不削，和而不争，通畅三焦，温行六腑，暖肺醒脾，养胃养肾，舒达肝胆不顺不平之气，所以善安胎也。”亦作调料，除腥矫味。近年以砂仁为原料酿制的春花白酒、春砂蜜、春砂糖、春砂醋、砂仁茶等，独具风味，应用极广，其前景可观。于6～9月果实成熟时采收，晒干或焙干，即为壳砂；剥去果皮取种仁即为砂仁。以个大、坚实、果仁饱满、气味浓厚者为佳。生用或盐炒用。

现代研究：缩砂种子含挥发油近30种，主要为乙酰龙脑酯、樟脑、柠檬烯、樟烯、芳樟醇、橙花叔醇等；阳春砂种子含挥发油，主要为龙脑、乙酰龙脑酯、樟脑、柠檬烯、皂苷等。药理证实有芳香健胃、驱风作用，其机理是能加强胃肠蠕动，促进消化液分泌，排除消化道内积气，松弛肠管痉挛；并有预防胃溃疡作用，抑制胃酸分泌和胃蛋白酶活性，抗血小板聚集及镇痛作用。

砂仁最早载《药性论》，历代本草多有论述。《本草图经》云：“今惟岭南山泽间有之。苗茎似高良姜，高三、四尺，叶长八、九寸，阔半寸已来。三月、四月开花在根下，五、六月成实，五、七、十枚作一穗，状似益智而圆，皮紧厚而皱，有栗纹，外有细刺，黄赤色。”《日华子本草》云：“治一切气，霍乱转筋，心腹痛。”《本草纲目》云：“补肺醒脾，养胃益肾，理元气，通滞气，散寒饮胀痞，噎膈呕吐，止女子崩中，除咽喉口齿浮热，化铜铁骨哽。”其性味辛，温。功能化湿开胃，温脾止泻，理气安胎。主治湿浊中阻，胃脘痞满，脾胃虚寒，呕吐泄泻，妊娠恶阻，胎动不安。凡阴虚有热者忌服。

简易疗法

1. 食滞腹胀：砂仁6克，草果6克，苍术10克，陈皮10克，生姜6克，水煎服。

2. 胃胀呕吐：砂仁6克，白蔻仁6克，姜半夏10克，旋覆花10克（包），竹茹6克，水煎服。或砂仁研末5克，粳米100克，熬粥食用。

3. 胃脘冷痛：砂仁10克，高良姜20克，台乌药20克，香附20克，白芍药 20 克，研末，每次 6 克，口服 3 次。

4. 泄痢腹痛：砂仁 10 克，木香 10 克，黄连 10 克，干姜 10 克，槟榔 10 克，研末，每次 5 克，日服 2～3 次。

5. 妊娠呕吐：砂仁 6 克，苏梗 9 克，生姜 6 克，半夏 6 克，竹茹 6 克，水煎徐饮。

6. 胎动不安：砂仁 6 克，白术 15 克，桑寄生 15 克，黄芩 10 克，川续断 10 克，水煎服。

7. 消化不良：砂仁 20 克，研末装入绢袋，浸泡于白酒 200 毫升中 10 日，每次 10 毫升，日服 2 次。有消食和胃、散寒止痛作用。

55. 韭菜子

韭菜子又名韭子、韭菜仁。为百合科植物韭的种子。韭菜为我国特有的蔬菜，其形体优美，颜色翠绿，香味浓郁，四季可采，有春香、夏辣、秋苦、冬甜之特点，而尤以春韭备受人们喜爱。难怪曾有诗人称赞："渐觉东风抖峭寒，青蒿黄韭试春盘"；"气较荤蔬媚，功于肉食多。浓香夸姜桂，余味及瓜茄。"读之令人口舌生津。其种子入药称"韭菜子"，有壮阳涩精作用。秋季果实成熟时采收，去净杂质，晒干。生用或炒用。

现代研究：韭菜含蛋白质、脂肪、糖类、维生素 C、胡萝卜素、钙、磷、铁、镁及挥发油、硫化合物；韭子含生物碱和皂苷、维生素 C 等。药理证实韭菜有护肤、益目、润肺、降压、增强免疫功能的作用。

韭菜子最早载《名医别录》，历代本草有所论述。《本草纲目》云："九月收子，其子黑色而扁。须风处阴干，勿令浥郁。"又云："补肝及命门。治小便频数，遗尿，女人白淫白带。"《滇南本草》云："补肝肾，暖腰膝，兴阳道。治阳痿。"其性味辛、甘、温。功能补益肝肾，温暖腰膝，壮阳固精。主治肾阳虚衰，肝肾不足所致之腰膝酸软，冷痛，阳痿；肾气不固之遗精，尿频，白带过多。凡阴虚火旺者忌服。

简易疗法

1. 阳痿遗精：韭菜子 20 克，金樱子 20 克，沙苑子 20 克，巴戟天 20 克，补骨脂 20 克，研末蜜丸，每次 9 克，日服 2 次，淡盐水送下。

2. 腰膝酸痛：韭菜子 20 克，山萸肉 20 克，杜仲 20 克，狗脊 20 克，川续断 20 克，浸泡于白酒 500 毫升中 15 日，每次 20 毫升，日服 2 次。

3. 梦泄遗尿：韭菜子 30 克，桑螵蛸 20 克，五味子 20 克，益智仁 20 克，每次 6 克，日服 2 次。

4. 带下白浊：韭菜子 10 克，白果肉 6 克，鸡冠花 10 克，白石脂 10 克，水煎服。

5. 龋齿疼痛：韭菜子，焙炒时嗅其气味以熏之。或研末压敷患处。

56. 香　蕉

香蕉又名蕉子、蕉果、甘蕉。为芭蕉科植物甘蕉的果实。原产于印度及马来西亚半岛，随着时间的推移，我国南方已有栽培，现已传遍全球。香蕉号称“水果之王”，据说目前有 130 多种，一年四季都能开花结果，但以秋季果实最丰。有香蕉、芭蕉、粉蕉三类，而以香蕉产量最多，品质最好，气味清香，甘甜爽口，肉软滑腻，风格独特而名闻遐迩。秋季采收。鲜用。

现代研究：果实含丰富的淀粉、蛋白质、脂肪、糖分、多种维生素（A、B、C、E）和多种酶，以及钙、磷、铁、果胶，并含去甲肾上腺素、5－羟色胺及二羟基苯乙胺甚多。药理证实未成熟果肉对豚鼠的保泰松诱发性胃溃疡有防治作用，对强制性不动所诱发的大鼠胃溃疡也有保护作用；成熟果肉的醇提取物水溶性部分有抑制真菌、细菌的作用。

香蕉最早载《本草纲目拾遗》，历代本草有所论述。《日用本草》云：“生食破血，合金疮，解酒毒；干者解肌热烦渴。”《本草纲目》云：“除小儿客热。”《本草求原》云：“止渴润肺解酒，清脾滑肠；脾火盛者食之，反能止泻止痢。”其性味甘，寒。功能清热生津，润肠和胃，解毒通络。主治热病烦渴，大便秘结，痔疮出血，热疖肿毒，胃溃疡。

简易疗法

1. 燥热咳嗽：香蕉 3 个，去皮切段，加冰糖 30 克，隔水炖熟食用。

2. 治胃溃疡：鲜香蕉，每次 1～2 个，日食 2 次。

3. 大便秘结：香蕉 50 克，蜂蜜 30 克，搅匀食用。

4. 痔疮出血：连皮香蕉 2 个，加水炖熟，连皮食用。

5. 子宫脱垂：香蕉花，炒黄研末，每次 15 克，日服 2 次。亦用于痢疾。

6. 寻常疣：香蕉皮敷于疣面，使之软化脱落。

57. 胖大海

胖大海又名通大海、大洞果、大海子。为梧桐科植物胖大海的种子。以其泡水即发大而得名。张锡纯云：“此药亦曰大发，以其一得沸水，即裂皮发胀，几盈一瓯故也。”生于热带地区，分布越南、印度、马来西亚、泰国、印度尼西亚的苏门答腊等地，又名安南子。常用于治疗痰热咳嗽，肺热声哑、咽喉肿痛及热结便秘等证有良效。为喉科常用专药，多单用泡服。4~6月由开裂的果实上采取成熟的种子，晒干。

现代研究：种子外层含西黄芪胶粘素、聚戊糖及粘液质，粘液质主由半乳糖醛酸、阿拉伯糖、半乳糖乙酸、钙、镁组成；又含活性成分胖大海素（苹婆素）、挥发油、收敛性成分等。药理证实有缓和的泻下作用，其外种皮和种仁及各种浸出物均能促进肠蠕动，且其种皮吸水力很大，因可增加肠内容积而产生机械刺激引起缓泻；其仁制剂皆可使犬、猫血压明显下降，其降压机理可能与中枢有关；并有一定利尿、镇痛、抗炎作用。

胖大海最早载《本草纲目拾遗》：“治火闭痘，并治一切热症劳伤，吐衄下血，消毒去暑，时行赤眼，风火牙痛，虫积下食，痔疮漏管，干咳无痰，骨蒸内热，三焦火症。”此后本草有所论述。《本草正义》云：“善于开宣肺气，并能通泄皮毛。……抑能开音治瘖，爽嗽豁痰。”

其性味甘，寒。功能清宣肺气，清肠通便，利咽解毒。主治肺气闭郁，痰热咳嗽，肺热声哑，咽喉肿痛，热结便秘、头痛、目赤、牙痛，吐衄下血，骨蒸内热。

简易疗法

1. 风热失音：胖大海4~6枚，木蝴蝶6张，冰糖适量，加沸水冲泡半小时，代茶徐饮。亦用于口干咽燥、声音重浊者。

2. 外感咽痛：胖大海10克，桔梗10克，甘草10克，薄荷6克，水煎服。亦用于急性扁桃体炎。

3. 干咳无痰：胖大海10克，炙百合10克，桑白皮10克，归来篇10克，水煎服。

4. 大便出血：胖大海数枚，开水泡发，去核，加冰糖调服。亦用于大便秘结。

58. 栗　子

栗子又名板栗、栗果、大栗。为壳斗科植物栗的种仁。是我国独有的优良名果，各地荒山坡地均可栽种。现约有300多个品种，其中河北良乡栗子以“皮薄、粒大、味甜、香糯、可口”五绝而弛誉中外，在国际市场更是久负盛名。由于栗子营养丰富，味美适口，生熟皆可，老幼咸宜，尤其是金秋时节，糖炒栗子更是四处飘香，令人食欲顿增。如宋代苏轼诗云："老去自添腰脚病，山翁服栗旧传方。客来为说晨兴晚，三咽徐收白玉浆。"将其食疗功效说得明白晓畅。秋季采收，除去外果皮，生食或熟食果仁。

现代研究：果实含蛋白质、脂肪、氨基酸、碳水化合物、灰分、多种维生素、矿物质及脂肪酶。药理证实所含不饱和脂肪酸和多种维生素，有对抗高血压、冠心病、动脉硬化等症的功效。

栗子最早载《备急千金要方》，历代本草亦有论述。《名医别录》云："主益气，厚肠胃，补肾气，令人忍饥。"《食性本草》云："理筋骨风痛。"《日华子本草》云："生食破冷痃癖，日生吃七个。生嚼罯恶刺，并敷瘰疬肿毒痛。"其性味甘、温。功能养胃健脾，补肾强筋，活血止血。主治脾虚反胃，虚寒泄泻，腰腿软弱，吐血衄血，便血，金疮，折伤肿痛，瘰疬。凡温热甚者慎用。一次食用不宜过多。

简易疗法

1. 慢性气管炎：生栗子，每次 5 个，日食 2 次，早晚分用。

2. 肺结核病：生栗子 50 克，百合 50 克，山药 50 克，猪瘦肉 100 克，加水炖汤食用，每日 2 次，连服 1 个月。

3. 慢性胃炎：栗子肉 200 克，白术 200 克，蒲公英 200 克，枳壳 100 克，研末蜜丸，每次 9 克，日服 2 次。

4. 脾虚泄泻：栗子肉 20 克，茯苓 20 克，薏苡仁 30 克，车前子 10 克，研末，每次 6 克，日服 3 次。

5. 吐血衄血：栗子肉 50 克，烧灰存性，研末，每次 6 克，日服 2 次，白茅根汤送下。

6. 久病虚损：栗子肉 30 个，母鸡 1 只，洗净去内脏切块，加水煮至肉烂，再加适量调料，分次食用。

7. 关节肿痛：栗子肉 50 克，捣烂加白酒调和，外敷患处。亦用于软组织损伤。

59. 桂圆肉

桂圆肉又名益智、蜜脾、荔枝奴、龙眼肉。为无患子科植物龙眼的假种皮。亦称龙眼，传说从前有一条恶龙，经常兴风作浪，致使田园庄稼被水淹没。有一位智勇双全的少年，发誓一定要斩杀恶龙，为民除害。当恶龙再次肆虐时，少年手持大刀与之搏斗，终于劈下龙头，龙的眼珠也同时落地，随之萌发成一棵大树，结出的果子便叫龙眼。又因其成熟季节在八月，正是桂花开放的时候，加之果为圆形，故又称“桂圆”。明代宋珏《荔枝谱》云：“圆若骊珠，赤若金丸；肉似玻璃，核如黑漆。补精益髓，蠲渴扶饥；美颜色，润肌肤。种种功效，不胜枚举。”王象晋诗云：“何缘唤作荔枝奴，艳冶丰姿百果无。琬液醇和羞沆瀣，金丸的砾赛玑珠。好将姑射仙人产，供作瑶池王母需。应从荔丹称伯仲，况兼益智策勋殊。”可谓描绘得形神兼备，文彩斐然。7～10月果熟采摘，剥去果皮，取其假种皮，晒干用。以片大、肉厚、质细软、色棕黄、半透明、味浓甜者为佳。

现代研究：果肉含葡萄糖、蔗糖、有机酸、腺嘌呤、胆碱、脂肪、蛋白质和多种维生素。药理证实有降血脂，增加冠脉血流量，抑制癌细胞和抗菌（痢疾杆菌、奥杜盎氏小芽胞癣菌）的作用。为营养滋补强壮食品。

桂圆肉最早载《本经》，历代本草多有论述。《新修本草》云：“龙眼树似荔枝，叶若林檎，花白色。子如槟榔，大如雀卵。”《滇南本草》云：“养血安神，长智敛汗，开胃益脾。”《得配本草》云：“益脾胃，葆心血，润五脏，治怔忡。”其性味甘、温。功能补心脾，益气血。主治心脾两虚所致之惊悸、怔忡、失眠、健忘，气血不足，虚劳羸弱。凡内有痰火及湿滞停痰者忌服。

简易疗法

1. 肺虚咳嗽：桂圆肉100克，百合100克，沙参200克，先浸泡后煎煮取汁，反复4次，再浓缩成膏，加蜂蜜1倍，煮沸后待冷装瓶，每次15毫升，日服2次。

2. 失眠心悸：桂圆肉20克，莲肉20克，柏子仁20克，酸枣仁20克，合欢花20克，研末蜜丸，每次9克，日服2次。

3. 贫血萎黄：桂圆肉30克，桑椹30克，大枣20枚，同煮熟后加红糖30克，调匀常服。

4. 气血两虚：桂圆肉50克，枸杞子50克，黄芪50克，当归50克，浸泡于白酒1000毫升中10日，每次20毫升，日服2次。

5. 慢性胃炎：桂圆肉30克，花生米30克，大枣20枚，砂仁末10克，粳米200克，熬粥食用。

6. 遗精早泄：桂圆肉50克，枸杞子50克，五味子10克，鸽蛋2个去壳，置碗内隔水蒸熟，加糖适量食用。

7. 阿米巴痢疾：桂圆肉包鸦胆子仁，每次5粒，日服3次。

8. 月经过多：归脾丸（成药浓缩丸，含桂圆肉），每次10粒，日服2次。亦用于心脾两虚诸证。

60. 桃　仁

桃仁为蔷薇科植物桃或山桃的种子。桃在我国已有3000多年的栽培历史，《诗经》中"桃之夭夭，灼灼其华"就是赞美其花。唐代苏鹗《杜阳杂编》载：范纯佑女儿嫁人之后，丈夫亡故，日夜思念而成狂证，手舞足蹈，登高爬墙，哭笑无常，不能自控，被家人锁在屋内。时至夜间，她将窗棂折断，顺着窗口攀到屋后的桃树上，正值桃花盛开，她饥不择食，就大口吞食桃花，后来伏在树上睡着了。天明后被家人发现，从树上把她接下来，但见她精神正常，满面春风，狂疾荡然无存，家人无不欢喜。虽是故事，亦有可信之处。桃子酸甜可口，种类繁多，以色命名的有红桃、绯桃、碧桃、缃桃、白桃、金桃、胭脂桃；以形命名的有绵桃、油桃、御桃、方桃、匾桃；以时命名的有五月鲜桃、秋桃、霜桃、冬桃等。桃仁更是破血行瘀、润燥滑肠的要药，近代发现其醇提取物有抗血凝及较弱的溶血作用，在临床应用较为广泛。6~7月果熟时采摘，食果肉留核，击开取出种仁，晒干。水煮至外皮微皱而搓去，留净仁，生用或炒用。

现代研究：桃仁含苦杏仁苷、挥发油、脂肪油，油中主含油酸甘油酯和少量亚油酸甘油酯；并含苦杏仁酶、尿囊素酶、乳糖酶、维生素B_1等。药理实验表明有增加脑血流量，降低冠脉阻力，促进子宫收缩及子宫止血，抑制血液凝固，抗过敏，抗肝纤维化，促进胆汁分泌，并有润肠缓下、镇咳平喘、抗过敏、抗菌及协同破坏癌细胞的作用。

桃仁最早载《本经》，历代本草多有论述。《本草经集注》云："今处处有之。核仁入药，当取解核者种之为佳，山桃仁不堪用。"《名医别录》云："止咳逆上气，消心下坚，除卒暴击血，破癥瘕，通脉，止痛。"《本草纲目》云："主血滞风痹，骨蒸，肝疟寒热，产后血病。"其性味苦、甘，平。功能活血祛瘀，润肠通便。主治瘀血阻滞，经闭痛经，癥瘕腹痛，热病蓄血，跌打损伤，肺痈肠痈，肠燥便秘。孕妇忌服。

简易疗法

1. 血滞经闭：桃仁6克，红花6克，当归10克，白芍10克，熟地10克，川芎6克，水煎服。

2. 卵巢囊肿：桃仁10克，桂枝10克，茯苓20克，丹皮15克，赤芍15克，研末，装入胶囊，每次6克，日服2次。亦用于子宫肌瘤。

3. 肺痈胸痛：桃仁10克，芦根15克，冬瓜仁15克，薏苡仁15克，水煎服。

4. 肠痈初起：桃仁10克，大黄10克，丹皮10克，败酱草30克，水煎服。

5. 大便秘结：桃仁20克，杏仁20克，火麻仁30克，当归30克，草决明20克，研末蜜丸，每次6克，日服2次。

6. 跌打损伤：桃仁10克，红花10克，土鳖虫6克，骨碎补10克，酒大黄6克，水煎加童便，黄酒调服。

7. 治肝硬化：苦扁桃仁苷注射液500毫升，加入5%葡萄糖注射液500毫升静脉点滴，隔日1次，疗程90日，总剂量为225克。用于血吸虫病所致者，有改善症状、体征作用。

61. 莱菔子

莱菔子又名萝卜子、芦菔子。为十字花科植物莱菔的成熟种子。莱菔子即萝卜的种子。俗云：冬吃萝卜夏吃姜，不用医生开药方。萝卜是最常见的蔬菜之一，在我国民间素有“秋令小人参”之称。新鲜萝卜中含有丰富的维生素A、B、C和大量的碳水化合物以及钙、磷、铁等矿物质，还含有一般蔬菜中没有的芥子油、氧化酶等特殊成分，具有较高的营养和药用价值。莱菔子入药由来已久，李时珍认为“长于利气，生能升，熟能降。升则吐风痰，散风寒，发疮疹；降则定痰喘、咳嗽，调下痢后重，止内痛，皆是利气之效。”张锡纯谓“无论或生或炒，皆能顺气开郁，消胀除满，此乃化气之品，非破气之品。”皆为经验之谈。夏秋季种子成熟时割取全株，晒干，搓出种子。以粒大、饱满、油性大者为佳。生用或炒用。

现代研究：种子含芥子碱和脂肪油，油中含多量芥酸、亚油酸、亚麻酸以及芥子甾醇、22－去氢菜油甾醇、莱菔素等。药理证实有增强回肠节律性收缩，抑制胃排空，并有止咳、化痰、平喘、降压、解毒、利尿等作用，亦对葡萄球菌、大肠杆菌、某些致病性癣菌、真菌及病毒有抑制作用。

莱菔子最早载《本草衍义补遗》，历代本草有所论述。《本草纲目》云：“夏初结角，其子大如大麻子，圆长不等，黄赤色。”又云：“下气定喘，治痰，消食，除胀，利大小便，止气痛，下痢后重，发疮疹。”《随息居饮食谱》云：“治痰嗽，齁喘，气鼓，头风，溺闭，及误食补剂。”其性味辛、甘，平。功能消食除胀，降气化痰。主治饮食停滞，脘腹胀痛，大便秘结，积滞泻痢，痰壅喘咳。

简易疗法

1. 食积腹胀：莱菔子 10 克，麦芽 10 克，山楂 10 克，神曲 10 克，鸡内金 6 克，水煎服。

2. 咳嗽痰喘：莱菔子 10 克，紫苏子 10 克，白芥子 6 克，葶苈子 6 克，杏仁 10 克，水煎服。

3. 积滞泄泻：莱菔子 15 克，白芍 15 克，木香 6 克，大黄 6 克，黄连 6 克，水煎服。

4. 治肠梗阻：莱菔子 24 克，大黄 9 克，芒硝 9 克（后下），蜂蜜 60 克，先煎药后加蜜，搅匀顿服，亦可频频缓饮，约 3～4 小时开始排便为止。

5. 小儿疝气：莱菔子炒黄研末，每次 1.5 克，乳香汤送下。

6. 高血压病：莱菔子片，每片含药 0.4 克，相当生药 5 克，每次 4～6 片，日服 2～3 次。有降血压，改善心电图和降低胆固醇的作用。

62. 娑罗子

娑罗子又名莎婆子、苏罗子、开心果、梭椤子。为七叶树科植物七叶树或天师栗的果实或种子。又称天师栗，天师指张道陵，天师道的创始人，东汉时曾为江州令，顺帝时客居四川，学道青城山中，作道书 24 篇，并以符水咒法为人治疗。从学者出米五斗，时称五斗米教。传说他在学道时所遗之树，树上结果，似栗而美，故以此命名。霜降后采摘果实，晒干或烘干。以均匀、饱满、断面黄白色者为佳；淡棕色为天师栗，比七叶树果实较逊。捣碎用。

现代研究：七叶树种子含皂苷、脂肪油、淀粉、纤维素、粗蛋白；脂肪油主要为油酸和硬脂酸的甘油酯。药理证实皂苷有抗炎、消肿及抗小鼠低压缺氧的作用；制成冲剂、片剂对冠心病心绞痛可缓解，并有轻度降血脂作用；对于脑溢血及脑外伤所致之症，有明显消炎、抗渗出、消肿胀，改善微循环作用。

娑罗子最早载《本草纲目》，历代本草亦有论述。《留青日记》云："娑罗树出西番海中。……株甚巨，每枝生叶七片。有花穗甚长而黄，如栗花。秋后结实如栗，可食。"《本草纲目拾遗》云："宽中下气，治胃脘肝膈膨胀，疳积疟痢，吐血劳伤，平胃通络。"其性味甘，温。功能疏肝和胃，行气止痛。主治肝气犯胃所致之脘痛嗳气，呕吐清涎，胁助胀痛，经前乳房胀痛。近年用于治疗脑水肿。

简易疗法

1. 胃痛胁胀：娑罗子10克，八月札10克，佛手10克，郁金10克，青皮10克，水煎服。

2. 胃寒呕吐：娑罗子10克，姜半夏10克，吴茱萸6克，高良姜6克，生姜6克，水煎服。

3. 乳房胀痛：娑罗子10克，瓜蒌10克，枳壳6克，香附10克，鹿角霜10克，水煎服。

4. 治脑水肿：娑罗子皂苷10~18毫克，加入10%葡萄糖注射液500毫升中，分2次静脉滴注。成人1疗程5~7日，个别用至10日；儿童用药3~4日，药量酌减。用于脑外伤、良性颅内高压症、脑手术后所致脑水肿，对创伤性脑水肿作用明显。

63. 益智仁

益智仁又名益智子、摘芋子。为姜科植物益智的果实。李时珍释名云："脾主智，此物能益脾胃故也……"多生长于阴湿林下，分布海南岛及广东南部。为温脾药，兼益心肾之火，而有散寒固涩作用。用于脾胃受寒，腹痛吐泻，食少，多唾，可以散寒温中，开胃摄唾；用于肾气虚寒，遗精，崩漏，遗尿，尿频，可以益火暖肾，固精缩尿。饮片可分炒和盐炒药，一般不用生药，其炒药味辛性温，以温脾止泻，收摄涎唾力胜；盐炒药味辛微咸性温，以补肾助阳，固精缩尿力强。5~6月间果实呈褐色、果皮茸毛减少时采摘，除去果柄，晒干。以种子扁圆形、灰褐色、味辛、香气特殊者为佳。炒或盐炒用。

现代研究：成分含挥发油，油中主要为桉油精、姜烯、姜醇等倍半萜类；并含丰富的维生素B、C，以及锰、锌、钾、钠、钙、镁、磷、铁、铜等微量元素。药理证实有拮抗钙活性、增强心房收缩力，控制回肠收缩、抑制胃损伤，抑制腹水型肉瘤生长和前列腺素合成酶活性，升高白细胞等作用。

益智仁最早载《得配本草》，历代本草皆有论述。《南方草木状》云："益智二月花，连着实，五、六月熟，其子如笔头而两头尖，长七、八分，杂五味中，饮酒芬芳，亦可盐曝及作粽食。"《本草述钩元》云："主治安神，疗心气不足，益元气，利三焦，治梦泄赤浊，肾虚滑沥，及夜多小便。益脾胃和中，调诸气，疗客寒犯胃，冷气腹痛，多唾。方书治健忘悸，遗精泄泻，下血盗汗，喘噎，胀满积聚，脾痹心痛及胃脘胁痛疝。"

《本草害利》云："补肾扶脾胃，温中进饮食，摄涎唾，缩小便，安心神，止遗浊。辛能开开散，使郁结宣通，行阳退阴之药也。"其性味辛，温。功能温脾止泻摄唾，暖肾固精缩尿。主治脾寒泄泻，腹中冷痛，口多唾涎，肾虚遗尿，小便频数，遗精白浊。内服煎汤，或入丸散。因本品温燥，能伤阴助火，凡阴虚火旺或因热而患遗精、尿频、崩漏等症者忌用。

简易疗法

1. 胃寒呕吐：益智仁、白蔻仁、高良姜各10克，丁香、生姜各6克，水煎服。亦用于唾涎较多者。

2. 腹痛泄泻：益智仁10克，党参、白术各12克，干姜、砂仁各6克，水煎服。适于脾胃虚寒所致之证，亦用于久泻不止者。

3. 五更泄泻：益智仁、补骨脂、肉豆蔻、五味子、补骨脂各30克，研末蜜丸，每次6克，日服3次。适于脾肾两虚所致之证。

4. 肾虚遗精：益智仁、山茱萸各10克，菟丝子、莲须、金樱子各15克，水煎服。

5. 尿频遗尿：益智仁、菟丝子、韭菜子、桑螵蛸、台乌药各10克，水煎服。

6. 小便白浊：益智仁、川萆薢、白茯苓、石菖蒲、生甘草各10克，水煎服。亦用于小便混浊不清，淋漓不畅及带下。

7. 小便不禁：益智仁、盐巴戟、桑螵蛸、菟丝子各30克，研为细末，酒煮糊为丸，如梧桐子大，每次20丸，日服2次，食前用盐汤送下。

64. 桑　椹

桑椹又名桑实、桑果、乌葚、桑葚子。为桑科植物桑的果穗。桑树在我国南北方均有生长，其叶翠绿，十分鲜嫩，栽桑养蚕，古已有之，因此称"东方神木"、"桑为木之精"。苏颂介绍以四月和十月分别采收桑叶，阴干捣末，煎水代茶，称"神仙服食方"。可见桑叶有滋补作用，可能与古人观察蚕吃桑叶有关。古代文人将桑麻、桑梓、桑海入诗，如晋代陶渊明"相见无杂言，但道桑麻长"；陆机"辞官致禄归桑梓，安居驷马入旧里"；唐代李商隐"人间桑海朝朝变，莫遣佳期更后期"等，言指农事、故乡及世事变迁。其叶、根皮亦入药用。4～6月果实呈红紫色时采收，晒干或略蒸后晒干。叶于霜后采收称"霜桑叶"或"冬桑叶"；根皮称"桑白皮"于冬季采挖，剥取白皮，晒干蜜炙用。

现代研究：桑椹含葡萄糖、果糖、蔗糖、鞣酸、苹果酸、果胶和维生素A、B_1、B_2、C及胡萝卜素，种子含桑椹油；叶含芸香苷、槲皮素、异槲皮苷、桑苷、多种维生素及有机酸、微量元素等；根皮含桦木酸及4种新黄酮类衍生物等。药理证实桑椹有促进机体造血功能，调节免疫功能，激发淋巴细胞转化，升高外周白细胞，促进肠蠕动，延长催眠药时间等作用；叶有降糖、降压、降脂、强心、抗炎、抗菌等作用；根皮有降压、镇静、抗惊厥、镇痛、降温、镇咳、利尿、抗菌等作用。

桑椹最早载《新修本草》，历代本草多有论述。《随息居饮食谱》云："滋肝肾，充血液，祛风湿，健步履，息虚风，清虚火。"《本草纲目》云：桑叶"治劳热咳嗽，明目，长发。"《药性论》云：桑白皮"治肺气喘满，水气浮肿，主伤绝，利水道，消水气，虚劳客热，头痛，内补不足。"桑椹性味甘，寒。功能补益肾，滋液息风。主治肝肾阴亏，消渴，便秘，目暗耳鸣，须发早白，失眠，眩晕。叶主治风热感冒，肺热燥咳，头晕头痛，目赤昏花；根皮主治肺热喘咳，水肿胀满，小便短小，面目肌肤浮肿。

简易疗法

1. 贫血萎黄：桑椹200克，桂圆肉200克，熬成稀膏，加蜂蜜200克，同熬成膏，每次20克，日服2次，开水化冲。

2. 头发早白：桑椹30克，黑芝麻30克，旱莲草30克，女贞子30克，制首乌30克，研末蜜丸，每次9克，日服2次。

3. 失眠多梦：桑椹30克，合欢花15克，五味子10克，水煎服。

4. 视物昏花：桑椹30克，白蒺藜30克，杭菊花30克，草决明30克，研末蜜丸，每次9克，日服2次。

5. 风湿疼痛：桑椹500克，白酒1000毫升，浸泡7日，每次15毫升，日服2次。

6. 风热感冒：桑叶15克，菊花10克，芦根15克，连翘12克，杏仁10克，水煎服。用于本病咳嗽、咽痛、口渴。

7. 急性结膜炎：桑叶20克，硼砂2克，水煎待温洗眼，日数次。

8. 肺热咳嗽：桑白皮15克，川贝母10克，枇杷叶10克，鱼腥草15克，杏仁10克，水煎服。

9. 高血压病：桑白皮12克，夏枯草15克，罗布麻6克，钩藤15克，天麻10克，水煎服。

10. 小便不利：桑白皮15克，冬葵子10克，车前子10克（包），白茅根15克，水煎服。

65. 菟丝子

菟丝子又名无根草、豆寄生、吐丝子。为旋花科菟丝子属植物菟丝子的种子。因其茎细长呈丝状，形如吐丝而得名。传说从前江南有个财主，雇了一名长工为他养兔子，并规定如果死一只兔子，要扣掉他四分之一的工钱。一天，长工不慎将一只兔子的脊骨打伤。他怕财主知道，便偷偷地把伤兔藏进了豆地。事后却意外地发现伤兔并没有死，并且伤也好了。为探个究竟，长工又故意将一只兔子打伤放入豆地，并细心观察，他看见伤兔经常啃一种缠在豆秸上的野生黄丝藤。长工大悟，原来是黄丝藤治好了兔子的伤。于是便用这种黄丝藤煎汤给有腰伤的爹喝，爹的腰伤也好了。又通过几个病人的试用，断定黄丝藤可治腰伤病。不久长工辞去了养兔的活计，当上了专治腰伤的医生。后来，他把这药干脆就叫“兔丝子”。由于它是草药，后人在兔字上冠以草字头，便成为“菟丝子”。生长于田边，荒地及灌木丛间，寄生于草本植物，尤以豆科、菊科、藜科为多，全国大部分地区有分布。杨时泰云：“菟丝当春末夏初，气乘浮长而丝萦蔓引，不须更藉于根蒂，其实结于夏末，更乘金水之进气以孕育真阳，而还为生生不息之地。”为常用补益肝肾药，补阳而不燥，兼能补阴而不腻，主要用于肾虚阳痿、遗精、早泄，肝肾不足视物昏花，以及胎元不固之胎漏下血，胎动不安等证。同属大菟丝子（陕西、贵州等）、海滨菟丝子（少数地区）亦同等入药。秋季果实成熟时，与寄主一同割下，晒干，打下种子，去净杂质。以色灰黄、颗粒饱满者为佳。

现代研究：种子含槲皮素、紫云英苷、金丝桃苷等；南方菟丝子含大量生物碱，全株含香豆精衍生物、β-胡萝卜素、γ-胡萝卜素、5，6-环氧-α-胡萝卜素、蒲公英黄素、叶黄素、糖类、维生素A样物质等。药理证实其制剂能增强离体蟾蜍心脏的收缩力，增强心肌供血量，对麻醉犬可使心率减慢，血压下降，脾容积缩小，肠运动抑制；可增加子宫重量，兴奋子宫平滑肌，促进睾丸发育、精子活动力；并可提高淋巴细胞转化率，增强体液免疫，抗衰老，抗血小板聚集等；亦对金黄色葡萄球菌、福氏痢疾杆菌和伤寒杆菌有抑制作用。

菟丝子最早载《本经》：“主续绝伤，补不足，益气力，肥健人，久服明目。”历代本草皆有论述。《名医别录》云：“养肌强阴，坚筋骨，主茎中寒，精自出，溺有余沥，口苦燥渴，寒血为积。”《本草备要》云：“强阴益精，温而不燥，不助相火。治五劳七伤，精寒淋沥，口苦燥渴。祛风明目，补卫气，助筋脉，益气力，肥健人。”其性味甘，温。功能补阳益阴，固精缩尿，明目安胎。主治腰膝酸痛，阳痿遗精，小便频数，白带过多，脾虚泄泻，肝肾不足，胎动不安。凡阴虚火旺、大便燥结、小便短赤者忌用。

简易疗法

1. 肾虚腰痛：菟丝子15克，枸杞子12克，杜仲12克，补骨脂9克，莲须6克，五味子6克，水煎服。亦用于阳痿、遗精、

2. 夜尿频数：菟丝子15克，益智仁10克，炒韭子10克，小茴香10克，蛇床子10克，水煎服。亦用于淋浊遗精、尿如米泔。

3. 习惯性流产：菟丝子120克，熟地黄75克，阿胶、党参各60克，续断、鹿角霜、巴戟天、杜仲、枸杞子、白术各45克，当归30克，砂仁8克，大枣25枚（去核）研为细末炼蜜为丸，每次6克，日服3次（经期停服）。

4. 视物昏花：菟丝子15克，车前子10克，枸杞子10克，女贞子10克，桑椹子10克，水煎服。适于肝肾不足所致。

5. 益气固精：菟丝子30克，炒韭子20克，肉苁蓉20克，巴戟天20克，仙灵脾20克，共研粗末，加白酒500毫升浸泡7日，滤液，每次15毫升。日服2次。有壮筋通脉、润泽肌肤作用。

66. 蛇床子

蛇床子又名蛇米、野茴香、野胡萝卜子。为伞形科蛇床子属植物蛇床的果实。李时珍释名云：“蛇虺喜卧于下，食其子，故有蛇床、蛇粟诸名。”相传秦朝时，江南的一个小村庄中突然流行一种怪病。患病的人全身皮肤长出一粒粒大小不一的疙瘩，且奇痒难忍，当地许多名医均束手无策。后来有位术士说远在东海的小岛上，生长有治这种病的药。但岛上遍布毒蛇，草药又常被毒蛇压在身下，采集十分艰难。终于在一个老药农的指点下，几名壮丁挺身而出。他们在五月初五当天，带上雄黄酒登上蛇岛，边向毒蛇身上洒，边寻找草药。历尽千辛万苦，仅剩一人背回了两篓草药。村民用这种草的种籽煮水洗擦，仅三、五次病就好了。因为此药多在蛇身下发现，如同蛇的床一般，故起名“蛇床”，其籽即称“蛇床子”。古代医家运用颇有心得：缪希雍云“能除妇人男子一切虚寒湿所生病”；张德裕谓“主治妇人阴中肿痛，男子阴痿湿痒”；陈士铎言“内外俱可施治，而外治尤良。”为温肾壮阳药，具有温肾助阳，燥湿杀虫止痒的功效。

现代实验证明蛇床子有类似性激素作用，对肾虚阳痿以及宫寒不孕有一定的疗效。夏、秋季果实成熟时采收，割取全株，打落果实，除去杂质，晒干用。

现代研究：含蛇床子素、佛手柑内酯、异虎耳草素、花椒毒酚、花椒毒素、欧芹属素乙、甲氧基欧芹酚、蛇床明素等香豆素类；挥发油中主要含蒎烯、莰烯、异戊酸龙脑酯、异龙脑等；还含有β-谷甾醇、棕榈酸、当归酸酯、异戊酸酯等。药理证实其浸膏可延长小鼠交尾期、缩短交尾休期，使去势小鼠出现交尾期，并使子宫及卵巢重量增加；提取物对小鼠也有雌性激素样作用，能提高机体的免疫力，促进人体骨髓造血功能，保护肾上腺皮质，具有延缓衰老，减轻化疗毒副反应，并有抗心律失常、降压、松弛血管平滑肌、抗变态反应、祛痰等作用；亦对絮状表皮癣菌、石膏样小芽胞菌、羊毛状小芽胞菌及金黄色葡萄球菌、绿脓杆菌、大肠埃希氏菌、流感病毒、滴虫等有抑制作用。

蛇床子最早载《本经》，历代本草皆有论述。《本草图经》云："《药性论》"云："治男子女人虚，湿痹，毒风，顽痛，去男子腰疼。浴男子阴，去风冷，大益阳事。主大风身痒。煎汤浴之瘥。疗齿痛及小儿惊痫。"《日华子本草》云："治暴冷，暖丈夫阳气，助女人阴气，补损瘀血，腰胯疼，阴汗湿癣，肢顽痹，赤白带下，缩小便。"其性味功能温肾壮阳，散寒祛风，燥湿杀虫。主治阳痿，宫冷不孕，寒湿带下，湿痹腰痛；外治阴部湿痒、湿疹、湿疮、疥癣。凡阴虚火旺，精关不固或下焦湿热者忌用。

简易疗法

1. 肾虚阳痿：蛇床子30克，菟丝子30克，仙灵脾30克，巴戟天20克，五味子20克，研为细末，炼蜜为丸，每次6克，日服2次。亦用于遗精滑精、小儿遗尿。

2. 滴虫性阴道炎：先用10%蛇床子煎液冲洗阴道，再放入蛇床子片剂（提取物制成）2片，连续治疗5~7日为1疗程。有杀虫止痒作用。

3. 寒湿白带：蛇床子30克，车前子20克，薏苡仁20克，香附20克，山萸肉20克，研为细末，山药打糊为丸，如梧子大，每次15克，日服2次，空腹服下。

4. 阴痒湿疹：蛇床子15克，苦参10克，苦楝皮10克，枯矾3克，水煎先熏后洗。

5. 过敏性皮炎：蛇床子20克，地肤子20克，白鲜皮10克，蝉蜕10克，水煎泡洗患处，每日2次。亦用于皮肤念珠菌病。

67. 猕猴桃

猕猴桃又名藤梨、猴子梨、山羊桃。为猕猴桃科植物猕猴桃的果实。因其形似梨，其色如桃，而且猕猴喜食，故而命名。其果树为我国所特有，共有50余种，目前供食用或加工的主要有中华猕猴桃、软枣猕猴桃、狗枣猕猴桃、葛枣猕猴桃4种，尤其是中华猕猴桃浑身是宝，被誉为“水果皇后”。果实成熟时采摘，鲜食用。枝叶、根亦入药。可以加工成罐头、果酱、果脯、果汁、果酒、果干等，是集保健、美容、抗癌、长寿为一体的美味佳果，也是特种工作人员和年老体弱者的营养食品。不但在国内市场畅销，而且在国际市场深受欢迎。

现代研究：果实含多种糖类、维生素C、胡萝卜素、有机酸、色素、猕猴桃碱及微量元素。药理证实其汁有阻断致癌性亚硝基化合物，从而防止此类物质引起的肿瘤，还存在可杀伤离体癌细胞的“多肽”，对艾氏腹水癌细胞及宫颈鳞状上皮癌细胞均可杀伤，以防治胃、食管、肝、直肠的癌症，认为与维生素C含量最高有直接关系；亦有抗衰老、耐缺氧、降血脂、保护肝脏、抗炎等作用。临床用于高血压、心血管病、肝炎、关节炎的治疗。

猕猴桃最早载《开宝本草》，历代本草亦有论述。《本草纲目》云：“茎大如指，似树而弱如蔓，春长嫩条柔软。叶大如掌，上绿下白，有毛，状如苎麻而团，其条浸水有涎、滑。”《食疗本草》云：“取瓤和蜜煎，去烦热，止消渴。”《本草拾遗》云：“主骨节风，瘫缓不遂，长年变白，痔病，调中下气。”《陕西中草药》云：根“清热解毒，活血消肿，抗癌。治疮疖，瘰疬。”其性味甘、酸，寒。功能解热，止渴，通淋。主治烦热，消渴，黄疸，石淋，痔疮。枝叶主治妇人乳痈，烫伤；根主治肝炎，水肿，跌打损伤，风湿关节痛，淋浊，带下，疮疖，瘰疬。凡脾胃虚寒者慎用。

简易疗法

1. 食欲不振：猕猴桃干果60克，食用或水煎服。亦用于消化不良。

2. 咽喉疼痛：猕猴桃鲜果，去皮食用，每次4个，日2~3次。

3. 恶心呕吐：猕猴桃90克，生姜10克，均用鲜品榨汁，早晚加开水分服。亦用于妊娠呕吐。

4. 急性乳腺炎：鲜猕猴桃叶60克，洗净加食盐适量捣烂，外敷患处，日2次。

5. 水火烫伤：猕猴桃叶50克，洗净加石灰2克捣烂，外敷患处，每日换药1次。

6. 传染性肝炎：猕猴桃根120克，红枣12枚，水煎代茶饮，连用1个月。

7. 消化道肿瘤：猕猴桃根150克，猪内脏（胃、肠）300克，洗净切块。加水炖熟食用。

8. 淋浊带下：猕猴桃根60克，苎麻根15克，白茅根15克，水煎服。

68. 绿 豆

绿豆又名青小豆。为豆科植物绿豆的种子。因其颜色而命名，是清热解暑佳品。每逢夏季，人们总喜欢喝绿豆汤，如果再加上白糖，凉甜爽口更为惬意。目前以绿豆为原料的食品应运而生，传统的绿豆粥、绿豆糕，现代的冰冻绿豆汤、绿豆棒冰（刨冰），深受大众喜爱，成为夏日酷暑的必然选择。此外绿豆还有解毒作用，李时珍云："解金石、砒霜、草木一切诸毒。"现在用于农药中毒、铅中毒、药物中毒确有良效。立秋后种子成熟时采收，晒干，打落种子，去掉杂质。以质坚硬、饱满、表面绿黄或暗绿色、有光泽者为佳。生用或研末用。

现代研究：绿豆含蛋白质、脂肪、糖类、钙、磷、铁、胡萝卜素及维生素B_1、B_2，尼克酸；蛋白质主为球蛋白类，磷脂成分中有磷脂酰胆碱、磷脂酰乙醇胺等。药理证实水、醇提取物连续口服可降低实验动物的血清胆固醇，可用于防治高胆固醇血症；另外含胰蛋白酶抑制剂，可减少蛋白分解，减轻氮质血症，起到保护肝、肾的作用。

绿豆最早载《开宝本草》，历代本草有所论述。《本草纲目》云："绿豆，处处种之。三、四月下种，苗高尺许，叶小而有毛，至秋开小花，荚如赤豆荚，粒粗而色鲜者为官绿，皮薄而粉多；粒小而色深者为油绿，皮厚而粉少。"《备急千金要方》云："治寒热、热中，止泻痢、卒澼，利小便胀满。"《本草汇言》云："清暑热，静烦热，润燥热，解毒热。"其性味甘，寒。功能消暑除烦，止渴利水，清热解毒。主治暑热烦渴，热病津伤，小便淋涩，下肢水肿，痈肿疮疖，药物中毒。绿豆衣主治疮疡肿痛，药物中毒，暑热烦渴，目生翳障。

简易疗法

1. 中暑烦渴：绿豆100克，甘草20克，加水煮至豆开花，冷后加糖饮用。

2. 治腮腺炎：绿豆100克，鲤鱼100~150克，共煮熟食用。

3. 小儿高热：绿豆粉50克，加鸡蛋清调为糊状，做成圆形小饼，敷两足心，外用纱布包扎。亦用于腮腺炎、小儿夏季热。

4. 解药物中毒：绿豆300克，甘草30克，水煎至豆熟，分次频饮。用于农药、铅、砷及药物中毒。

5. 热痱疖肿：绿豆30克，荷叶30克，白糖30克，水煎分2次服。

6. 小儿丹毒：绿豆20克，大黄20克，冰片1克，研末，加蜂蜜调敷患处。

7. 跌打损伤：绿豆50克，研末，用米醋调匀，外敷患处，日2次。

8. 水火烫伤：绿豆60克，研末加冰片3克，用白酒调成糊状，涂于患处。

69. 葶苈子

葶苈子又名大室、丁苈、甜葶苈、苦葶苈。为十字花科植物独行菜、北美独行菜或播娘蒿的种子。可能因其植物形态而得名。为作用较强的消痰定喘药，其性大寒味苦泄降，功长泻肺消痰定喘，为治咳嗽痰多实证之要药，并能利水消肿，用于水肿胀满，胸腹积水实证。药用有甜、苦之分，甜者多指南方所产播娘蒿种子，苦者多为北方所产独行菜的种子；甜者味淡，下泄之性较缓，功偏泻肺平喘，虽泄而不伤胃，为临床常用；苦者味苦，下泄之性较急，功偏于逐饮行水，泄肺而易伤胃，临床用时不可过量，常用于胸腹积水、水肿胀满等实证。现用于渗出性胸膜炎咳嗽气喘、哮喘、气管炎痰喘及肾性水肿、小便不利等。饮片分三种：生药味辛苦，性大寒，以泻肺行水力专，多用于水肿尿少者；炒用味苦微辛，性寒，以理肺定喘力胜，多用于痰饮咳喘；蜜炙者味苦微辛甘，性寒而润，以润肺定喘力强，多用于肺虚而痰多者。此外尚有宽叶独行菜、柱腺独行菜、桂竹糖芥的种子在青海、甘肃、山东、河北、内蒙古等地入药用。夏季果实成熟时，割取全草，打下种子，以粒均匀、充实、黄棕色、无杂质者为佳。

现代研究：独行菜种子含脂肪油、芥子苷、蛋白质、糖类；播娘蒿种子含挥发油，为异硫氰酸苄酯、异硫氰酸烯丙酯、二烯丙基二硫化物，脂肪油中含亚麻酸、亚油酸、油酸、芥酸、棕榈酸、硬脂酸；另外尚含谷甾醇及强心苷。药理证实其醇提物呈强心作用，能使在位蛙心停止于收缩期，在位兔、猫心的收缩力加强，心率减慢；对衰竭的心脏可增加输出量，降低静脉压。过量可引起恶心呕吐，食欲不振，严重时呕吐加剧，并有腹泻。

葶苈子最早载《本经》："主癥瘕积聚，结气，饮食，寒热，破坚逐邪，通利水道。"历代本草皆有论述。《本草图经》云："初春生苗叶，高六、七寸，有似荠，根白，枝茎俱青，三月开花微黄，结角，子扁小如黍粒、微长，黄色。立夏后采实暴干。"《名医别录》云："下膀胱水，伏留热气，皮间邪水上出，面目浮肿。身暴中风热痱痒，利小腹。"《开宝本草》云："疗肺壅上气咳嗽，止喘促，除胸中痰饮。"其性味辛、苦，大寒。功能泻肺平喘，行水消肿。主治痰涎壅肺，喘咳痰多，胸胁胀满，不得平卧，胸腹水肿，小便不利，肺原性心脏病水肿。内服煎汤，或入丸、散，外用煎水洗或研末调敷。凡肺虚喘咳，脾虚肿满者忌用。

简易疗法

1. 慢性肺源性心脏病：北葶苈子末 3～6 克，每日分 3 次食后服，并配合对症处理和抗菌素以控制感染。服药后多于第 4 日尿量增加，浮肿渐退；心力衰竭至 2～3 周时显著减轻或消失。

2. 水肿咳嗽：甜葶苈、郁李仁、桑白皮各 30 克，紫菀、旋覆花、槟榔、木通各 15 克。共研细末，每次 6 克，日服 3 次，加生姜煎汤温服。

3. 咳喘痰多：苦葶苈、桑白皮、茯苓、杏仁、陈皮各 10 克，桔梗、炙甘草各 6 克，水煎服。

4. 肺痈初起：葶苈子、桔梗、贝母、瓜蒌仁各 10 克，薏苡仁、金银花各 15 克，水煎服。

5. 痰饮喘促：葶苈子、白芥子、莱菔子、桑白皮各 10 克，大枣 5 枚，水煎服。

6. 胸腹积水：葶苈子 30 克，防己、椒目、大黄各 6 克，水煎服。

70. 楮实子

楮实子又名榖实、楮桃、构泡、角树子。为桑科植物构树的果实。构树又名楮树，用其果实，因而称其为楮实子。多野生或栽培、全国大部分地区有分布。为补益药，有补肾健脾作用。除用于肝肾不足之腰酸腿软、阳痿等证；又有利水消肿之功，可治疗水肿而小便不利之证。8～9 月间当果实成熟呈红色时采收，除去杂质，及灰白色膜状宿萼，晒干。以色红、子老、气弱味淡而有油腻感、无杂质者为佳。

现代研究：果实含皂苷、维生素 B 及油脂，油中含非皂化物 2.7%，饱和脂肪酸9.0%，油酸15.0%，亚油酸76.0%。药理证实有促进记忆、增强免疫、降低血脂、抗脂质过氧化和血小板聚集、抑制酪氨酸酶（黑色素细胞）作用。临床用于2型糖尿病、肥胖病的治疗，外用有美白肌肤功效。

楮实子最早载《名医别录》："主阴萎水肿，益气，充肌肤、明目。"历代本草亦有论述。《本草纲目》云："构骨树如女贞，肌理甚白。叶长二、三寸，青翠而厚硬，有五角刺，四时不凋。五月开细白花。结实如女贞及菝葜子，九月熟时，绯红色，皮薄味甘，核有四瓣。"《日华子本草》云："壮筋骨，助阳气，补虚劳，助腰膝、益颜色。"《本草汇言》云："健脾养肾，补虚劳，明目。"其性味甘，寒。功能健脾，益肾。主治水肿胀满，腰膝无力，目翳。内服煎汤，或入丸、散，外用适量捣敷。凡脾胃虚寒者慎用。

简易疗法

1. 头昏眼花：楮实子、草决明、桑叶、菊花各15克，当归、川芎各10克，水煎服。

2. 腰膝酸软：楮实子、生杜仲、川牛膝、桑寄生、金毛狗脊各12克，水煎服。

3. 阳痿遗精：楮实子、枸杞子、肉苁蓉、巴戟天、山茱萸、仙灵脾各30克，研末蜜丸，每次9克，日服3次。

4. 肝热生翳：楮实子、青葙子、车前子、夏枯草、白蒺藜各12克，水煎服。亦用于目糊流泪，视物不清。

5. 耳鸣目暗：楮实子30克，杭菊花、密蒙花各15克，石菖蒲、龙胆草各10克，水煎服。

6. 小便不利：楮实子、赤小豆、白茅根各15克，茯苓、泽泻各10克，水煎服。

71. 路路通

路路通又名枫实、枫果、枫香果。为金缕梅科植物枫香的球形果实。以其药物形状而命名。赵学敏释云："枫果去外刺皮，内圆如蜂窝，即路路通。其性大能通行十二经穴。"又名九孔子，以其多孔如蜂窝状而称。生于湿润及土壤肥沃的地方。分布全国大部分地区。为舒筋活络药，多用于肢体痹痛、手足拘挛及水肿胀满等证。冬季采摘，除去杂质，洗净晒干。以色黄、个大者为佳。

现代研究：主含28－去甲齐墩果酮酸、左旋肉桂酸龙脑酯、苏合香素、环氧苏合香素、异环氧苏合香素、氧化丁香烯、白桦脂酮酸、24－乙基胆甾－5－烯醇。药理证实白桦脂酮酸对实验的大鼠肝细胞毒性有明显保护作用，并有抑制大鼠蛋清性关节炎肿胀作用；枫香酒精溶剂（60%）外用，能防止钩蚴浸入小鼠皮肤，其防护力与溶剂浓度呈正比。

路路通最早载《本草纲目拾遗》："辟瘴却瘟，明目，除湿，舒筋络拘挛，周身痹痛，手脚及腰痛，焚之嗅其烟气皆愈。"此后本草亦有论述。《南方草木状》云："枫香，树似白杨，叶圆而歧分；有脂而香，其大如鸭卵；二月花发，乃着实，八、九月熟，曝干可烧。"《岭南采药录》云："治风湿流注疼痛及痈疽肿毒。"《现代实用中药》云："烧灰外用于皮肤湿癣、痔漏等，有收敛、消炎、消毒作用。"其性味苦，平。功能祛风活络，利水通经。主治关节痹痛，麻木拘挛，水肿胀满，乳少经闭。凡经水过多及孕妇忌用，阴虚内热者慎用。

简易疗法

1. 风湿痹痛：路路通10克，伸筋草15克，络石藤6克，海风藤6克，桑枝12克，水煎服。亦用于肢体拘挛、麻木。

2. 乳汁缺乏：路路通10克，穿山甲10克，王不留行6克，青皮6克，加水，洗净猪蹄炖服。或路路通12克，赤小豆30克，甜瓜子60克，水煎服。适于产后乳汁不通。

3. 荨麻疹：路路通10克，蝉蜕6克，白鲜皮10克，地肤子10克，赤芍6克，水煎服。亦用于风疹瘙痒。

4. 过敏性鼻炎：路路通12克，苍耳子10克，辛夷花6克，防风10克，白芷6克，水煎服。

5. 跌打损伤：路路通12克，赤芍10克，丹参10克，红花6克，三七6克，水煎服。

72. 槟　榔

槟榔又名宾门、仁频、榔玉、大腹子、洗瘴丹。为棕榈科植物槟榔之种子。其名缘自一段美丽的传说：炎帝的女儿名宾，有个如意郎君，相貌英俊，威武勇敢，在一次同恶魔战斗时，不幸被杀害于昆仑石下。宾每日思念郎君，经常在石前徘徊，后来此地长出一片树林，树上结满累累果实，她便采后装在荷包里，挂在胸前以示怀念。宾死后也葬于此，林木更加茂盛，果实更加硕大。人们为了纪念他们，便将此果称为"宾郎"，后来加了木字旁，变成了槟榔。至今海南黎族男女结婚当天，还有互赠槟榔的习俗。《南方草木状》云：“交广人，凡贵胜族客，必先呈此果。若邂逅不设，用相嫌恨。则槟榔名义，盖取于此。”可见宾与郎皆贵客之称。宋代罗大经《鹤林玉露》谓“槟榔之功有四：一曰醒能使之醉；二曰醉能使之醒；三曰饥能使之饱；四曰饱能使之饥。”将其醒酒、消食之效概括无遗。清代王士祯诗云：“趋朝向夜未渠央，听鼓应官有底忙？行到前门门未启，轿中端坐吃槟榔。”此时南方习俗已传至北方。冬春采摘成熟果实，剥去果皮，取出种子晒干。以果大体重、坚实、不破裂者为佳。浸泡切片晾干或炒黄、炒焦用。近年海南省广植槟榔，成为“槟榔之乡”，已开发产品有酒类、牙膏等，而且畅销国内外。

现代研究：槟榔含生物碱，主要为槟榔碱，尚含缩合鞣质及脂肪油、槟榔红色素、自由氨基酸等。药理证实槟榔碱是有效的驱虫成分，对猪肉绦虫、牛肉绦虫、蛲虫、蛔虫有麻痹作用，对血吸虫感染有预防效果；能增加胃肠平滑肌，促使肠蠕动，收缩胆囊平滑肌、促进胆汁排出；尚有降压、抗癌、抗真菌、抗病毒及缩小瞳孔、保护口腔上皮的作用。

槟榔最早载《名医别录》，历代本草多有论述。《本草图经》云：“今岭外州郡皆有之。木大如桃榔，而高五、七丈，正直无枝，皮似青铜，节似桂枝。叶生木颠，大如楯头，又似芭蕉叶。其实作房，从叶中出，旁有刺若棘针，重叠其下。一房数百实，如鸡子状，皆有皮壳。”《药性论》云：“宣利五脏六腑壅滞，破坚满气，下水肿。治心痛，风血积聚。”《本草纲目》云：“治泻痢后重，心腹诸痛，大小便气秘，痰气喘急。疗诸疟，御瘴疠。”其性味苦、辛，温。功能杀虫消积，降气行气，截疟通便。主治绦虫、蛔虫、姜片虫病，虫积腹痛，食滞泻痢，里急后重，水肿脚气，二便气秘，疟疾。凡气虚下陷者忌服。过量服用可引起流涎、呕吐、利尿、昏睡、惊厥等中毒症状（常用量6~15克）。

简易疗法

1. 治蛔虫病：槟榔30克，川楝子30克，研末，每次6克，日服2次。

2. 治绦虫病：槟榔60克，南瓜子30克，水煎服。

3. 治蛲虫病：槟榔15克，使君子15克，水煎服。

4. 姜片虫病：槟榔10克，乌梅10克，甘草10克，水煎服。

5. 食滞腹胀：槟榔10克，莱菔子10克，山楂15克，麦芽15克，水煎服。

6. 水肿脚气：槟榔15克，赤小豆30克，车前子10克，防己6克，椒目6克，水煎服。

7. 治中耳炎：槟榔10克，黄连10克，研末，先拭净外耳道，再将药吹入。

8. 二便不通：槟榔10克，冬瓜皮30克，玉米须30克，水煎服。

73. 酸枣仁

酸枣仁又名山酸枣、山枣仁。为鼠李科植物酸枣的干燥成熟种子。酸枣生于向阳或干燥的山坡、山谷、丘陵、平原及路旁，常形成灌木丛，分布于全国大部分省区。其种仁称酸枣仁，古代医家经验颇多：缪希雍谓“专补肝胆，亦复醒脾”；倪纯宇言“五脏偏失之病，得酸枣仁之酸甘而温，安平血气，敛而能运者也。”因为安神止汗要药，常用于阴血不足，心肝失养之证。入药分生、炒二类，生药味甘酸，性平，以养心安神力胜，多用于失眠，心悸；炒药味甘酸，性平偏温，以敛阴止汗力强，多用于自汗，盗汗等。秋季果实成熟时采收，除去果肉及果核壳，取出种子、晒干。生用或炒用。

现代研究：种仁含有脂肪油约32%，及挥发油、粘液质、糖分、枣酸、蛋白质、谷甾醇、苦味质、有机酸、维生素C、枣仁皂苷、黄酮苷等。药理证实对多种动物及人都有显著的镇静催眠作用，与多种镇静催眠药还有明显的协同作用，并能对抗吗啡所致的狂躁症；酸枣仁皂苷、黄酮为其镇静的有效成分；生及炒熟的酸枣仁均有镇静作用，久炒油枯后镇静作用即消失；并有抗惊厥、镇痛、降体温、降血压、降血脂、兴奋肠及子宫作用；其醇提物单用或与五味子合用，可提高热水烫伤小鼠的存活率，延迟休克的发生。

酸枣仁最早载《本经》，历代本草皆有论述。《本草图经》云：“似枣木而皮细，其木心赤色，茎叶俱青，花似枣花。八月结实，紫红色，似枣而圆小味酸。当月采实，去核中仁。”《名医别录》云：“主烦心不得眠，脐上下痛，血转久泄，虚汗烦渴，补中，益肝气，坚筋骨，助阴气，令人肥健。”《本草害利》云：“性平能补益肝胆，酸收而心守其液，乃固表虚有汗，肝旺而血归其经，用疗彻底无眠。”其性味甘、酸，平。功能补肝，宁心，敛汗，生津。主治虚烦不眠，惊悸多梦，体虚多汗，津伤口渴。凡有实邪郁火及患有滑泄症者慎用。因过量可引起昏睡，知觉丧失，血压下降及心脏传导阻滞等中毒症状，应予注意。

简易疗法

1. 失眠多梦：酸枣仁15克，知母10克，茯苓10克，川芎10克，甘草6克，水煎服。

2. 神经衰弱：酸枣仁15克，枸杞子15克，五味子6克，橘络6克，甘草6克，水煎服。亦可用单味酸枣仁粉，每晚冲服10克。

3. 虚烦失眠：酸枣仁15克，柏子仁15克，丹参15克，鲜生地30克，麦门冬12克，水煎服。

4. 惊悸健忘：酸枣仁15克，石菖蒲10克，合欢皮10克，龙齿10克，远志10克，水煎服。亦用于心肾不交之失眠。

5. 自汗盗汗：酸枣仁12克，五味子10克，山萸肉10克，黄芪10克，煅牡蛎10克，水煎服。

6. 肠燥便秘：酸枣仁10克，火麻仁10克，郁李仁10克，玉竹10克，水煎服。

74. 酸浆果

酸浆果又名灯笼草、锦灯笼、红姑娘、铃儿草。为茄科植物酸浆的果实。酸浆果以其果实之味酸而命名。多生长于路旁及田野草丛中；也有栽培作观赏植物者，全国大部分地区均有分布。本品具有清热解毒、利咽化痰作用，常用于治痰热咳嗽，咽喉肿痛，疮疡肿毒等证。夏季采收果实或全草，晒干用。

现代研究：成分含酸浆苦素A、B、C，木犀草素及木犀草素-7-β-D-葡萄糖苷。药理证实其煎剂对宋内氏杆菌有抑制作用，其抗菌成分在油状液，并在体外对绿脓杆菌、金黄色葡萄球菌有抑制作用，从中提出之针状结晶母液对金黄色葡萄球菌有抑制作用；所提得的酸浆根素对离体家兔子宫有兴奋作用；日本酸浆果实及果囊有解热及强心作用；酸浆根素注射于动物，表现大脑抑制，若用大量可使呼吸麻痹而死；国外曾用其同属植物的叶、果作利尿剂。

酸浆果最早载《本经》："主热烦满，定志益气，利水道。"历代本草亦有论述。《本草衍义》云："天下有之，苗如天茄子，开小白花，结青壳，熟则深红，壳中子大如樱，亦红色，樱中复有细子，如络苏之子，食之有青草气也。"《嘉祐本草》云："主腹内热结，目黄，不下食，大小便涩，骨热咳嗽，多睡劳乏，呕逆痰壅，痃癖痞满，小儿疬子寒热，大腹，杀虫，落胎，并煮汁服，亦生捣绞汁服。"《本草述钩元》云："苗叶茎根，除热利湿，主治烦满壅，热咳咽痛，腹内热结，大小便涩，捣汁饮治黄病。子，主治热烦，利水道，疗黄病并痰癖热结，与苗茎同功，尤以其轻能治上焦，故主热咳咽痛。”其性味酸、苦、寒。功能清热解毒，利咽，化痰，利尿。主治咽喉肿痛，音哑，痰热咳嗽，小便不利，黄疸，痢疾，水肿；外治天疱疮，湿疹，疔疮，丹毒。内服煎汤，捣汁或研末，外用煎水洗、研末调敷或捣敷。凡脾虚便溏及痰湿咳嗽忌用。

简易疗法

1. 咽喉肿痛：酸浆果、全瓜蒌各 12 克，牛蒡子、连翘、桔梗、甘草各 6 克，水煎服。亦用于感冒发热所致咽痛，口腔炎等。

2. 痰热咳嗽：酸浆果、前胡、瓜蒌、玄参、甘草各 10 克，水煎服。亦用于小儿百日咳，急性气管炎。

3. 湿热发黄：酸浆果、金钱草、车前草、虎杖、茵陈各 15 克，水煎服。亦用于热淋，小便不利。

4. 治中耳炎：酸浆鲜草，绞汁，加冰片适量，滴耳。

5. 诸般疮肿：酸浆鲜草，视情计算剂量，捣烂外敷患处。

6. 急性湿疹：酸浆鲜草，捣汁涂患处；或烧灰存性，用油调涂。

75. 蔓荆子

蔓荆子又名荆子、万荆子、蔓青子。为马鞭草科植物单叶蔓荆或蔓荆的果实。苏恭释名云：“蔓荆，苗蔓生，故名。”李时珍释云：“其枝小弱如蔓，故曰蔓生。”又云“气轻味辛，体轻而浮，上行而散，故所主者皆头面风虚之症。”安徽省太湖县有 600 多年的蔓荆子生产历史，然而蔓荆子怎样在太湖县扎根、开花、结果、繁衍后代呢？民间一直流传着一个故事。相传在洪武年间，太湖县有位名叫刘焘的人在广西柳州做知府，回太湖县省亲时，带回蔓荆子种子，赠送给家人种植。其家人将种子撒在河滩上，后逐年生产繁殖。但当时人们对蔓荆子认识不够，对它的生长无人问津，结果还是寥寥无几。到公元 1883 年，几场大雨冲破了圩坝，淹没了万顷良田，后来皆淤成了高低起伏的沙滩，蔓荆子才获得了生长繁衍的环境。由于太湖县长河两岸沙滩上，此地气候好，雨量丰富，再加上蔓荆子适应性强，群集蔓生，耐受干旱，适宜在土质疏松、通透良好的沙质土生长。所以成为全国蔓荆子五大产区之一。多生长于海滨、沙滩、湖畔等处，分布全国各地。常用于风热上攻头面部热证，如头痛、眩晕、目赤肿痛、牙龈肿痛、头风作痛，及风湿所致的痹痛、筋脉拘挛之症。秋季果实成熟时采收，晒干。以粒大、饱满、具灰白粉霜、气辛香者为佳。生用或炒用。

现代研究：单叶蔓荆果实和叶均含挥发油，主要成分为莰烯和蒎烯，并含有微量生物碱和维生素 A，果实中尚含紫花牡荆素；蔓荆果实中含少量蔓荆子碱。药理证实有镇痛、降压、祛痰、平喘、抗凝血、抑制黑色素、抗菌（枯草杆菌、葡萄球菌、肺炎杆菌、变形杆菌、大肠杆菌、绿脓杆菌等）作用。近年来常用于治疗头痛、眩晕、风湿痹症。

蔓荆子最早载《本经》，历代本草皆有论述。《本草图经》云："苗茎高四尺，对节生枝，初春因旧枝而生。叶类小楝，至夏盛茂。有花作穗，浅红色，蕊黄白色，花下有青萼。至秋结实，斑黑如梧子许大而轻虚，八月、九月采。"《名医别录》云："去长虫，主风头痛，脑鸣，目泪出；益气，令人光泽脂致。"《医林纂要》云："散热，祛风，兼能燥湿。"其性味辛、苦，微寒。功能疏散风热，清利头目，祛风止痛。主治风热感冒头痛，齿龈肿痛，目赤多泪，目暗不明，头晕目眩。凡血虚有火之头痛目眩及胃虚者忌服。

简易疗法

1. 风热头痛：蔓荆子 12 克，菊花 10 克，连翘 10 克，桑叶 10 克，水煎服。

2. 目赤肿痛：蔓荆子 10 克，野菊花 12 克，白蒺藜 10 克，决明子 10 克，薄荷 6 克，水煎服。亦用于头晕目眩、多泪羞明者。

3. 头风眩晕：蔓荆子 12 克，天麻 10 克，半夏 10 克，白术 12 克，川芎 12 克，水煎服。

4. 耳鸣耳聋：蔓荆子 30 克，苍耳子 30 克，葛根 20 克，石菖蒲 20 克，灵磁石 10 克，研为细末，装入 0 号胶囊，每次 4 粒，每日 3 次，饭后服。

5. 筋脉拘挛：蔓荆子 30 克，防风 30 克，豨莶草 30 克，伸筋草 30 克，桂枝 15 克，研为细末，水泛为丸，每次 15 克，日服 2 次。

76. 樱 桃

樱桃又名含桃、荆桃、朱樱、樱珠。为蔷薇科植物樱桃的果实。樱桃于初夏之际先百果而熟，即填补了水果的淡季，又给人们带来了口福。唐代杜甫诗云："西蜀樱桃也自红，野人相赠满筠笼。数回细写愁仍破，万颗匀圆讶许同。忆昨赐沾门下省，退朝擎出大明宫。金盘玉箸无消息，此日尝新任转蓬。"将其形色与感受描绘得非常真切。樱桃分红、白两种，红如赤玉，白若琼瑶，晶莹剔透，珠圆玲珑，酸甜适口，香气扑鼻，真可谓气、味、香俱佳，而且有健美肌肤、益颜悦色作用，因此受到人们的青睐。初夏果实成熟时采摘，鲜食用。

现代研究：樱桃含蛋白质、脂肪、糖类、胡萝卜素及维生素 A、B、C 与钙、磷、铁等矿物质，尤其含铁量居各种水果之冠，每百克高达 5.9 毫克，比苹果、橘子、梨的含量高出 20 倍以上；种子含氰苷，水解产生氢氰酸。药理证实有补充体内铁元素，因为铁是人体合成血红蛋白、肌红蛋白的主要成分，在免疫、遗传、蛋白质合成，能量代谢方面发挥重要作用，所以有补血、美容功效。

樱桃最早载《名医别录》，历代本草有所论述。《本草图经》云："樱桃，洛中、南部者最胜。其实熟时深红色者，谓之朱樱，正黄明者，谓之蜡樱，极大者有若弹丸，核细而肉厚，尤难得也。"《滇南本草》云："治一切虚症，能大补元气，滋润皮肤；浸酒服之，治左瘫右痪，四肢不仁，风湿腰腿疼痛。"《食疗本草》云："止泄精、水谷痢。"其性味甘，温。功能益气养血，祛风除湿。主治气血亏虚，风湿疼痛，四肢不仁，瘫痪，冻疮。

简易疗法

1. 咽痛咳嗽：樱桃 50 克，鲜食，日 2 次。亦用于缺铁性贫血。

2. 风湿疼痛：鲜樱桃 250 克，黄酒 500 毫升，浸泡 10 日，每次 50 毫升，早晚各服 1 次。

3. 半身瘫痪：樱桃 100 克，黄芪 100 克，桂枝 20 克，土鳖虫 20 克，地龙 20 克，研末蜜丸，每次 9 克，日服 2 次。

4. 气血不足：樱桃 60 克，枸杞子 30 克，黄芪 30 克，当归 15 克，人参 5 克，水煎服。

5. 面部皱纹：鲜樱桃 100 克，洗净沥干，榨汁装瓶，用药棉签蘸汁涂面。有美容嫩肤作用。

6. 冻伤烫伤：鲜樱桃 50 克，榨汁，加白酒 50 毫升，搅匀外涂患处，日数次。

7. 防治麻疹：鲜樱桃 1500 克，装罐内封固，埋入地下，1 个月后取出，已化成水，去核备用，在麻疹流行时给小孩饮 1 杯。

77. 橄　榄

橄榄又名忠果、谏果、白榄、青橄榄。为橄榄科植物橄榄的果实。橄榄象征着和平、安宁、智慧、荣誉。因此希腊始创的奥林匹克运动会，奖给优胜者的便是橄榄枝编成的花环。联合国旗帜上的标徽，就是用两枚橄榄枝衬托着整个地球。我国海南岛种植橄榄已有2000余年历史，主产广东、广西、福建、台湾、四川等地。成熟于冬季，为冬春季节稀有应市果品。由于其果实为硬壳肉果，呈纺锤形，从幼至熟总是青绿色，俗称“青果”；又因入口初觉苦涩，稍嚼转甜，满口生津，回味悠长，又称“回味橄榄”。经蜜渍后香甜无比，风味宜人，是茶余饭后的食用佳品。除供鲜食外，它还可加工成五香橄榄、丁香橄榄、甘草橄榄等。冬春季节，每日嚼食2~3枚鲜橄榄，可防止上呼吸道感染，故民间有“冬春橄榄赛人参”之誉。宋代苏轼诗云：“纷纷青子落红盘，正味森森苦且严。待得微甘回齿颊，已输崖蜜十分甜。”将其与蜂蜜相比，其味可想而知。8~10月果熟后采摘，晒干或阴干，或用盐水浸渍后晒干。以个大、肉厚、色灰绿、无乌黄斑者为佳。鲜食或生用。

现代研究：果实含蛋白质，脂肪、碳水化合物、钙、磷、铁、维生素C，鲜果含钙量最高，每百克含204毫克，且易被人体吸收，尤适用于妇女、儿童食用；维生素C含量亦高，是苹果的10倍，梨、桃的5倍；果肉与核富含橄榄油，可加工成食用橄榄油，味道醇厚，耐高温而不变质，有“液体黄金”之称。药理证实有抗炎、镇静、护肝作用，常用于细菌性痢疾、痫症、急性炎性皮肤病的治疗。

橄榄最早载《日华子本草》，历代本草有所论述。《开宝本草》云：“橄榄，其树似木患子树而高，端直，其形似生诃子无棱瓣。生岭南，八月、九月采。”《滇南本草》云：“治一切痰火上炎，大头瘟症。能解湿热、春温，生津止渴，利痰，解鱼毒、酒、积滞。”《本草再新》云：“平肝开胃，润肺滋阴，消痰理气，止咳嗽，治吐血。”其性味甘、涩、酸，平。功能清肺利咽，生津解毒。主治咽喉肿痛，热病烦渴，咳嗽吐血，痢疾，痫症，解河豚鱼及酒毒。

简易疗法

1. 咽喉肿痛：橄榄60克，去核榨汁，加白糖频饮。亦用于慢性咽炎。

2. 风热感冒：橄榄20克，金银花15克，大青叶15克，水煎服。

3. 酒醉不醒：橄榄10枚，泡水代茶徐饮。

4. 儿童痫症：橄榄100克，捣烂煮沸，加入明矾末6克，白糖30克，搅匀成膏，每次10克，日服2次。

5. 妊娠呕吐：鲜橄榄10克，鲜生姜6克，捣烂加水煮沸，分次缓饮。

6. 泄泻痢疾：橄榄50克，加水煎服。或用盐腌者烧灰存性，研末，每次10克，开水调服。

7. 痔疮出血：橄榄核 50 个，烧灰存性，研末，每次 10 克，米汤调服。

8. 口疮牙疳：焦橄榄核，研末，外敷患处。

78. 橘　子

橘子又名黄橘、福橘。为芸香科植物多种橘类的成熟果实。为最常食用的水果之一，其色金黄，酸甜可口，营养丰富，深得人们喜爱。古代文人吟咏极多，如唐代韦应物诗云："怜君卧病思新橘，试摘犹酸亦未黄。书后欲题三百颗，洞庭须待满林霜。"明代杨万里亦云："风餐露饮橘中仙，胸次清于月样圆。仙客偶移金弹子，蜂王捻作菊花钿。"将盼橘、金橘之状跃然纸上，令人叹为观止。其叶亦有神功：《渊鉴类函》载"桂阳人苏耽得修真之术，隐于郴州高秀之峰，种橘凿井以救时疫。病者食橘叶，饮泉水即愈，人号橘神。"12 月果熟时采摘，鲜食用。橘子全身都是宝，除果肉、叶外，其皮称"陈皮"，筋络称"橘络"，种子称"橘核"，亦入药。

现代研究：福橘含橙皮苷、柠檬酸及还原糖；温州蜜橘亦含橙皮苷，果皮中含量较多，果肉中含胡萝卜素、隐黄素、维生素 B_1；各种果皮中均含挥发油，主要为柠檬烯，且多含黄酮苷（橙皮苷）等成分。药理证实橘皮煎剂及醇提液有强心、升压、解痉、祛痰、利胆、抗溃疡、抗炎、抗菌等作用。

橘子与皮最早载《本经》，历代本草多有论述。《本草纲目》云："橘实小，其瓣味微酢，其皮薄而红，味辛而苦。"《日华子本草》云：橘子"止消渴，开胃，除胸中膈气。"《名医别录》云：陈皮"下气，止呕咳，除膀胱留热、停水、五淋，利小便，主脾不能消谷，气冲胸中，吐逆霍乱，止泄，去寸白。"其性味甘、酸，凉。功能开胃下气，止渴润肺。主治胃阴不足，口中干渴，或饮酒过度，胃气不和，呕逆食少，胸膈结气，肺热咳嗽、痰多。陈皮主治胸脘胀满，咳嗽痰多，食少吐泻。凡内有实热、阴虚燥咳、吐血者忌服。

简易疗法

1. 防治感冒：橘子 200 克，取果肉榨汁，加冷开水调白糖分 4 次服，日 2 次。

2. 咳嗽痰多：橘子肉 100 克，苹果 100 克，白萝卜 60 克，均用鲜品榨汁，水煎加蜂蜜调服。

3. 高血压病：橘子肉200克，芹菜50克，加水煮烂服。

4. 支气管炎：陈皮研末，鲜猪胆1只，去其胆汁一半，填入陈皮末，以满为度，慢火烘干后，研末，每次5克，日服2次。

5. 慢性胃炎：陈皮10克，生姜10克，大枣20枚，粳米100克，熬粥食用。

6. 食欲不振：陈皮10克，白豆蔻10克，鲫鱼500克，将药研末入洗净的鱼腹中，加水炖熟，佐生姜、胡椒等调料食用。

7. 口有异味：陈皮30克，用白糖腌渍，置锅内煮干，每次含2克，日含2~3次。

8. 泄泻不止：陈皮10克，陈茶叶10克，赤石脂20克，水煎取汁，煮鸡蛋2枚，分2次服。

79. 薏苡仁

薏苡仁又名苡米仁、回回米、草珠子、珠珠米。为禾本科植物薏苡的种仁。薏苡仁既是粮食，又是药物。相传汉光武派伏波将军马援去岭南作战，因南疆气候炎热，瘴气熏蒸，水土不服，许多士兵患了瘴疫。这时有人献方让服当地盛产的薏苡仁治病，马援立即照法治疗，果然很快治愈，而且打了胜仗，当班师回朝时，马援便买了许多薏苡仁，用船只载运，准备在内地种植。不料有人诬告他中饱私囊，在广西合浦搜刮了大量珍珠。马援一气之下将船中薏苡仁全部倾倒在漓江水中，谣言便不攻自破。光武帝闻知后赞扬他耿直廉洁，并封他为新息侯。宋代梅尧臣写诗赞曰："叶如华黍实如珠，移种官庭特葱茜。但蠲病渴付相如，勿恤谤言归马援。"传为千古佳话。秋季果实成熟后割取全株，晒干后打下果实，除去外壳及外皮，去净杂质，晒干。以粒大、饱满、色白、完整者为佳。生用或炒用。

现代研究：种仁含薏苡仁酯、薏苡素，另含蛋白质、脂肪、糖类、少量维生素B_1，亮氨酸、赖氨酸、精氨酸、酪氨酸等氨基酸及三萜化合物。药理证实提取物有抗癌作用，与薏苡仁酯有关；其油能抑制肌肉收缩，与饱和脂肪酸有关；尚有镇痛、扩张血管、降压、降糖、降血钙作用；对金黄色葡萄球菌、乙型溶血性链球菌、炭疽杆菌、白喉杆菌有抑制作用。

薏苡仁最早载《本经》，历代本草多有论述。《本草图经》云："薏苡所在有之。春生苗茎，高三、四尺，叶如黍叶，开红白花，作穗。五、六月结实，青白色，形如珠子而稍长，故人呼为薏珠子。"《名医别录》云："除筋骨邪气不仁，利肠胃，消水肿，令人能食。"《本草纲目》云："健脾益胃，补肺清热，去风胜湿。炊饭食，治冷气；煎饮，利小便热淋。”其性味甘、淡，凉。功能健脾渗湿，除痹止泻，清热排脓。主治水肿，脚气，小便不利，湿痹拘挛，脾虚泄泻，肺痈，肠痈，扁平疣。凡脾约便难及孕妇慎服。

简易疗法

1. 湿热痹痛：薏苡仁30克，豨莶草30克，苍术20克，防己20克，研末蜜丸，每次9克，日服2~3次。

2. 大便泄泻：炒薏苡仁30克，炒白术30克，茯苓20克，莲肉20克，扁豆20克，研末，每次9克，日服3次。

3. 三叉神经痛：薏苡仁30克，茯苓20克，白芷、陈皮各9克，水煎服。适于痰火上攻者。

4. 治糖尿病：薏苡仁30克，天花粉30克，绿豆衣30克，水煎服。

5. 急性阑尾炎：薏苡仁15克，败酱草15克，冬瓜仁15克，红藤15克，水煎服。

6. 治扁平疣：生薏苡仁30克，水煎服。或60克熬粥食用。

7. 尖锐湿疣：生薏苡仁30克，土贝母10克，水煎服。或单味制成片剂，每片含生药3克，每次8片，日服3次，连服8周。

8. 保健饮料：薏苡酒，每次20毫升，日服2次。有祛风湿、强筋骨、健肠胃作用。

9. 治蛔虫病：薏苡根500克，加水煎煮3次，共得500毫升，每次50毫升，食前服。日2~3次。

80. 覆盆子

覆盆子又名乌藨子、小托盘、竻藨子。为蔷薇科植物华东覆盆子的干燥果实。以其果实状如覆盆之形得名。寇宗奭释云：“益肾脏，缩小便，服之当覆其溺器，如此取名。”宋代王右丞有诗咏曰：“灵根茂永夏，幽磴罗深丛。晶华发鲜泽，叶实分青红。搜寻犯晨露，采摘勤村童。藉以烟笋箨，贮之霜筠笼。”多生于溪旁或山坡林中，分布安徽、江苏、浙江、江西、福建等地。古代医家多有发挥，缪希雍云：“覆盆子，其主益气者，言益精气也。肾藏精，肾纳气，精气充足，则身自轻，发不白也。”黄宫绣云：“覆盆子，甘酸微温，性禀中和，功能温肾而不燥，固精而不凝。故服阴痿能强，肌肤能泽，脏腑能和，须发不白，女子服之多孕。既有补益之功，复多收敛之义。”可见本品甘温补益，酸以收敛，既能滋养肝肾，又能收敛固涩，故有益肾、固精、缩尿的功能。夏初果实由绿变绿黄时采收，除去梗、叶，置沸水中略烫1～2分钟后，取出去柄，晒干。国外又称其为“红树莓”，是目前风靡世界的第三代水果，色美味香，口感独特，且对多种现代疾病具有良好的防治作用，被誉为“黄金水果”、“贵族水果”、“水果之王”、水果“阿司匹林”。

现代研究：果实含有机酸、糖类及维生素C、维生素E、蛋白质、氨基酸，以及没食子酸、β－谷甾醇、覆盆子酸、锰、锌等，且含纤维素和钾、锌、铁、铜、锰等多种微量元素。药理证实有抗衰老、类雌激素及促进淋巴细胞转化作用；能有效补充人体能量，抗衰老，调节免疫，具有良好的保健功能；尚有抑制葡萄球菌、霍乱弧菌作用。

覆盆子最早载《本草经集注》，历代本草皆有论述。《本草衍义》云：“处处有之，秦州、永兴、华州尤多。长条，四、五月熟，山中人及时采来卖。其味酸甘，外如荔枝，大如樱桃，软红可爱。”《开宝本草》云：“补虚续绝，强阴建阳，悦泽肌肤，安和脏腑，温中益力，疗劳损风虚，补肝明目。”《本草述》云：“治劳倦、虚劳，肝肾气虚恶寒，肾气虚逆咳嗽、痿、消瘅、泻泄、赤白浊，鹤膝风，诸见血证及目疾。”其性味归经甘、酸，温。功能益肾，固精，缩尿。主治肾虚遗尿，小便频数，阳痿早泄，遗精滑精。内服煎汤，或入丸散、浸酒、熬膏。凡肾虚有火，小便短涩者慎用。

简易疗法

1. 男子不育：覆盆子、车前子、五味子、菟丝子、沙苑子各50克，共研细末，炼蜜为丸，梧桐子大，每次9克，日服2次，温酒或米饮送下。或服成药五子衍宗丸。亦用于肾精不足，腰膝冷痛等。

2. 肾虚腰痛：覆盆子、桑寄生各30克，杜仲、狗脊、补骨脂各15克，浸泡于白酒500毫升中10，每次15毫升，日服3次。

3. 阳痿遗精：覆盆子、枸杞子、菟丝子、仙灵脾、肉苁蓉、莲须各30克，研末蜜丸，每次9克，日服3次。

4. 尿频遗尿：覆盆子15克，桑螵蛸、益智仁、山萸肉、芡实各10克，水煎服。

5. 视物不清：覆盆子15克，青葙子、草决明、杭菊花、密蒙花各10克，水煎服。

6. 肝虚胁胀：覆盆子、五味子、附子、酸枣仁各30克，熟干地黄15克，白术30克，共研细末，炼蜜为丸，每次9克，日服2次，食前温酒送服。亦用于本证兼见面青后色，筋脉不利，背膊疼痛，瘦乏无力。

第五章　动物药

1. 九香虫

九香虫又名黑壳虫、瓜黑椿、屁板虫。为椿科昆虫九香虫的干燥全虫。为农作物害虫，喜食瓜类植物，体形椭圆，呈紫黑色，有翅能飞，越冬隐匿于石缝间。如果捕捉到手，立即放出臭气，俗称“打屁虫”。入药为何称“九香虫”？皆因干燥之虫呈棕红至棕黑色，且有油光，质脆易断，腹内便有油样物泌出，如茴香气味，故而名之。冬春二季捕捉，捕后放罐内，加酒盖紧使其闷死，或置沸水中烫死，取出晒干或烘干。以个均匀、棕褐色、油性大、无虫蛀者为佳。文火微炒用。

现代研究：虫体含脂肪、蛋白质及甲壳质；脂肪中含硬脂酸、棕榈酸、油酸，脂肪酸一部分是游离存在，其臭味来源于醛或酮成分。药理证实有抗菌作用，对金黄色葡萄球菌、伤寒杆菌、福氏痢疾杆菌等有抑制作用；并有解痉、止痛、抗癌（因含锰、镁元素）作用。

九香虫最早载《本草纲目》：“九香虫，产于贵州永宁卫赤水河中，大如小指头，状如水黾，身青黑色”。又云：“治膈脘滞气，脾肾亏损，壮元阳。”此后本草书中亦有论述。《现代实用中药》云：“适用于神经性胃痛，腰膝酸痛，胸脘郁闷，因精神不快而发胸窝滞痛等症，配合其他强壮药同服有效。”其性味咸，温。功能温肾壮阳，行气止痛。主治肾虚腰痛，阳痿尿频，胃脘疼痛，胸膈气滞，胁肋胀痛。凡阴虚阳亢者慎服。

简易疗法

1. 心肌梗塞：九香虫、五灵脂、延胡索、香附各 10 克，丹参 12 克，三七 3 克，木香 6 克，水煎服。

2. 肾虚腰痛：九香虫 6 克，杜仲 9 克，补骨脂 9 克，狗脊 9 克，桑寄生 9 克，水煎服。

3. 阳痿遗精：九香虫 10 克，仙灵脾 30 克，巴戟天 30 克，肉苁蓉 20 克，蜈蚣 2 条，研末，每次 6 克，日服 2 次。

4. 胃脘疼痛：九香虫 10 克，杭芍 30 克，香附 30 克，佛手 20 克，延胡索 10 克，研末，装入胶囊，每次 3 克，日服 2~3 次，温水送下。

5. 胸胁窜痛：九香虫 6 克，娑罗子 9 克，郁金 9 克，广木香 6 克，枳壳6克，水煎服。

2. 土鳖虫

土鳖虫又名蟅虫、土元、地鳖虫、地堆虫。为鳖蠊科昆虫地鳖或姬蠊科昆虫赤边水的雌性全虫。生活于地下或沙土间，多见于粮仓底下或油坊阴湿处，昼伏夜出，觅食腐植质及淀粉等物。形扁如鳖，具翅不飞，黑甲光亮，其气腥臭。又因其形称“簸箕虫”。雌雄异形，雄虫有翅，雌虫无翅。5~8月间捕捉，用灯光诱捕后，沸水烫死，晒干或烘干。以完整、油润光泽、无泥者为佳。焙干用。

现代研究：全虫主含氨基酸17种，其中7种为人体所必需，以谷氨酸、丙氨酸、酪氨酸含量最高，以及具有血纤维蛋白溶酶原激活样成分；并含生物碱及胆甾醇及20余种挥发油，如萘、各种脂肪醛、芳香醛，尚含28种无机元素等。药理证实可降低心脑组织耗氧量，提高心肌和脑对缺血的耐受力；能延长出血和复钙时间，显著抑制血小板聚集力，降低血液粘度，溶解血栓，降血脂，促进骨折愈合，保肝和抗突变、抗肿瘤作用。

土鳖虫最早载《本经》，历代本草多有论述。《新修本草》云：“此物好生鼠壤土中，及屋壁下。状似鼠妇，而大者寸余，形小似鳖，无甲而有鳞。”《本草纲目》云：“行产后血积，折伤瘀血，治重舌，木舌，口疮，小儿腹痛夜啼。”《分类草药性》云：“治跌打损伤，风湿筋骨痛，消肿，吹喉症。”其性味咸，寒，有小毒。功能逐瘀破积，理伤续骨。主治瘀血经闭，癥瘕积聚，跌打损伤，骨折，瘰疬。孕妇忌服。

简易疗法

1. 血滞经闭：土鳖虫3克，赤芍10克，桃仁6克，红花6克，大黄6克，水煎服。

2. 骨折肿痛：土鳖虫15克，骨碎补30克，当归尾30克，红花15克，没药15克，研末，每次3克，日服2次。

3. 肾虚腰痛：土鳖虫10克，鹿角霜30克，菟丝子30克，牛膝15克，血竭10克，研末，每次5克，日服2次。

4. 慢性肝炎：土鳖虫10克，姜黄20克，赤芍20克，丹参20克，半枝莲20克，研末蜜丸，每次60克，日服3次。

5. 癥瘕积聚：大黄蟅虫丸（成药），每次4.5克，日服2次。亦用于肝硬化、经闭、肝癌等。

6. 跌打损伤：土鳖虫 10 克，大黄 20 克，山栀 20 克，芒硝 20 克，研末，每次 10 克，化水湿敷患处。

7. 淋巴结核：活土鳖虫 10 克，煅瓦松 10 克，共捣如泥，外敷患处，用膏药固定。

3. 五倍子

五倍子又名文蛤、百虫仓、木附子。为倍蚜科昆虫角倍蚜或倍蛋蚜在寄主盐肤木等树上形成的虫瘿。其昆虫的生活方式颇为独特，当春天树木萌发幼芽时，越冬幼蚜羽化后的有翅胎生雌虫，称为春季迁移蚜，在叶芽上产生有性的雌雄无翅蚜虫，经交配后产生无翅单性雄虫，称为干母，便侵入树的幼枝嫩组织叶片增生而形成多角的虫瘿，将虫体包埋在内，从而产生许多幼虫。至 9～10 月间，逐渐形成有翅的成虫，称秋季迁移蚜，此时虫瘿自然爆裂，成虫便从中飞出，到另一寄生主茶盏苔及同属植物上进行无性生殖，产生幼小蚜虫，固定其茎上分泌蜡质，包围虫体后成白色球状茧而越冬到第二年春天，羽化成有翅幼虫，飞到盐肤木上繁殖，如此周而复始。两种虫体形态大致相同，分有翅、无翅两种，有翅均为雌虫，无翅雄者绿色，雌者褐色，口器退化。角倍蚜寄主盐肤木，倍蛋蚜寄主青麸杨及红麸杨。前者 9～10 月间采收，后者 5～6 月间采收，采得后入沸水中煮 3～5 分钟，将虫仔杀死，晒干或阴干。虫瘿分两种：角倍乃角倍蚜营造，呈不规则囊状或菱角状，有若干瘤状突起或角状分枝，表面黄棕至灰棕色，有灰白茸色；肚倍为倍蛋蚜营造，呈纺锤形囊状或长圆形，无突起或分枝，毛茸较少。以个大、皮厚、质坚、完整者为佳。敲开剔去杂质用。本药与茶叶等经发酵制成的块状物，称“百药煎”，亦入药。

现代研究：盐肤木虫瘿含大量五倍子鞣酸及树脂、脂肪、蜡质、淀粉等。药理证实有沉淀蛋白质作用，可使伤口组织蛋白凝固，形成一层保护膜而起收敛、止血作用；能抑制金黄色葡萄球菌、肺炎球菌、乙型溶血性链球菌、伤寒杆菌、痢疾杆菌、变形杆菌、大肠杆菌、绿脓杆菌等，也是通过蛋白质凝固而发挥抗菌作用；并有抑制肿瘤发生与生长，保护心肌，杀精子、抗生育等作用。

五倍子最早载《本草拾遗》，历代本草均有论述。《本草纲目》云：“虽知生于肤木之上，而不知其乃虫所造也。肤木，即盐肤子木也。此木生丛林处者，五、六月有虫如蚁，食其汁，老则遗种，结小球于叶间，……初起甚小，渐渐长坚，其大如拳，或小如菱，形状圆长不等。初时青绿，久而细黄，缀于枝间，宛若结成，其壳坚脆，其中空虚，有细虫如蠛蠓。”又云：“敛肺降火，化痰饮，止咳嗽，消渴，盗汗，呕吐，失血，久痢，黄病，心腹痛，小儿夜啼，治眼赤湿烂，消肿毒，喉痹，敛溃疮、金疮，收脱肛、子肠坠下。”《医学入门》云：百药煎“润肺治嗽，化痰，止渴。疗肠风下血；为末糁诸疮，干水敛口。”其性味酸、涩，寒。功能敛肺止汗，固精止泻，止血敛疮。主治肺虚咳血，自汗盗汗，遗精遗尿，久泻脱肛，便血痔血，崩漏带下，疮疡不敛，烫伤，子宫脱垂。百药煎主治久咳痰多，咽痛，便血，久痢脱肛，口疮，牙疳，痈肿疮疡。凡外感风寒、肺热咳嗽及食滞泄痢者忌服。

简易疗法

1. 肺虚久咳：五倍子 3 克，川贝母 10 克，百合 10 克，沙参 10 克，五味子 6 克，水煎服。

2. 赤白痢疾：五倍子 50 克，诃子肉 40 克，研末，装入胶囊，每次 3 克，日服 3 次。亦用于久泻脱肛。

3. 胃痛泛酸：五倍子 5 克，瓦楞子 12 克，白及 10 克，鸡内金 10 克，延胡索 6 克，水煎服。

4. 遗精白浊：五倍子 15 克，巴戟天 30 克，肉苁蓉 30 克，茯苓 30 克，芡实 30 克，研末蜜丸，每次 9 克，日服 2 次。

5. 自汗盗汗：五倍子研末，每次 2 克，加水调糊状，敷于脐部，外用胶布固定。

6. 口腔溃疡：五倍子 10 克，硼砂 5 克，青黛 10 克，甘草 5 克，研末，取少许撒于患处。

7. 痈疖红肿：五倍子煅后研末，每次适量调香油涂敷患处。

8. 肠风便血：百药煎 9 克，焦芥穗 9 克，槐花 9 克，水煎服。

4. 五灵脂

五灵脂又名寒雀粪，寒号虫粪。为鼯鼠科动物以上两种鼠类的干燥粪便。古谓寒号鸟之粪，因其状如凝脂而受五行之灵气也。李时珍云：“曷旦乃候时之鸟也。五台诸山甚多。其状如小鸡，四足有肉翅。夏月毛采五色，自鸣若曰：凤凰不如我。至冬毛落如鸟雏，忍寒而号曰：“得过且过。”事实以上仅是传说，也非鸟类，乃是鼠类，有两种：一是橙足鼯鼠，尾长而粗，栖于长有柏树的山脉，筑窝在峭岩陡壁的石洞或缝隙中，喜在晨昏或晚间活动，能滑翔和爬树；二是飞鼠，尾扁毛长，栖于深山密林树洞中，夜晚活动觅食，常在树间滑翔。古人误以为能飞是鸟。全年可采，以春秋为多，春采者品质较优。由许多粪粒凝结在一起称“灵脂块”（糖灵脂），以块状、黑棕色、有光泽、油润而无杂质者佳；粪粒松散而体轻者称“灵脂米”（散灵脂），以表面粗糙、外黑棕色、内黄绿色、体轻无杂质者佳，但比前者质差。

现代研究：含五灵脂酸、五灵脂三萜酸Ⅰ、Ⅱ、Ⅲ，焦性儿茶酸、苯甲酸、间羟基苯甲酸、邻苯二酚、尿嘧啶、次黄嘌呤、尿囊素、L－酪氨酸及维生素A样物质、多量树脂等。药理证实有抑制胃酸分泌，保护胃粘膜，缓解平滑肌痉挛，增加冠脉血流量，抗炎，以及抑制结核杆菌、皮肤真菌作用。

五灵脂最早载《开宝本草》，历代本草多有论述。《本草纲目》云：“其屎恒集一处，气甚臊恶，粒大如豆。采之有如糊者，有粘块如糖者。人亦以沙石杂而货之，凡用以糖心润泽者为真”。又云：“止妇人经水过多，赤带不绝，胎前产后，血气诸痛；男女一切心腹、胁肋、少腹诸痛，疝痛，血痢、肠风腹痛；身体血痹刺痛，肝疟发寒热，反胃，消渴及痰涎挟血成窠，血贯瞳子，血凝齿痛，重舌，小儿惊风，五痫，癫疾；杀虫，解药毒及蛇蝎、蜈蚣伤。”其性味甘，温。功能活血止痛，化瘀止血。主治胸腹疼痛，经行腹痛，产后瘀滞腹痛，瘀滞出血；外治蛇蝎螫伤。凡血虚无瘀滞者忌服。

简易疗法

1. 胃脘疼痛：五灵脂5克，香附10克，良姜10克，白芍10克，甘草6克，水煎服。

2. 食积脘胀：五灵脂、香附各25克，黑白丑（半生半炒）6克，共研细末，醋糊为丸，每次2~3克，日服2次。亦用于痰迷心窍之症。

3. 瘀血疼痛：五灵脂10克，生蒲黄10克，没药10克，乳香10克，研末，装入胶囊，每次2克，日服2次。适于血行不畅所致之胁腹刺痛、经闭、痛经、产后腹痛及跌打损伤疼痛。

4. 治心绞痛：五灵脂6克，三七6克，降香6克，丹参15克，葛根10克，水煎服。

5. 口眼㖞斜：五灵脂10克，桂枝10克，附子10克，南星10克，全蝎10克，研末，每次3克，日服2次。

6. 风湿疼痛：五灵脂6克，威灵仙15克，豨莶草15克，徐长卿6克，五加皮6克，水煎加黄酒服。

7. 崩漏不止：五灵脂6克，炒蒲黄6克，棕榈炭10克，血余炭6克，艾叶炭10克，水煎服。

8. 目生浮翳：五灵脂10克，乌贼骨10克，研末，每次5克，日服2次，用熟猪肝蘸食。

8. 毒虫咬伤：五灵脂研末，用米醋调和外敷。

5. 瓦楞子

瓦楞子又名蚶壳、瓦垄子、魁蛤壳、花蚬壳。为蛤科动物魁蚶或毛蚶的贝壳。其壳背面有数十条直楞如瓦垄状，因而得名。毛蚶生活于浅海软泥沙滩中，我国沿海均有分布。其肉可供食用，但必须烧熟煮透，一般在半小时以上，而且要选择新鲜、未经病毒污染之肉。1988年1月中旬上海市因食生毛蚶而引起甲型肝炎大流行，仅2个月感染人数竟达28万人，这个教训应记取，当引以为戒。春秋季采集，洗净泥沙，以沸水略煮，去肉取壳，晒干。以整齐、洁净、无残肉、无沙土者为佳。碾碎或煅透碾碎用。

现代研究：贝壳含碳酸钙90%以上，有机质约1.69%；尚含少量镁、铁、硅酸盐、硫酸盐、磷酸盐和氯化物；煅后产生氧化钙等，有机质则被破坏。药理实验可对抗消化性溃疡，其粘质胶在溃疡面形成薄层保护，促进肉芽生长，加快创面愈合，并有抑制幽门螺杆菌保护粘膜损伤等作用。

瓦楞子最早载《本草备要》，历代本草亦有论述。《临海异物志》云："蚶之大者径四寸。背上沟纹似瓦屋之垄，肉味极佳。"《本草纲目》云："魁者羹斗之名，蛤形肖之故也。蚶味甘，故以甘"；"咸走血而软坚，故瓦垄子能消血块，散痰积。"《医林纂要》云："去一切痰积，血积，气块，破癥瘕，攻瘰疬。"其性味甘、咸，平。功能化痰软坚，散瘀消积，制酸止痛。主治痰积，胃痛，嘈杂吐酸，癥瘕，瘰疬，牙疳。

简易疗法

1. 消化性溃疡：煅瓦楞子150克，甘草30克，研末，每次10克，每日3次，粳米熬粥，饭前送服。

2. 反流性食管炎：煅瓦楞子270克，乌贼骨180克，广陈皮90克，研末，每次6克，日服3次。亦用于胃酸过多、泛酸嘈杂者。

3. 慢性胃炎：瓦楞子15克，杭芍15克，白蔻仁10克，蒲公英30克，甘草6克，水煎服。

4. 反胃呕恶：瓦楞子30克，代赭石30克，均煅过研末，每次5克，日服2~3次，生姜水送下。

5. 妇女痛经：瓦楞子12克，香附10克，红花6克，桃仁6克，延胡索6克，水煎于经前3日始服至来潮。

6. 气血癥瘕：瓦楞子10克，香橼10克，土鳖虫6克，三七6克，大黄6克，水煎服。

7. 痰积瘰疬：瓦楞子15克，川贝母10克，煅牡蛎10克，鳖甲10克，海藻10克，水煎服。

6. 牛 黄

牛黄又名犀黄、西黄。为牛科动物黄牛或水牛的胆结石。主产于西北、东北等地，分别称“西牛黄”（西黄）和“东牛黄”（东黄）；若产于北京、天津者称“京牛黄”；进口产于美洲者称“金山牛黄”，产于印度者称“印度牛黄”。但进口牛黄的色泽、气味，均不及国内牛黄。于宰杀时应注意胆囊、胆管及肝管中有无硬块，如有即为牛黄，应立即滤去胆汁，将牛黄取出，迟则为胆汁浸润而变黑；除净外部薄膜，先裹以灯心草或通草丝，外面包以白布或毛边纸，置阴凉处阴干；干燥时切忌风吹日晒，以防破裂或变色。大多取于胆囊，形较圆，称“胆黄”或“蛋黄”；取于胆管、肝管者，呈管状，称“管黄”。以表面光泽细腻、质轻松脆、断面层纹薄而齐整、无白膜、味先苦后甘、清香而凉者为佳。鉴别以少许粉末，和以清水，涂于指甲上能染黄色，经久不褪，俗称“透甲”或“挂甲”者为真品。研末多入丸散或外用。

现代研究：天然牛黄含胆红素、胆汁酸、胆汁酸盐、胆甾醇、麦角甾醇、脂肪酸、卵磷脂和钙盐；另含维生素D、钠、钙、镁、锌、铁、铜、磷及8种氨基酸。药理证实有解热、镇静、降低血压，舒张血管，兴奋呼吸和心脏，保肝利胆，降低血糖，促进红细胞生长、大脑发育，抗炎杀菌、抗过敏、抗病毒、抗肿瘤等作用。

牛黄最早载《本经》，历代本草多有论述。《新修本草》云：“黄有三种：散黄，粒如麻豆；漫黄，若鸡卵中黄，糊在肝胆；团黄，为块形，有大小，并在肝胆中”。《名医别录》云：“疗小儿诸痫热，口不开；大人狂癫。又堕胎。”《日用本草》云：“治惊痫搐搦烦热之疾，清心化热，利痰凉惊。”其性味苦、甘，凉。功能清热解毒，清心开窍，化痰定惊，利咽消痛。主治高热神昏、谵语，惊痫，抽搐，口舌生疮，咽喉肿痛，疮痈肿毒。

简易疗法

1. 中风痰厥：牛黄0.3克，辰砂1.5克，白牵牛0.6克，研末，1次服完。

2. 口舌生疮：牛黄0.3克，研末，用竹沥膏调匀，涂于患处。

3. 咽喉肿痛：牛黄1克，硼砂10克，山栀10克，甘草10克，研末，每次2克，日服2次，或含漱。

4. 小儿惊痫：牛黄0.5克，川大黄15克，龙齿15克，黄连10克，全蝎10克，研末，蜜丸如麻子大，每次3丸，煎金钱薄荷汤送服。

5. 热病昏迷：安宫牛黄丸（成药），每次1丸，人参汤或银花、薄荷汤送服。有清心开窍作用。亦可用牛黄醒脑丸，每次1丸（3.5克）。

6. 淋巴结核：犀黄丸（成药），每次1丸，日服2次，饭前服。

7. 高血压病：牛黄降压丸（成药，含人工牛黄），每次1~2丸（每丸1.6克），日服1次。有清心化痰、平肝安神作用。

8. 心胃火盛：牛黄清胃丸（成药），每次2丸（每丸6克），日服2次。适于本证引起头晕目眩、口舌生疮、牙龈肿痛、乳蛾咽痛、便秘尿赤者。

9. 慢性咽炎：牛黄喉症胶囊（成药），每次4粒，日服3次。或牛黄解毒片，每次2片，日服2~3次。

7. 乌梢蛇

乌梢蛇又名乌蛇、青蛇、黑花蛇、剑脊蛇。为游蛇科动物乌梢蛇除去内脏的全体。以其皮呈黑褐色、脊背有纵向花纹而得名。生活于丘陵地带及田野草丛或水边，以蛙类、鱼类为食。据称其性善而不害人，但食量较大，一般长到1米左右就可一顿食蛙7只；且行动极为敏捷，受惊时前半身不直立，颈部不膨隆。越冬前后，喜在树上活动，此时活动迟缓，常在树洞、泥或石堆中冬眠，亦与其它蛇种一起冬眠。属于无毒蛇之类。《朝野佥载》云："商州有人患大风（麻风）。家人恶之，山中为起茅屋。有乌蛇堕酒罂中，病人不知，饮酒渐瘥。罂底见有蛇骨，始知其由。"曾记得童年时看过《麻疯女》之戏剧，可能据此而编。古人亦有用蛇肉煮烂拌米喂鸡，而后食鸡以治麻风之法，值得研究。4~11月间捕捉，捕后将其摔死，剖腹除去内脏，盘成圆形，用柴火熏干，熏时频频转动，至表面略呈黑色为度，再晒干或炕干。以身干、皮黑褐色、内黄白色、背脊有棱、质坚实者为佳。黄酒拌炙切段用。

现代研究：主含赖氨酸、亮氨酸、谷氨酸、丙氨酸、胱氨酸等17种氨基酸成分和脂肪。药理实验水煎液和醇提液腹腔注射能抑制小鼠琼脂性关节肿胀和二甲苯的致炎作用；对小鼠热刺激和化学刺激引起的疼痛有镇痛作用，并有一定抗惊厥、镇静作用。

乌梢蛇最早载《药性论》，历代本草有所论述。《开宝本草》云："乌蛇，背有三棱，色黑如漆，性善，不噬物。江东有黑梢蛇，能缠物至死，亦如其类。生商洛山。"又云："主诸风瘙瘾疹，疥癣，皮肤不仁，顽痹诸风。"《本经逢原》云："蛇，治诸风顽痹，皮肤不仁，风瘙瘾疹，疥癣热毒，眉须脱落，㾓痒等疮。"其性味甘、咸，平。功能祛风通络，定惊止痉。主治风湿顽痹，麻木拘挛，口眼㖞斜，半身不遂，抽搐惊风，麻风，疥癣，瘰疬，恶疮，破伤风。凡血虚生风者忌服。

简易疗法

1. 风湿痹痛：乌梢蛇 15 克，附子 10 克，桂枝 10 克，羌活 30 克，防风 30 克，全蝎 15 克，僵蚕 15 克，研末蜜丸，每次 6 克，日服 2 次，黄酒送下。

2. 麻木拘挛：乌梢蛇 15 克，白花蛇 15 克，天麻 30 克，独活 30 克，伸筋草 30 克，细辛 10 克，浸泡于白酒 500 毫升中 10 日，每次 10 毫升，日服 2~3 次。

3. 关节结核：炙乌梢蛇 50 克，研末，每次 2 克，日服 3 次。亦用于骨结核。

4. 颈项强直：乌梢蛇 10 克，白花蛇 10 克，蜈蚣 1 条，水煎服。亦用于破伤风。

5. 疥疮痒痛：乌梢蛇 5 克，黄芪 15 克，薏苡仁 15 克，白鲜皮 10 克，蛇床子 10 克，水煎服。

6. 紫白癜风：乌梢蛇 30 克，牛膝 15 克，天麻 15 克，白蒺藜 15 克，五加皮 15 克，防风 15 克，熟地黄 30 克，枳壳 15 克，桂心 15 克，轧为粗末，装绢袋中，浸于 38% 白酒 1000 毫升中密封 10 日，每次温服 5~10 毫升，日服 2 次。忌鸡鸭鱼肉等发物。

8. 乌贼骨

乌贼骨又名乌鲗骨、海螵蛸、墨鱼盖。为乌鲗科动物无针乌鲗或金乌鲗的内壳。乌贼为鱼类，如遇敌方攻击，便从囊中喷出一股墨汁，把周围海水染黑后，借此逃匿，故以命名。故苏颂云："能吸波墨以混水，所以自卫，使水匿不能为人所害。"其骨入药由来已久，《黄帝内经素问·腹中论》云："有病胸胁支满者，妨于食，病至则先闻腥臊臭；出清液，先唾血，四支清，目眩，时时前后血。”病名血枯，治“以四乌鲗骨一藘茹二物并合之，丸以雀卵，大如小豆，以五丸为后饭，饮以鲍鱼汁，利肠中及伤肝也。”缪希雍云：“男子肾虚，则精竭无子，女子肝伤，则血枯无孕；咸温入肝肾，通血脉而祛寒湿，则诸证除，精血足，令人有子也。”论述其药入肝肾之功效。4~8月间捞取其内壳，漂净晒干。以身干、体大、色白、完整者为佳。砸碎或炒、煅用。

现代研究：壳含大量碳酸钙，还含角壳质、粘液质及17种氨基酸，少量氯化钠、磷酸钙、镁盐等。药理实验所含弱碱性钙盐可中和胃酸，胶质能保护溃疡面，促使炎症吸收，阻止出血，减轻疼痛，从而愈合，以达到防治消化性溃疡的目的；其提取物能抑制瘤细胞生长，并可延长腹水型肉瘤小鼠的存活时间；并有促进骨缺损修复、抗辐射作用。

乌贼骨最早载《本经》，历代本草均有论述。《本草纲目》云：“乌鲗，无鳞有须，黑皮白肉，大者如蒲扇，背骨名海螵蛸，形似樗蒲子而长，两头尖，色白，脆如通草，重重有纹，以指甲可刮为末。”又云：“主女子血枯病，伤肝，唾血下血，治疟消瘿。研末敷小儿疳疮，痘疮臭烂，丈夫阴疮，烫火伤，跌伤出血。”《名医别录》云：“惊气入腹，腹痛环脐，阴中寒肿，又止疮多脓汁不燥”。其性味咸、涩，微温。功能制酸止痛，收敛止血，固精止带，收湿敛疮。主治胃痛，泛酸，遗精，崩漏，带下，创伤出血，湿疹，溃疡久不愈合，疮疡不敛。凡血病多热者慎用。不宜久服多服，以免引起大便秘结。

简易疗法

1. 胃痛泛酸：乌贼骨40克，浙贝母20克，甘草10克，延胡索10克，研末，每次3~5克，日服3次，饭前服。亦用于消化性溃疡。

2. 胃肠出血：乌贼骨20克，白及20克，生大黄20克，三七10克，研末，每次6克，日服2－3次。

3. 慢性哮喘：煅乌贼骨粉250克，砂糖500克，加水制成糖浆混悬剂1000毫升，每次20毫升，日服2次。

4. 崩漏带下：乌贼骨15克，当归10克，茜草10克，鸡冠花15克，荆芥炭10克，水煎服。

5. 遗精早泄：乌贼骨20克，山萸肉20克，沙苑蒺藜20克，菟丝子20克，金樱子20克，研末蜜丸，每次9克，日服2次。

6. 阴囊湿痒：乌贼骨（煅）10克，生蒲黄10克，煅龙骨10克，滑石10克，研末扑撒患处。亦用于湿疹。

7. 下肢溃疡：先用1‰高锰酸钾洗净患部，再撒煅乌贼骨粉适量，外用纱布覆盖固定，2 日换 1 次。

8. 术后出血：乌贼骨粉与淀粉制成胶性海绵，压贴出血处。用于拔牙、鼻部术后及鼻出血。

9. 水　蛭

水蛭又名马蛭、黄蜞、红蛭、肉钻子。为水蛭科动物以上同类蛭的全体。生活于水田、河流及湖沼中，全国大部地区均有分布，俗称“蚂蝗”，当遇到人畜在水中走动，即游来吸血，同时释放出一种扩张血管的类组织胺化合物和抗凝血的蛭素，使得伤口流血不止。因此古代医家常用此吸吮脓血，一直至 13 世纪初叶，18 世纪后期，日本、德国先后用此法治病，从而水蛭疗法在西欧大为流行，此后美国、印度和阿拉伯国家曾用水蛭作为放血之用，使之应用范围扩大。而且其再生能力很强，如将其切成数段，便能由断处生成新体，产生许多幼虫，为医疗提供了有利条件。入药有多种，医用蛭吸人畜血液，而宽体金线蛭、茶色蛭不吸人畜之血；另外四川所产的细齿金线蛭（金边蚂蝗）亦在当地药用，并认为品质最优。夏秋捕捉，捕后洗净，先用石灰或酒闷死，然后晒干或焙干。或加工成干燥品水蛭、宽水蛭、长条水蛭。以整齐、黑棕色、无杂质者为佳。切段或拌滑石炒、猪油炸（油水蛭）用。

现代研究：主要含 17 种氨基酸及蛋白质、肝素、抗凝血酶等；活水蛭唾液中含一种抗凝血的酸性物质水蛭素，系多种氨基酸组成的多肽，加工处理时已被破坏；还含 28 种微量元素。药理实验水蛭素能延迟或阻碍血液凝固，有抗凝血和扩张血管作用；能缓解动脉壁的痉挛，减低血液粘着力，显著减轻高血压的症状；加快血液循环，促进血和渗出物吸收，对玻璃体混浊，特别是出血所致者有明显吸收作用；并有抗炎、增加人体抗蛋白酶生成，改善脑血液循环，降低血粘度，抗血栓形成，降低血清胆固醇及终止妊娠作用。过量可引起内脏广泛性出血中毒症状。

水蛭最早载《本经》，历代本草多有论述。《本草经集注》云：“处处河池有之。蚑有数种，以水中马蜞得噬人，腹中有血者，干之为佳。山蚑及诸小者，皆不堪用。”《本草拾遗》云：“人患赤白游疹及痈肿毒肿，取十余枚令啖病处，取皮皱肉白，无不差也。”《药性论》云：“此药行畜血、血癥、积聚，善治女子月经无子而成干血痨者，此皆血留而滞，任脉不通，月时不以时下而无子。”其性味咸、苦，平。功能破血通经，逐瘀消癥。主治癥瘕积聚，膀胱蓄血，血滞经闭，跌扑伤痛，痈肿，丹毒。凡体虚、无瘀血者及孕妇忌服。

简易疗法

1. 高粘稠血症：水蛭3克，槐花15克，山楂15克，草决明15克，丹参15克，共研细末，每次2克，日服2次。亦用于高脂血症。

2. 血滞经闭：水蛭3克，虻虫3克，桃仁6克，酒大黄9克，研末，分2次1日服完。

3. 口眼㖞斜：水蛭制成片剂，每次0.5克，日服2次。适于轻度中风所致本症及肢体瘫痪、失语者。

4. 吞咽困难：水蛭10克，礞石10克，研末蜜丸，每次2克，日服2次。亦用于早期食管癌及血瘀型肿瘤。

5. 跌打损伤：水蛭10克，土鳖虫10克，骨碎补20克，三七10克，没药10克，研末，每次3克，日服2次，黄酒送下。

6. 膀胱蓄血：水蛭3克，桃仁6克，生蒲黄6克，五灵脂6克，水煎服。

7. 角膜瘢翳：活水蛭3条，置清水中2~3日，去掉杂质，洗净，放入纯蜂蜜（1∶3）中，待1小时死亡后出现混浊液体，6~8小时后过滤，外用点眼，每次1~2滴，日3~4次。亦用于急性结膜炎。

10. 水牛角

水牛角为牛科动物水牛角尖部。多为南方水稻地区饲养。以角端尖锐、色黑褐、质坚硬、剖面纹细而不显、气腥者为佳。镑片用。由于犀角价格昂贵，货源缺乏，而且犀牛属国家保护动物，因此常以水牛角代替。但其用量宜大，才能达到类似的功效。

现代研究：各类成分与犀角对比分析，两者基本一致，含有甾醇类（均含胆甾醇）、强心成分，9种氨基酸、肽类（碱性水解产生8种氨基酸）、胍基衍生物、蛋白质等。药理证实其煎剂能增强垂体－肾上腺皮质系统，缩短出血时间，加强心脏收缩力，减慢心率，有镇静、抗惊厥、抗感染作用。

水牛角最早载《名医别录》，历代本草亦有论述。《本草纲目》云："治淋，破血。"《陆川本草》云："凉血解毒，止衄。治热病昏迷，麻痘斑疹，吐血，衄血，血热，溺赤。"《四川中药志》云："治风热头痛，喉头红肿，小儿惊风及吐血。"其性味苦、咸，寒。功能清热，凉血，解毒。主治热病神昏、壮热、头痛、斑疹，吐血、衄血，小儿惊风，咽喉肿痛。

简易疗法

1. 热病神昏：水牛角30克，生地15克，元参15克，丹皮10克，金银花15克，连翘15克，水煎服，日1~2剂。

2. 支气管咯血：水牛角、血余炭各12克，龙骨9克，水煎服。

3. 咽喉肿痛：水牛角烧灰存性，研末，每次5克，日服2次。亦用于出血症及外伤出血。

4. 血小板减少性紫癜：水牛角洗净，高压蒸熟，晒干，消毒，研末，制成颗粒烘干，如法制成糖衣片，每片0.25克，每次4~8片，日服3次，饭后服，3个月为1疗程。

5. 癫痫狂症：水牛角，烘干，研末，装入胶囊，每次5克，日服3次，饭前服。药量最大每日21克，症状缓解后改为日服1~2次，1个月为1疗程。亦用于精神分裂症。

11. 石决明

石决明又名真珠母、鳆鱼甲、九孔螺、鲍鱼皮、金蛤蜊皮。为鲍科动物九孔鲍和盘大鲍等的贝壳。以其功专明目，质硬类石而命名。此鲍类生活于沿海潮间带及低潮线附近，以腹足吸附于岩石下或石缝间，形状奇特，贝壳坚厚，边缘坚厚，边缘有孔，从中伸出触手以捕获食物。九孔鲍体外有一坚厚的贝壳，呈椭圆形；体螺层分成上下两层，上部宽大，成一倾斜面，下部窄小，前端与上部略呈垂直；壳面呈绿褐色，贝壳内面白色，有彩色光泽。夏季捕捉，捕后将肉剥除，取壳洗净，除去杂质，晒干。入药九孔鲍贝壳称“光底海决”；盘大鲍贝壳称“毛底海决”。以个大、壳厚、外表洁净、内表面有彩色光泽者为佳。砸碎或煅用（亦有煅后喷盐水）。

现代研究：贝壳主含碳酸钙、角壳质及胆壳素等；九孔鲍壳还含少量镁、铁、硅酸盐、硫酸盐、磷酸盐、氯化物和极微量的碘；煅烧后碳酸盐分解，产生氧化钙，有机质则破坏。药理证实能中和过量的胃酸，防止肝细胞变性坏死，增加冠脉血流量，增加白细胞数，加速新陈代谢，并有镇静、抗菌（大肠杆菌、枯草杆菌、金黄色葡萄球菌、绿脓杆菌等）、抗凝血等作用。

石决明最早载《名医别录》，历代本草多有论述。《本草纲目》云：“形长如小蚌而扁，外皮甚粗，细孔杂杂，内则光耀，背侧一行有孔如穿成者。”《海药本草》云：“主青盲内障，肝肺风热，骨蒸劳极。”《本草求原》云："软坚，滋肾，治痔漏。"其性味咸，平。功能平肝潜阳，清热明目。主治肝阳上亢，头痛眩晕，目赤肿痛，翳膜遮睛，青盲雀目，骨蒸劳热。

简易疗法

1. 头目眩晕：石决明10克，夏枯草10克，杭菊花10克，天麻10克，钩藤10克，水煎服。亦用于高血压肝阳上亢型者。

2. 视物昏花：石决明20克，白菊花20克，桑椹20克，白蒺藜20克，枸杞子20克，研末蜜丸，每次9克，日服2次。

3. 眼睑肿痛：石决明15克，蝉蜕10克，防风10克，赤芍10克，苍术10克，茯苓10克，水煎服。亦用于睑缘炎、睑皮肤炎。

4. 儿童夜盲：石决明15克，苍术45克，研末，每次6克，日服2次，猪肝汤送下。

5. 目生翳障：石决明5克（水飞），乌贼骨5克，珍珠粉1克，琥珀1克，樟脑1克，研极细末，取少许点眼，日2次

6. 外伤出血：煅石决明研末，拭净伤口。取适量撒敷，外用包扎。

12. 白花蛇

白花蛇又名百步蛇、棋盘蛇、寸白蛇、白节蛇。为蝮蛇科动物五步蛇或眼镜蛇科动物银环蛇除去内脏的全体。白花蛇栖于山林草丛，多在夜间活动，以捕食鱼、蛙、鸟、鼠为主，常盘居于落叶下或岩洞内，行动迟缓，唾腺中有强烈的毒素，属于有毒蛇一类，唾腺中具有强烈神经性毒。夏季捕捉后，剖腹除去内脏，盘成圆形，用竹片撑开后焙干、商品称大白花蛇、金钱白花蛇（小白花蛇、金钱蕲蛇）。蕲蛇主产于湖北蕲春一带，市售多为阳新县诸山中所产，与蕲艾、蕲竹、蕲龟并称"四大蕲药"。大白花蛇以身干、个大、头尾齐全、花纹斑点明显者为佳；金钱白花蛇以身干、头尾齐全、色泽光亮者为佳。切块或用黄酒润透后晒干用。据统计，全世界蛇类有2500种，毒蛇为650种；我国发现170种，毒蛇有47种。由于南方气候温暖，草木茂盛，所以蛇类较北方为多。蛇类不但多数可供食用，营养丰富，少数毒蛇也有较高的药用价值，有待进一步研究，开发利用。

现代研究：大白花蛇主含蛋白质和脂肪，头部毒腺中含多量出血性毒，少量神经性毒，微量溶血成分及促进血液凝固成分；金钱白花蛇主含蛋白质、脂肪及乌嘌呤核苷，毒腺中含强烈的神经性毒，为小分子蛋白质

或多肽素，并含溶血及血球凝集成分。药理证实有抗血小板凝集，抗炎、抗癌、降压、镇静、催眠、镇痛作用。过量会引起头痛、头昏、血压升高、心慌心悸、内脏出血等中毒症状，严重时血压下降、昏迷、呼吸困难，最后因呼吸中枢麻痹而死亡。其毒理与含神经性毒和出血性毒素有关。

白花蛇最早载《开宝本草》，历代本草多有论述。《本草纲目》云："其蛇龙头虎口、黑质白花、胁有二十四个方胜文，腹有念珠斑，口有四长牙，尾上有一佛指甲，长一、二分，肠形如连珠。多在石南藤上食其花叶，人以此寻获。"又云："通治诸风，破伤风，小儿风热，急慢惊风，搐搦，瘰疬漏疾，杨梅疮，痘疮倒陷。"《本草汇言》云："治癞麻风，白癜风，髭眉脱落。鼻柱塌坏者；鹤膝风，鸡距风，筋爪拘挛，肌肉消蚀者。"其性味甘、咸，温，有毒。功能祛风通络，定惊止痉。主治风湿痹痛，筋脉拘急，口眼㖞斜，半身不遂，惊风抽搐，破伤风，麻风，疥癞，瘰疬，恶疮。凡体弱、阴虚内热者及孕妇忌服。

简易疗法

1. 中风瘫痪：白花蛇 1 条，羌活 60 克，当归身 60 克，天麻 60 克，秦艽 60 克，五加皮 60 克，防风 30 克，轧成粗末，装绢袋中，浸于糯米酒 2000 毫升中，置锅内加水煮 1 日，再埋于地下 7 日，取出即可。每次 10 ~ 20 毫升，日服 2 ~ 3 次。之后取渣晾干，研末蜜丸，每次 6 克，日服 2 次。

2. 脑风头痛：白花蛇 15 克，地骨皮 15 克，天南星 15 克，荆芥穗 30 克，石膏 30 克，研末，每次 3 克，日服 2 次，茶汤送下。

3. 风湿顽痹：白花蛇 1 条，全蝎 6 克，天麻 10 克，羌活 10 克，当归 10 克，赤芍 10 克，水煎服。

4. 手足拘挛：白花蛇 1 条，羌活 15 克，防风 15 克，秦艽 15 克，独活 15 克，桑枝 15 克，研末。每次 3 克，口服 2 次。

5. 惊风抽搐：白花蛇 1 条，乌梢蛇 1 条，蜈蚣 1 条，研末，每次 1 ~ 3 克。亦用于小儿惊风、破伤风。

6. 麻风疥癣：白花蛇 1 条，乌梢蛇 1 条，苦参 200 克，天麻 200 克，荆芥 200 克，研末，每次 5 克，日服 2 ~ 3 次，饭后服。

13. 冬虫夏草

冬虫夏草又名虫草、夏草冬虫。为麦角菌科植物冬虫夏草菌的子座及其寄主蝙蝠蛾科昆虫绿蝙蝠蛾等的幼虫尸体的复合体。生长于青海、西藏、四川等高原地带，这里常年积雪，气候寒冷，空气稀薄，人迹罕至，却是它适宜的生存环境，演绎着冬天是虫、夏天为草的奇异形态。现在这一神秘面纱也被揭开，原来此为虫与草的结合体，冬虫夏草菌细长如棒状，上部膨大，为子座的头部，其上密生多数囊壳，壳内有线形子囊，每囊中有8个具有隔膜的子囊孢子即8颗“种子”，当种子成熟后散落于地，随雨水渗入地下，若遇到蛰居的绿蝙蝠蛾幼虫时，便钻进虫体，大量吸收营养，迅速繁殖，萌发为菌丝体。有趣的是一到秋天体内充满菌丝的病虫纷纷钻至离地面2~3厘米处死去。冬天来临，那僵死的幼虫被称为“冬虫”，第二年初夏季节，僵死的幼虫头部子座开始萌发幼苗，形似一棵紫红色的小草，便称为“夏草”。此时正是采集的好时节，虫体和菌座连成一体，易于辨认。它既是动物又是植物，清代蒲松龄有诗吟道：“冬虫夏草名符实，变化生成一气通。一物竟能兼动植，世间物理信难穷。”对此也深感惊异。夏至前后子座露出雪面时采集，挖起后在虫体潮湿未干时，除去杂质晒干，或再用黄酒喷软，整理平直，每7~8条用红线扎成小把，用微火烘干。近年将虫草天然品用于治疗慢性肾炎，能保护和恢复肾功能，延缓慢性肾衰的发展；人工品也用于肝炎后肝硬化。

现代研究：冬虫夏草含多种氨基酸、脂肪、虫草酸（即D-甘露醇）、虫草菌素、维生素B_{12}、生物碱、麦角甾醇、尿嘧啶、腺嘌呤、硬脂酸及镁、磷、钙、铁等微量元素；四川康定所产者含游离氨基酸达19种。药理实验表明能提高免疫功能，松弛支气管平滑肌，提高耐缺氧能力，扩张冠状动脉，并有兴奋性功能，促进肾功能恢复，抗疲劳，消炎、止咳、祛痰、平喘、降压、降脂、镇静及抗肿瘤作用；对葡萄球菌、链球菌、炭疽杆菌、结核杆菌及皮肤癣菌等有抑制作用。

冬虫夏草最早载《本草从新》：“保肺益肾，止血化痰，已劳嗽。”历代本草有所论述。《药性考》云：“秘精益气，专补命门。”《现代实用中药》云：“适用于肺结核，老人衰弱之慢性咳嗽气喘，吐血，盗汗、自汗；又用于贫血虚弱，阳痿遗精，老人畏寒，涕多泪出等症。”其性味甘，平。功能益肾补肺，止咳化痰。主治阳痿遗精，腰膝酸痛，久咳虚喘，劳嗽痰血，久病体虚，自汗盗汗。近年用于慢性支气管炎，肺气肿，哮喘，冠心病心绞痛，心律失常，病毒性心肌炎，慢性肝炎，肝硬化，慢性肾动能不全，更年期综合征，不孕症，性功能减退，神经衰弱等病的治疗。凡有表邪者慎用。

简易疗法

1. 咳嗽气喘，冬虫夏草10克，人参20克，核桃仁30克，山萸肉30

克，川贝母30克，研末蜜丸，每次6克，日服2次。

2. 劳嗽咯血：冬虫夏草3克，西洋参6克，五味子6克，麦冬10克，阿胶10克，白及10克，水煎服。

3. 阳痿遗精：冬虫夏草10克，仙灵脾20克，肉苁蓉20克，巴戟天20克，枸杞子20克，浸泡于白酒600毫升中10日，每次15毫升，日服2次。

4. 肾虚腰痛：冬虫夏草粉3克（冲）、杜仲10克，补骨脂10克，菟丝子15克，桑寄生15克，水煎服。

5. 自汗盗汗：冬虫夏草3克，浮小麦30克，五味子10克，大枣10枚，水煎服。

6. 病后虚损：冬虫夏草5个，雄鸡1只（去内脏洗净），加水炖烂，入调料食用。

7. 慢性肾炎：冬虫夏草10克，党参20克，黄芪20克，莲肉20克，芡实20克，山药20克，茯苓20克，杜仲10克，猪脬1~2个（或猪瘦肉），加水共炖服，日1剂。适于本病纳差乏力，腰腿酸软，头晕目眩，尿中蛋白、管型、细细胞未改善者及改善后的预防复发。

（由于本品资源稀少、价格昂贵，近年来经科研攻关，已人工分离培养虫草菌成功，据分析其化学结构、药理作用均与天然者相似，而且价格不高，副作用小，可以放心选用。）

14. 地　龙

地龙又名蚯蚓、寒蚓、曲蟮、土龙。为巨蚓科动物参环毛蚓或正蚓科动物背暗异唇蚓等的全体。李时珍释名云："蚓之行也，引而后申，其如丘，故名蚯蚓。"生活于潮湿、疏松而多有机物处，全国各地均有分布，以富含有机物的腐殖土为食，因此是改良和疏松土壤的"专家"，是庄稼的益虫。它能将土中的沙粒、土壤、腐败物质一起吞下，经消化后排出体外，使这些原来粗糙的泥土变得细腻湿润，并增加许多化学物质，使劣土变成肥土。著名科学家达尔文通过细致观察而得出这一结论，1979年英国还专门为达尔文的发现开百年纪念大会。而且其体内蛋白质含量很高，可作家禽、鱼类的饲料；蚯蚓虽小，体内已初步形成循环、神经、消化、生殖等系统；还有再生能力，如将其切成两段，不久便可从断体中生出新体。可见其用途较广，生命奇特。6~9月间采收，捕得后拌以稻草灰，用温水稍泡，除去体外粘膜，剖腹洗净，晒干或烘干。商品名"广地龙"，另一名“土地龙”。以条大、肥壮、不碎、无泥者为佳。切段用。

现代研究：蚯蚓含次黄嘌呤、脂肪酸类、琥珀酸、胆甾醇、胆碱、氨基酸类、核酸衍生物、蚯蚓解热碱、蚯蚓毒素等。药理实验有明显抑制凝血酶—纤维蛋白原反应，抗血栓形成，平喘、降压、解热，镇静、抗惊厥，抗癌及杀精子等作用。

地龙最早载《本经》，历代本草皆有论述。《本草图经》云：“白颈蚯蚓，今处处平泽皋壤地中皆有之，三月采，阴干。”《日华子本草》云：“治中风并痫疾，去三虫，天行热疾，喉痹，蛇虫伤。”《本草纲目》云：“主伤寒、疟疾，大热狂烦，及大人小儿小便不通，急慢惊风，历节风痛，肾脏风注，头风，齿痛，风热赤眼，木舌，喉痹，鼻瘜，聤耳，秃疮，瘰疬，卵肿，脱肛，解蜘蛛毒，疗蚰蜒入耳。”其性味咸，寒。功能息风解痉，通络利痹，平喘利尿。主治高热狂躁，惊痫抽搐，风湿痹痛，半身不遂，热症哮喘，下肢浮肿，小便不利，痄腮瘰疬。近年用于慢性气管炎，支气管哮喘，流行性腮腺炎，高血压病，下肢溃疡、骨折、丹毒、带状疱疹、沙眼等的治疗。

简易疗法

1. 高热惊厥：地龙 10 克，全蝎 5 克，金银花 15 克，连翘 10 克，钩藤 10 克，水煎服。

2. 慢性气管炎：地龙 20 克，川贝母 20 克，瓜蒌 20 克，杏仁 20 克，桔梗 10 克，研末，每次 6 克，日服 3 次。

3. 支气管哮喘：干地龙，研细末，装入 0 号胶囊，每次 3 克，日服 3 次，温水送服。

4. 高血压病：地龙 40 克，浸泡于 30% 白酒 200 毫升中 10 日，每次 10 毫升，日服 2 次。

5. 半身不遂：地龙 15 克，黄芪 30 克，桃仁 6 克，红花 6 克，赤芍 15 克，水煎服。

6. 风湿痹痛：地龙 30 克，白花蛇 15 克，土鳖虫 15 克，研末，每次 3 克，日服 2 次，黄酒送下。

7. 精神失常：地龙 30 克，酒大黄 15 克，水煎加鲜韭菜汁 100 克，日服 1 剂，连服 10 日。

8. 口舌生疮：活地龙 10 条，白糖 20 克，放置一起使之溶化后，用棉签涂患处。亦用于下肢溃疡。

9. 耳内流脓：地龙研末，加冰片少许混合后吹入耳中。亦可用于牙痛。

15. 全　蝎

全蝎又名蝎子、全虫、茯背虫。为钳蝎科动物钳蝎的干燥全虫。全蝎为卵胎生，多穴居，喜栖于石缝与枯叶下，昼伏夜出，食量虽小，耐饥饿力强，以捕食昆虫及蜘蛛、蚯蚓等动物。全国各地均有分布，以长江以北地区为多。其生活习性于7月份繁殖，冬季蛰伏，至次年惊蛰后开始活动。清明至谷雨前后捕得者称“春蝎”，品质较佳；夏季产量较多称“伏蝎”，因已食泥土，品质较次。人工饲养法有山养和房养两种，由于山养法捕收不便，因而多采用房养法。全蝎繁殖力极强，每只母蝎交配后可产幼蝎18～40个，加之为食肉性，故蚊、蝇、蚂蚱及以上昆虫和软体动物皆可喂养。饲养蝎隔年捕收1次，一般在秋季晚上用灯光诱出，以竹筷挟入瓷盆内，先用清水浸，待吐出泥土后捞出，置沸水锅内，加少量食盐，煮沸后清水漂过，晒干。或微火焙用。古代医家均认为是治风要药，专入肝祛风。张锡纯云：“蝎乃毒虫，味辛。其能治风者，盖亦以善于走窜之故，则风淫可祛，而湿痹可利。若内动之风，宜静不宜动，似非此大毒之虫所可妄试。”对其宜外风而不宜内风之经验非常难得。

现代研究：主含蝎毒，是一类由20～30个氨基酸组成的多肽，为一种类似蛇毒神经毒蛋白质；并含三甲胺、甜菜碱、牛磺酸、软脂酸、硬脂酸、胆甾酸、卵磷及铵盐等，另外蝎子油中含有以饱和脂肪酸为主体的脂质成分。药理证实有镇静、镇痛、抗惊厥、抗癫痫、抗凝血、扩张血管、升高血压及抑制癌细胞等作用。中毒机理与蛇毒成分中的神经毒类似。

全蝎最早载《开宝本草》：“疗诸风瘾疹，及中风半身不遂，口眼㖞斜，语涩，手足抽掣。”历代本草多有论述。《本草纲目》云：“治大人痎，耳聋，疝气，诸风疮，女人带下，阴脱。”《玉楸药解》云：“穿筋透骨，逐湿除风。”其性味咸、辛，平，有毒。功能息风止痉，攻毒散结，通络止痛。主治急慢惊风，口眼㖞斜，破伤风，瘰疬，毒疮，偏正头痛，风湿顽痹。近年用于内脏痛，皮肤灼痛，三叉神经痛，原位性肾炎，癫痫，大肠癌等病的治疗。凡血虚生风者及孕妇忌服。

简易疗法

1. 风湿痹痛：全蝎10克，乌梢蛇10克，蚕砂30克，黄芪60克，豨莶草30克，研末蜜丸，每次6克，日服2～3次，黄酒送下。

2. 半身不遂：全蝎10克，僵蚕10克，白附子10克，地龙20克，赤芍20克，研末，每次3克，日服2次。

3. 治破伤风：全蝎3克，麝香0.5克，研末敷患处。

4. 口眼㖞斜：全蝎3克，蜈蚣1条，天南星6克，僵蚕6克，防风6克，水煎服。

5. 偏正头痛：全蝎3克，蜈蚣1条，川芎15克，天麻10克，细辛3克，水煎服。

6. 癫痫狂症：全蝎10克，郁金10克，白矾10克，研末，装入胶囊，每次1克，日服2~3次。

7. 淋巴结核：全蝎20克，土鳖虫20克，蜈蚣20克，地龙20克，研末蜜丸，每次2克，日服2~3次。亦用于血栓闭塞性静脉炎、骨关节结核。

8. 水火烫伤：活全蝎15只，冰片5克，浸泡于香油500毫升中1日，用其浸液涂敷创面，日数次。亦用于毒虫咬伤。

16. 血余炭

血余炭又名血余、发灰、人发炭、头发炭。为人的头发，用碱水洗去油垢，清水漂净后晒干，加工成炭。将净发置煅锅内，上面覆盖一锅，两锅接合处用黄泥封固，上压重物，用文武火煅至贴在盖锅底上的白纸显焦黄色为度，挡住火门，凉后取出，研成小块。药材性状呈不规则块状，大小不一；色乌黑光亮，表面有多数小孔，如海绵状；质轻脆，易碎，断面蜂窝状，互碰有清脆之声；用火烧之有焦发气，味苦。以色黑、发亮、质轻者为佳。因“发乃血之余”而得名。为收敛止血良药，且有止血而不留瘀的特点，用于各种出血，兼可补阴利尿，以治小便不利。近年临床用于治疗溃疡不敛，慢性声带炎，声音嘶哑等症。

现代研究：成分主含炭素、灰分；灰分中含钙、钠、钾、锌、铜、铁、锰、砷等30多种微量元素，不同炮制方法对成分有影响。药理证实有明显缩短出血时间，增强血小板聚集而达止血作用；对金黄色葡萄球菌、伤寒杆菌、甲型伤寒杆菌及福氏痢疾杆菌有较强的抑制作用。

血余炭最早载《本经》：“主五癃，关格不通，利小便水道，疗小儿痫，大人痓。”历代本草亦有论述。《新修本草》云：“疗转胞，小便不通，赤白痢，哽噎，鼻衄，痈肿，狐尿刺，丁肿，骨疽，杂疮。”《日华子本草》云：“止血闷血昏，金疮伤风，血痢，入药烧灰，勿令绝过。煎膏长肉，消瘀血也。”《本草纲目》云：“发乃血之余，故能治血病，补阴，疗惊痫，去心窍之血。”其性味苦，平。功能止血，化瘀。主治吐血，咯血，衄血，尿血，崩漏下血，外伤出血。内服研末，或入丸剂，外用研末调敷。凡血证无瘀者勿用。

简易疗法

1. 各类出血：血余炭 75 克，干藕片 150 克，加水煎煮 2 次，每次 1 小时，合并过滤，文火浓缩至100 毫升，每次 10 毫升，日服 2 次，重症每次 15～20 毫升，日服 3～4 次，必要时每 4 小时服 1 次，直至出血停止。

2. 月经过多：血余炭 6 克，陈棕炭、藕节炭各 10 克，当归、益母草各 12 克，水煎服。

3. 血淋白浊：血余炭 6 克，车前子、萹蓄、瞿麦、茯苓各 10 克，水煎服。

4. 久疮不愈：乱头发、露蜂房、蛇蜕皮各等分，烧灰存性，研为细末，每次 2 克，日服 2 次，黄酒调服。

5. 痔漏脱肛：血余炭、鸡冠花、枯白矾、枳壳、煨诃子各 30 克，刺猬皮 20 克，胡桃仁 50 克，研为细末，醋煮面糊为丸，每次 6 克，日服 2 次，空腹温酒送下。

6. 外伤出血：血余炭、马勃粉、煅乌梅、生龙骨各 10 克，共研细末，外用撒敷。

7. 治疗烫伤：血余炭研细，加适量凡士林调成软膏，用时先将创面洗净，如有水泡，剪破后用消毒棉球拭干，外涂药膏，用消毒纱布包扎。头面部每日 1 次，其它部位每隔 2～3 日 1 次。

17. 红娘虫

红娘虫又名红娘子、么姑虫、灰花蛾。为蝉科昆虫红娘子的干燥全虫。以其身上有红色斑块而得名。多生于丘陵地带，幼虫生活于未开垦的砂质土壤中，成虫栖息于低矮树丛中。于 6～8 月间朝露未干时捕捉，由于此虫能分泌毒液，刺激人的皮肤而发泡，捕时宜戴手套及口罩。捕得蒸死或烤死，然后晒干。以米炒黄用。其运动迟缓，容易捕获，清晨在草间活动，白天鸣叫如鸡，故古人又称“樗鸡”。实际上是两种不同科属的昆虫，樗鸡为樗鸡科动物，体较红娘虫小，体表及翅部附有白色蜡质，头狭小，淡褐色；前翅革质，有黑斑 20 余枚；后翅膜质，基部占翅 1/2 呈红色，无红色斑块；多群栖于樗、榆、桐、枫、刺槐、女贞及多种果树上，吸食树中液汁，为林中之害。未见入药，当于区别。

现代研究：红娘虫含斑蝥素、蜡质、脂肪油、色素等。药理实验斑蝥素对多种移植性肿瘤有明显抑制作用，并可延长动物的存活时间，对皮膜、粘膜有发赤、发泡作用。中毒主要损害肾小管，应用时需注意。

红娘虫最早载《本草图经》，历代本草皆有论述。《本草衍义》云："行瘀血、月闭。"《本草纲目》云："主瘰疬，散目中结翳，疗猘犬伤。"《本草汇言》云："通血闭，行瘀血，破胎孕之药也。"其性味苦、辛，平，有毒。功能活血破瘀，攻毒散结。主治血瘀经闭，癥瘕结块，痈疽，顽癣，恶疮，瘰疬，痰核，狂犬咬伤。有剧毒，内服宜慎。凡体弱者及孕妇忌服。

简易疗法

1. 带状疱疹：红娘虫2个，浸泡于75%酒精50毫升中1日，外敷患处。

2. 痈疽瘰疬：红娘虫2个，青黛10克，鲜芙蓉叶60克，冰片3克，共捣如泥，取少量外敷患处。或研末调蜂蜜外敷。

3. 疯狗咬伤：红娘虫1个，绿豆10克，甘草10克研末，每次3克，酥油调和外敷。

4. 癥瘕积块：红娘虫3个，鸡蛋1个开孔，入红娘虫纸包煨熟，去红娘虫，食鸡蛋，黄酒送下。

18. 牡　蛎

牡蛎又名牡蛤、蠔壳、海蛎子壳、左顾牡蛎（道家以左顾为雄，牡亦为雄）。为牡蛎科动物近江牡蛎、长牡蛎或大连湾牡蛎等的贝壳。牡蛎生活于沿海，杂食性，以细小的浮游生物为食。其肉味鲜美，营养丰富，是海洋奉献给人类的美味佳肴，也是防病治病、滋补强壮的天然药物。牡蛎外形独特，入药用其贝壳。南朝谢灵运赞曰："鲒蛎房最美，小山竹成壕。接叶更添梅屋，风姿两两清高。"鲒为地名，今浙江奉化东南，多产牡蛎。将蛎房与梅屋加以类比，更添清风雅韵。其贝壳坚厚，呈圆形、卵圆形或三角形；左壳附着，较大而厚，右壳（上壳）略扁平，较左壳（下壳）小。1～2年的个体，鳞片平、薄、脆，有时呈游离状，2至数年者鳞片平坦，后缘起伏成水波状，多年者鳞片层层相迭，坚厚如石；壳面有灰、青、紫、棕等色彩，内面白色，边缘为灰紫色。全年可采，采集后去肉取壳，洗净晒干。以个大、整齐、里面光洁者为佳。打碎生用或煅后用。

现代研究：贝壳含碳酸钙80%～95%，并含磷酸钙、硫酸钙及氧化铁、铝、镁、硅等；大连湾牡蛎尚含少量镁、铁、硅酸盐、硫酸盐、磷酸盐和氯化物。煅烧后碳酸盐分解而产生氧化钙等，有机质则被破坏。药理证实有抑制胃酸分泌，降低胃蛋白酶活性，保护胃粘膜，抗溃疡形成；并有降低血糖、血脂，抑制血小板聚集和血栓形成，保护肝细胞，强精壮阳，镇静、局麻及防止酒精中毒等作用。

牡蛎最早载《本经》，历代本草多有论述。《本草经集注》云："今出东海、永嘉、晋安。云是百年雕所化。十一月采，以大者为好。其生着石，皆以口在上，举以腹向南视之，口斜向东，则是左顾。"《名医别录》云："除留热在关节荣卫，虚热去来不定，烦满；止汗，心痛气结，止渴，除老血，涩大小肠，止大小便，疗泄精，喉痹，咳嗽，心胁下痞热。"《海药本草》云："主男子遗精，虚劳乏损，补肾正气，止盗汗，去烦热，治伤寒热痰，能补养安神，治孩子惊痫。"其性味咸、涩，微寒。功能重镇安神，平肝潜阳，制酸止痛，固涩软坚。主治心悸失眠，烦躁不安，头目眩晕，惊痫抽搐，胃痛泛酸，遗精盗汗，崩漏带下，瘰疬瘿瘤。近年用于肝炎，肿瘤，更年期综合征，功能性子宫出血，贫血，便秘和腹泻，肥胖症，免疫力低下等病治疗。

简易疗法

1. 头晕目眩：牡蛎15克，龙骨15克，枸杞12克，菊花12克，何首乌12克，水煎服。亦用于肝肾阴虚型高血压病。

2. 心悸失眠：生牡蛎15克，生龙骨15克，丹参15克，酸枣仁15克，五味子10克，水煎服。

3. 胃痛泛酸：生牡蛎30克，鸡蛋壳30克，三七10克，吴茱萸10克，延胡索10克，研末，每次6克，日服2~3次，饭前服。亦用于糜烂性胃炎、消化性溃疡。

4. 遗精盗汗：煅牡蛎15克，山萸肉15克，肉苁蓉15克，莲须15克，浮小麦30克，水煎服。

5. 崩漏带下：煅牡蛎15克，赤石脂15克，艾叶炭10克，阿胶10克（烊化），荆芥炭10克，水煎服。

6. 钙质缺乏：生牡蛎100克，研末，装入胶囊，每次3~5克，日服2次，亦可用龙牡壮骨颗粒，按说明服。

7. 瘰疬瘿瘤：生牡蛎30克，浙贝母30克，夏枯草30克，玄参30克，研末蜜丸，每次9克，日服2次。

8. 体虚自汗：煅牡蛎50克，滑石粉50克，研末，外用扑身。

19. 龟 版

龟版又名龟甲、神屋、败龟甲、元武版。为龟科动物乌龟的甲壳（腹甲）。乌龟乃长寿之动物，据说生存力极强，数月断食，可以不死，故有“神龟”之称。李时珍云：“龟形象离，其神在坎。上隆而文以法天，下平而理以法地。”多群居，常栖息在川泽湖池中，肉食性，以蠕虫及小鱼等为食。但从不咬人，冬季休眠，春季活动，卵产于土穴中，依靠阳光照射而自然孵化。龟背甲上有一图案，类似金钱而称“金钱龟”；背甲着生一层绿藻，如被毛状而称“绿毛龟”（蕲龟）。入药用腹甲及其制品。秋冬季捕捉，杀死后剔除筋肉，取其腹甲，洗净晒干，称为“血版”；如煮死后所取腹甲，称为“汤版”，所熬之胶称“龟版胶。”近年背甲亦入药用。血版以块大、完整、洁净无腐肉者为佳。砸碎生用或醋炙用。

现代研究：龟版中骨胶原含天门冬氨酸、苏氨酸、蛋氨酸、苯丙氨酸、亮氨酸等18种氨基酸，以及角蛋白、甾类化合物、多种微量元素等。药理证实对肺癌、肝癌、肾癌及恶性淋巴瘤有抑制作用；能有效降低阴虚大鼠的甲状腺、肾上腺皮质功能，增强其免疫功能，降低血清中铜元素的含量，尚有提高机体的适应性、兴奋子宫平滑肌等作用。

龟版最早载《日华子本草》，历代本草多有论述。《本经》云：“主漏下赤白，破癥瘕，痎疟，五痔，阴蚀，湿痹，四肢重弱，小儿囟不合。”《本草纲目》云：“治腰脚酸痛，补心肾，益大肠，止久痢久泄，主难产，消痈肿，烧灰敷臁疮。”《中药大辞典》云：龟版胶“滋阴，补血，止血。”其性味咸、甘，平。功能滋阴潜阳，补肾健骨，养心止血。主治阴虚发热，肝阳上亢，眩晕心悸，腰膝痿软，劳热骨蒸，血热崩漏，小儿软骨。近年用于慢性肝炎，结核病，神经衰弱，性功能减退等的治疗。龟版胶主治大体相似，多用于阴虚血虚症。凡胃有寒湿及孕妇忌服。

简易疗法

1. 阴虚发热：龟版30克，鳖甲30克，山药30克，山萸30克，玄参30克，研末蜜丸，每次6克，日服2~3次。

2. 心悸失眠：龟版10克，龙骨10克，黄芪15克，当归15克，五味子10克，水煎服。

3. 神经衰弱：龟版10克，丹参12克，酸枣仁12克，桂圆肉10克，柴胡10克，磁石6克，水煎服。

4. 腰膝痿软：龟版30克，黄柏20克，知母20克，熟地黄30克，牛膝20克，鹿茸10克，研末蜜丸，每次9克，日服2次，盐汤送下。

5. 遗精白浊：龟版30克，鹿角霜30克，枸杞子30克，人参10克，茯苓20克，研末，每次6克，日服2次。

6. 崩漏带下：龟版10克，白芍药10克，茜草10克，黄柏6克，椿根皮6克，水煎服。

7. 疮疡不愈：龟版10克，黄芪15克，土茯苓15克，皂角刺6克，白芷6克，水煎服。

8. 久病脱肛：龟颈1个，文火焙干研末，热醋拌湿，纱布包垫，熏敷患处。

9. 慢性肾炎：龟版胶6克，鳖甲胶6克，鱼鳔胶6克，阿胶6克，水煎服。适用于本病蛋白尿者。

20. 没食子

没食子又名墨石子、无食子、没石子、麻莱泽。为没食子蜂科昆虫没食子蜂的幼虫，寄生于壳斗科植物没食子树幼枝上所产生的虫瘿。其名为译音。《新修本草》云："出西戎。云生沙碛间，树似柽者。"为没食子蜂寄生于没食子树上，当雌虫产卵时，先以产卵器刺伤植物的幼芽，旋即产卵于伤口中，至孵化成幼虫后，能分泌含有酶的液体，使植物细胞中的淀粉迅速转变为糖，而刺激植物细胞的分生，当幼虫周围细胞中的淀粉粒消失，遂起收缩而形成虫瘿，幼虫成长后，即穿孔飞去。本品为其虫瘿，产于希腊、土耳其、伊朗等地。通常于8~9月间采集尚未穿孔的虫瘿，洗净，晒干。药材略呈球形，有短柄；直径1~2.5厘米，外表灰色或灰褐色，有疣状突起；质坚厚，断面不平坦，呈黄白色或淡黄色，有光泽；常见有幼蜂的尸体。虫已飞出者，则中间有一孔遭，与表面的小孔相连，内部并遗有虫亮。无臭，味涩而苦。以个大，体重，色露灰者为佳，已穿孔者，品质较次。捣碎用。

现代研究：成分含没食子鞣质50%~70%，没食子酸2%~4%及并没食子酸、β-谷甾醇、齐墩果酸甲酯、树脂等。药理证实有止痛、降糖、镇静、抗震颤、收敛止血作用。

没食子最早载《海药本草》："主肠虚冷痢，益血生精，和气安神，治阴毒痿，烧灰用。"历代本草亦有论述。《开宝本草》云："主小儿疳䘌，治阴疮，阴汗，温中和气。"《本草从新》云："涩精固气，强阴助阳，止遗淋。"《现代实用中药》云："治慢性支气管炎，痰多，咳嗽，咯血，咳血等症；外用于刀伤出血，慢性皮肤病等症。”其性味苦，温。功能固气，涩精，敛肺，止血。主治大肠虚滑，泻痢不止，便血，遗精，阴汗，咳嗽，咯血，齿痛，创伤出血，疮疡久不收口。内服煎汤，或入丸散，外用研末撒或调敷。凡泻痢初起，湿热内郁或有积滞者忌用。

简易疗法

1. 血痢腹痛：没食子、地榆各15克，黄柏、黄连、酸石榴皮各30克，研为细末，醋煮面糊和丸，每服6克，日服2次，食前温米饮下。

2. 小儿泄泻：没食子（煨）、诃子皮15克，研为细末，每次1.5克，日服3次，以粥饮调下。

3. 产后痢疾：没食子（煨）、椿根皮、益母草各10克，煨姜6克，水酒各半煎服。

4. 口舌生疮：煅没食子、马勃、甘草各10克，研为细末。外撒患处。

21. 阿　胶

阿胶又名傅致胶、盆覆胶、驴皮胶。为马科动物驴的皮熬制而成的胶块。制法是：将驴皮置水中漂泡，每日换水1～2次，至能刮毛时刮去毛，切成小块，再用清水如前漂泡，到2～5日，置锅内加水煎熬约3昼夜，待液汁稠厚取出，加水再煎，如此反复5～6次，煎至胶质提尽，去滓。将其煎出胶液用文火浓缩（或在出胶前2小时加入适量黄酒及冰糖），至稠膏状时，倾入凝胶槽内，待其冷凝后，切成长方块阴干。以色乌黑、光亮、透明、无腥臭气、经夏不软者为佳。捣碎用或加蛤粉炒成珠状用。原产山东省东阿县，以阿井之水熬制驴皮而成得名。因其历史悠久，攻效神奇，受到历代帝王的青睐，被列为贡品，又称“贡胶”。清代王应奎《柳南续笔》载其制法：山东兖州府有阿井，“其性下，其质厚，用以煎胶，治痨瘵之圣药也。按东阿城中狼溪，欲煎胶者，须用乌驴皮浸狼溪中百日，刮净毛垢，汲阿井水熬之。火用桑柴，三昼夜始成。以麻油收者，其色微绿；以鹿胶收者，其色微紫，并光亮如镜。”可供参阅。

现代研究：阿胶属明胶蛋白，水解可产生多种氨基酸，主要有甘氨酸、脯氨酸、谷氨酸、丙氨酸、赖氨酸、精氨酸、组氨酸等及钾、钠、钙等20种微量元素。药理实验能加速血红蛋白及红细胞生成，产生明显补血作用；有防止进行性肌变性症的发生，促进血小板增加和钙的吸收，淋巴细胞转化及抗休克作用，使较低水平的血压恢复正常。

阿胶最早载《本经》，历代本草多有论述。《本草经集注》云：“胶则有清浊，凡三种，清薄者画用；厚而清者名为盆覆胶，作药用之；浊黑者可胶物，不入药用。”《名医别录》云：“丈夫小腹痛，虚劳羸瘦，阴气不足，脚酸不能久立，养肝气。”《本草纲目》云：“疗吐血、衄血、血淋、尿血，肠风，下痢。女人血痛、血枯、经水不调，无子，崩中，带下，胎前产后诸疾。男子一切风病，骨节疼痛，子气浮肿，虚劳咳嗽喘急，肺痿唾脓血，及痈疽肿毒。”其性味甘，平。功能补血止血，滋阴润肺。主治血虚萎黄，眩晕，心悸，经少经闭；吐血，咯血，便血，尿血，崩漏，热病伤阴，虚烦不眠，阴虚咳嗽。凡内有瘀滞、脾胃虚弱、消化不良及表证者慎用。

简易疗法

1. 虚劳咳嗽：阿胶10克，麦冬10克，桑白皮10克，紫菀10克，杏仁10克，水煎服。

2. 久咳咯血：阿胶10克，生地黄15克，枇杷叶10克，白及10克，焦蒲黄6克，水煎服。

3. 吐血衄血：阿胶珠10克，白茅根30克，侧柏叶6克，焦芥穗10克，仙鹤草15克，水煎服。亦用于尿血、便血。

4. 崩漏不止：阿胶珠10克，焦艾叶10克，焦蒲黄10克，当归12克，三七6克，水煎服。

5. 心烦失眠：阿胶10克，黄连6克，郁金6克，合欢皮10克，鸡子黄1个，水煎加鸡子黄煮熟服。

6. 血虚眩晕：阿胶20克，黄芪30克，当归20克，熟地黄20克，研末蜜丸，每次9克，日服2次。

7. 白细胞减少症：阿胶15克，黄芪15克，水煎服。或用复方阿胶浆（成药），每次10~20毫升，日服2次。适于化疗、放疗所致者。

8. 冬季进补：阿胶500克，兑黄酒750毫升，加入冰糖、核桃仁、黑芝麻、桂圆肉等，浸泡24小时，置容器内隔水蒸炖3~4小时，再加红枣搅匀再蒸1小时，即可离火，冷却待用。每次10~20克，开水调服，日服2次，于每年冬至日开始，服九九八十一日。服药期间，忌浓茶、萝卜。

22. 鸡内金

鸡内金又名鸡嗉子、化石胆、鸡肶胵。为雉科动物家鸡的干燥砂囊内膜。鸡为最常见的家禽之一，其肉味鲜嫩，营养丰富，为大众不可缺少的肉类来源。因其饲养杂交的关系，所以品种繁多、形体不一、毛色各异，雌鸡下蛋，雄鸡善啼，全国各地均有饲养。鸡内金又称鸡肫皮，因其肫内色黄似金而得名。杀鸡后取出砂囊，剖开，趁热剥取内膜（不宜先入水洗，否则不易剥离），洗净晒干。为不规则的长椭圆形的片状物，有明显的波浪式皱纹，质薄脆，易折断，断面呈胶质状，有光泽；以干燥、完整、个大、色黄者为佳。生用或炒黄用。古代医家论述颇多：缪希雍认为“肫是鸡之脾，乃消化水谷之所。”沈金鳌称“鸡肫皮能入肝而除肝热，入脾而消脾积，故后世以此治疳病也。”张锡纯谓“鸡内金，鸡之脾胃也。中有瓷石、铜、铁皆能消化，其善化瘀积可知。”“若再与白术等分并用，为消化瘀积之要药，更为健补脾胃之妙品，脾胃健壮，益能运化药力以消积也。”对其认识应用可谓详尽。近年来用于泌尿系结石、肝胆结石及肝肿大均有较好疗效。

鸡内金最早载《本草蒙荃》，历代本草均有论述。《名医别录》云：“主小便利，遗溺，除热止烦。”《日华子本草》云：“止泄精，并尿血、崩中、带下、肠风、泻痢。”《滇南本草》云：“宽中健脾，消食磨胃。治小儿乳食结滞，肚大筋青，痞积疳积。”

现代研究：主含胃激素、角蛋白、糖蛋白、维生素 B_1、B_2、C 和尼克酸，以及 18 种氨基酸、多种微量元素。药理实验能增加胃液分泌量、酸度及消化力，使胃蠕动期延长，蠕动波增强，从而加快胃排空率；并有加速放射性锶排除作用。

鸡内金最早载《本草蒙荃》，历代本草均有论述。《名医别录》云：“主小便利，遗溺，除热止烦。”《日华子本草》云：“止泄精，并尿血、崩中、带下、肠风、泻痢。”《滇南本草》云：“宽中健脾，消食磨胃。治小儿乳食结滞，肚大筋青，痞积疳积。”其性味甘，平。功能消食化积，固精缩尿，化坚消石。主治食积，小儿疳积，遗精，遗尿，胆结石，尿路结石。

简易疗法

1. 食积腹胀：鸡内金 20 克，山楂 30 克，麦芽 30 克，神曲 20 克，研末，每次 6 克，日服 2 次。

2. 小儿疳积：焙鸡内金 20 克，鳖甲 10 克，车前子 20 克，白术 20 克，研末，每次 3 克，日服 2 次，米饮送下。

3. 慢性腹泻：鸡内金 10 克，炒苡米 20 克，白术 15 克，山药 15 克，木香 6 克，水煎服。

4. 遗精遗尿：鸡内金 10 克，金樱子 10 克，桑螵蛸 10 克，益智仁 10 克，五味子 10 克，水煎服。

5. 水气臌胀：鸡内金15克，苍术15克，鲜茅根60克（先煎），生姜6克，水煎服。亦用于早期肝硬化腹水。

6. 小便淋漓：鸡内金15克，海金沙10克，金钱草10克，甘草10克，水煎服。

7. 胆囊结石：鸡内金12克，茵陈15克；车前草15克，郁金10克，陈皮10克，水煎服。

8. 口舌生疮：鸡内金20克，焙干研末，外撒患处。

23. 鱼脑石

鱼脑石又名鱼首石、石首骨、石首鱼头石。为石首鱼科动物大黄鱼或小黄鱼头骨中的耳石，多为加工鱼鲞时的副产品。主产于浙江。一般在5~6月石首鱼（黄鱼）渔汛期收集，加工时将头骨中最大的一块耳石取出，洗净，晾干。药材为长卵形，具三棱的颗粒。大黄鱼的脑石较长，小黄鱼的较小，以洁白、坚硬、无杂质者为佳。炮制时洗净晒干，放铁勺内，上覆一碗，在烈火上煅至有爆裂声后，取出放凉。

现代研究：主含钙离子类。药理证实有消炎作用，可使中耳炎的耳蜗外毛细胞恢复正常规律，并反馈于听觉中枢，抑制其异常放电，消除耳鸣耳聋的关键原因。

鱼脑石最早载《日华子本草》："取脑中枕烧为末，饮下治石淋。"此后本草亦有论述。《开宝本草》云："主下石淋，磨石服之，亦烧为灰末服。"《本草纲目》云："研末或烧研水服，主淋沥、小便不通。煮汁服，解砒霜毒、野菌毒。"其性味咸，平。功能通淋排石，收湿敛疮。主治石淋，小便不利，胆石症，中耳炎，鼻炎，脑漏。内服研末，外用烧灰研末撒。

简易疗法

1. 小便不通：鱼脑石10克，海金沙、车前草各15克，水煎服。亦用于石淋及诸淋。

2. 胆囊结石：鱼脑石、鸡内金各10克，金钱草、石见穿各20克，水煎服。

3. 副鼻窦炎：煅鱼脑石6克，冰片0.5克，共研细末，分5次吸鼻中。

4. 治中耳炎：煅鱼脑石、黄柏各5克，枯矾1克，共研细末，先拭净外耳道，再将药粉吹入。

24. 鱼鳔胶

鱼鳔胶又名鱼白、鱼鳔、鱼脬、鱼肚。为石首鱼科动物大、小黄鱼或鲟科动物中华鲟、鳇鱼等加工而成的冻胶制品。方法是取得鱼鳔后，剖开除去血管及粘膜，洗净压扁，将其溶化后，冷凝而成即为鱼鳔胶。干燥的鳔多压制成长圆形的薄片，淡黄色，角质状，略有光泽；黄鱼的较小，鲟、鳇鱼的较大，入水易膨胀，煮沸则几乎全溶，浓厚的溶液冷却后凝成冻胶，粘性很强；气微腥，味淡。商品统称“鱼肚”；鲟、鳇鱼的鳔称“黄唇肚”或“黄鲟胶”；切成线条的称“线鱼胶”。切段、鲜用或制胶蛤粉炒用。陈士铎《本草新编》云：“鱼鳔胶稠，入肾补精，恐性腻滞，加入人参，以气行于其中，则精更益生，而无胶结之弊也。”

现代研究：含骨胶原80%，加水煮沸，则水解成明胶；鲟鱼鳔胶含灰分，热水不溶物，其含氮物组成：蛋白质氮、蛋白腰氮、蛋白胨氮、氮基酸氮；以及脂肪、钙盐等。近年用于消化性溃疡、肺结核、肾结核、风湿性心脏病、再生障碍性贫血、脉管炎等病的治疗。

鱼鳔胶最早载《本草纲目》：“鳔，即诸鱼之白脬，其中空如泡，故曰鳔。可治为胶，亦名胶，而海渔多以石首鳔作之，名江鳔，谓江鱼之鳔也，粘物甚固。”又云：“鳔，止折伤血出不止；鳔胶，烧存性，治妇人难产，产后风搐，破伤风痉，止呕血，散瘀血，消肿毒。”《本草求原》云：“养筋脉，定手战，固精。”其性味甘、咸，平。功能补肾益精，滋阴息风，止血安胎。主治肾虚阳痿，滑精遗精，腰膝软弱，产后风痉，吐血，咯血，便血，崩漏，胎漏。凡胃弱痰多者忌服。

简易疗法

1. 肾虚遗精：鱼鳔胶50克，沙苑蒺藜25克，肉苁蓉25克，金樱子25克，莲须25克，研末蜜丸，每次9克，日服2次。

2. 腰膝酸软：鱼鳔胶30克，山茱萸30克，菟丝子30克，桑寄生30克，鹿茸10克，研末，每次6克，日服2次。

3. 气血亏虚：鱼鳔胶50克，鸡肉200克，加水炖熟，佐调料食用。

4. 胃痛吐血：鱼鳔胶（蛤粉炒）100克，三七20克，研末，装入胶囊，每次3克，日服2次，饭前服。

5. 食少便溏：鲜鱼鳔60克，猪肚60克（洗净），加水炖烂，佐调料食用。

6. 崩漏不止：鱼鳔胶10克，阿胶10克，水煎烊化，加红糖调服。

25. 玳 瑁

玳瑁又名瑇瑁。为海龟科动物玳瑁的甲片。形似乌龟，常栖于温、热带海洋中，以鱼类、虾蟹、软体动物和海藻等为食，古人常将贝壳作为佩带之物，《太平广记》载："广南卢亭（海岛彝人也）获活玳瑁龟一枚，以献连帅嗣薛王。王令取背甲小者二片，带于左臂之上以辟毒。"范成大《虞衡志》载："玳瑁生海洋深处。状如龟鼋，而壳稍长，背有甲十二片，黑白斑文，相错而成。其裙边缺如锯齿。无足而有四鬣，前长后短，皆有鳞，斑文如甲。"《海槎余录》云："取用时，必倒悬其身，用盛滚醋泼下，逐片应手而下，但不老大则其皮薄不堪用耳。"对其观察可谓细致入微，捕法亦奇特有趣。1987 年法门寺唐代地宫被发掘出土，2008 年 7 月对近万枚古钱币进行全面整理时，发现珍贵的 13 枚币质特殊的玳瑁"开元通宝"，是用玳瑁甲壳雕刻而成，这在古代货币中极其罕见，它类似于"纪念币"，但并不作为"货币"在社会上流通，可算是世界上目前发现最早、绝无仅有的玳瑁币。全年可捕获，捕后将其倒悬，用沸醋浇泼，其甲即能逐片剥下，去净残肉，洗净晒干。以近圆或多角板片、片厚、花纹明显、半透明者为佳。切丝或研粉用。

现代研究：主含角蛋白及胶质，其中含赖氨酸、组氨酸等多种氨基酸，功同犀角，可替代用。药理证实乙醇提取物对鼻咽癌患者 T 细胞亚群的 T4、T8 阳性细胞有微弱调节作用。

玳瑁最早载《开宝本草》："瑇瑁，主解岭南百药毒，人刺其血饮，以解诸药毒。"历代本草亦有论述。《日华子本草》云："破癥结，消痈毒，止惊痫。"《本草纲目》云："解痘毒，镇心神，急惊客忤，伤寒热结，狂言。"其性味甘、咸，寒。功能凉血解毒，平肝定惊。主治温病高热，烦躁、神昏、谵语，中风，惊痫，痉厥，痈疮，痘毒。多入丸散用。

简易疗法

1. 中风不语：玳瑁 5 克，雄黄 5 克，白芥子 5 克，麝香 0.1 克，研末，加安息香 10 克为膏，和丸如绿豆大，每次 10 丸，日服 2 次，温童便送下。

2. 温病神昏：玳瑁粉 6 克（冲），生地 15 克，生石膏 15 克，石菖蒲 10 克，赤芍药 10 克，水煎服。

3. 迎风流泪：玳瑁 10 克，石燕 10 克，羚羊角 10 克，黄连 5 克，研末，装入胶囊，每次 3 克，日服 1～2 次，薄荷汤送下。

4. 痘疮黑陷：玳瑁3克，羚羊角3克，紫草10克，前两味磨汁，紫草煎汤送服，日1剂。

26. 珍　珠

珍珠又名真珠、蚌珠、合浦珠。为珍珠贝科动物珍珠贝、马氏珍珠贝与蚌科动物多种双壳类动物受异物刺激所形成的圆粒体。形似圆球，色呈银白，光洁滑润，晶莹可爱，乃集海天之灵气，汇日月之精华，被尊为“珍宝之杰”。珍珠不仅是珠宝饰品，而且是名贵的中药材，被广泛应用于化妆、美容、养生及医药等方面，在中外医学界都有着悠久的历史。世界各国一直把珍珠视为宝物。大约5000年前，古印度人开始把珍珠作为宝物，与宗教一起并称佛教七宝，在恒河文化中开始享有极高的声誉。中华民族也是世界上最早认识珍珠并利用珍珠的民族之一，我国将珍珠与玛瑙、水晶、玉石并称古代传统“四宝”。而且古代宫廷一直将珍珠粉视为美容护肤佳品，相传珍珠粉是使西施、杨贵妃等美女保有如玉肌肤的秘密武器。据说慈禧太后每隔十天就要服用一银匙珍珠粉，数十年从不间断。她还把香粉揉进珍珠粉，用以护面润肤。所以慈禧古稀之年仍容貌姣好，并不显老。古印度人相信珍珠是诸神用晨曦中的露水幻化而成；波斯的神话则认为象征光明和希望的珍珠，更是由诸神的眼泪变成；而罗马人则认为珍珠的形成与爱神维纳斯有关，传说当爱神从充满泡沫的蚝壳沐浴完毕，走出来时，其身上滴下的水珠被爱神散发出的动人光彩凝结成了闪光的珍珠。中国民间亦有“千年蚌精，感月生珠”、“露滴成珠”等说法。从神话到传说，珍珠一直被认为是诸神送给大地的礼物。所以珍珠不仅是保健和养颜的佳品，也是人们珍爱的充满神秘色彩的宝物。珍珠的形色，符合人们的审美情趣，被赋予圆圆满满、称心如意的涵义；珍珠又是人们喜爱的饰品，透露出素洁亮丽、高贵典雅的韵味。所以有珠圆玉润、珠联璧合等成语来形容美好的事物。珍珠的生成，乃是海贝历经磨炼之结果，而剖腹取珠，则是受苦罹难之见证，真乃一颗珍珠一个生命！天然珍珠采集以12月为多；人工养殖须在1年以上，但以2年者质量较佳，以秋末为宜。以粒大、形圆、珠光闪耀、平滑细腻、断面有层纹者为佳。产于广西合浦者尤为著名。其贝壳的珍珠层入药称珍珠母，以片大、色白、酥松而不碎者为佳。

现代研究：主含碳酸钙；马氏珍珠贝天然者亦含碳酸镁、氧化硅、磷酸钙、氧化铝和氧化铁等，养殖者碳酸钙含量大于天然者，碳酸镁含量极少；还含铝、铜、铁、锰、钠、锌、硅、钛、锶等微量元素，这些都是人体不可缺少的营养成分。药理实验珍珠粉与珍珠层硫酸水解产物可使蟾蜍离体心脏收缩力加强，使兔离体肠管紧张性降低，并有暂时利尿、升压及抑制组织胺引起的休克等作用；其中被称为珍珠蛋白的蜗壳蛋白氨基酸，具有保湿、抗过敏、调整PH值、活化细胞、抗衰老等作用，被视为珍珠最奥妙神奇的成分；珍珠蛋白的组织结构与人体细胞中的蛋白质十分相似，通过人体表皮细胞的吸收，能增强细胞活力，增白皮肤，防皱嫩肤，抑制人体脂褐素的生长，这就是长久使用珍珠使皮肤细腻光泽的原因。珍珠母亦有保肝、抗过敏作用。

珍珠最早载《开宝本草》，历代本草皆有论述。《本草纲目》云："北海珠色微青者为上，粉白、油黄者下也。"又云："安魂魄，止遗精、白浊，解痘疔毒。"《本草汇言》云："镇心，定志，安魄，解结毒，化恶疮，收内溃破烂。"珍珠性味甘、咸，寒。功能镇心安神，息风定惊，清肝明目，解毒敛疮。主治惊悸怔忡，心神不安，惊风癫痫，肝热目赤，翳障胬肉，咽喉肿痛，牙疳腐烂，疮溃不敛。珍珠母主治头目眩晕，目赤肿痛，视物昏花，心悸失眠。

简易疗法

1. 惊悸怔忡：珍珠粉3克，茯苓30克，钩藤30克，半夏曲30克，人参18克，甘草18克，研末蜜丸，每次6克，日服2次，生姜汤送下。

2. 小儿惊风：珍珠1克，朱砂0.5克，琥珀3克，伏龙肝6克，研末，每次1克，日服2次。

3. 咽喉肿痛：珍珠1克，青黛3克，黄连3克，牛黄0.1克，研末，取少许吹喉中。

4. 风热目赤：珍珠1克，琥珀1克，硼砂1克，熊胆1克，冰片0.5克，研末，取少许点眼。或用珍珠明目液点眼。

5. 目生翳障：珍珠10枚，地榆30克，同煎至水尽，取珍珠醋浸5日，热水淘净，研极细末，取少许点翳上，以瘥为度。亦用于胬肉攀睛。

6. 面部黑斑：珍珠粉10克，加面霜100克，混合均匀，外涂患处。或用市售珍珠银耳霜外涂。

7. 牙疳腐烂：珍珠3克，青黛3克，硼砂3克，炉甘石3克，冰片1克，研末，外撒患处。

8. 疮疡不敛：珍珠粉3克，炉甘石30克，研末，将白蜡30克，猪油30克，熔化后加上药调成膏剂，外涂患处。

9. 高血压病：珍珠母、石决明、杭菊花各15克，夏枯草、罗布麻各

10克，水煎服。适于肝阳上亢所致之头晕目眩，心悸失眠等。

27. 蚂　蚁

蚂蚁又称玄驹、黑蚂蚁。为蚁科鼎突多刺蚁和血红林蚁的全虫。蚂蚁是世界上三大社会性昆虫之一，其种类之多属昆虫之首，约有260余属15000余种。生物学家总结其有三大功能：一是力气大得惊人，无翅的工蚁能托起超过自体400倍重的物体；二是群体不患疾病，成千上万只生活在一起不得任何传染病；三是陆生动物之寿星，一般0.25厘米的无翅工蚁可存活3年，0.6厘米以上的带翅蚁后能活20年以上。李时珍云："蚁有君臣之义，故字从义，亦作螘。大者为蚍蜉，亦曰马蚁。"常筑巢于地下，为营群体生活，全国大部地区均有分布。有趣的是，蚂蚁通过头部的一对触角互相触碰来传递信息，起到交流"语言"的作用。若出穴寻找食物，远离蚁穴30米之外能准确返"家"，这除了靠眼睛外，还靠嗅觉从气味上认路，有惊人的辨路能力。近年临床用于类风湿性关节炎、性功能低下、年老体弱、乙型肝炎、糖尿病、早衰和虚损性疾病、神经衰弱等。全年均可采集，洗净，晒干或烘干。

现代研究：蚂蚁体内含有70种营养物质，大量蛋白质（42%~67%）、8种必需氨基酸、多种微量元素（锌、锰、铁、钙、磷、镁等）、维生素E、B_1、B_2；尚含多种酶、蚁酸等；每千克含锌198~280毫克，尤其是六肢刚毛含有高能含磷化合物三磷酸腺苷等。经初步分析，血红林蚁中氨基酸、部分无机元素（特别是锌）、粗蛋白、维生素B_1、B_2、E的含量均较鼎突多刺蚁高。药理实验对炎症、支气管和肠管平滑肌、体液免疫有明显抑制作用，而对细胞免疫则呈双相调节作用；亦有镇静、镇痛、解痉、平喘、护肝、降谷丙转氨酶及抗风湿、抗缺氧、抗衰老、抗肿瘤等作用。

蚂蚁最早载《本草纲目》："蚁处处有之。有大、小、黑、白、黄、赤数种，穴居卵生。其居有等，其行有队。能知雨候，春出冬蛰。壅土成封，曰蚁封。"又引《岭表录异》云："交广溪峒间蓖长，多取蚁卵，淘净为酱，云味似肉酱，非尊贵不可得也。"历代本草亦有论述。《本草拾遗》云："独脚蚁主治疗肿疽毒；捣涂之。"历代本草亦有论述。《四川中药志》云："治疗毒肿痛，黑蚂蚁、苍耳虫共舂绒涂。"《中药大辞典》云："治蛇咬伤和疔毒肿痛。"其性味甘、咸，平。功能祛风通络，化痰消癥，滋肝养血，益肾壮阳。主治风湿痹痛，阳痿，脱发，痔疮，月经不调，癥瘕积聚，眩晕耳鸣，小儿疳积，疔疮肿毒，毒蛇咬伤。

简易疗法

1. 关节肿痛：干蚂蚁10克，布包浸泡于白酒500毫升中14日，每次10毫升，日服1~2次。亦用于类风湿性关节炎、风湿性关节炎、强直性脊柱炎。

2. 慢性肝炎：蚂蚁10克，水飞蓟30克，黄芪30克，白术30克，丹参30克，研末蜜丸，每次6克，日服2次。亦用于乙型肝炎病毒携带者。

3. 阳痿早泄：蚂蚁10克，仙灵脾30克，灵芝草30克，蜈蚣2条，蚕蛹6克，先将仙灵脾、灵芝草水煎2次，滤取清液100毫升，余3味布包，浸泡于白酒400毫升中10日，加煎液混合即成，每次10毫升，日服2次。

4. 疔疮肿毒：蚂蚁6克，地丁草15克，蒲公英15克，水煎服，或鲜品捣泥外敷。

5. 老年虚损：蚂蚁6克，海马6克，肉苁蓉10克，枸杞子10克，红景天10克，浸泡于白酒500毫升中10日，每次10毫升，日服1~2次。亦用于老年痴呆病。

6. 延缓衰老：蚂蚁250克，枸杞50克，人参10克，大枣30枚，配制成口服液，每次10毫升，日服2次。

7. 保健药膳：蚂蚁30克，粉条100克，如法炒成菜肴，名“蚂蚁上树”。有保健强身作用。

8. 提高免疫：玄驹口服液（良种山蚁拟黑多刺蚁制成），每次10毫升，日服2~3次。对风湿、肝炎、癌症有辅助治疗作用。

28. 虻　虫

虻虫又名牛虻、蜚虻、牛蚊子、牛苍蝇。为虻科昆虫复带虻或其他同属的雌性全虫。常栖于草丛及树林中，性喜阳光，多在炎热的夏季专门吸食牛、马、驴等家畜的血液，有时也吸人血。牛等牲畜被叮咬后疼痛不已，只得抖动局部皮肤，或用长尾巴敲击驱赶，真乃无可奈何。奇怪的是这种虻虫属于雌性，而雄性只吸食植物汁液。虻虫约1年繁殖一代，以6~7月底为活动盛季，雌虫常产卵于稻田、沼泽、池塘边的草木叶子上，卵期5~7日，孵化后的幼虫潜入水底泥中，以软体动物，小甲虫为食，幼虫期长达半年之久。6~8月捕捉，用绳拍轻拍后，用线穿起，晒干或阴干。以个大、完整、无杂质者为佳。微炒用。

现代研究：主含蛋白质、氨基酸、胆固醇，并含钙、镁、磷、铁、钴、铜、锰、锶、锌铝等微量元素。药理实验其水提取物能显著延长大鼠出血时间，明显减少血浆中纤维蛋白原的含量，大剂量时对血小板聚集率能显著抑制；水浸液对家兔血液流变学有影响，粗蛋白能降低血液粘稠度；并有抗炎、镇痛、兴奋子宫作用。

虻虫最早载《名医别录》："生江夏川谷。五月取，腹有血者良。"历代本草有所论述。《本经》云："主逐瘀血，破下血积，坚痞、癥瘕、寒热，通利血脉及九窍。"《日华子本草》云："破癥结，消积脓，堕胎。"其性味苦、寒，有毒。功能破血通经，逐瘀消癥。主治血滞经闭，癥瘕结块，蓄血发狂，扑损瘀痛。近年用于食管癌、冠心病心绞痛等病的治疗。服用后可能出现腹泻；勿过量用（常用煎服 1~3 克，研末 0.1~0.3 克），以免出现中毒症状。凡体虚无瘀、月经过多者及孕妇忌服。

简易疗法

1. 妇女经闭：虻虫 2 克，水蛭 6 克，桃仁 15 克，红花 15 克，丹参 15 克，研末，每次 3 克，日服 1~2 次。适于血瘀者。

2. 腹部包块：虻虫 1 克，水蛭 3 克，生大黄 8 克，桃仁 8 克，水煎服。

3. 骨折瘀痛：虻虫 5 克，骨碎补 20 克，丹皮 20 克，乳香 10 克，没药 10 克，三七 10 克，研末，每次 3 克，日服 2 次。

4. 痈疽红肿：虻虫 3 克，芒硝 30 克，冰片 1 克，研末，加水溶化后湿敷患处。

5. 癥瘕积聚：大黄蟅虫丸（成药，含虻虫），每次 4 克，日服 2 次。亦用于消化道肿瘤。

29. 哈蟆油

哈蟆油又名田鸡油、蛤蟆油、哈士蟆油。为蛙科动物中国林蛙或黑龙江林蛙的雌性的干燥输卵管。林蛙 4~9 月生活在阴湿的山坡树林中，此后在水中栖居，冬季群集于河水深处大石块下冬眠。主要以鞘翅类昆虫、蜘蛛类动物为食。后肢发达，善于跳跃，异常机灵，能及时发现 4~5 米之外的敌情。于 4 月中旬产卵，量达 800~1500 粒。有趣的是，林蛙交配产卵后，分别潜入水底进行 10 余天的生殖休眠（产后休眠）。一般 8~15 天，小蝌蚪即破卵而出，经 40 天左右长成幼蛙，3 年发育成熟，寿命 7~8 年或更长。其肉质细嫩，味道鲜美，被列为古代八珍（参、翅、骨、肚、窝、掌、蟆、筋）之中，其中蟆乃哈士蟆（林蛙肉），是酒席佳肴和名贵补品。选肥大雌蛙，穿挂于露天风干，后用热水浸润，剖腹取出输卵管，去净卵子及内脏，阴干。以块大、肥厚、黄白色、有光泽、不带皮膜、无血筋及卵子者为佳。

现代研究：主含蛋白质、脂肪及糖类，尚含维生素A、B、C及雌二醇、孕酮等激素。药理实验对小鼠有促进发育作用，并能延长雌性的性兴奋周期。

哈蟆油最早载《中药志》："补虚，退热。治体虚、精力不足。"此后药物书中亦有论述。《饮片新参》云："养肺、肾阴。治虚劳咳嗽。"《中药大辞典》云："补肾益精，润肺养阴。治病后、产后虚弱，肺痨咳嗽吐血，盗汗。"其性味甘、咸，平。功能补肾益精，养阴润肺。主治病后及产后虚弱，形体消瘦，虚劳咳咯血，阴虚盗汗，低热不退。凡外感初起及纳少便溏者慎服。

简易疗法

1. 病后低热：哈蟆油5克，青蒿10克，鳖甲6克，秦艽10克，生地黄10克，水煎服。

2. 虚劳咳嗽：哈蟆油10克，炙百部20克，炙百合20克，川贝母20克，阿胶20克，研末，每次6克，日服2次。

3. 体弱盗汗：哈蟆油5克，沙参15克，黄芪30克，白术10克，防风5克，水煎服。

4. 产后缺乳：哈士蟆肉3只，炖汤食用。

5. 神经衰弱：哈蟆油5克，燕窝10克，银耳10克，加水炖汤，佐冰糖调服。

30. 穿山甲

穿山甲又名鲮鲤甲、川山甲、鳖鲤甲、麒麟片。为鲮鲤科动物鲮鲤的鳞甲。又称鲮鲤，栖于丘陵或树林潮湿地带，掘洞穴居，夜出觅食，主要以白蚁、黑蚁或蜜蜂等昆虫为食。能爬树游水，受敌时蜷缩成团，使之望而却步。常雌雄同居，其形奇特，头似圆锥，身覆鳞甲，肢有锐爪，长舌尖喙，尾细能折，状貌丑陋。有趣的是不但掘洞本领很强，迅速入地而走；而且在捕食时，伸出长舌，引诱蚁类，上钩之后，一卷而光。全年均可捕捉，先撒泥沙于其身上，即蜷缩而易获，之后去净骨肉晒干，即为甲壳，再将其置沸水中使甲片脱落，晒干。以片匀、色青黑、无腥气、不带皮肉者为佳。商品分大、小两种，大者灰黄色称“铜甲片”，品质较次；小者褐色称“铁甲片”，品质较优。加砂炒黄鼓起为炮山甲，再加醋淬为醋山甲。

现代研究：主含 17 种氨基酸，以酪氨酸含最最高，其结合态占 45.28%，游离态占 112.85 毫克/克；醋山甲蛋白质含量稍低于烫山甲；尚含挥发油、硬脂酸、胆甾醇、二十三酰丁胺、L-丝-L-酪环二肽、D-丝-L-酪环二肽及锌、铜、铅等 18 种微量元素，但不含镉。药理证实有延长凝血时间，降低红细胞聚集性、血小板粘附率和全血粘度，升高白细胞数；并有提高机体免疫力、抗炎作用。临床用于治疗乳糜尿、卵巢囊肿等。

穿山甲最早载《本草图经》，历代本草皆有论述。《本草经集注》云：“形似鼍而短小，又似鲤而有四足，黑色，能陆能水。日中出岸张开鳞甲如死状，诱蚁入甲，即闭而入水，开甲，蚁即浮出，因接而食之。”《本草纲目》云：“除痰疟寒热，风痹强直疼痛，通经脉，下乳汁，消痈肿，排脓血，通窍杀虫。”《日华子本草》云：“治小儿惊邪，痔漏、恶疮、疥癣。”其性味咸，微寒。功能通经下乳，活络搜风，消肿排脓。主治瘀血经闭，乳汁不通，风湿痹痛，筋脉拘挛，痈肿疮毒，瘰疬痰核。凡气血不足、痈肿已溃者慎服。

简易疗法

1. 血滞经闭：穿山甲 6 克，鳖甲 9 克，五灵脂 6 克，红花 9 克，当归 12 克，水煎服。

2. 瘰疬瘿瘤：穿山甲 10 克，夏枯草 20 克，生牡蛎 20 克，海藻 10 克，昆布 10 克，研末蜜丸，每次 6 克，日服 2 次。

3. 乳糜尿病：穿山甲 100 克，焙干研末，每次 10 克，日服 3 次，黄酒送下。

4. 卵巢囊肿：炮山甲 100 克，研末，用黄蜡适量熔化，调和为丸，如绿豆大，每次 3 克，日服 2 次。

5. 产后缺乳：穿山甲 6 克，王不留行 9 克，路路通 9 克，通草 6 克，水煎，炖猪蹄汤调服。

6. 疮疡不溃：穿山甲 6 克，皂角刺 6 克，黄芪 15 克，金银花 15 克，赤芍 10 克，水煎服。

31. 原蚕蛾

原蚕蛾又名晚蚕蛾。为蚕蛾科昆虫家蚕蛾的雄性全虫。家蚕幼虫以嫩桑叶为食，经5龄而作茧，渐次化蛹成蛾。蚕的发生次数，每年有一次及二次、四次等，故有一化蚕、二化蚕、四化蚕等名称，因发生时间不同，又有春蚕、夏蚕、秋蚕等分别。分布很广，我国大部地区均有饲养。采集于夏季，取雄性蚕蛾，以沸水烫死，晒干。入药炒，去翅、足用。其病死幼虫名白僵蚕，蚕茧、蚕蛹、幼虫的粪便名蚕沙等亦供药用。

现代研究：蚕蛾含蛋白质及游离氨基酸，后者约有20种之多，但无氨基异丁酸、脯氯酸及胱氨酸，又只有雌蛾有鸟氨酸；又苦脂肪油，据报道雄蛾的脂肪油，性质极与蚕蛹油相似；从蛾翅曾分离三种萤光物质，其中主要者为青萤光物质，已是一种喋呤，定名萤光青，据称与鱼类组织中的萤光青是同一物质；蛾又含细胞色素，它与脊椎动物、酵母等中的细胞色素C相同，初出蚕蛾1公斤，可分离出细胞色素C结晶70毫克；蚕蛾含变态激素α－脱皮松及β－脱皮松；雌蚕蛾有性诱腺，含引诱雄蛾的物质性诱色素；尚含维生素B_{12}、菸酸等。

原蚕蛾最早载《名医别录》：“主益精气，强阴道，止精。”历代本草皆有论述。《日华子本草》：“壮阳事，止泄精，尿血，暖水藏。治暴风，金疮，冻疮，汤火疮，并灭疮瘢。”其性味咸，温。功能补肝益肾，壮阳涩精。主治阳痿，遗精，白浊，尿血，创伤，溃疡及烫伤。内服入丸、散，外用研末撒或捣烂敷。凡阴虚有火者忌用。

简易疗法

1. 阳痿遗精：原蚕蛾10克，仙灵脾、金樱子各30克，巴戟天、韭菜子各20克，研末蜜丸，每次6克，日服2次。亦用于肾虚尿频，白浊。

2. 尿血茎痛：原蚕蛾10克，海金沙、冬葵子、萆薢、茜草各20克，研为细末，每次6克，日服2次。

3. 外伤出血：原蚕蛾、白芷、当归、陈石灰各6克，共研细末，外敷患处，加压包扎。

4. 痈疽红肿：原蚕蛾、大黄、山栀、黄柏各10克，研为细末，用醋调和外敷。

32. 海　马

海马又名水马、虾蛄、马头鱼、龙落子。为海龙科动物克氏海马、刺海马、大海马等同类除去内脏的全体。多栖于深海藻类繁茂处。游泳时，头部向上，靠背鳍和胸鳍扇动作垂直状；休息时常以尾端缠附于海藻的茎枝上，以小型甲壳动物为食。其头冠短小，躯干棱形，酷似马头，身较侧扁，吻长管状，眼大深陷，腹部突出，尾部弯曲。最为奇异的是：繁殖时雌性将成熟卵送入雄性育儿囊内，雄性排入精液使卵受精，从而承担怀孕、发育、孵化小海马的任务，直到产出。这种由雄性孕育后代的情况，在动物界是较少见的。全年均可捕获，但以8~9月产量最大，捕后将内脏除去，晒干。以个大、色白、体完整者为佳。打碎或以酒炙用。

现代研究：刺海马主含蛋白质、脂肪及多种氨基酸；其皮肤黄色素为γ-胡萝卜素，红色素为虾青素、蝲蛄素，黑色为黑色素；尚含乙酰胆碱酯酶、胆碱酯酶及蛋白酶。药理实验克氏海马醇提取物对雌小鼠有雌激素样作用；商品海马提取液对雄小鼠则表现雄激素样作用；海马尚有加强耐缺氧和减少过氧化脂质产生的作用。

海马最早载《本草拾遗》，历代本草多有论述。《本草衍义》云："其首如马，其身如虾，其背伛偻，有竹节纹，长二、三寸。"《本草品精汇要》云："调气和血。"《本草纲目》云："暖水藏，壮阳道，消瘕块，治疔疮肿毒。"其性味甘、咸，温。功能温肾壮阳，散结消肿，活血消癥。主治肾虚阳痿，尿频遗尿，肺虚气喘，带下，痈肿，疔疮，瘰疬，暑疖，脓疱疮，跌扑肿痛，癥瘕结块，难产腹痛。凡阴虚火旺者及孕妇忌服。

简易疗法

1. 肾虚阳痿：海马5克，仙灵脾20克，巴戟天20克，蛇床子20克，锁阳20克，研末蜜丸，每次6克，日服2次。或服成药海马巴戟胶囊，每粒0.4克，每次3粒，日服2次，有壮阳敛精作用。

2. 肺虚气喘：海马10克，蛤蚧10克，沙参20克，川贝母20克，黄精20克，研末，每次5克，日服2次，蜂蜜水送下。

3. 尿频遗尿：海马6克，桑螵蛸9克，覆盆子9克，沙苑蒺藜9克，金樱子9克，水煎服。

4. 癥瘕积聚：海马6克，土鳖虫9克，水蛭6克，大黄6克，白花蛇舌草15克，水煎服。

5. 健忘心悸：海马补肾丸（成药，浓缩丸），每次10粒，日服2次。有滋阴补肾、强壮健脑作用。

33. 海　龙

海龙又名水雁、海蛇。为海龙科以上同属除去皮膜及内脏的全体。分布于南海近陆海域，栖息于沿海藻类繁茂处，生活习性与海马相同，不同的是形体扁细而狭长，尾部向内弯曲。入药有刁海龙、拟海龙、尖海龙3

种，形态、大小、颜色均有差异，但功效相近。全年均可采捕，捕后除去外面皮膜及内脏，洗净晒干。以条大、色白、完整者为佳。切块或黄酒浸制烘烤用。

现代研究：海龙主含蛋白质、脂肪、胆甾醇等。药理实验5种海龙（刁海龙、拟海龙、尖海龙、粗吻海龙、海蠋鱼）的乙醇提取物，均能不同程度地增加正常雄性小鼠的精子数和精子活率，可明显增加环磷酰胺造型小鼠的精子数、精子活率及性腺与性器官的重量，但对正常者性腺和性器官几无影响；对子宫有兴奋子宫作用，使之收缩加强，频率加快；并有增加胸腺重量，升高白细胞数，提高耐缺氧能力及抗衰老作用。

海龙最早载《本草纲目拾遗》："海龙，产澎湖澳，冬日双跃海滩，渔人获之，号为珍物，首尾是龙，无牙、爪，大者尺余，入药。"此后本草亦有论述。《现代实用中药》云："为强壮药，有兴奋作用，用于老人及衰弱者之精神衰惫。治血气痛。"《中药鉴别手册》云："补肾壮阳。治阳痿、不育。"其性味甘、咸，温。功能温肾壮阳，消肿散结，活血消癥。主治肾虚阳痿，年老体弱，瘰疬瘿瘤，跌打肿痛，痈肿疔疮，癥瘕积块，难产腹痛。凡阴虚内热、脾胃虚弱者及孕妇忌服。

简易疗法

1. 肾虚阳痿：海龙10克，仙灵脾30克，肉苁蓉30克，雄蚕蛾10克，蜈蚣3条，研末蜜丸，每次6克，日服2次，黄酒送下。

2. 肾亏气喘：海龙6克，山萸肉15克，枸杞子10克，五味子6克，蛤蚧6克，水煎服。

3. 肾阳虚衰：海龙蛤蚧口服液（成药），每次10毫升，日服2次。适于本证所致之腰膝酸软，面色无华，头目眩晕，阳痿遗精等。

4. 跌打损伤：海龙10克，自然铜10克，三七10克，骨碎补30克，没药10克，研末，每次3克，日服2次。

5. 痈疮红肿：海龙5克，雄黄2克，芒硝30克，分别研末，混合，先洗净患处，加温水化开湿敷，每日2次。

34. 海　参

海参又名刺参、梅花参。为刺参科动物刺参或其它种海参的全体。属食物类药，分布我国黄、渤海区。生活于浅海中岩石底及细沙泥底，海藻繁茂，波流静稳而无淡水注入处；以小型的动植物，如有孔虫、腹足类、桡足类、硅藻类及混在泥沙中的有机质为食物。生殖期约在5～7月，产卵后即潜入岩间夏眠。吴仪洛云："海参辽海产者良，有刺者名刺参，无刺者名光参。"此外尚有几种光参，是瓜参科动物，多产于福建、广东沿海，品质较次。捕得后除去内脏，洗净腔内泥沙，入适当的盐水中烧煮约1小时，捞起晾凉，经曝晒或烘焙至八、九成干时，再入蓬叶中略煮，至颜色转黑时，置阴凉干燥通风处晒干。

现代研究：成分含甾醇、三萜醇、粘蛋白、糖蛋白、粗蛋白质、粗脂肪、灰分、碳水化合物、钙、磷、铁等。因含有人体必需的脂肪、蛋白质、碳水化合物及微量元素，为营养滋补佳品。药理证实有提高免疫功能，抑制血小板聚集，调节肠平滑肌，抗肿瘤、抗凝血、抗放射损伤等作用。

海参最早载《本草从新》："补肾益精，壮阳疗痿。"此后本草亦有论述。《药性考》云："降火滋肾，通肠润燥，除劳怯症。"《随息居饮食谱》云："滋阴，补血，健阳，润燥，调经，养胎，利产。凡产后、病后衰老尪孱，宜同火腿或猪羊肉煨食之。"《现代实用中药》云："为滋养品。治肺结核，神经衰弱及血友病样的易出血患者，用作止血剂。"其性味甘、咸，温。功能补肾益精，养血润燥。主治精血亏虚，虚弱劳怯，消瘦乏力，血虚经闭，肾虚阳痿，遗精早泄，小便频数，阴血亏虚，肠燥便秘等。内服煎汤、煮食，或入丸剂。凡脾虚久泻及内蕴湿热痰火者慎用。

简易疗法

1. 阳痿遗精：海参200克，败龟板、鹿角胶、枸杞子、巴戟肉、仙灵脾、山萸肉、菟丝子各100克，水煎浓缩，加蜂蜜制成膏剂，每次9克，日服3次。亦用于腰痛，早泄。

2. 老年体弱：海参50克，海蜇50克，粳米100克，熬粥经常食用。

3. 夜尿频数：海参、山药、芡实、沙苑子各20克，熬成稀粥，分2次食用。

4. 血虚肠燥：海参、当归、桑椹、胡桃肉各15克，水煎服。

35. 海　蜇

海蜇又名石镜、水母、海虫宅。为海蜇科动物海蜇的口腕部。属食物类药，生长于河口附近和泥质海底的海水中，8～9月间常成群浮游海面。分布我国东南沿海，如浙江、江苏、福建、山东等地。本动物的伞部称海蜇皮，亦供药用。《归砚录》云："海虫宅，妙药也。宣气化瘀，消痰行食而不伤正气。以经盐、矾所制，入煎剂虽须漂净，而软坚开结之勋，则固在也。故哮喘、胸痞、腹痛、癥瘕、胀满、便秘、滞下、疳、疸等病，皆可量用。虽宜下之证而体质柔脆，不能率投硝、黄者，余辄重用海宅（加虫旁），随机佐以枳、朴之类，无不默收敏效。……忌一切辛热发物，尤忌蚕蛹。”本品能清热化痰，消积除胀，且可醒酒；用于阴虚肺燥，痰热咳嗽，痞积胀满，痰核足肿及饮酒过量头晕口渴等症。由于其味美可口，极受喜爱，故为海生滋补佳品。8~9月间常成群浮游于海面，有时被冲击而搁浅在海滩上。捕捞时先用长标刺穿其伞体，然后用网捕获。捕得后用石灰、明矾浸制，再榨去其体中水分，洗净盐渍，一般伞部和口腕部分开加工，口腕部俗称“海蜇头”，伞部俗称“海蜇皮”。炮制入清水内浸漂，经常换水，除净咸味及砂子，切碎用。

现代研究：成分主含脂肪、蛋白质、碳水化合物，又含灰分、钙、磷、铁、硫胺素、核黄素、尼克酸、碘、胆碱等人体必需的营养物质。药理证实海蜇头煎液似有乙酰胆碱样作用；给兔静脉注射，可以降低血压，并使小肠容积增加（舒张血管），肾容积缩小（可能由于肾缺血）；灌注于兔耳血管及蛙全身血管后，亦有扩张血管的作用。

海蜇最早载《本草拾遗》：“主生气及妇人劳损，积血，带下；小儿风疾，丹毒，汤火（伤）。”历代本草亦有论述。《医林纂要》云：“补心益肺，滋阴化痰，去结核，行邪湿，解渴醒酒，止嗽除烦。”《随息居饮食谱》云：“清热消痰，行瘀化积，杀虫止痛，开胃润肠，治哮喘，疳黄，癥瘕，泻痢，崩中带浊，丹毒，癫痫，痞胀，脚气。”其性味咸，平。功能清热化痰，消积润肠。主治阴虚肺燥，痰热咳嗽，肠燥便秘，痞积胀满；痰核脚肿等。内服煎汤，或以姜、醋拌食。凡脾胃虚寒肠滑久泻者忌用。

简易疗法

1. 治肺脓肿：海蜇皮500克，荸荠1000克，均洗净，切碎，加慢火熬膏，早晚各服1汤匙，连服1个月。有润燥化痰作用。亦用于肠燥便秘。

2. 小儿积滞：海蜇50克，山楂30克，麦芽30克，鸡内金10克，水煎加糖，分10次服完。

3. 妇女劳损：海蜇50克，当归、黄芪、鸡血藤各15克，三药水煎取汁，加海蜇煮熟，分3次服。

36. 海蛤壳

海蛤壳又名海蛤、蛤壳。为帘蛤科动物青蛤或文蛤等多种海蛤的贝壳。生活于近海泥沙质的海底和潮间带上、中、下区，深度约15厘米处，我国沿海均有分布。《梦溪笔谈》云："海蛤今不识，其生时但海岸泥沙中得之，大者如棋子，细者如油麻粒，黄白或赤相杂，盖非一类。乃诸蛤之房，为海水砻砺光莹，都非旧质。蛤之属其类至多，房子坚久莹洁者，皆可用，不适指一物，故通谓之海蛤耳。"李时珍云："海蛤是诸蛤烂壳，文蛤自是一种，……但海中蛤蚌，名色虽殊，性味相类，功同亦同，无甚分别也。"4～10月间捕捉，捕后去肉，洗净晒干。以光滑、洁净者为佳。打碎或煅用。

现代研究：主含碳酸钙、甲壳质，尚含17种微量元素等。药理证实有抗衰老、抗炎、中和胃酸、祛痰作用。临床用于治疗胃及十二指肠溃疡、淋巴结核等。

海蛤壳最早载《本经》，历代本草皆有论述。《新修本草》云："海蛤，此物以细如巨胜、润泽光净者好。"《药性论》云："治水气浮肿，下小便，治嗽逆上气，项下瘤瘿。"《本草纲目》云："清热利湿，化痰饮，消积聚，除血痢，妇人血结胸，伤寒反汗，搐搦，中风瘫痪。"其性味苦、咸，寒。功能清热化痰，软坚散结，制酸止痛。主治肺热咳嗽，痰中带血，胸胁疼痛，胃痛泛酸，瘰疬瘿瘤，外治湿疹，烫伤。笔者用于治疗消化性溃疡、糜烂性胃炎、反流性食管炎等效果显著。凡脾胃虚寒者慎服。

简易疗法

1. 肺热咳嗽：海蛤壳30克，青黛30克，瓜蒌仁30克，清半夏30克，诃子皮30克，研末，米糊为丸，每次6克，日服2次。亦用于慢性气管炎。

2. 咳喘痰多：海蛤壳9克，黄芩9克，瓜蒌12克，橘红9克，桔梗9克，甘草6克，水煎服。

3. 胃痛泛酸：海蛤壳20克，煅瓦楞子20克，乌贼骨20克，延胡索10克，甘草10克，研末蜜丸，每次6克，日服3次，饭前服。

4. 遗精早泄：海蛤壳48克，茯苓12克，龙骨6克，共研细末，米糊为丸，每次6克，日服3次。

5. 小便淋浊：海蛤壳10克，滑石20克，冬葵子20克，车前子10克，木通10克，研末，每次5克，日服2次，白茅根汤送下。

6. 淋巴结核：海蛤壳9克，海藻9克，生牡蛎12克，夏枯草12克，水煎服。

7. 皮肤湿疹：海蛤壳（煅）10克，煅石膏10克，黄柏5克，枯矾5克，研末，撒于患处。

37. 海狗肾

海狗肾为海狗科动物海狗或海豹科动物海豹的雄性外生殖器。海狗体肥壮，形圆而长，至后部渐收缩，身长2.5米，雌性仅及其半；海豹体肥壮，略呈纺锤形，颈短，尾短小，体色随年龄而异，背部灰黄色，带有棕黑或灰黑色斑点，体腹面乳黄色。于春季冰块开裂时捕捉雄兽，割下阴茎和睾丸，置阴凉处风干，装坛加白糖，以防虫蛀及走油。以形粗长、质油润、半透明，无腥臭者为佳。酒浸炙之令香，细锉用。海狗肾又称腽肭脐。《临海志》云："出东海水中。状若鹿形，头似狗，长尾。每日出即浮在水面，昆仑家以弓矢射之，取其外肾阴干，百日味甘香美也。"《一统志》云："腽肭脐，出女直及三佛齐国。兽似狐，脚高如犬，走如飞。取其肾渍油名腽肭脐。"可见古人对此有详细观察，多用于虚损诸证。

现代研究：主含雄性激素雄甾酮、蛋白质、脂肪等。药理证实有强壮、性激素样作用；临床用于年老体衰、性功能减退、肺病及肋膜炎等。

海狗肾最早载《本草图经》，历代本草皆有论述。《本草衍义》云："但前即似兽，尾即鱼，其身有短密淡青白毛，腹胁下全白，仍相兼于淡青。白毛上有深青黑点，久则色复淡，皮厚且韧，如牛皮，边将多取以饰鞍鞯。"《药性论》云："治男子宿癥、气块、积冷，劳气羸瘦，肾精衰损，瘦瘁。"《海药本草》云："主五劳七伤，阴痿少力，肾气衰弱，虚损，背膊劳闷，面黑精冷。"其性味咸，热。功能温肾壮阳，补益精髓。主治阳痿遗精，形体羸弱，虚损劳伤，腰膝酸软。凡阴虚者热及阳事易举者忌服。

简易疗法

1. 年老体衰：海狗肾1对，浸泡于白酒1500毫升中15日，每次10～15毫升，日服2次。

2. 阳痿遗精：海狗肾1对，肉苁蓉30克，仙灵脾30克，山萸肉30克，巴戟天30克，研末蜜丸，每次6克，日服2次。

3. 腰膝酸软：海狗肾1对，枸杞子20克，桑寄生20克，鹿茸10克，灵芝10克，除海狗肾、鹿茸外，余药水煎2次，滤液100毫升，加白酒400毫升，将海狗肾、鹿茸浸泡10日，每次10毫升，日服2次。

4. 少腹冷痛：海狗肾9克（研末冲），吴茱萸6克，甘松6克，陈皮9克，高良姜9克，水煎服。亦用于寒疝。

38. 桑螵蛸

桑螵蛸又名桑蛸、螳螂子、螳螂壳、桑上螳螂窠。为螳螂科昆虫大刀螂、小刀螂等同属的卵鞘。入药称桑螵蛸，为黄褐色半圆形，体轻质松，断面可见许多放射状排列的小室，室内存卵。说起螳螂，有许多成语均带贬义，如“螳臂当车”比喻不自量力；“螳螂捕蝉，黄雀在后”形容目光短浅。事实上它是保护农作物的益虫，是绿色植物的“卫士”。它有两把锋利的大刀，凡是苍蝇、蚊子、蝗虫、蚱蜢、蝴蝶、知了等害虫，在它面前都无法逃脱。它不但英勇善战，就是强大的公鸡也畏惧几分，而且巧于伪装，专门伏在树叶花丛中诱捕昆虫。有人还观察到，它在交尾后，雄性会献出生命，让雌性吞食，以增加营养，培育下一代，在动物之中这种伟大的“父爱”是非常罕见的。螳螂在秋季产卵于树枝或草丛间，外面是雌性尾端分泌的一种泡沫状物质，即称螵蛸。翌年春末孵化，上百只幼虫便从中爬出，经过捕食大量害虫，长大蜕皮而发育成带翅的成虫，属于不完全变态发育，一般在北方约一年发生一代。深秋至春季采收，除去树枝，置笼内蒸30～40分钟，杀死虫卵，晒干或烘干。商品因形状不同，分为团螵蛸（软螵蛸、元螵蛸）、长螵蛸（硬螵蛸）、黑螵蛸3种。以干燥、完整、幼虫未出、色黄、体轻而带韧性、无树枝草梗等杂质为佳。同麸皮或盐炒用。

现代研究：主含蛋白质、脂肪、碳水化合物、粗纤维、胡萝卜素及铁、钙等，卵囊附着的蛋白质膜上，含柠檬酸钙的结晶，卵黄球含糖蛋白及脂蛋白。药理证实可延长实验动物常压耐缺氧和游泳时间，增加胸腺、脾脏重量及睾丸指数，提高阳虚的体温。临床用于治疗遗尿症。

桑螵蛸最早载《本经》：“主伤中，疝瘕，阴痿，益精生子。女子血闭腰痛，通五淋，利小便水道。”历代本草皆有论述。《本草纲目》云：“螳螂，骧首奋臂，修颈大腹，二手四足，善缘而捷，以须代鼻，喜食人发，能翳叶捕蝉。”“深秋乳子作房，粘在枝上，即螵蛸也。房长寸许，大如拇指，其内重重有隔房，每房有子如蛆卵，至芒种节后一齐出。”《名医别录》云：“疗男子虚损，五藏气微，梦寐失精，遗溺。”其性味甘、咸，平。功能补肾固精，缩尿止带。主治肾阳不足之遗精，滑精，尿浊，遗尿；消渴，疝气，白带。凡阴虚火旺、膀胱有热而尿频者忌服。

简易疗法

1. 阳痿遗精：桑螵蛸20克、龙骨30克，牡蛎30克，仙灵脾30克，山萸肉30克，研末蜜丸，每次9克，日服2次，淡盐水送下。

2. 儿童遗尿：桑螵蛸20克，益智仁20克，菟丝子20克，覆盆子20克，台乌药20克，研末，每次3克，日服2次。

3. 妊娠尿频：桑螵蛸30克，研末，每次3克，日服2次。

4. 失眠健忘：桑螵蛸10克，珍珠母15克，茯苓15克，五味子10克，石菖蒲6克，水煎服。

5. 疝气腹痛：桑螵蛸10克，小茴香10克，川楝子10克，荔枝核10克，橘子核10克，水煎服。

6. 妇女白带：桑螵蛸10克，乌贼骨15克，龙骨15克，白石英15克，芡实15克，水煎服。

39. 黄　鳝

黄鳝又名黄鳣、鳝鱼、海蛇。为鳝科动物黄鳝的肉或全体。因其腹黄而得名。栖于河沟、湖泊及稻田中，昼藏泥质水底，夜晚出来活动，其体长如蛇，尾部尖细，润滑无鳞，色呈橙黄，以昆虫、蛙类及小鱼为食。有趣的是：卵内卵出的全是雌性，体内有卵巢，待长大成熟产卵后，卵巢内部发生质的变化，即转化为生长精子的精囊，至次年繁殖期即可排出精子，以繁殖下一代，这称为“性逆转”。据此可以断定凡是粗大的均是雄性。全年均可采集，鲜品食用。由于其营养丰富，是滋补佳品，故而深得美食家的喜爱。但食用时一定要鲜活，以免发生中毒。

现代研究：每百克肉中含水分80克，蛋白质18.8克，脂肪0.9克，灰分1克，钙38毫克，磷150毫克，铁1.6毫克。药理实验从中提取黄鳝素A、B，对人体的血糖有良好调节作用，能降血糖和恢复血糖的正常生理功能，故用于治疗高血糖、糖尿病。

黄鳝最早载《雷公炮炙论》，历代本草亦有论述。《本草图经》云：“鳝鱼，似鳗鲡鱼而细长，亦如蛇而无鳞，有青黄二色，生水岸泥窟中，所在皆有之。”《本草拾遗》云：“主湿痹气，补虚损，妇人产后淋沥，血气不调，羸瘦，止血，除腹中冷气肠鸣。”《滇南本草》云：“治痨伤，添精益髓，壮筋骨。”其性味甘，温。功能补益虚损，祛风除湿，强筋壮骨。主治体虚消瘦，风寒湿痹，产后淋沥，痔瘘便血，下肢溃疡，气虚脱肛，子宫脱垂。凡病属虚热者不宜服。

简易疗法

1. 肾虚腰痛：黄鳝肉250克，猪瘦肉100克，枸杞子50克，加水煮熟佐调料食用。

2. 久痢腹胀：黄鳝肉250克，大蒜20克，加水煮熟后添白酒25毫升及调料食用。

3. 小儿疳积：黄鳝1条去内脏，加鸡内金6克，生山楂6克，槟榔6克，加水煮熟，佐酱油调味食用。

4. 脱肛内痔：鲜黄鳝1条，除去内脏，作成羹汤食用。有补气固脱作用。

5. 口眼㖞斜：取活黄鳝血涂于健侧（即斜左涂右，斜右涂左），外用艾炷熏灸地仓、颊车等穴。

6. 湿疹顽癣：黄鳝鲜鱼，洗净患处外涂。

40. 蛇　蜕

蛇蜕又名龙衣、蛇皮、蛇退、长虫皮。为游蛇科动物黑眉锦蛇等多种蛇蜕下的皮膜。黑眉锦蛇无毒，以鼠、雀为食，分布河北至长江流域和西南地区。为祛风、定惊良药，并有退翳消肿、杀虫作用，多用于小儿惊痫，喉风口疮，木舌重舌，目翳内障，疔疮痈肿，瘰疬痄腮等。同科属锦蛇、乌梢蛇的蜕皮亦入药。全年皆可收集，但以3~4月间为最多。取得后抖去泥沙，晒干或晾干。用甘草水洗过，晒干，再用黄酒喷匀，置锅内微炒至黄色（每蛇蜕100斤，用酒5斤）。以色白、皮细、条长、粗大、整齐不碎、无泥沙杂质者为佳。

现代研究：成分含骨胶原、氨基酸、糖原、核酸、氨肽酶及β-葡萄糖醛酸酶、乳酸脱氢酶、异柠檬酸脱氢酶、二及三磷酸吡啶核苷酸心肌黄酶、酯酶、葡萄糖-6-磷酸脱氢酶、磷酸化酶；王锦蛇脱下的干燥表皮膜血清中还含抗毒因子等。药理证实有抗菌消炎，抗虫媒病毒及腮腺炎病毒，抑制红细胞溶血作用。

蛇蜕最早载《本经》："主小儿惊痫瘛疭，癫疾，寒热，肠痔，虫毒蛇痫。"历代本草亦有论述。《名医别录》云："主弄舌摇头，大人五邪言语僻越，恶疮，呕咳，明目。"《日华子本草》云："止呕逆。治小儿惊悸客忤，催生，疬疡，白癜风。"《本草纲目》云："祛风，杀虫。烧末服，治妇人吹奶，大人喉风，退目翳，消木舌，敷小儿重舌，重腭，唇紧，解颅，面疮，月蚀，天泡疮，大人疔肿，漏疮肿毒，煮汤洗诸恶虫伤。"其性味咸、甘，平。功能祛风定惊，解毒退翳。主治小儿惊风，抽搐痉挛，角膜出翳，喉痹，疔肿，皮肤瘙痒。内服煎汤，或研末为散，外用煎汤洗或研末敷。孕妇忌用。

简易疗法

1. 小儿风痫：蛇蜕（炙）1克，蝉蜕6克，细辛、钩藤、黄芪、炙甘草、熟大黄各15克，共研细末，每次1克，水煎去渣，食后温服。

2. 淋巴腺结核：蛇蜕3~6克（剪碎），鸡蛋3个，先将鸡蛋打一小孔，流去蛋白，留下蛋黄，然后于每个鸡蛋内装入蛇蜕1~2克，用纸糊口，置火中烤熟，去壳内服。每服1个，每日3次服完。

3. 治毛囊炎：蛇皮1张，全蝎2个，蜂房10个，将三药浸泡在300毫升食醋中，24小时后即可使用，时间长些则更好，药液用完后可再加醋1次。用纱布蘸药液外敷患处，绷带或胶布固定，1日2次。亦用于痈疖、多发性疖肿、蜂窝织炎等。

4. 治中耳炎：全蛇皮1张，焚后研末，用消毒的香油调成稀糊状，先用双氧水将患部洗净，再用棉球将拭干，取消毒棉棒蘸药糊涂于患耳，1日或隔日1次。

5. 角膜云翳：将蛇蜕、蝉蜕制成双蜕注射液，在结膜下注射（由专业医师操作）。不宜滴其它退翳药物，以免刺激而引起出血。

41. 猪胆汁

猪胆汁为猪科动物猪的胆汁干燥品。猪为主要家畜之一，体格健壮，食性很杂，其全身都是宝，不但营养丰富，而且可作药用。尤其是猪胆汁治病较多，具有采集容易、价格便宜、使用简便、疗效确切的特点，深受医师、患者的称赞。宰时取得胆囊，挂起晾干，或在半干时压扁，再干燥而成。

现代研究：主要成分为胆汁酸类，另含胆色素、粘蛋白、脂类及无极物等；胆汁酸中有鹅脱氧胆酸、3α-羟基-6-氧-5α-胆烷酸和石胆酸，均几乎与甘氨酸结合而存在；另含猪胆酸和猪去氧胆酸。药理证实有镇咳、平喘，消炎、抑菌（百日咳杆菌、结核杆菌、肺炎双球菌、金黄色葡萄球菌、痢疾杆菌、沙门氏杆菌、大肠杆菌等）、保肝利胆、兴奋心脏及呼吸中枢，抗惊厥、抗过敏、抗肿瘤、杀精子等作用。

猪胆汁最早载《名医别录》：“疗伤寒热渴。”历代本草亦有论述。《本草纲目》云：“通小便，敷恶疮，杀疳䘌，治目赤、目翳，明目，清心脏，凉肝脾。”《随息居饮食谱》云：“补胆，清热，治热痢，通热秘。治厥颠疾。”其性味苦，寒。功能清热润燥，解毒消肿。主治热病烦渴，便秘，黄疸，百日咳，哮喘，泄泻，痢疾，目赤，喉痛，中耳炎，痈肿疔疮。

简易疗法

1. 预防白喉：新鲜猪胆汁加等量蔗糖，蒸30～60分钟。每次1～3岁1～2毫升，4～6岁2～3毫升，日服2次，连服4日。视年龄剂量递增，勿超过10毫升。

2. 治百日咳：7.7%猪胆汁糖浆，每次6个月以下5毫升，6个月～1岁8毫升，1～4岁10毫升，4～7岁13～15毫升，日服2次，连服3～5日。

3. 支气管炎：猪胆汁粉，装入胶囊，每次0.5克，日服3次。亦用于急性传染性肝炎。

4. 呕吐腹泻：鲜猪胆汁100毫升，加入绿豆粉500克混合，制成药丸，成人每次6～9克，儿童0.9克，日服3～4次。亦用于急性胃肠炎、细菌性痢疾。

5. 术后便秘：鲜猪胆汁60～100毫升，经高压灭菌后，温度在37℃作保留灌肠。

6. 砂眼疼痛：10%猪胆汁（用生理盐水稀释），高压灭菌后点眼。

7. 治中耳炎：猪胆汁粉3克，枯矾3克，研末，先用双氧水清洗拭干，再将药粉吹入少量，日1～2次。

8. 治甲沟炎：鲜猪胆1个，套于病指上，待炎症消退后再取下。

42. 鹿　茸

鹿茸又名血茸、花茸、青毛茸、斑龙茸。为鹿科动物梅花鹿或马鹿的尚未骨化的幼角。《澹寮方》载："昔西蜀市中，尝有一道人货斑龙丸，一名茸珠丹。每大醉高歌曰：尾闾不禁沧海竭，九转灵丹都漫说。惟有斑龙顶上珠，能补玉堂关下穴。朝野遍传之。其方盖用鹿茸、鹿角胶、鹿角霜也。"李时珍云："今人呼煮烂成粉者，为鹿角霜；取粉熬成胶，或只以浓汁熬成膏者为鹿角胶。"今用之鹿角胶为已角化之角经煎熬浓缩而成；鹿角霜则为熬胶后剩余之角块，与以上说法不同。古代医家对鹿茸的功效颇有经验，仅举两端：缪希雍称"鹿茸，禀纯阳之质，含生发之气。妇人冲任脉虚，则为漏下恶血，或瘀血在腹，或为石淋。男子肝肾不足，则为寒热、惊痫，或虚劳洒洒如疟，或羸瘦。四肢酸疼、腰脊痛，或小便数利、泄精、溺血。此药走命门、心包络及肝肾之阴分，补下元真阳，故能主如上诸证，及益气强志也。”张璐谓“鹿茸功用，专主伤中劳绝，腰痛羸羸，取其补火助阳，生精益髓，强筋健骨，固精摄便，下元虚人，头旋眼黑，皆宜用之。”临床用于治疗血液病、糖尿病性肾病、冠心病、心绞痛、腰椎间盘突出症、新牛儿硬肿症、梅尼埃病等，可见应用范围之广。现大都人工驯养，采集分锯、砍两法，锯茸每年可采收1~2次；砍茸只适于死鹿，现已少用。入药有两种：花鹿茸以粗大、挺圆、顶端、质嫩、毛细、皮色红棕、油润光亮者为佳；马鹿茸以茸体饱满、体轻、下部无棱线、断面蜂窝状、组织致密、米黄色者为佳。酥油炙用。

现代研究：含甾体化合物胆甾醇、雌二醇、雌酮等；15种以上氨基酸，以谷氨酸、脯氨酸、赖氨酸含量高，及脑素、鹿茸精、前列腺素、维生素A、磷酸钙、碳酸钙、胶质、酸性多糖、蛋白质及多种微量元素（铁、锌、铜、锰、硒等）、多糖、磷脂、硫酸软骨素A、前列腺素、性激素等；鹿茸及鹿茸血中尚含有丰富的自由基清除剂和抗氧化剂维牛素E、维生素A原等。药理实验证实因含丰富的营养成分，对人体有强壮作用，增进老年体弱者的健康，促进病后较快康复，并有雌雄激素样作用；小鼠饲以鹿茸醇提取物后，红细胞、血红蛋白、网质红细胞均增加，白细胞亦有升高；能显著增加大鼠脑、肝、肾等脏器的氧耗量，促使组织新陈代谢趋于旺盛；水提物可使小鼠血清胆固醇、甘油三酯降低，脑、肝蛋白质含量增加，内脂质过氧化产物丙二醛含量下降；并有提高免疫功能、促进健康人淋巴细胞的转化、增强肾脏的利尿及胃肠道的运动和分泌功能；增强心脏收缩力，尤对疲劳心脏更为显著，消除疲劳，提高免疫力功能，并有镇痛、解痉，抑制胃酸，促进溃疡和伤口愈合，抗炎、抗衰老（次黄嘌呤的增加）及增强记忆力作用。

鹿茸最早载《本经》：“主漏下恶血，寒热惊痫，益气强志。”历代本草多有论述。《日华子本草》云：“补虚羸，壮筋骨，破瘀血，安胎下气，酥炙入用。”《本草纲目》云：“生精补髓，养血益阳，强健筋骨。治一切虚损，耳聋，目暗，眩晕，虚痢。”其性味甘、咸，温。功能补肾壮阳，益精填髓，强筋健骨，大补气血。主治肾阳不足，精血亏虚，男子阳痿滑精，小便频数，神疲羸瘦，腰脊冷痛，筋骨萎软，耳鸣耳聋；女子冲任虚寒，宫寒不孕，崩漏带下，月经不调，以及疮疡不敛，阴疽内陷等症。凡阴虚内热者忌服。

简易疗法

1. 肾虚阳痿：鹿茸15克，山萸肉30克，山药30克，仙灵脾30克，五味子15克，浸泡于白酒600毫升中15日，每次15毫升，日服2次。

2. 心悸怔忡：鹿茸3克，冬虫夏草6克，红枣10枚，鸡肉100克，加水炖熟食用。

3. 精血亏虚：20%鹿血酒，每次10毫升，日服3次。亦用于血小板减少、白细胞减少、再生障碍性贫血病。

4. 胃痛泛酸：鹿角霜30克，乌贼骨30克，白芍药30克，甘草10克，研末，每次6克，日服3次。

5. 血虚面黄：鹿角胶10克，阿胶20克，鸡血藤20克，当归20克，研末，装入胶囊，每次3克，日服2次。亦用于缺铁性贫血。

6. 宫寒不孕：鹿茸6克，熟地黄30克，小茴香20克，吴茱萸20克，艾叶20克，阿胶20克，研末蜜丸，每次6克，日服2次，生姜汤送下。

7. 小儿软骨病：鹿茸3克，菟丝子20克，肉苁蓉20克，龙骨30克，牡蛎30克，研末，每次2~3克，日服2次，米汤送下。

8. 阳痿遗精：鹿茸参鞭酒（成药），每次30毫升，日服3次。忌生冷、辛辣、油腻食物。

43. 羚羊角

羚羊又名九尾羊、高鼻羚羊。入药为牛科动物赛加羚羊等的角。为群栖动物，生活于半沙漠地区，夏季大都在空旷的荒漠地带，晚秋至冬季则在盐沼半荒漠地带。《寰宇志》云："安南高石山出羚羊，一角极坚，能碎金刚石。则羚羊有一角者矣。金刚石出西域，状如紫石英，百炼不消，物莫能击。惟羚羊角扣之，则自然冰泮也。"对其功效，李时珍论述甚详："羚羊角，入厥阳肝经。肝开窍于目，其发病也，目暗障翳，而羚羊角能平之。肝主风，在合为筋，其发病也，小儿惊痫，妇人子痫，大人中风搐搦，及经脉挛急，历节掣痛，而羚羊角能舒之。魂者肝之神也，发病则惊骇不宁，狂越僻谬，而羚角能安之。血者肝之藏也，发病则瘀滞下注，疝痛毒痢，产后血气，而羚角能散之。相火寄于肝胆，在气为怒，病则烦懑气逆，噎塞不通，寒热，及伤寒伏热，而羚角能降之。"将其概括为平、舒、安、散、降五个方面，可谓言简意赅。全年均可捕捉，之后将角从基部锯下，一般8~10月者色泽最好。以质嫩、色白、光润、有血丝、无裂纹者为佳。镑片或锉碎研粉用。

现代研究：角含磷酸钙，角蛋白含量最多，其含硫仅1.2%；尚含17种氨基酸及5种磷脂类成分。药理证实有镇静、抗惊厥、催眠、解热、镇痛、降压，增强耐缺氧能力，兴奋平滑肌，抗病毒及增强免疫等作用。

羚羊角最早载《本经》，历代本草多有论述。《本草图经》云："今秦、陇、龙、蜀、金、商州山中皆有之，戎人多捕得来货。其形似羊，青色而大，其角长一、二尺，有节如人手指握痕，又最坚劲。"《本草纲目》云："平肝舒筋，定风安魂，散血下气，辟恶解毒，治子痫痉疾。"《本草再新》云："定心神，止盗汗，消水肿，去瘀血，生新血，降火下气，止渴除烦。"其性味咸，寒。功能平肝镇痉，清热明目。主治热病惊厥，神昏谵语，温毒发斑，头目眩晕，目赤翳障，惊痫抽搐。

简易疗法

1. 热病神昏：羚羊角3克，生石膏30克，知母10克，黄连6克，石菖蒲6克，水煎服。

2. 头目眩晕：羚羊角5克，石决明20克，夏枯草20克，菊花20克，天麻20克，钩藤20克，研末蜜丸，每次6克，日服2次。亦用于肝阳上亢型高血压病。

3. 手足抽搐：羚羊角3克，生地黄10克，龙骨15克，地龙10克，全蝎6克，水煎服。

4. 小儿惊痫：羚羊角3克，僵蚕3克，蝉蜕3克，天竺黄3克，琥珀3克，研末，每次1~3克，日服2次。

5. 目赤红肿：羚羊角3克，龙胆草10克，白蒺藜10克，木贼6克，山栀仁6克，水煎服。

6. 目生翳障：羚羊角10克，泽泻10克，菊花20克，玉竹10克，菟丝子10克，研末，每次6克，日服2次。

44. 斑　蝥

斑蝥又名斑猫、晏青、小豆虫、花壳虫。为芫青科昆虫南方大斑蝥或黄黑小斑蝥的干燥全虫。足关节处能分泌黄色毒液，接触皮肤能起水泡。以其翅膀黄黑交错而称斑，而毒如矛刺称为蝥。我国大部分地区均有分布，具复变态，幼虫共6龄，以假蛹越冬；成虫4~5月开始为害，7~9月为害最烈，多群集取食大豆之花叶，花生、茄子叶片及棉花的芽、叶、花等，对农作物危害甚大。其毒性较大，古人对此有所认识，如缪希雍云："性有大毒，能溃人肌肉，惟瘰疬、癫犬咬或可如法暂施，此物若煅之存性，犹能啮人肠胃，发泡溃烂致死，即前二证亦不若用米同炒，取气而勿用质为稳，余证必不可饵。"提醒多作外用，内服应慎之又慎。7~8月间于清晨露水未干时捕捉，必须戴口罩及手套，以免毒液刺激皮肤、粘膜，捕后置布袋内，用沸水烫死，然后取出晒干。以个大、有黄色花斑、色鲜明、完整不碎者为佳。除去足翅加米炒用。

现代研究：含抗癌成分斑蝥素、羟基斑蝥胺、甲基斑蝥胺和去甲基斑蝥胺，其中斑蝥素经氢氧化钠水解得斑蝥酸钠，一般认为黄黑小斑蝥含量高于南方大斑蝥，以胸腹部最高，头足部最低；尚含脂肪油、甲酸、色素、树脂等。药理实验水醇或丙酮提取物能抑制食管癌、贲门癌、胃癌、乳腺癌、纤维瘤、何杰金氏瘤、肝癌、肺癌及脾肉瘤细胞的蛋白质和核酸的合成，影响其代谢而达到抗肿瘤作用，大剂量使免疫机能下降；斑蝥素对部分病人有提高免疫机能现象，且不降低白细胞数是其优点；水浸剂有抗皮肤真菌、病毒，杀丝虫幼虫及雌激素样作用。对皮肤、粘膜有刺激作用，表现为发赤、发泡，应予注意。

斑蝥最早载《本经》，历代本草多有论述。《本草经集注》云："斑猫，豆花时取之，甲上黄黑斑色，如巴豆大者是也。"《名医别录》云："主疥癣，血积，堕胎。"《药性论云》："治瘰疬，通利水道。"《本草纲目》云："治疝瘕，解疔毒、猘犬毒、沙虱毒、轻粉毒。"其性味辛，寒，有毒。功能蚀疮攻毒，消癥通经。主治痈疽，顽癣，瘰疬，瘘管，癥瘕，经闭，狂犬咬伤。此外内服治癌肿，外用治疟疾。内服应慎，孕妇忌服。

简易疗法

1. 各种肿瘤：斑蝥 1~2 只，鸡蛋 1 个，开一小口，将药纳入后，隔水炖熟，去药食蛋，每日 1 个，无副作用可连食。

2. 原发性肝癌：斑蝥素片或胶囊，每粒（片）含 1 毫克，每次 1 粒，日服 2 次。

3. 疟疾寒热：斑蝥 1 只，研末置药膏中，贴于大椎穴，起水泡即去掉。

4. 面神经麻痹：斑蝥 1 只，研末，用水调和，贴太阳穴，左病贴右，右病贴左，起泡即去。

5. 神经性皮炎：斑蝥 2 克，浸泡于 70% 酒精 100 毫升中 7 日，棉签蘸少量涂患处。亦用于带状疱疹。

6. 痈疽不溃：斑蝥 1 只，大蒜 10 克，捣烂如泥，取少许和水调后外贴患处。有拔脓溃疮作用。

7. 传染性软疣：斑蝥 1 克，雄黄 2 克，研末，加蜂蜜调膏，先削去角化层后外敷少许，用胶布固定。

8. 风湿疼痛：斑蝥适量，研末，取少许置胶布中外贴疼痛处，发泡即去。

45. 蛤 蚧

蛤蚧又名蛤蟹、仙蟾、蚧蛇、大壁虎。为壁虎科动物蛤蚧除去内脏的全体。形如壁虎而大，头部呈三角形，尾鳞不甚规则，近长方形，排成环状指趾间具蹼膨大，尾基部较粗，腹面近白色，散有粉红色斑点；尾易断，能再生。因其叫声而名。多栖于山岩及树洞中，或居于墙壁上，昼伏夜出，动作敏捷，捕食昆虫，有时也捕壁虎、小鸟及蝇类等为食。分布于两广、云、贵等地。有趣的是，蛤蚧婚配后实行“一夫一妻制”，成双成对，形影不离，如一方不慎被捉，另一方则扑前紧抱不放，因而常常双双擒获，其爱情之忠贞令人叹服。故药店均为成对包装，现在多以人工饲养，解决了药源紧缺。临床用于支气管哮喘、性功能低下，又以滋补剂用于年老体弱、久病体衰者。5~9月间捕捉，捕后击毙，剖腹取出内脏，用干布抹干，以竹片将四肢、头、腹撑开，并用白纸将尾固定，以防脱落，然后用微火焙干。以体大、肥壮、尾全、不破碎者为佳。切块或黄酒浸渍焙干用。

现代研究：含肌肽胆碱、肉毒碱、鸟嘌呤、蛋白质等；乙醇提取物为白色凝胶状物，经分析含有色氨酸、赖氨酸、组氨酸、精氨酸等14种氨基酸；脂肪油中含有胆固醇；水提物灰化后分析含有钙、磷、镁、锶、铁、钡等17种微量元素。药理证实有雌、雄性激素样作用，可增强免疫功能；其乙醇提取物可延长果蝇的平均寿命及半数死亡时间，提高其飞翔活力及耐寒力，能延长小鼠的缺氧存活时间，显著提高大鼠心肌组织中抗氧化酶活性；蛤蚧体及尾的醇提物给豚鼠肌注，对乙酰胆碱所致的哮喘有明显解痉平喘作用；对正常或去肾上腺大鼠的蛋清性足肿胀有明显抗炎作用；对四氧嘧啶造成的高血糖小鼠有降糖作用；并有提高免疫功能、抗应激及皮质激素样作用。

蛤蚧最早载《雷公炮炙论》：“凡使须认雄雌，若雄为蛤，皮粗，口大，身小，尾粗；雌为蚧，口尖，身大，尾小。”历代本草皆有论述。《本草纲目》云：“补肺气，益精血，定喘止嗽，疗肺痈消渴，助阳道。”《本草再新》：“温中益肾，固精助阳，通淋，行血。蛤蚧尾能治疝。”其性味咸，平。功能补肺益肾，纳气定喘，助阳益精。主治肺虚咳嗽，肾虚作喘，虚劳咳嗽，阳痿遗精，小便频数。凡外感风寒喘嗽者忌服。

简易疗法

1. 久病咳嗽：蛤蚧1对，人参10克，茯苓30克，川贝母30克，炙杏仁20克，炙甘草20克，研末蜜丸，每次6克，日服2次。亦用于慢性气管炎、肺气肿病。

2. 肺虚咯血：蛤蚧1对，沙参30克，麦冬30克，白及30克，川贝母30克，研末，每次6克，日服2次。

3. 心脏性喘息：蛤蚧、红参各10克，共研细末，每次3克，日服2次。

4. 顽固虚喘：蛤蚧1对，野山参10克，紫河车20克，核桃仁20克，橘红20克，水煎浓缩成膏，加等量蜂蜜溶化，每次20克，日服2次。

5. 肾虚阳痿：蛤蚧1对，熟地黄45克，菟丝子45克，金樱子45克，肉苁蓉45克，仙灵脾45克，水煎取汁500毫升，加白酒1000毫升混合，每次20毫升，日服2次。

6. 遗精尿频：蛤蚧1对，五味子20克，山萸肉20克，莲须20克，桑螵蛸20克，浸泡于白酒500毫升中10日，每次20毫升，日服2~3次。

7. 虚劳咳嗽：蛤蚧定喘胶囊（成药），每次3粒，日服2次。

8. 体弱腰痛：蛤蚧大补胶囊（成药），每次3~5粒，日服2次。适于头晕目眩、食欲不振、全身骨痛及本症。

46. 紫河车

紫河车又名人胞、胞衣、混沌皮、混元丹。为健康人的胎盘。干燥的胎盘为不规则的类圆形或椭圆形碟状，直径9~15厘米，厚薄不一；紫红或棕红色，有的为黄色；一面凹凸不平，有多数沟纹，为绒毛叶；一面为羊膜包被，较光滑，在中央或一侧附有脐带的残余，四周散布细血管；每只重50~100克，质硬脆，有腥气。以整齐、黄色或紫红色、洁净者为佳。制法是将新鲜胎盘横直割开血管，用水反复洗漂干净，先用花椒汤煮2~3分钟，再以黄酒拌匀蒸透，取出，烘干。研末或入丸剂用。吴球云：“紫河车即胞衣也。儿孕胎中，脐系于胞，胞系母脊，受母之荫，父精母血，相合生成，真元所钟，故曰河车。虽禀后天之形，实得先天之气，超然非他金石草木之类可比。”李时珍云：“胚胎将兆，九九数足，我则乘而载之，故谓之河车。”胞衣即胎盘。在动物界，无论是食草、食肉者，皆在产下幼崽后将胎盘立即吃掉，而且还津津有味，实在令人难解其谜。后来研究发现胎盘里含有大量的营养物质，还有多种抗体、激素、凝血素等，有利于体质虚弱的母兽的恢复健康，从而承担起哺育后代的责任，这不但是动物的一种自然保护属性，而且其中包含着奥妙的科学道理。人类虽无此种作法，但将胎盘用为补品却是妇孺皆知。

现代研究：其成分较复杂，胎盘球蛋白制品中含有多种抗体、干扰素、血液凝固成分，激素如促性腺激素 A 及 B、催乳素、促甲状腺激素、催产素样物质，以及多种甾体激素如雌酮、雌二醇、雌三醇、孕甾酮、雄甾酮、去氧皮质甾醇等。药理实验能增强机体免疫，促进生长发育，抗病毒、抗肿瘤、抗过敏，促进凝血机制和创伤愈合作用；人胎盘催乳素与垂体生长激素的化学结构上相关，故有生长激素样作用。

紫河车最早载《本草纲目》，历代本草有所论述。《诸证辨疑》云："初生者为佳，次则健壮无病妇人者亦可。取得，以清米泔摆净，竹器盛，于长流水中洗去筋膜，再以乳香酒洗过，篾笼盛之，烘干研末。亦有瓦焙研者，酒煮捣烂者，甑蒸捣晒者，以蒸者为佳。"又云："治虚损劳极，癫痫，失志恍惚，安心养血，益气补精。"《本草蒙荃》云："疗诸虚百损，劳瘵传尸，治五劳七伤，骨蒸潮热，喉咳者哑，体瘦发枯，吐衄来红。"其性味甘、咸，温。功能补肾益精，补气养血，补肺定喘。主治虚损羸弱，骨蒸盗汗，咳嗽气喘，食少气短，头晕耳鸣，阳痿遗精，不孕缺乳。

简易疗法

1. 气血亏虚：紫河车 20 克；冬虫夏草 10 克，山药 60 克，蜂蜜 120 克，牛骨髓 300 克，先将前 3 味研末，加入后 2 味，上笼蒸 30 分钟，待温装瓶，每次 10～20 克，日服 2 次。亦用于贫血。

2. 慢性咳喘：紫河车 20 克，炙百合 30 克，炙百部 30 克，沙参 30 克，川贝母 30 克，研末蜜丸，每次 9 克，日服 2 次。

3. 骨蒸盗汗：紫河车 10 克，人参 10 克，山药 30 克，黄精 30 克，五味子 20 克，研末，装入胶囊，每次 3 克，日服 2 次。

4. 头晕耳鸣：紫河车 20 克，黄柏 20 克，生地黄 30 克，龟版 30 克，研未水丸，每次 5 克，日服 2～3 次。

5. 肺源性心脏病：紫河车粉、灵芝草各 20 克，冬虫夏草 10 克，共研细末，装入 0 号胶囊，每次 3 粒，日服 2 次，温水送服。

6. 心悸失眠：紫河车粉 5 克（冲），茯苓 15 克，丹参 15 克，酸枣仁 15 克，龙骨 15 克，水煎服。

7. 阳痿遗精：紫河车 20 克，海马 10 克，仙灵脾 30 克，山萸肉 30 克，金樱子 30 克，浸泡于白酒 600 毫升中 15 日，每次 10～20 毫升，日服 2～3 次。

8. 产后缺乳：胎盘 20 克，猪蹄 200 克，加水炖熟调味食用。亦用于产后虚弱。

9. 乙型肝炎：胎盘特异转移因子（胎盘肽），每次2~4毫升，肌内注射。亦用于急性甲型肝炎、慢性气管炎、银屑病等。（制剂尚有胎盘片、胎盘注射液、胎盘白蛋白注射液、胎盘丙种球蛋白注射液等，可供选用。）

47. 蜈　蚣

蜈蚣又名吴公、天龙、百脚、唧蛆。为大蜈蚣科动物少棘巨蜈蚣或近缘的干燥全虫。体形扁平而长，全体由22个同型环节构成，头部红褐色，头板近圆形，和第一背板为金黄色，17节，第二背板起为墨绿色，末板黄褐色，腹板及步肢淡黄色，步肢21对，足端黑色。常栖于潮湿阴暗之处，食肉性，全国各地多有分布。又称百足虫，《本经》将其列为下品，此后皆言有毒，被视为"五毒"（与蝎子、蟾蜍、毒蛇、壁虎合称）之品。经研究发现其毒性为一种蛋白质毒素，仅存在于活体的头部腭齿中，通过处死制成的药材，其毒素被迅速氧化后，则变为失去活性的无毒成分，因此不能再视为"虎狼之药"。陶弘景云："性能制蛇。见大蛇，便缘上啖其脑。"此后本草皆依其说，所以俗谚有"一物降一物，蜈蚣把蛇捉"之说。4~6月间捕捉，之后用竹片插入头尾部，绷直晒干，或先用沸水烫过后烘干。以身干、条长、头红、足红棕色、身黑绿、头足完整者为佳。剪断或黄酒炙焙用。但因含有丰富的蛋白质和微量元素，我国云南大理州的许多地区将其油炸食用，朝鲜族亦作为滋补强壮药炖鸡食疗，可见是一味有待开发的营养食品。

现代研究：含两种类似蜂毒的有毒成分，即组胺样物质及溶血性蛋白质，尚含脂肪油、胆甾醇、蚁酸等；又分离出8－羟基赖氨酸、甘氨酸、丙氨酸、缬氨酸、苯丙氨酸、丝氨酸、牛磺酸、谷氨酸等12种；蜈蚣油中含油酸、亚油酸、亚麻酸、棕榈酸、十六碳－烯酸等脂肪酸，为不饱和脂肪酸为主体的脂质成分。药理证实有抑制中枢、抗惊厥、抗肿瘤、抗炎、镇痛、降血压、扩张血管、抑制皮肤真菌等作用。

蜈蚣最早载《本经》，历代本草皆有论述。《本草经集注》云："今蜈蚣赤足者多出京口长山，高丽山、茅山亦甚有，于腐烂积草处得之，勿令伤，暴干之。黄足者甚多，而不堪用。"《名医别录》云："疗心腹寒热结聚，堕胎，去恶血。"《本草纲目》云："治小儿惊痫风搐，脐风口噤，丹毒，秃疮，瘰疬，便毒，痔漏，蛇瘕、蛇瘴、蛇伤。"其性味辛、温，有毒。功能息风止惊，解毒散结，通络止痛。主治急慢惊风，头痛，风湿疼痛，破伤风，百日咳，癥瘕瘤块，瘰疬疮毒，风癣，烫伤，蛇虫咬伤。孕妇忌服。长期应用对肝脏有损害。

简易疗法

1. 肺结核病：蜈蚣去头足，焙干研末，装入胶囊，每次2克，日服2次。亦对结核所致之胸腹炎、肋膜炎、乳腺结核、淋巴结核有效。

2. 风湿痹痛：蜈蚣、全蝎各15克，白花蛇、乌梢蛇各10克，共研细末，每次3克，日服2次，同时辨证服汤剂。亦用于历节风。

3. 各种癌症：蜈蚣研末，每次1克，日服2次，视情加量。或制成注射液（100条∶200毫升），每次2～4毫升/日，于病灶基底部浸润注射。适于食管、肺、乳腺、皮肤、唇腺、宫颈部位癌症。

4. 阳痿遗精：蜈蚣1条，仙灵脾30克，锁阳15克，肉苁蓉15克，水煎服。或用白酒浸泡服。

5. 小儿惊痫：蜈蚣10克，全蝎10克，研末，每次0.3～0.5克，日服2次，饭后服。

6. 治甲沟炎：蜈蚣1条，雄黄1.5克，枯矾1.5克，研末，将鸡蛋1只打破小口装入，搅匀，插袋指上，外用小火烤温，后用纱布包扎。

7. 治疗烫伤：蜈蚣5条，麻油50毫升（以浸过为度），浸泡15日后，以纱布浸油外敷患处。

48. 蜂　房

蜂房又名露蜂房、马蜂窝、大黄蜂窠。为胡蜂科昆虫大黄蜂（马蜂）或同属近缘的巢。大黄蜂为群栖性，营巢于树木上或屋檐下，全国大部地区均有分布。古人对此观察较细，寇宗奭云：“露蜂房有二种：一种小而色淡黄，窠长六、七寸至一尺，阔二、三寸，如蜜脾下垂一边，多在丛木深林之中，谓之牛舌蜂；一种多在高木之上，或屋之下，外面围如三、四寸许，或二、二斗，中有窠如瓠状，由此得名玄瓠蜂，其色赤黄，大于诸蜂。今人皆兼用之。”雷敩认为蜂房有四件，即革蜂窠、石蜂窠、独蜂窠、青蜂窠，“入药以革蜂窠为胜。”李时珍考证：“革蜂，即山中大黄蜂也，其房有重重如楼台者。”蜂房虽多种，只有大黄蜂及同属近缘者可供药用；而独蜂有毒，其巢不能入药。冬季采收，之后略蒸除去死蜂死蛹后晒干。以单个、整齐、灰白色、筒长、孔小、体轻、略有弹性、无杂质者为佳。切块或炒、煅用。

现代研究：蜂房含露蜂房油、蜂蜡、树脂，多种糖类，维生素及钙、铁等。药理证实有促进血液凝固，增强心脏收缩，扩张血管，暂时性降压、利尿、抗炎、镇痛、降温、抗菌（葡萄球菌、痢疾杆菌、伤寒杆菌等）作用；挥发油可驱绦虫，因有毒性而不宜用。

蜂房最早载《本经》，历代本草皆有论述。《本草图经》云："露蜂房，树上大黄蜂巢也，大者如瓮，小者如桶，今所在有，十一月、二十月采。"《日华子本草》云："治牙齿疼，痢疾，乳痈；蜂叮，恶疮，即煎洗。"《本草述》云："治积痰久嗽，风惊颤掉，神昏错乱。"其性味甘，平，有毒。功能祛风止痛，攻毒杀虫。主治风火牙痛，风痹，瘾疹瘙痒，乳痈，疔毒，瘰疬，头癣，蜂螯肿痛。近年用于治肿瘤。凡气血虚弱、肾功能不良者慎服。

简易疗法

1. 牙龈肿痛：蜂房 6 克，细辛 3 克，煎汤漱口。亦用于口腔溃疡。

2. 淋巴结核（瘰疬）：蜂房 10 克，蛇蜕 5 克，玄参 20 克，杏仁 20 克，黄芪 20 克，研粗末，先用麻油炸过，去渣，煎至焦黄，加黄丹适量，不断搅拌熬成膏剂，涂于布上外贴。

3. 外伤感冒：蜂房 30 克，加水 100 毫升，煮沸 15 分钟，过滤去渣，用于浸泡和冲洗创面，用于疖痈、烫伤、蜂窝组织炎、伤口感染。有去腐生肌、消炎止痛作用。

4. 风湿痹痛：蜂房 10 克，土鳖虫 10 克，蜈蚣 2 条，乌梢蛇 10 克，桂枝 10 克，研末，每次 2 克，日服 2 次。

5. 痈疮肿毒：蜂房 20 克，乳香 9 克，猪胆汁粉 20 克，研末，加凡士林 50 克调膏，涂于纱布外贴。

6. 急性乳腺炎：蜂房焙至焦黄，研末，装入胶囊，每次 3 克，黄酒冲下，日服 1 次，3 日为 1 疗程。

7. 蜂螯红肿：蜂房 20 克，凡士林 80 克，调成药膏外涂患处。

8. 头癣不愈：蜂房 10 克，蜈蚣 2 条，明矾 10 克，先将后 2 味研末装入蜂房，用瓦片焙焦研末，再加麻油调匀外搽。

49. 蜂　胶

蜂胶为蜜蜂科昆虫中华蜜蜂所分泌的黄褐色的粘性物质。1 个 5～6 万只的蜂群 1 年只能生产蜂胶 100～150 克，被誉为"紫色黄金"。是蜜蜂从植物芽孢或树干上采集的树脂，混以蜜蜂上颚腺的分泌物和腊腺分泌的蜡质，而生成的芳香性不透明的胶状固体，是蜂巢的构成物质。生产期多为夏、秋季，我国的胶源植物大至有桦木科、杨柳科、松科、柏科和漆树科中的多数树种，以及桃、李、杏、栗、橡胶、桉树和向日葵等。蜂胶为不透明固体，表面光滑或粗糙，折断面呈砂粒状，切面与大理石外形相似。呈黄褐、棕褐、灰褐、灰绿或暗绿色。具有特殊的芳香味。味略带辛辣味，嚼之粘牙，用手搓捏能软化。近年来，蜂胶不但对人体有较全面的调理作用，尤其在抑制糖尿病并发症方面具有优势，而且被《中华人民共和国药典》列为法定中药，颇受人们的青睐。目前蜂胶产品较多，对人体有着广泛的医疗、保健作用，现已成为各国科学研究的热点，并成为新兴的保健品倍受推崇。

现代研究：成分含有黄酮类、萜烯类、有机酸类及大量的氨基酸、酶类、多种维生素等。药理实验表明有抗脂质过氧化，清除自由基，修复组织损伤，改善微循环，软化动脉血管，增强免疫，双向调节血糖，降血脂、胆固醇，降血压，防治血栓、出血、动脉硬化、冠心病等心脑血管疾病；并有抗菌（如溶血性链球菌、黄曲霉素、大肠杆菌及真菌、病毒等）消炎，抗病毒保肝，解热镇痛，止咳祛痰，抗突变、抗肿瘤，活化细胞、防止脂褐素形成，延缓衰老等作用。

蜂胶最早载江西《中草药学》：“保护肉芽组织，利于伤口愈合，对皴裂亦有疗效。”此后中药书中有所论述。《东北药物志》云：“治恶性肿瘤和创伤有效。”《中华皮肤科杂志》云：“治鸡眼、胼胝、跖疣和寻常疣。”其性味微甘，平。功能祛脂降糖，抗菌消炎。主治高脂血症、高血压病，冠心病，脂肪肝，消化性溃疡，银屑病，口腔溃疡等，亦用于心脑血管病、癌症等的辅助治疗。

简易疗法

1. 高脂血症：蜂胶片，每片0.2克，每次3片，日服3次，连服3个月。亦用于高血压、消化性溃疡、银屑病等。

2. 治糖尿病：蜂胶胶囊，每粒0.3克，每次2粒，日服3次，连服3个月。

3. 口腔溃疡：蜂胶片，每次3片含服，每日3次。

4. 伤口难愈：蜂胶适量，研末撒布于患处。亦用于皴裂、冻伤。

5. 鸡眼跖疣：先将局部用热水洗净，削去病变组织，取适当大小蜂胶紧贴患处，然后用胶布固定，约1周后自行脱落。亦用于胼胝、寻常疣。

50. 蜂　蜜

蜂蜜又名石蜜、蜜糖、蜂糖、白沙蜜。为蜜蜂科昆虫中华蜜蜂等所分泌的黄褐色或黑褐色的粘性蜜糖。为稠厚的液体，夏季如清油状，半透明，有光泽，冬季则变成不透明，并有萄萄糖的结晶析出，状如鱼子；气芳香，味极甜。以水分小、有油性、稠如凝脂、用木棒挑起时蜜汁下流如丝不断、且盘曲如折叠状、味甜不酸、气芳香而洁净无杂质者为佳。以火熬炼后用。蜜蜂乃勤劳的象征，“采得百花酿成蜜”成为人们交口称赞的昆虫。蜜蜂生活在蜂群之中，每群只有1个发育完善、形态特大，能产卵繁衍后代的蜂王（母蜂）；以及数百个形态中等、专与蜂王交配以延续种类的雄蜂；还有数以万计因生殖器发育不完全负责采集花粉、酿蜜，喂养幼虫、蜂王，清洁蜂房，筑巢防御，不知疲倦劳动的工蜂。各种蜂分工明确，互相配合，形成一个有序的群体。蜂王可活5~6年，1天产卵1000多粒，蜜源充足可维持几个月，但其他蜜蜂仅活几个月。其幼虫可分泌蜜蜡，成虫采集花粉酿蜜。其蜂蜜、蜂乳（王浆）、蜂毒（刺螫时排出的毒液）都有很大的药用价值和丰厚的经济效益。而且通过调查发现，养蜂人大多长寿，几乎无人患癌症，提示花粉、蜂蜜和蜂乳可能具有抗衰抗癌作用。

现代研究：主含果糖和葡萄糖，尚含蔗糖、麦芽糖、糊精、树脂，以及氮化合物、有机酸、无机盐，维生素A、B_2、B_6、C、D、K、M与胆碱、淀粉酶、微量元素等。药理实验能增强机体抵抗力，促进生长发育，加强心脏收缩功能，扩张冠状动脉，增加红细胞、血红蛋白、血小板数目，并有降血压、降血糖、解毒、缓泻、抗菌（链球菌、葡萄球菌、白喉杆菌、炭疽杆菌、痢疾杆菌、伤寒杆菌、布氏杆菌、肺炎杆菌、绿脓杆菌等）、抗肿瘤作用。

蜂蜜最早载《本经》，历代本草皆有论述。《本草图经》云：“食蜜有两种，一种在山林木上作房，一种人家作窠槛收养之。其蜂甚小而微黄，蜜皆浓厚而味美。”《名医别录》云：“养脾气，除心烦，食饮不下，止肠澼，肌中疼痛，口疮，明耳目。”《本草纲目》云：“和营卫，润脏腑，通三焦，调脾胃。”其性味甘，平。功能补脾润燥，解毒止痛。主治脾虚萎黄，胃脘疼痛，肠燥便秘，肺燥咳嗽，鼻流浊涕，口舌生疮，水火烫伤，乌头中毒。凡痰湿内蕴、中满痞胀及肠滑泄泻者忌服。

简易疗法

1. 慢性咽炎：鲜白萝卜200克，切片，加水煮沸至200毫升，冷却后调入蜂蜜200克，缓缓咽下，日服2~3次。

2. 肺燥咳嗽：蜂蜜100克，沙参30克，麦冬30克，杏仁20克，瓜蒌20克，先将药物煎2次，浓缩成200毫升，再加蜜制成糖浆，每次20

毫升，日服3次。

3. 胃痛嘈杂：蜂蜜200克，金针菜100克，水煎煮烂加蜜制成膏剂，每次30克，日服2次。亦用于消化性溃疡。

4. 慢性肝炎：蜂蜜20克，蜂乳10克，调和分2次1日服完，连服20日为1疗程。

5. 老年便秘：蜂蜜30克，黑芝麻泥15克，加水调和服，每晚1次。

6. 小儿贫血：蜂乳20克，分2次1日服，可常服用。

7. 慢性鼻炎：20%蜂蜜行鼻腔离子透入法治疗，电流强度1~5毫安，时间15~20分钟，日1次，14次为1疗程。

8. 皮炎湿疹：蜂蜜100克，炉甘石10克，淀粉20克，制成软膏外涂。

51. 鼠　妇

鼠妇又名鼠姑、地虱、湿生虫、暗板虫。为鼠妇科动物平甲虫的干燥全体。常居于潮湿的朽木、枯叶、石块等下面，繁殖力强。又称鼠负，因鼠在土中，背部粘附此虫，故而名之。韩保升云："多在瓮器底及土坎中，常惹着鼠背，故名。俗亦谓之鼠粘，犹葈耳名羊负来也。"缪希雍对其功效有所发挥："鼠妇利水，白鱼（鲤科动物翘嘴红鲌）亦利水，又皆气血交阻。但白鱼所主是寒湿阻气，因而及血；鼠妇所主是气阻及血，因壅湿热，故有异云。"两相比较，医理愈明。4~9月间捕捉，之后用沸水烫死，晒干或烘干。以干燥、完整、灰白色、无霉蛀者为佳。微火焙黄用。

现代研究：含有多种成分，其粘多糖含软骨素硫酸A及C，或含糖醛酸、多种脂肪酸、胆甾酸、蚁酸等。药理实验有抗凝血、溶解血栓，改善微循环，镇痛、抗麻风，并与麦角有类似的子宫兴奋作用；外用有引赤、发泡作用。

鼠妇最早载《本经》，历代本草皆有论述。《本草衍义》云："湿生虫多足，大者长三、四分，其色如蚓，背有横纹蹙起，用处绝少。"《本草图经》云："张仲景治久疟，大鳖甲丸中用之，以其主寒热也。"《本草纲目》云："治久疟寒热，风虫牙齿疼痛，小儿撮口惊风，鹅口疮，痘疮倒靥，解射工毒、蜘蛛毒，蚰蜒入耳。"其性味酸，温。功能破血消癥，利水消肿，解毒利咽。主治妇女经闭，癥瘕积块，癃闭水肿，小便不利，咽痛，牙痛，口舌生疮。孕妇忌服。

简易疗法

1. 慢性气管炎：鼠妇焙干研末，经60%酒精处理后，压制成片剂，每片0.5克，每次2~5片，日服3次，15日为1疗程。对本病喘、咳、痰均有效，适于非炎症性哮喘型本病。

2. 妇女经闭：鼠妇3克，赤芍12克，红花9克，桃仁9克，当归12克，水煎服。

3. 小便不利：鼠妇5克，泽泻9克，车前子12克，灯心3克，茯苓皮12克，水煎服。

4. 术后疼痛：鼠妇焙干研末，加淀粉及糖，使成10%散剂，装入胶囊，每粒含0.1克，每次3粒，日服2次。

5. 寻常疣（刺瘊）：鼠妇鲜品，冷冻研浆，或活鼠妇洗净掐断，将疣削平，直接涂按患处，外用胶布固定，3~7日后取下。

52. 蝉　蜕

蝉蜕又名蝉衣、枯蝉、蝉退、知了皮。为蝉科昆虫黑蚱蝉羽化后的蜕壳。蝉即知了，“一鸣而知秋至”。多栖于柳、杨、梨、苹果等树木上，每到秋季便鸣叫不息。其生长期极长，一个世代要经12~13年。其虫进入土内，吸收树根汁液，多次蜕皮羽化而成虫。雄虫体长而宽大，雌虫体较短，均黑色；雄虫有鸣器，雌虫则无，所以鸣叫者为雄虫无疑。若虫爬到树干高1米处左右脱皮，也就是蝉幼虫化为成虫的过程，俗称“金蝉脱壳”，其壳全形似蝉而中空，稍弯曲，表面呈茶棕色，半透明，有光泽，被黑棕色或黄棕色细毛；体轻，膜质，中空，头、眼、胸、腹、足、尾等齐全，易碎，气微弱，味淡。夏秋季采集，除净泥土晒干。以色黄、体轻、完整无泥沙者为佳。直接药用。入药有散风热、定惊痛等功效。

现代研究：主要含甲壳质，亦含异黄质喋呤、赤喋呤等；另从水提液中鉴定出天门冬氨酸、苏氨酸、丝氨酸、谷氨酸、甘氨酸、丙氨酸、缬氨酸和异亮氨酸8种氨基酸。药理实验有镇静、抗惊厥、镇痛、解热、抗过敏作用；能降低毛细血管通透性，用于治疗风疹、目翳；亦能抑制癌细胞，但不影响正常细胞。

蝉蜕最早载《名医别录》，历代本草皆有论述。《本草图经》云：“蝉类虽众，独此一种入药。医方多用蝉壳，亦此壳也。”《本草纲目》云：“蝉乃土木余气所化，饮风吸露，其气清虚。故主疗皆一切风热证。古人用身，后人用蜕。大抵治脏腑经络，当用蝉身；治皮肤疮疡风热，当用蝉蜕，各从其类也。又主哑病、夜啼者，取其昼鸣而夜息也。”《得配本草》云：“除风热，发痘疹，下胞衣，通乳汁，杀疳虫，治隐疹。”其性味甘，寒。功能散风除热，利咽透疹，祛翳解痉。主治风热感冒，咽痛音哑，麻疹不透，风疹瘙痒，目赤翳障，惊风抽搐，破伤风。凡体虚无风热者及孕妇忌服。

简易疗法

1. 感冒失音：蝉蜕6克，牛蒡子10克，桔梗10克，薄荷6克，甘草6克，水煎服。

2. 小儿惊风：蝉蜕7个，全蝎5个，蜈蚣1条，僵蚕5个，研末，取适量贴于脐部。

3. 癫痫日久：蝉蜕10克，僵蚕10克，荆芥30克，白矾30克，研末蜜丸，每次6克，日服2次，连用20日。

4. 疹出不透：蝉蜕6克，浮萍10克，荆芥6克，芫荽6克，柽柳10克，水煎服。

5. 治荨麻疹：蝉蜕9克，桂枝9克，地肤子9克，白鲜皮9克，防风9克，水煎服。

6. 疔疮红肿：蝉蜕5克，僵蚕5克，穿山甲5克，青黛5克，研末，取适量加醋调和，外涂患处四周，待疔稍长则拔之再涂。

53. 蝼　蛄

蝼蛄又名蟪蛄、地狗、拉拉蛄、地牯牛。为蝼蛄科昆虫蝼蛄的干燥全虫。以其善鸣叫之声音而得名。李时珍云：“蝼蛄穴土而后，有短翅四足，雄者善鸣而飞，雌者腹大羽小，不善飞翔。吸风食土，瞢就灯光，人药用雄。”生活于潮湿温暖的沙质土壤中，春、秋两季，最为活动，常在晚间活动，白天隐伏洞中；趋光性强，能飞翔。全国大部分地区有分布。为动物类利水消肿药，作用较强，临床用于水肿、尿闭等实证。同属动物大蝼蛄亦供药用。夏秋间耕地翻土时捕捉，或晚上点灯诱捕。捕得后用开水烫死，晒干。以身干、完整、无杂质及泥土者为佳。生蝼蛄拣去杂质，筛去灰屑即可；焙蝼蛄置炒锅内，用文火焙至焦黄色，取出晾凉，或碾细粉用。

现代研究：成分血淋巴中含游离氨基酸的13种，其中丙氨酸、组氨酸、缬氨酸含量较高，睾丸中的游离氨基酸有11种，其中以脯氨酸浓度为最高，天冬氨酸、丝氨酸、酪氨酸为最低；尿中的氨基酸有6种以上。药理证实有利尿作用，未发现毒性反应。

蝼蛄最早载《本经》：“主难产，出肉中刺，溃痈肿，下哽噎，解毒，解恶疮。”历代本草亦有论述。《日华子本草》云：“治恶疮，水肿，头面肿。”《本草纲目》云：“利大小便，通石淋，治瘰疬，骨鲠。”《本草求真》云：“痈肿瘰疬肉刺。若生捣汁以涂，则刺与肿皆治。骨鲠入喉不下，末吹即能见愈。此外箭簇入肉，用此涂贴患处，则箭即克见拔。”其性味咸，寒。功能利水通便。主治水肿，石淋，小便不利，瘰疬，痈肿恶疮。内服煎汤，或入散剂，外用研末撒或口畜鼻。凡气弱体虚及孕妇忌用。

简易疗法

1. 小便不利：蝼蛄、商陆各6克，焙干研粉，每次3克，日服2次，黄酒或温开水送服，中病即止。亦用于面浮水肿。

2. 颈项瘰疬：带壳蝼蛄7枚（生取肉），丁香7粒，入于壳内烧过，与肉同研，外敷患处。

3. 小儿脐风：蝼蛄、甘草各5克，研为细末，撒敷脐中。适于脐部汁出。

4. 胞衣不出：蝼蛄1枚，加水1升，煮3沸，分2次服。

5. 龋齿疼痛：蝼蛄、细辛各3克，冰片1克，共研细末，外用撒填患处。

54. 僵　蚕

僵蚕又名天虫、白僵蚕。为蚕蛾科昆虫家蚕的幼虫感染白僵菌而死的干燥全虫。幼虫以嫩桑叶为食，日渐长大，3~5日脱皮1次，脱皮前不吃不动称“眠”，经5龄而作茧，渐次化蛹、成蛾。蚕的发生次数，每年有1~2次或4次，故有一化蚕、二化蚕、四化蚕等名，因季节不同，而有春、夏、秋之分。据研究，蚕以吃桑叶而生，地球上有桑树的历史距今已1800万年以前，因此也成为遗传性，主要靠嗅觉和味觉来辨认气味，而叶中含有一种蚕醇物质，在30厘米左右便能嗅到气味而来觅食，可以说是完成世代交替的必然。由于蚕对人类的贡献很大，所以有“春蚕到老丝方尽，蜡炬成灰泪始干”之诗句流传，也不禁想起幼时摘桑喂蚕、观看吐丝结茧的难忘情景来。目前多为人工接种法获得。药品呈圆柱形，多弯曲而皱缩，表面灰白色或显浅棕色，多被有白色粉霜；头、足及各节均清晰可辨，体外常杂有丝团缠绕质硬而脆，易折断，断而平坦，色棕黑不一，多光亮，外层白色，微有腐臭气。以条直肥壮、质坚、色白，断面光者为佳。晒干或加麸皮炒黄用。

现代研究：主含蛋白质、草酸钙及赖氨酸、亮氨酸、天冬氨酸等17

种氨基酸，镁、钙、锌等28种元素，以及变态活性刺激素、促蜕皮甾醇等。药理证实有催眠、抗惊厥、抗肿瘤，所含蛋白质成分有刺激肾上腺皮质的作用；对金黄色葡萄球菌、大肠杆菌、绿脓杆菌等有抑制作用。

僵蚕最早载《本经》，历代本草多有论述。《本草经集注》云："人家养蚕时，有合箔皆僵者，即暴燥，都不坏。会见小白色，似有盐度者为好。"《本草纲目》云："散风痰结核，瘰疬，头风，风虫齿痛，皮肤风疮，丹毒作痒，痰疟癥结，妇人乳汁不通，崩中下血，小儿疳蚀鳞体，一切金疮，疔肿风痔。"《本草正》云："治小儿疳蚀，牙龈溃烂，重舌，木舌。"其性味咸，辛，平。功能息风解痉，解毒利咽，化痰散结，祛风止痛。主治风热头痛，惊痫抽搐，目赤咽痛，口眼㖞斜，风疹瘙痒，瘰疬痰核。

简易疗法

1. 风热头痛：僵蚕10克，桑叶10克，荆芥10克，薄荷6克，防风6克，水煎服。

2. 咽喉肿痛：僵蚕10克，牛蒡子10克，蝉蜕6克，桔梗6克，甘草6克，水煎服。

3. 惊痫抽搐：僵蚕10克，地龙10克，钩藤15克，菊花15克，全蝎6克，研末，每次3~5克，日服2次。

4. 口眼㖞斜：僵蚕10克，蜈蚣1条，白附子6克，天南星6克，乌梢蛇6克，水煎服。

5. 偏正头痛：僵蚕20克，川芎20克，细辛10克，白芷20克，藁本20克，研末，每次5克，日服2次，茶清水送下。

6. 治乳腺炎：僵蚕10克，研末，用醋调涂，日数次。或加金银花30克，蒲公英30克煎服。

7. 瘰疬痰核：僵蚕30克，浙贝母30克，夏枯草45克，海藻30克，研末，每次6克，日服2次。

55. 燕　窝

燕窝又名燕根、燕菜。为雨燕科动物金丝燕及多种燕类用唾液和绒羽混合凝结而筑成的巢窝。以色洁白、偶带少数绒羽为佳。炖汤或入膏剂用。燕窝是上等补品，属山珍海味中的上八珍。乃金丝燕等同属的巢窝，其燕生活于热带沿海地区，在岛屿险峻的岩深暗处筑巢聚居，飞翔力很强，不善行走，以各种飞虫为食。于每年4月间产卵之前，便在岩石上营造新巢，此时喉部粘液腺极为发达，其巢便为粘液所凝固，色白洁净，如同小碗形状，直径6~7厘米。只需筑1次，当筑成而即被采去的称“白燕”；如第2次筑巢，往往夹杂一些绒羽、颜色较暗，称为“毛燕”；也可见血迹，称为“血燕”。但以白燕品最好。

现代研究：天然燕窝含水分10.40%，含氮物质57.40%，无氮提出物22.00%，灰分8.70%，及微量脂肪、纤维；去净毛者含灰分2.52%，可完全溶于盐酸，内有磷、硫；水解得还元糖至少17.36%，蛋白质数种，其氮的分布有酰胺氮10.08%，腐黑物氮6.68%，精氨酸氮19.35%等；灰分以钙、磷、钾、硫为多；并含氨基己糖及类似粘蛋白的物质。常作为菜肴、煲汤，有滋补作用。

燕窝最早载《本经逢原》，历代本草有所论述。《岭南杂记》云：“燕窝有数种，白者名官燕，撕之丝缕如细银鱼，洁白可爱，黄色者次之，中有红者名血燕。缀于海山石壁之上，土人攀援取之，春取者白，夏秋者黄，秋、冬不可取，取之则燕无所栖，冻死，次年无窝矣。”《本草从新》云：“大养肺阴，化痰止嗽，补而能清，为调整虚损痨瘵之圣药，一切病之由于肺虚，不能清肃下降者，用此皆可治之。开胃气，已痨痢，益小儿痘疹。”《本草再新》云：“大补元气，润肺滋阴，治虚劳咳嗽，咯血，吐血，引火归源，滑肠开胃。”其性味甘，平。功能养阴润燥，益气补中。主治虚损，痨瘵，咳嗽，痰喘，咯血，吐血，久痢，久疟，噎膈反胃。凡脾胃虚寒，湿痰停滞及有表邪者忌服。

简易疗法

1. 脾胃虚弱：燕窝6克，人参3克，加鸡肉炖汤常服。有营养滋补作用。

2. 反胃呕吐：燕窝6克，牛乳100毫升，煎煮后食用。有和中开胃作用。

3. 久病虚损：燕窝6克，银耳10克，莲肉10克，山药15克，大枣10枚，加粳米熬粥食用。

4. 老年痰喘：燕窝3克，秋梨1个去心，加入泡开之燕窝和冰糖适量，隔水蒸熟服。有润肺化痰止喘作用。

56. 壁　虎

壁虎又名守宫、天龙、蝎虎、爬墙虎。为壁虎科运动无蹼壁虎或其他几种的全体。尾易断，能再生。壁虎平时栖于壁间、檐下等隐蔽之处，只有夜间才沿壁活动捕食，因而得名。以捕食蜘蛛、蚊子、苍蝇等昆虫，故而是人类的益虫。有趣的是，它那细长的尾巴，一遇危险便自行断离，以摆脱天敌的继续追捕，它便在此一瞬间而逃之夭夭，使自己生命得以保留，但不久断尾处又会重新生出尾巴。一般夏季活动频繁，而冬季则需要休眠。夏、秋捕捉后，用竹片贯穿头腹，将尾用绳固定于竹片上，然后用微火烤干。采集时勿使尾部脱落，可用灯光诱捕。以个大、完整、尾全、无杂质者为佳。炙焙或研末用。

现代研究：主含脂肪油及18种无机元素，14种氨基酸，有与马蜂毒相似的有毒物质及组织胺类物质。药理实验有抗惊厥、抗血凝、抗肿瘤，抑制结核杆菌及常见致病性皮肤真菌作用。临床用于胃及十二指肠溃疡，肺及淋巴结核，皮肤病，眼病，神经衰弱，食管癌的治疗，有止痛、促进骨痂生长，改善睡眠，增加食欲功效。

壁虎最早载《本草纲目》："守宫，处处人家墙壁有之。状如蛇医，而灰黑色，扁首长颈，细鳞四足，长者六、七寸，亦不闻噬人。"又云："治中风瘫痪，手足不举，或历节风痛，及风痉惊痫，小儿疳痢，血积成痞，厉风瘰疬；疗蝎螫。"此后本草书中亦有论述。《四川中药志》云："驱风，破血积包块，治肿瘤。"其性味咸，寒，有小毒。功能祛风定惊，散结消肿。主治风湿痹痛，惊风癫痫，瘰疬恶疮，破伤风，肿瘤。孕妇忌服。

简易疗法

1. 萎缩性胃炎：壁虎、僵蚕、白花蛇舌草、菝葜，按0.1∶1.5∶5∶6比例配成合剂，每次50毫升，日服3次。

2. 治偏头痛：壁虎粉，每次3~6克，日服2次。

3. 治食管癌：壁虎1条，与适量大米炒至焦黄，研末，分3次以少量黄酒调服。

4. 神经衰弱：10%壁虎注射液，先从0.3毫升开始，逐渐增加剂量，以加到患者能忍受为度，肌内注射，1疗程60~80毫升。亦用于消化性溃疡、结核病、骨折等。

5. 淋巴结核：壁虎焙干研末，装入胶囊，每次1克，日服2次。亦可用干粉撒于伤口处，外用膏药贴敷。

6. 历节风痛：壁虎3枚，蛴螬（煨）3枚，地龙5条，乳香3克，草乌头3枚，木香15克，麝香3克，龙脑1.58克，研末，酒煮面糊为丸，如梧桐子大，每次30丸，临卧乳香酒送下。

57. 蟋　蟀

蟋蟀又名促织、将军、蛐蛐、夜鸣虫。为蟋蟀科昆虫蟋蟀的干燥全虫。以身干、完整、色黑、腿肚无泥、无蛀者为佳。蟋蟀成虫性前期喜隐居田埂、屋角及砖块堆下的缝隙中和杂草丛生处，昼伏夜出；有趋光性，飞翔力强，夜间能群集迁移。分布于河北、山东、江苏、浙江、福建、台湾、广东、广西、四川等地。

现代研究：成分与同属的一种蟋蟀含蟋蟀退热素，并能扩张血管，降低血压，此物质的理化性质不详，只知其能溶于水及低级醇（如正丁醇），而不溶于乙醚、丙酮、氯仿；学名未详的蟋蟀类雄全虫含维生素 B_{12} 58 毫微克，雌者含 76 毫微克，又含精氨酸、α－酮－δ－胍基戊酸吨、γ－胍基丁酸等胍基化合物。药理证实有解热、缓解输尿管痉挛作用。

蟋蟀最早载《本草纲目》，历代本草亦有论述。《药性考》云："能发疽。"《任城日记》云："治水蛊。"《本草纲目拾遗》云："性通利，治小便闭"；"赵际昌：凡产不下。用干者一枚，煎汤服。"其性味辛、咸，温。功能利尿。主治尿闭，水肿，臌胀。

简易疗法

1. 急性肾炎：蟋蟀 3 个（研末冲服），蝉蜕、浮萍各 10 克，益母草 30 克，水煎服。

2. 小便不通：蟋蟀、蝼蛄各 2 个，烧瓦焙干，研为细末，分 2 次服，温水送下。亦用于老年癃闭，跌伤尿闭。

3. 肾虚阳痿：蟋蟀（焙干）6 克，原蚕蛾 12 克，仙灵脾 30 克，韭菜子 15 克，浆牌于 200 毫升白酒中 7 日，每次 10 毫升，日服 2 次。

4. 小儿遗尿：蟋蟀（焙干）5 个，桑螵蛸、益智仁、台乌药各 15 克，共研细末，每次 3 克。每晚临睡前服 1 次，连服 7 日。

58. 蟾　酥

蟾酥又名癞蛤蟆浆、蟾蜍眉脂。为蟾蜍科动物中华大蟾蜍或黑眶蟾蜍等耳后腺及皮肤腺分泌的白色浆液经加工干燥而成。蟾蜍俗称癞蛤蟆，穴居于泥土中，或栖于石下及草间，昼伏夜出，以捕获蜗牛、蛞蝓、蚂蚁、甲虫与蛾类等动物为食。其皮厚，具有防止体内水分蒸发的作用，可长久居于陆地上，冬季才潜入水底烂泥中休眠，翌春出来活动，由于后肢较短，体态笨重，不善于游泳和跳跃，只能小距离跳动而不能连跳。但颜色与泥土相似，不易被敌害发现，而且善于捕捉各种害虫，因此是一种对人类有益的小动物。夏秋季捕捉后，将体表洗净晾干，刺激耳后腺及皮肤腺，使之分泌浆液，将其收集于瓷器内，刮于圆形模型中或玻璃板上晒干，因其形而称团蟾酥、棋子酥、片蟾蜍等。以质明亮、紫红色、断面均一、沾水即泛白色者为佳。捣碎加酒或乳制用。

现代研究：主含蟾蜍二烯内酯 17 种；中华蟾蜍制品分解出华蟾蜍毒素，尚有甾类化合物、吲哚系碱类、肾上腺素、氨基酸等。药理证实有增强心肌收缩力，减慢心率，兴奋呼吸，升高血压，抗肿瘤及局部麻醉作用。

蟾酥最早载《本草衍义》："蟾蜍眉间有白汁，谓之蟾酥。以油单裹眉裂之，酥出单上，入药用。"历代本草皆有论述。《医学入门》云："主痈疽、疔肿、瘰疬，一切恶疮、顽癣。"《本草纲目》云："治发背、疔疮，一切恶肿。"其性味甘、辛，温，有毒。功能解毒消肿，强心止痛。主治疔疮，痈疽，发背，瘰疬，咽喉肿痛，小儿疳积，风火牙痛；心力衰竭，慢性骨髓炎。孕妇忌服。外用不可入目。

简易疗法

1. 小儿虫积：蟾酥 0.5 克，使君子 20 克，槟榔 10 克，大黄 10 克，甘草 10 克，研末，每次 0.3 克，日服 2 次，米汤调服。

2. 癌肿疼痛：蟾酥膏（成药），外敷疼痛处。用于肺、肿、胃部肿瘤，有活血止痛、化瘀消肿作用。亦用蟾酥注射液，每次 2～4 毫升，肌内注射，可作为辅助治疗各种癌症，有清热解毒作用。

3. 支气管炎：蟾龙口服液（成药），每次 10～15 毫升，日服 2 次。亦用于本病合并肺气肿，肺心病，支气管哮喘。

4. 心力衰竭：蟾麝救心丸（成药），每次 2～3 粒，日服 2～3 次。亦用于冠心病心绞痛。

5. 慢性骨髓炎：蟾酥研末，每次 0.5 毫克，日服 2 次，饭后服用。

59. 鳖　甲

鳖甲又名上甲、鳖壳、团鱼甲、鳖盖子。为鳖科动物中华鳖的背甲。雄性体较扁，尾较长，末端露出甲边，雌性相反。得名于其行蹩躠。多生活于湖泊、小河及池塘旁的沙泥里，6～7 月产卵，全国各地均有分布。其肉是水族甲壳类中的美味佳肴，古人将其裙裾肉列入山珍海味之列。欧洲的高档宴席上必备一道用此制作的羹汤，以显示主人的华贵与讲究。据研究，每百克肉中含水分80克，蛋白质16.5克，脂肪1.0克，碳水化合物1.6克，以及灰分、维生素A、B_1、B_2、尼克酸与钙、磷、铁等微量元素，可见其营养丰富。其背甲入药称鳖甲，古代医家对此认识颇深，缪希雍认为“治疟之要药，亦是退劳热在骨及阴虚往来寒热之上品。”陈士铎谓“鳖甲善能攻坚，又不损气，阴阳上下有痞滞不除者，皆宜用之。”可谓要言不繁。3~9月捕捉后，砍去头，将身入沸水中煮1~2小时，至甲上硬皮脱落时，捞出剥甲，晒干。以个大、甲厚、无残肉、洁净无腐臭味者为佳。炒热醋浸再漂洗晒干用。

现代研究：鳖甲含骨胶原、中华鳖多糖、碳酸钙、磷酸钙、碘质、维生素D，17种氨基酸及10多种微量元素等。药理实验有增强体液免疫，抑制结缔组织增生，提高血浆蛋白，抗疲劳，抗辐射损伤和抗癌等作用。

鳖甲最早载《本经》，历代本草多有论述。《本草图经》云：“今处处有之，以岳州沅江所出甲有九肋者为胜。入药以醋炙黄用。”《药性论》云：“主宿食、癥块、痃癖气、冷瘕、劳瘦，下气，除骨热，骨节间劳热，结实壅塞。治妇人漏下五色羸瘦者。”《本草纲目》云：“除老疟疟母，阴毒腹痛，劳复，食复，斑痘烦喘，妇人难产，产后阴脱，丈夫阴疮，石淋；敛溃痈。”其性味咸，平。功能滋阴潜阳，清透虚热，软坚散结。主治热病伤阴，阴虚风动，骨蒸劳热，久疟疟母，癥瘕积聚，妇女经闭，小儿惊痫。凡脾胃虚寒、食少便溏及孕妇忌服。

简易疗法

1. 骨蒸劳热：鳖甲15克，青蒿15克，地骨皮10克，生地15克，丹皮10克，水煎服。

2. 肺劳痰嗽：鳖甲15克，川贝母15克，炙杏仁15克，紫菀15克，苏子15克，研末蜜丸，每次6克，日服2次。

3. 病后劳复：鳖甲15克，柴胡15克，人参10克，知母10克，乌梅肉10克，黄连6克，水煎服。

4. 肝脾肿大：生鳖甲30克，香附12克，三棱5克，莪术5克，水煎服。用于疟疾所致本症。

5. 阴虚风动：鳖甲15克，龟版15克，牡蛎15克，白芍15克，生地15克，水煎服。亦适于肝风内动者。

6. 潮热盗汗：鳖甲15克，秦艽10克，知母10克，生地10克，五味子10克，水煎服。

7. 血瘀经闭：鳖甲15克，桃仁10克，红花10克，当归10克，大黄6克，水煎服。

8. 月经过多：鳖甲15克，阿胶10克（烊化），焦艾叶10克，荆芥炭10克，炮姜6克，水煎服。

60. 麝 香

麝香又名脐香、当门子。为鹿科动物麝的雄兽香腺囊中的分泌物冬春季猎取雄兽，连腹皮割下香囊阴干。将毛剪短为整麝香（毛香）；挖取颗粒称麝香仁（散香）。现在多为人工饲养，须选3岁以上者取香。以质柔软、有油性、当门子（呈块状颗粒）多、香气浓烈者为佳。研末用。麝栖息于多岩石的针叶林和针、阔混交林中，性格孤僻，不喜群居，多于晨昏活动，形状似鹿而无角，耳朵很长，非常机敏。遇险则惊慌失措，急忙逃跑。食物为松树、冷杉、雪松的嫩枝叶、地衣苔藓、杂草及各种野果等。特别的是五、六月份发情期，雄性肚脐与阴部间有一个腺囊，便释放出引诱雌性的香味，完成交配繁衍后代的任务。这个香囊便是名贵药材麝香，其气浓郁，香味独特，因此俗云：有麝自来香，不用当风扬。古代医家应用颇有心得：李东垣认为“凡风病在骨髓者应用之，使风邪得出”；朱震亨称“五脏之风，不可用麝香以泻卫气；”李梴谓“麝香，通关透窍，上达肌肤，内入骨髓；”李时珍曰：“盖麝香走窜，能通诸窍之不利，开经络之壅遏；”缪希雍言“麝香其香芳烈，为通关利窍之上药。”临床证实以上论述契合医理，值得师法。（麝为国家保护动物，禁止捕杀；现有人工麝香可以代替。）

现代研究：麝香含有16种大环化合物，其中主要为麝香酮具特异强烈香气，还有15种甾体性激素、肽类和氨基酸、胆固醇、胆固醇酯，以及钾、钠、钙、镁、铅、铝、氯、硫酸盐、磷酸盐、碳酸铵、尿囊素、尿素、纤维素等。药理实验有兴奋中枢神经系统，增强心脏收缩力，增强呼吸频率，升高血压、抗菌、抗炎、抗肿瘤，刺激菌酶活性（治疗胃溃疡），兴奋子宫及雄激素样作用。

麝香最早载《本经》，历代本草多有论述。《本草纲目》云：“麝出西北者香结实；出东南者谓之土麝，亦可用，而力次之。南中灵猫囊，其气如麝，人以杂之。”《名医别录》云：“疗中恶，心腹暴痛，胀急痞满，风毒，妇人难产，堕胎，去面黑皯，目中肤翳。”《日华子本草》云：“杀脏腑虫，制蛇、蚕咬，沙虱、溪、瘴毒，吐风痰。纳子宫暖水脏，止冷带疾。”其性味辛，温。功能开窍醒神，活血通经，消肿止痛。主治热病神昏，中风痰厥，气郁暴厥，中恶昏迷，经闭癥瘕，难产死胎，心腹暴痛，痈肿瘰疬，咽喉肿痛，风湿痹证，跌打伤痛。孕妇忌服。由于本病价值昂贵，采集不易，很少单独应用，但许多中成药却填补了这一空缺。

简易疗法

1. 冠心病：麝香保心丸或蟾麝救心丸，每次1~2粒，日服3次。亦用于心绞痛。

2. 缺血性中风：麝香脑脉康胶囊，每次4粒，日服3次，饭后服。

3. 中风后遗症：麝香抗栓胶囊，每次4粒，日服3次。

4. 热毒内盛：麝香牛黄丸，每次1丸（3克），日服2~3次。用于本症所致头晕目赤，咽干咳嗽，风火牙痛，大便秘结等。有解热、消炎、镇咳作用。

5. 热毒血瘀：片仔癀胶囊（含麝香），每次2粒（0.6克），日服3次。用于本症所致胁痛，黄疸，牙龈肿痛，咽喉肿痛，无名肿毒，瘕积，烫伤，灼伤等。有镇痛、镇静、抗炎、止血作用。

6. 原发性痛经：麝香风湿油，在气海、关元穴涂后，按摩3~5分钟。

7. 颈淋巴结核：1%麝香注射液，每次1~2毫升，病灶局部注射，由有经验医师使用。

8. 骨折疼痛：麝香接骨胶囊，每次5粒，日服3次。

9. 关节扭伤：麝香镇痛膏，外贴患处。亦用于软组织损伤。

第六章　矿石药

1. 无名异

无名异又名土子、干子、秃子、铁砂。为氧化物类软锰矿的矿石。采得后拣净杂石即得。药品为不规则球状，凹凸不平或呈瘤状突起，少数光滑，大小不一，常覆有黄棕色粉末，断面紫棕色、微有土样气味。以粒大、黑棕色、有光泽者为佳。研末或煅用。常见于沉积矿床中，是软锰矿石。其得名缘于一段传说：从前有人看见一只受伤的山鸡含着黑褐色的石块摩搽跛足，不久便伤愈而飞。那人便用此石头给人治病，结果获效满意，然不知此石之名，因其效特异而取名“无名异”。有诗赞道：天涯何处寻芳草，信有单方胜大医。异石无名人不识，山鸡佳话合刊碑。廖希雍《本草经疏》云：“无名异，咸能入血，甘能补血，寒能除热，故主金疮折伤内损及止痛生肌肉也。”可见有活血凉血之功。

现代研究：其成分含二氧化锰，其中锰 63.2%，氧 36.8%，尚含铁、钴、镍等杂质。

无名异最早载《雷公炮炙论》，历代本草有所论述。《本草图经》云：“今广州山石中及宜州八星龙济山中亦有之。黑褐色，大者如弹丸，小者如黑石子，采无时。”《开宝本草》云：“主金疮折伤内损，止痛，生肌肉。”《玉楸药解》云：“治痈疽，杨梅，痔瘘，瘰疬，脚气，臁疮。”其性味甘，平，功能活血祛瘀，消肿止痛。主治跌打损伤，骨折瘀痛，痈疽肿毒，脚气，臁疮，瘰疬，乳汁不通。

简易疗法

1. 跌打损伤：无名异 2 克，研末，用黄酒送服，或用淡醋调敷肿痛处（有破伤口者勿用）。

2. 骨折瘀痛：无名异 30 克，甜瓜子 30 克，乳香 3 克，没药 3 克，研末，每次 15 克，热黄酒调服，并用黄米粥涂纸上，掺牡蛎末裹伤处，竹篾或小夹板固定。

3. 消渴引饮：无名异 30 克，黄连 60 克，研末，蒸饼为丸，如绿豆大，每次百丸，用茄根、蚕茧煎汤送下，日服 2 次。

4. 治甲沟炎：无名异研末，清水调搽，日数次，直至肿消。

5. 脚气湿痒：煅无名异，研末，用淡醋调或加牛皮胶涂患处。

6. 痔瘘、臁疮：煅无名异，研末，洗净患处，用淡醋或清油调涂，日数次，直至疮愈。

7. 乳汁不通：无名异 5 克，穿山甲 5 克，漏芦 9 克，王不留行 9 克，水煎服。

2. 云母石

云母石又名云诛、云华、云英、云砂。为硅酸盐类白云母的矿石。药品呈不规则片状，大小不一，为多数薄片叠成，质韧，不易折断，断面不平坦，有泥土气，无味。以易剥离、片大、透明者为佳。捣碎或煅用。古人认为乃云之根，此石可剥成透明薄片，光晕如云彩而得名。葛洪《抱朴子》云："云母有五种，而人不能别，当举以向日看之，阴地不见杂色也。五色并具而多青者，名云英，宜春服之；五色并具而多赤者，名云珠，宜夏服之；五色并具而多白者，名云液，宜秋服之；五色并具而多黑者，名云母，宜冬服之；但有青黄二色者，名云砂，宜季夏服之；晶晶纯白者，名磷石，四时可服也。"此指古时服石以云母为主，修炼之风盛行一时，以致弊端丛生。《明皇杂录》载：开元中，名医纪朋，观人颜色谈笑，知病浅深，不待诊脉。帝召入掖庭，看一宫人，每日昃则笑歌啼号若狂疾，而足不能履地。朋视之曰：此必因食饱而大促力，顿仆于地而然。乃饮云母汤，熟寐而失所苦。问之，乃言太华公主载诞，某当主讴，惧声不能清长，因吃犯豘蹄羹，饱而歌大曲，唱罢觉胸中甚热，戏于砌石，因坠下，久而方苏，遂病此也。这是用云母石治病之完整医案，值得研究。

现代研究：成分主含三氧化二铝、二氧化硅、氧化钾、水及微量元素氟、钛、钡、锰、铬等。临床用于治疗上消化道出血有效。

云母石最早载《本经》："主身皮死肌，中风寒热，如在车船上，除邪气，安五脏，益子精，明目。"历代本草皆有论述。《名医别录》云："下气坚肌，续绝补中，疗五劳七伤，虚损少气，止痢。"《医林纂要》云："补肺下气，坚固肌理，去热解毒。"其性味甘，平。功能镇惊纳气，止血敛疮。主治惊悸、癫痫，虚喘，眩晕，寒疟，外伤出血，烫伤，湿疹，痈疽疮毒。凡阴虚火旺者慎服。

简易疗法

1. 痰饮头痛：云母石 30 克，常山 15 克，研末，每次 2 克，热汤送下，得吐即止。

2. 疟疾多寒：煅云母石10克，蜀漆（黄常山苗）10克，龙骨10克，研末，未发病前服2克，温浆水送下。

3. 赤白久痢：云母石粉，每次9克，煮白粥调服，日2~3次。

4. 小便淋漓：云母石18克，研末，分2次温水送服。

5. 带下不止：云母石9克，鸡冠花15克，芡实15克，水煎服。

6. 面部黑斑：云母石20克，杏仁20克，白芷10克，研末，取适量以牛乳拌和涂面部，夜涂昼洗。

7. 金疮出血：云母石10克，龙骨10克，均煅后研末，撒敷患处，外用包扎。

3. 水　银

水银又名铅精、流珠、赤汞、灵液。为自然元素类液态矿物自然汞或由辰砂矿加工炼制而成。常温下为银白色液体小珠，在－39℃时成等轴晶系之八面体。在350℃挥发成气体；固体时的条痕为银白色，具光亮的金属光泽，易挥发，但自然汞不甚多见。通常用辰砂矿石砸碎，置炉中通空气（或加石灰及铁质）加热蒸馏经过滤而得。以银白色、光亮、流动灵活、在纸面流过处无痕迹者为佳。同脂肪研成细粉或油膏，多为外用，不宜内服。与白矾、食盐加热升华而成为轻粉，又称水银粉、腻粉；与硫黄加热升华而成为银朱，又称猩红、紫粉霜。以其状如水似银而得名，为一种液态金属汞。因此一般温度计、血压计均将其作为管内液体，借能受热受压而迅速流动以测定体温和血压的变化。古代医家对其有毒认识甚多，寇宗奭列举因误食中毒以致唾血、发疽而死之数例，说明“杀人不可计”的危害。李时珍云：“水银乃至阴之精，禀沉着之性。得凡火锻炼，则飞腾灵变；得人气熏蒸，则入骨钻筋，绝阳蚀脑。阴毒之物无似之者。”提醒应用须慎之。

现代研究：水银主含单体金属元素汞，并含微量银；药理证实其化合物有直接杀灭细菌、吸收渗出物、消退局部炎症作用。轻粉含氯化亚汞等，药理实验能抑制寄生虫及细菌，且对局部无刺激性，故可外治梅毒，但在消化道上段其一部分渐变为可溶性高汞分子，以致电解质和水吸收发生困难而引起腹泻，且有蓄积而致慢性中毒，出现如口腔炎、腹痛、筋麻拘挛、急性肾炎等症状。

水银最早载《本经》，历代本草多有论述。《本草图经》云：“水银，《经》云出于丹砂者，乃是山石中采粗次朱砂，作炉置砂于中，下承以水，上覆以盎器，外加火煅养则烟飞于上，水银溜于下，其色小白浊。”《日华子本草》云：“治天行热疾，催生，下死胎。治恶疮，除风，安神，镇心。”《本草纲目》云：“镇坠痰逆、呕吐、反胃。”其性味辛，寒，有毒，功能杀虫，攻毒。主治疥癣，梅毒，恶疮，痔瘘。轻粉主治疮疡溃烂，疥癣，梅毒，臁疮，鹅掌风及水肿，腹水，二便不利。银朱主治疮痈，疥癣，蛔虫腹痛，臁疮，烫伤，黄水疮及痰涎壅盛，气结于胸，痧气腹痛。外用适量，不可久用（需在医师指导下应用）。孕妇忌用。

简易疗法

1. 经年疥癣：水银 1 克，白矾 1 克，蛇床子 1 克，雄黄 1 克，藘茹 1 克，研末（至水银星尽），加凡士林适量调膏，外敷患处。

2. 杨梅毒疱：水银 3 克，黑铅 3 克，黄丹 3 克，乳香 1.5 克，没药 1.5 克，研为细末，以纸卷作捻，蘸清油点灯，日熏疮 3 次。

3. 治白癜风：水银少许，患处拭之，令热即消，拭瘥乃止。

4. 龋齿疼痛，轻粉 3 克，黄连 30 克，黄连 30 克，研末，取少许外敷患处。

5. 疮疡溃烂：轻粉 10 克，煅石膏 10 克，黄柏 10 克，研末，撒敷患处，有收敛作用。

6. 汤火灼伤：银朱适量，研细，用菜油调和外敷。

4. 石　灰

石灰又名白灰、石垩、垩灰、散灰。为石灰岩经加热煅烧而成的块状物，或经取收水分而得的粉状物。主要由方解石所组成，为致密块状体；光泽暗淡，呈土状或石头光泽；颜色视其所含杂质的种类及多少而定，变化较大；透明度较差。经加热后的生石灰为不规则块状物，白色或灰白色，不透明，质硬，粉末白色；熟石灰为生石灰暴露在空气中吸收水分后，逐渐风化而成，为白色或灰白色粉末，偶见块状物。入药用熟石灰，又称陈石灰，多作外用。苏颂云：石灰“有风化、水化两种：风化者，取煅了石置风中自解，此为有力，水化者，以水沃之，热蒸而解，其力差劣。”明代于谦《石灰吟》诗云：“千锤万击出深山，烈火焚烧若等闲。粉身碎骨浑不怕，要留青白在人间。”借此以表达高贵的民族气节。古代医家如缪希雍认为“其主疽疡疥瘙，热气恶疮，癞疾死肌，髓骨疽者，皆风热毒气浸淫于骨肉皮肤之间，辛温能散风热毒气，且能蚀去恶肉而生新肌，故为诸疮肿要药也。辛而燥，故又能杀痔虫。”将其功效概括得非常精当。

现代研究：主要成分为碳酸钙，常见夹杂物为硅酸、铁、铝、镁等；石灰岩加热则发生二氧化碳而遗留氧化钙，遇水则分解成氢氧化钙，久则为碳酸钙。药理实验有收敛、抑菌、防腐作用，能使粘膜创面形成薄膜，既可防止外来刺激，又能抑制细菌繁殖而起保护之功。

石灰最早载《本经》，历代本草有所论述。《本草纲目》云："今人作窑烧之，一层柴，或煤炭一层在下，上累青石，自下发火，层层自焚而散。入药惟用风化、不夹石者良。"《日华子本草》云："生肌长肉，止血，并主白癜、疬疡、瘢疵等，疗冷气，痔瘘疽疮，瘿瘤疣子。又治产后阴不能合，浓煎汁熏洗。治酒毒，暖水脏。"《医林纂要》云："泻心坚肾，破瘀攻积，敛肺清金，杀虫解毒。"其性味辛，温，有毒。功能燥湿，杀虫，止血，蚀痣。主治疥癣，湿疮，水火烫伤，创伤出血，痔疮，脱肛，赘疣，黑痣。生石灰用于腐蚀赘疣、黑痣；陈石灰用于烫伤，外伤出血。

简易疗法

1. 咳嗽气喘：石灰250克，加水2500毫升搅拌取上清液，黄芩250克，水煎2次浓缩至200毫升，两液混合成2000毫升，每次20~30毫升，日服3次。

2. 疥疮头癣：熟石灰适量，加水搅拌后沉淀，取上层乳状液，加桐油4滴，用力搅拌，使成糊状，外涂患处。

3. 痱子热疮：石灰20克，葛根20克，滑石20克，甘草20克，研为极细末，用绵垫扑撒患处。

4. 下肢溃疡：熟石灰细末，撒布创面，或加硼酸油膏用纱布外贴。

5. 水火烫伤：生石灰500克，置盆内加凉开水1250毫升，待其潮解成糊状时，振荡使之沉淀，取上层乳液500克，加入鸡蛋清8个搅匀成胶冻状，再加香油60毫升，制成乳膏，摊于纱布上贴于患处，包扎固定，10~15日之后去掉，可见水泡吸收，焦痂自行脱落。

6. 外伤出血：炒陈石灰60克，冰片6克，白矾6克，研末，撒于创面，外用包扎。

7. 赘疣黑痣：石灰适量，加醋浸渍7日后，点滴患处（随配随用，须经医师指导）。

5. 石　膏

石膏又名细理石、寒水石。为硫酸盐类矿物石膏的矿石。常产于海湾盐湖和内陆湖泊形成的沉积岩中。一般于冬季采挖，去净泥土及杂石即可。药品为长块状或不规则形纤维状的结晶集合体，大小不一，全体白色至灰白色，体轻质松，易分成小块，无臭味淡。以块大色白、质松、纤维状、无杂石者为佳。生用或煅用。以其固密甚于脂膏而得名。而其用途甚广，工匠以作板材，画家以作雕塑，骨科以作固定，医师常以药用。缪希雍认为“石膏，辛能解肌，甘能缓热，大寒而兼辛甘，则能除大热。故《本经》主中风寒热，热则生风故也。”张锡纯对其应用独具心得：“石膏，凉而能散，有透表解肌之力。外感有实热者，放胆用之，直胜金丹。”力主用生石膏，“重用至四、五两或七、八两”，煅石膏则外用甚效。近年用于治疗肺炎、流行性脑膜炎、乙型脑炎等感染性疾病效果显著，古今医家积累了许多宝贵经验。

现代研究：主要为含水硫酸钙，尚有少量有机物、硫化物及微量铁盐、镁盐等，煅后为无水硫酸钠。药理实验有解热、镇静、消炎作用，并能增强兔肺巨噬细胞的吞噬能力，对离体蟾蜍心及兔心小剂量兴奋，大剂量抑制；尚有缩短血凝时间，加速骨骼损伤愈合作用。

石膏最早载《本经》，历代本草多有论述。《本草纲目》云：“石膏有软硬二种：软石膏大块，生于石中作层，如压扁米糕形，每层厚数寸，有红白二色，红者不可服，白者洁净，细文短密如束针，正如凝成白蜡状，松软易碎，烧之即白烂如粉，其中明洁，色微带青。”“硬石膏作块而生直理，起棱如马齿，坚白，击之则段段横解，光亮如云母、白石英，有墙壁，烧之亦易散，仍硬不作粉。”“唐、宋以来诸方所用寒水石，即今之石膏也。”《名医别录》云：“除时气头痛身热三焦大热，皮肤热，肠胃中膈热，解肌发汗，止消渴烦逆，腹胀暴气喘急，咽热。”《长沙药解》云：“清心肺，治烦躁，泄郁热，止燥渴，治热狂，火嗽，收热汗，消热痰，住鼻衄，调口疮，理咽痛，通乳汁，平乳痈，解火灼，疗金疮。”其性味辛、甘，大寒。功能清热泻火，除烦止渴，生肌敛疮（煅用）。主治温热病气分大热，心烦神昏，谵语发狂，口渴咽干，大汗淋漓，肺热喘急，胃火头痛，牙痛，热毒壅盛，发斑发疹，口舌生疮及痈疽疮疡，溃不敛口，水火烫伤。凡脾胃虚寒及阴虚发热者忌服。

简易疗法

1. 热病昏谵：石膏30~60克，知母18克，炙甘草6克，粳米30克，水煎服。

2. 湿病发斑：石膏30克，知母12克，玄参9克，甘草9克，犀角6克，生地12克，水煎服。

3. 肺热痰喘：石膏15克，杏仁9克，炙麻黄6克，甘草6克，水煎服，或麻杏石甘片（成药），按说明服。

4. 湿热烦渴：石膏15克，炙甘草15克，水煎服。

5. 偏正头痛：石膏30克，牛蒡子30克，研末，每次6克，日服2次，饭后茶水送下。

6. 口舌生疮：石膏15克，黄芩9克，黄连6克，水煎服。

7. 齿龈红肿：石膏15克，大黄9克，芒硝9克（冲），甘草6克，水煎服。

8. 胃火牙痛：石膏30克，防风3克，荆芥3克，细辛3克，白芷3克，共为细末，取少许搽于患处。

9. 创伤出血：煅石膏10克，龙骨10克，黄柏10克，研末，撒敷伤处，纱布包扎。

10. 疮溃不敛：煅石膏30克，冰片1克，研末，取适量撒布患处。

6. 石　燕

石燕为古生代腕足类石燕子科动物中华弓石燕及近缘动物的化石。略呈肾脏形而扁，长2~3厘米，宽1.5~4厘米，表面青灰色至土棕色，两面中央隆起，具银杏叶般的纹理；其中一面在隆起的中部有一纵沟，一端较细向另一端展开，细端向下弯曲作鸟喙状，在其下面亦有一条横沟向两侧；质坚如石，不易破碎，砸开断面呈青灰至棕色，或有部分为白色碎石堆集成颗粒状；气微味淡。采集后洗净泥土。以状如蚶、色青黑、质坚硬、无杂石者为佳。捣碎或煅用。石燕其色青灰，形似燕子，质地坚硬，产于湖南、广西、四川、山西、江西等地，在大山土穴中掘地丈余可得，实则为其化石。李时珍云："石燕有二：一种是此，乃石类也，状类燕而有文，圆大者为雄，长小者为雌；一种是钟乳穴中石燕，似蝙蝠者，食乳汁，能飞，乃禽类也。"将其分辨甚详，应予区别。

现代研究：主要成分为碳酸钙，尚含少量磷酸及二氧化硅。

石燕最早载《新修本草》："石燕，永州祁阳县西北百一十五里大岗上，掘丈余取之，形如蚶而坚重如石。"历代本草亦有论述。《本草纲目》云："疗眼目障翳。"《玉楸药解》云："利水通经，止带，催生。治淋沥热涩。尿血便秘，消渴，带下，痔漏。"其性味咸，凉。功能清湿热，利小便，退目翳。主治淋症，小便不通，尿血，带下，肠风痔漏，眼目障翳，视物不清，消渴，泄泻。孕妇忌服。

简易疗法

1. 小便淋沥：石燕9克，桑白皮12克，车前子9克，白茅根12克，水煎服。

2. 血淋砂淋：石燕15克，滑石9克，石韦9克，瞿麦9克，红花6克，灯心3克，水煎服。

3. 肠风痔漏：石燕15克，槐花10克，地榆10克，仙鹤草10克，苦参10克，水煎服。

4. 赤白带下：石燕12克，鸡冠花15克，椿根皮9克，薏苡仁15克，水煎服。

5. 倒睫疼痛：石燕，磨水点眼，先以镊子拔去睫毛，后用黄连水泥洗之，再点药。

6. 风火牙痛：石燕10克，青盐10克，乳香10克，细辛5克，研末，取少量撒于患处，痛止后用荆芥汤漱口。

7. 石　蟹

石蟹为古生代节肢动物石蟹及其他近缘动物的化石。全形似蟹，但多残缺不全，通常为扁椭圆形，或留有脚数只而呈不规则形，长3~5厘米，宽3~13厘米，厚约1.8厘米；背面土棕至深棕色，光滑或有点状小突起。有时尚留有蟹背上之纹理，凹陷处多留有泥土；腹面色较淡，表面多已破坏，或留有节状的脚，凹陷处及脚断处常填有泥土；质坚硬如石，互击之声如瓷器，断面灰棕色，气微味微咸。全年可采收，洗净晒干。以体完整、色青、质坚者为佳。捣碎或煅烧醋淬用。石蟹其形似蟹，却为化石，产于台湾、四川及南洋群岛等地。《开宝本草》载："石蟹生南海，又云是寻常蟹尔，年月深久，水沫相着，因化成石，每遇海潮即飘出。又有一种入洞穴年深者亦然。"《海槎录》载："崖州榆林港内半里许，土极细腻，最寒，但蟹入则不能运动，片时成石矣。人获之名石蟹，置之几案，云能明目也。"可见古人观察甚细，对其功效亦有论及。

现代研究：主要成分为碳酸钙；广东产者尚含镁、钠、磷、硅、铁、铝、钡、锶等元素。

石蟹最早载《日华子本草》："解一切药毒，催生落胎，疗血运，消痈，治天行热疾等。"历代本草亦有论述。《本草图经》云："石蟹，今岭南近海州郡皆有之，体质石也，而都与蟹相似。"《开宝本草》云："主青盲、目淫肤翳及丁翳漆疮。"其性味咸，寒。功能清肝明目，消肿解毒。

主治目赤肿痛，翳膜遮睛，视物不清，喉痹肿痛，疮疡痈肿，漆疮及解药毒。孕妇忌服。

简易疗法

1. 肝热目翳：石蟹45克，牛膝45克，生地黄15克，枸杞子15克，菊花15克，木贼10克，研末蜜丸，生次6克，日服2~3次。

2. 咽喉肿痛：石蟹9克，山豆根6克，桔梗6克，甘草6克，牛蒡子6克，水煎待温缓咽，日3~4次。

3. 妊娠子淋：石蟹9克，乳香6克，滑石30克，白茅根30克，研末，每次5克，日服3次。

4. 漆疮痈肿：石蟹，靡汁外敷，或研末调醋外涂患处。

8. 龙　骨

龙骨为古代哺乳动物如象类、犀牛类、三趾马等的骨骼的化石。药品有两种，一种为五花龙骨又名青化龙骨、花龙骨，为不规则的块状，大小不一，全体淡黄白色，夹有蓝灰色及红棕色的花纹，深浅粗细不一；表面光滑，时有小裂隙，断面多粗糙，质硬而脆，易剥落而散碎，吸湿性强。另一种为龙骨又名白龙骨，与上不同的是表面白色、灰白或黄白色，较光滑，有的具纹理或棕色条纹和斑点；质硬，断面不平坦，细腻如粉质，挖出后除去泥土及杂质，前者以质脆、分层、有五色花纹、吸湿力强者为佳；后者以质硬、色白、吸湿力强者为佳。但以前者入药为优，打碎或煅透用。龙为古代传说中的动物。罗愿《尔雅翼》载："龙者，鳞虫之长。王符言其形有九似：头似驼，角似鹿，眼似兔，耳似牛，项似蛇，腹似蜃，鳞似鲤，爪似鹰，掌似虎，是也。其背有八十一鳞，具九九阳数。其声如戛铜盘，口旁有须髯，颔下有明珠，喉下有逆鳞。头上有博山，又名尺木，龙无尺木，不能升天。呵气成云，既能变水，又能变火"。实际为一种图腾，泛指古生物学一些巨大的有脚有尾的爬虫，如恐龙等。药用则为另一些动物的骨骼化石。

现代研究：主要含碳酸钙，磷酸钙及少量镁、铁、铝、锰、钾、钠等元素。药理证实因其钙离子能抑制骨骼肌的兴奋性，具有镇静作用；煅龙骨分解为钙的氧化物，其收敛、制酸、固涩、止血作用增强。

龙骨最早载《本经》，历代本草多有论述。《雷公炮炙论》云："龙骨，剡州生者、仓州太原者上，其骨细文广者是雌，骨粗文狭者是雄，骨五色者上，白色者中，黑色者次，黄色者稍得，经落不净之处不用。"《名医别录》云："疗心腹烦满，四肢痿枯，汗出，夜卧自惊，恚怒，伏气在心下不得喘息，肠痈内疽，阴蚀止汗，缩小便，尿血，养精神，定魂魄，安五藏。"《日华子本草》云："健脾，涩肠胃，止泻痢，渴疾，怀孕漏胎，肠风下血，崩中带下，鼻洪，吐血，止汗。"其性味甘、涩，平。功能镇惊定神，敛汗固精，止血涩肠，生肌敛疮。主治惊痫癫狂，怔忡健忘，失眠多梦，自汗盗汗，遗精淋浊，吐衄便血，崩漏带下，泻痢脱肛，疮疡不敛。龙齿为其牙齿化石，两者功能主治略同，龙骨以收敛神气见长，且能潜阳固涩敛疮；龙齿则以镇静安神为胜。

简易疗法

1. 失眠惊悸：龙骨或龙齿 15 克，茯苓或茯神 15 克，酸枣仁 15 克，远志 6 克，五味子 6 克，水煎服。

2. 惊痫癫狂：龙骨（齿）15 克，牡蛎 15 克，胆南星 9 克，珍珠母 9 克，琥珀 6 克，石菖蒲 6 克，水煎服。

3. 头晕耳鸣：龙骨 15 克，牡蛎 15 克，天麻 9 克，钩藤 9 克，菊花 9 克，水煎服。

4. 阴虚盗汗：龙骨 15 克，山萸肉 15 克，五味子 9 克，生地黄 9 克，水煎服。

5. 湿热泻痢：龙骨 30 克，赤石脂 15 克，粳米 100 克，熬粥食用。

6. 肾虚遗精：龙骨 30 克，牡蛎 30 克，金樱子 20 克，巴戟天 20 克，莲须 20 克，研末蜜丸，每次 9 克，日服 2 次。

7. 久咳咯血：龙骨 15 克，炙百部 12 克，川贝母 9 克，炙百合 9 克，白及 9 克，水煎服。

8. 崩漏带下：煅龙骨 15 克，仙鹤草 15 克，鸡冠花 15 克，乌贼骨 15 克，荆芥炭 10 克，水煎服。

9. 小便淋浊：龙骨 15 克，萆薢 9 克，茯苓 9 克，白茅根 12 克，车前子 9 克（包煎），水煎服。

10. 水火烫伤：煅龙骨 15 克，生石膏 15 克，大黄 15 克，儿茶 15 克，地榆 15 克，研极细末，冷茶调成糊状，外敷患处，用纱布覆盖，1~2 日换药 1 次。

9. 代赭石

代赭石又名赤土、须丸、紫朱、铁朱。为氧化物类矿物赤铁矿的矿石。三方晶系，晶体常呈薄片状、板状，一般以致密块状、肾状、葡萄状、豆状、鱼子状、土状等集合体最为常见；结晶者呈铁黑色或钢灰色，土状或粉末状者呈鲜红色，但条痕均呈樱桃红色；为金属光泽或土状光泽；质坚硬，不易砸碎，在砖上摩擦显红色。挖出后去净泥土杂质即可。药品为不规则的扁平块状，大小不一，全体棕红或铁青色，用手抚摸则有棕红粉末沾手，表面有圆形乳头状突起，习称“钉头代赭”，另一面与突起相对处有同样大小的凹窝，断面每层均有钉头波纹状弯曲，无臭无味。以色棕红、断面显层叠状，每层均有钉头者为佳。砸碎或煅红醋淬用。因其产于代郡（今雁门关）而色赤得名。多产于许多种矿床和岩石中，含铁岩石风化岩可形成残余的赤铁矿床，变质岩有时含赤铁矿很丰富，成为重要的铁矿。古代画家常用赭色作画，取其研细用之。而医家认为功效较多，张璐称“赭石之重，以镇逆气”；黄元御谓“降胃而下浊气”，“降肺而清郁火”；张锡纯则善用生品，“治吐衄之证，当以降胃为主，而降胃之药，实以赭石为最效。”“无论吐衄之证，种种病因不同，疏方皆以赭石为主，而随证制宜，佐之相当之药品，吐衄未有不愈者。”可谓经验有得之谈。近年亦以代替硫酸钡作 X 线胃肠造影剂，无毒而显影清楚。

现代研究：主要成分含三氧化二铁，尚含硅、铝、钛、镁、锰、钙等元素。药理实验能促进红细胞及血红蛋白的新生，并有镇静中枢，使肠蠕动亢进作用。因其含微量砷化合物，长期大量服用可致蓄积中毒，应予注意。

代赭石最早载《本经》，历代本草多有论述。《新修本草》云：“此石多以代州来，云山中采得，非城门下土也。今齐州亭山出赤石，其色有赤红青者。其赤者亦如鸡冠且润泽，土人惟采以丹楹柱，而紫色且暗，与代州出者相似，古来用之。”《名医别录》云：“主带下百病，产难，胞衣不出，堕胎，养血气，除五脏血脉中热，血痹，血瘀，大人小儿惊气入腹，及阴痿不起。”《长沙药解》云：“驱浊不冲，降摄肺胃之逆气，除哕噫而泄郁烦，止反胃呕吐，疗惊悸哮喘。”其性叶苦、甘，平。功能平肝潜阳，降逆止血。主治头痛眩晕，呕吐噫气，吐血衄血，尿血，崩漏，肠风下血，痔漏，血虚萎黄，心悸惊痫，咳嗽气喘。多为生用，煅后止血力强。凡寒证及孕妇慎服。

简易疗法

1. 高血压病：代赭石 15 克，天麻 10 克，钩藤 12 克（后下），菊花 10 克，夏枯草 10 克，水煎服。

2. 眩晕耳鸣：代赭石 15 克，白芍药 15 克，川芎 10 克，蔓荆子 10 克，石菖蒲 6 克，水煎服。

3. 肺热咳喘：代赭石15克，桑白皮12克，款冬花10克，炙杏仁10克，鱼腥草10克，水煎服。

4. 呃逆呕吐：代赭石15克，旋覆花10克（包），姜半夏10克，竹茹6克，生姜6克，水煎服。

5. 反胃吐血：代赭石24克，党参18克，法半夏9克，白及9克，三七粉6克（冲），水煎服。

6. 心悸失眠：代赭石12克，丹参12克，酸枣仁10克，五味子6克，夜交藤6克，水煎服。

7. 血虚萎黄：代赭石12克，熟地黄12克，当归12克，鸡血藤12克，水煎服。

8. 崩漏带下：代赭石15克，艾叶炭10克，芥穗炭10克，赤石脂10克，鸡冠花10克，水煎服。

9. 外伤出血：代赭石，研末，撒布患处包扎。

10. 白石英

白石英为氧化物类矿物石英的矿石。完整的晶体产于岩石晶洞中，块状的常产于热液矿脉中，也是花岗岩、片麻岩、砂岩等各种岩石的重要组成部分。采得后拣选纯白的石英。药品为不规则的块状，多具棱角，全体呈白色或微带黄色，表面不平坦而光滑，具玻璃或脂肪光泽，砸断面不整齐，边缘较锋利。以色白、明洁、有光泽、无杂色杂质者为佳。砸碎或煅用。白石英因其色白似玉而有光莹者得名。产于江苏、广东、湖北、河北、福建、陕西等地的花岗岩等矿中，其颜色纯白、质硬而重、类似玻璃而透明的晶体。孙思邈有“服石英法”的详细介绍，并有石煮猪肉、羊肉及饲牸（雌性）牛法多种，言能“润养脏腑、悦泽肌肤、令人体健”；李时珍亦有“泽州有英鸡，食石英，性最补”之说。显然是受服石之影响，其有无科学性，待于今后研究。

现代研究：主含二氧化硅，其中硅53.3%，氧46.7%，尚含有铝、铁、钠、钾等元素。

白石英最早载《本经》，历代本草有所论述。《名医别录》云：“白石英，生华阴山谷及太山。大如指，长二、三寸，六面如削，白澈有光。二月采，亦无时。”又云：“疗肺痿，下气，利小便，补五脏。”《药性论》云：“能治肺痈吐脓，治嗽逆上气，疸黄。”其性味甘，微湿。功能温肺肾，安心神，利小便。主治肺寒咳喘，阳痿，消渴，心神不安，惊悸善忘，小便不利，黄疸，水肿，风寒湿痹。

简易疗法

1. 肺寒咳喘，白石英15克，陈皮9克，姜半夏9克，茯苓9克，炙甘草6克，水煎服。

2. 虚劳心烦，白石英25克，干地黄10克，白茯苓10克，人参15克，天冬25克，地骨皮10克，研末蜜丸，每次6克，日服2次，温黄酒送下。

3. 心悸善忘：白石英10克，朱砂5克，莲子心5克，研末，每次2克，日服2次。

4. 肾虚消渴：白石英15克，枸杞子15克，玉竹10克，天花粉10克，水煎服。

5. 风寒湿痹：白石英15克，豨莶草30克，青风藤9克，五加皮9克，桂枝6克，水煎服。

6. 浮肿腹胀：白石英12克，泽泻9克，白术9克，茯苓9克，娑罗子9克，水煎服。

7. 耳鸣耳聋：白石英10克，磁石10克，石菖蒲10克，蝉蜕10克，研末，每次3克，日服2次。

11. 白石脂

白石脂又名白符、白陶土、高岭土、为硅酸盐类矿物多水高岭土的一种白色块状体。药品为不规则块状，光滑细腻，断面平滑，吸水性强。有泥土气。以色白、质细腻光滑、易碎裂、舌舔之粘性强者为佳。煅用。以其色白性粘如膏凝而得名。多产于岩石的风化壳和粘土层中，类似石块，大小不一，表面光滑，有泥土气。《本经》称“五色石脂”，有青、黄、黑、白、赤五种，陶弘景云：“今俗惟用赤石、白石二脂。好者出吴郡，亦出武陵、建平、义阳。义阳者，出盟（邓字去又加右旁）县界东八十里，状如豘脑，赤者鲜红可爱，随采复生。余三色石脂无正用，但黑石脂入画用尔。”可见古人将其分别应用，实则为高岭土之不同色也。

现代研究：主要成分为水化硅酸铝，其中二氧化硅占46.5%，三氧化二铝39.5%，尚含锶、钡、锰、钛、锌、铅、铜、锂等元素。

白石脂最早载《本经》，历代本草亦有论述。《本草图经》云：“白石脂，今惟潞州有焉，潞与慈相近，此亦应可用。古断下方多用，而今医家亦稀使。”《名医别录》云：“养肺气，厚肠，补骨髓，疗五脏惊悸不足，心下烦，止腹痛，下水，小肠澼热溏便脓血，女子崩中漏下赤白沃。”《日华子本草》云：“治泻痢，血崩带下，吐血衄血，并涩精淋沥，安心镇五脏，除烦疗惊悸，排脓治疮疖痔漏，养脾气，壮筋骨，补虚损。”其性味甘、酸，平。功能涩肠止泻，收敛止血。主治久泻久痢，吐血，衄血，便血，崩漏，赤白带下，遗精早泄。凡湿热积滞者忌服。

简易疗法

1. 赤白痢疾：白石脂 10 克，黄连 6 克，干姜 6 克，白头翁 6 克，秦皮 6 克，水煎服。

2. 小儿泄泻：白石脂 15 克，白龙骨 15 克，焦山楂 15 克，焦山药 15 克，研末，每次 3 克，日服 2～3 次，米粥调下。

3. 白带不止：白石脂 10 克，白鸡冠花 10 克，蜀葵花 10 克，白果仁 6 克，椿根皮 6 克，水煎服。

4. 遗精早泄：白石脂 20 克，龙骨 20 克，牡蛎 20 克，山萸肉 20 克，金樱子 20 克，研末蜜丸，每次 6 克，日服 2 次。

5. 慢性湿疹：白石脂 10 克，黄柏 10 克，枯矾 10 克，五倍子 10 克，研末，撒于患处。

6. 外伤出血：白赤脂 10 克，煅龙骨 10 克，白及 10 克，研末，撒于患处包扎。

12. 玄精石

玄精石又名玄英石、阴精石、太阴玄精。为年久所结的小形片状石膏矿石。为椭圆形，菱形或不规则的片状，多边薄中厚，大小不一，边缘灰白色，中心青灰色，形似龟版，半透明；质硬而脆，易砸散成菱形或柱状小块，微带土腥气，味微咸。以片片如龟甲、色青白、无杂质者为佳。全年可采，除去泥土杂质，打碎用。为咸卤至阴之精凝结而成得名，产于内蒙古、青海、四川、云南、陕西、山西、宁夏盐池附近。沈括《梦溪笔谈》载：“太阴玄精，生解州盐泽大卤中，沟渠土内得之。大者如杏叶，小者如鱼鳞，悉皆六角，端正似刻，正如龟甲，其裙襕小堕，其前则下剡，其后则上剡，正如穿山甲相掩之处，前者龟甲，更无异也。色绿而莹彻，叩之则直理而拆，莹如明鉴，拆处亦六角，如柳叶大。烧过则悉解拆，薄如柳叶，片片相离，白如霜雪，平洁可爱。”对其观察可谓细致入微。

现代研究：主要成分为含水碳酸钙，尚含钙、铁、硫、钠及少量硅酸盐。临床证实有缓泻、解热、镇静、吸附作用。

玄精石最早载《开宝本草》:“除风冷邪气湿痹,益精气,妇人痼冷漏下,心腹积聚冷气,止头痛,解肌。”历代本草亦有论述。《本草述》云:“治上盛下虚,疗痰结,目障翳,木舌,咽喉疮。”《医林纂要》云:“补心消暑,去邪热,略同朴消。”其性味咸,寒。功能清热泻火,养阴降火,消痰软坚。主治高热烦渴,目赤翳障,咽喉生疮,阳盛阴虚,头风脑痛,肺胃蕴热,木舌重舌,水火烫伤,凡脾胃虚寒者忌服。

简易疗法

1. 壮热烦渴:玄精石15克,知母10克,玄参10克,麦冬10克,石斛10克,水煎服。

2. 肺胃蕴热:玄精石15克,黄芩10克,黄连6克,大黄6克,甘草6克,水煎服。

3. 小儿风热:玄精石15克,石膏15克,龙脑2克,薄荷6克,紫苏6克,研末,每次1~3克,日服2次。

4. 重舌红肿:玄精石30克,牛黄0.3克,朱砂0.3克,龙脑0.3克,研末,用盐水漱口后,取少许外敷患处,日2次。

5. 目赤涩痛:玄精石15克,食盐5克,硼砂5克,黄柏5克,研极细末,取少许点眼眦部。

6. 水火烫伤:煅玄精石,研细,加冷水调和敷于患处,外用包扎,1日换药1次。

13. 百草霜

百草霜又名灶烟煤、灶突墨、为杂草经燃烧后附于灶突或烟囱内的烟灰。为黑色粉末,或结成小颗粒状,手捻即为细粉;质轻,入水则飘浮分散,无油腻感;无臭,味淡微辛。将灶突或烟囱内的黑灰轻轻刮下,用细筛筛去杂质即得。以乌黑色、质轻细、无杂质者为佳。因其为众草烧成,质轻细如霜,故而得名。李时珍云:“此乃灶额及烟炉中墨烟也。”“百草霜、釜底墨、梁上倒挂尘,皆是烟气结成,但其体质者轻虚结实之异。重者归中下二焦,轻者入心肺之分。”缪希雍称“此药性能止血,复能散瘀滞,故主上下诸血及崩中带下,胎前产后诸病。”倪纯宇谓“解三焦结热,化藏府瘀血之药也。”堪供参阅。

现代研究:主要含碳粒。药理证实有收敛、止血作用。

百草霜最早载《本草图经》,历代本草有所论述。《本草纲目》云:

“止上下诸血，妇人崩中带下、胎前产后诸病。伤寒阳毒发狂，黄疸，疟痢，噎膈，咽喉口舌一切诸病。”《玉楸药解》云：“敛营止血，清热消瘀。专止失血，吐衄便血，产漏诸血。”《医林纂要》云：“泻心降火，去妄热，止妄血，下气消积行痰。”其性味辛，温。功能收敛止血，消积止泻。主治咯血，呕血，衄血，便血，崩漏，带下，外伤出血，口舌咽喉诸疮，食积泻痢。凡阴虚火燥、咳嗽肺损者忌服。

简易疗法

1. 吐血衄血：百草霜15克，白茅根60克，地榆炭30克，研末，每次6克，日服2~3次。

2. 泻痢初起：百草霜9克，黄连6克，木香6克，马齿苋30克，白芍药9克，水煎服。

3. 小儿食积：百草霜9克，巴豆霜0.3克，研末，面糊为丸，如绿豆大，每次1丸，白汤送下。

4. 崩漏带下：百草霜9克，艾叶炭9克，棕榈炭9克，阿胶9克（烊化），乌贼骨9克，水煎服。

5. 产后恶露不尽：百草霜10克，血余炭10克，山楂炭10克，芥穗炭10克，研末，每次6克，日服2次。

6. 外伤出血：百草霜粉末，撒于患处。亦用于口舌生疮，加西瓜霜外敷。

14. 芒　硝

芒硝又名芒硝、朴硝、皮硝、盆硝。为矿物芒硝经煮炼而得的精制结晶。形成于含钠离子和硫酸根离子饱和溶液的内陆盐湖中。四季可采，除去杂质泥土。药品为棱柱状或长方形结晶，两端不整齐，气无，味苦咸而有清凉感。以无色透明、块状结晶者为佳。以其形似芒针、善于消化诸物而得名。其制法有多种，因而名称各异：取天然芒硝，用热水溶解过滤，放冷即析出结晶，通称朴硝；再取萝卜洗净切片，置锅内加水煮透后，再加入朴硝共煮，溶化后过滤或潜清取上液，放冷待析出结晶，干燥后即为芒硝。亦有将天然芒硝经煮炼过滤，冷却后取上层结晶为芒硝，下层结晶为朴硝。古代将结晶如圭角状而明净者称马牙硝，实与芒硝为一物。而玄明粉则是将芒硝经风化而失去结晶水留存的白色粉末，其功效与芒硝大致相同。

现代研究：主要成分为含水硫酸钠，尚有氯化钠、硫酸钙、硫酸镁等，风化硝的硫酸钠含量超过44.1%，药理证实有促进肠蠕动而泻下，加强网状的内皮系统吞噬功能及利尿作用；外敷可使局部血管扩张，血流加快，改善微循环，加快炎症吸收与消散而有消肿止痛作用。

芒硝最早载《名医别录》：“朴硝生益州山谷，有咸水之阳。采无时，色白者佳，黄者伤人，赤者杀人。”又云：“主五脏积聚，久热胃闭，除邪气，破留血，腹中痰实结搏，通经脉，利大小便及月水，破五淋，推陈致新。”历代本草多有论述。《本草再新》云：“涤三焦肠胃湿热，推陈致新，伤寒疫痢，积聚结癖，停痰淋闭，瘰疬疮肿，目赤障翳，通经堕胎。”其性味辛、苦、咸，寒。功能清热泻火，软坚通便，消肿止痛，破血行血。主治实热积滞，腹胀便秘，停痰积聚，痈肿丹毒，目赤障翳，口疮咽痛。孕妇忌服。

简易疗法

1. 实热便秘：芒硝10克（化），大黄6克，甘草6克，水煎服。

2. 食滞腹胀：芒硝10克（化），吴萸6克，厚朴9克，枳实6克，莱菔子6克，水煎服。

3. 胁痛黄疸：芒硝10克（化），金钱草15克，茵陈15克，山栀6克，郁金6克，水煎服。

4. 无名肿毒：芒硝15克，鲜地丁草15克，蒲公英15克，大黄10克，共捣成糊状，外敷患处。亦用于痈疽丹毒。

5. 急性湿疹：芒硝30克，苦参10克，白鲜皮10克，水煎取汁加芒硝溶化，外洗患处。亦用于带状疱疹。

6. 跌打肿痛：芒硝500克，凉水溶化湿敷患处，日数次。亦可用热水溶化熏洗治外痔。

7. 口舌生疮：马牙消适量，外敷患处，日3~5次。

8. 赤目翳障：玄明粉加蒸馏水配成10%溶液，高压灭菌后点眼，日3次。

9. 风火牙痛：玄明粉10克，黄柏6克，花椒3克，冰片1克，水煎后入玄明粉、冰片，待溶化后含漱，日3~5次。

15. 朱　砂

朱砂又名丹砂、辰砂、汞砂、丹粟。为天然的辰砂矿石。朱砂因其色赤而生于石灰岩、板岩、砂岩中而得名。又因生于辰州而称辰砂。很早以前，人们有病不求医，常去找方士。有一种癫狂病，当时的医生没法治，可这病遇到方士，却治一个好一个，因此人们更是信巫不信医了。有位秀才懂医术，他暗想：方士只会画符念咒，装神弄鬼，怎会真能治病呢？为了弄清究竟，他跟妻子商量了一个办法，以探出方士的秘密。便说她丈夫得了癫狂病，方士急忙来到秀才家，只见秀才披头散发，满脸泥污，躺在地上正说疯话呢。方士一看，秀才果然疯了，就装模做样地作起法术，点火把、洒松香，竖起桃木棒准备驱“鬼”。先端一碗净水放在桌上，又拿起一张画好的符，嘴里念念有词……说着方士就要点火烧符。秀才嗖地跳起来，一把抢过符纸，并把方士推出门外，方士只好回去了。秀才先把那碗水喝了一口，证实是碗净水；再看看符纸，发现画符用的朱砂，于是恍然大悟。第二天他把癫狂病人找来，用一点朱砂放在水里让他喝。那人喝了以后，病果然慢慢好了。从此秀才知道方士“驱鬼”治癫狂病，只不过因为符上的朱砂有药性。这样朱砂成了一味中药。主产于贵州、湖南、四川、广西、云南等地。古人将其分为多种，名称各异。李时珍云：“丹砂以辰、锦者为最。麻阳即古锦州地。佳者为箭簇砂，结不实者为肺砂，细者为末砂。色紫不染纸者，为旧坑砂，为上品；色鲜染纸者，为新坑砂，次之。”可谓概括简明。古人以朱砂、石胆、雄黄、矾石、磁石为五毒，惟以用于疮疡，但朱砂有镇养心神之效。宜生服而不宜炼服，否则会中毒，应引起重视。朱砂挖出后选取纯净者，用水淘去杂石和泥沙，用磁铁吸尽含的杂质即得。药品为大小不一的片状、块状或细小颗粒状，鲜红或暗红色，有光泽，体重无臭无味。分为三种：呈细小颗粒或粉末状，色红明亮，触之不染手者称“朱宝砂”；呈不规则板片状、斜方形或长条形，大小厚薄不一，边缘不整齐，色红而鲜艳，光亮如镜面而微透明，质较松脆者称“镜面砂”；呈块状较大，方圆形或多角形，颜色发暗或呈灰袍色，质重而坚，不易碎者称“豆瓣砂”。皆以色红鲜艳、有光泽、微透明、无杂质者为佳。研细或水飞制成极细末用。

现代研究：主含硫化汞，常夹杂少量土质、有机质、氧化铁、雄黄、磷灰石及沥青质等。药理实验有镇静催眠、解毒防腐，能使动物尿排出总氮量增加，体重也有增加的作用；外用能抑杀皮肤细菌、寄生虫等。

朱砂最早载《本经》：“养精神，安魂魄，益气，明目。”历代本草多有论述。《名医别录》云：“通血脉，止烦满，消渴，益精神，悦泽人面，除中恶腹痛，毒气疥瘘诸疮。”《本草纲目》云：“治惊痫，解胎毒、痘毒，驱邪疟，能发汗。”其性味甘，微寒，有毒。功能清心镇惊，安神解毒。主治心悸易惊，失眠多梦，癫痫发狂，小儿惊风，视物昏花，口疮喉痹，疮疡肿毒。需在医师指导下应用，勿过量或久服，勿用火煅，以免分解出金属汞而中毒。肝肾功能不全、孕妇忌服。

简易疗法

1. 风邪诸痫：朱砂1克，猪心1个，将猪心切开，纳药入内，麻线缝合后，加水煮2小时，取出分2次食用。

2. 精神失常：朱砂5克，白矾10克，郁金25克，研末蜜丸，每次2克，日服2次，薄荷汤送下。

3. 心动过速：朱砂2克，茯神、炒枣仁各6克，黄连3克，水煎服。

4. 心悸失眠：朱砂安神丸（成药），每次9克（蜜丸），日服1~2次。有镇惊安神、清心养血作用。

5. 视物昏花：磁朱丸（成药），每次6克，日服2次，米汤送下，亦用于头晕目眩、耳鸣耳聋等。

6. 中风失语：朱砂5克，雄黄5克，白芥子5克，生玳瑁5克，研末，酒煎安息香10克为膏，和丸如绿豆大，每次5丸，童便送下。

7. 小儿惊风：朱砂5克，天竺黄20克，胆南星20克，研末，每次1克，日服2次。

8. 小儿夜啼：朱砂3克，黄连6克，钩藤6克，蝉蜕6克，研末，每次0.5克，日服1次。

9. 疮疡肿毒：朱砂、银朱各适量、配制成膏药，每百张净重18克，外敷患处。

16. 伏龙肝

伏龙肝又名灶中黄土。为久经柴草熏烧的灶底中心的土块。为不规则的块状，大小不一，全体红褐色，表面有刀削痕；质较硬，但易砸碎，并有粉末脱落，断面细软，色较深，常用蜂窝状小孔，具烟熏气，味淡。在拆修柴火灶时，将烧结的土块取下，用刀削去焦黄部分及杂质即得。以块大、色红褐、质细软者为佳。煎汤代水煎药或研细入丸散。古称灶神为伏龙，陶弘景云："以灶有神，故号为优龙肝，并以迂隐其名尔。"《广济历》作灶忌日云："伏龙在不可移作。则伏龙者，乃灶神也。"《后汉书》言："阴子方腊日晨炊而灶神见形。"注云：宜市买猪肝泥灶，令妇孝。临安陈舆言：砌灶时，纳猪肝一具于土，俟其日久，与土为一，乃用之，始与名符。以上均属传说。但灶内烧结日久呈赤色如肝，则为其实也。

现代研究：主要成分含硅酸、氧化铝及三氧化二铁，尚含氧化钠、氧化钾、氧化镁、氧化钙等。药理实验能减少呕吐次数，缩短凝血时间，抑制纤溶系统，增强血小板第三因子活性，缩短凝血酶元生成时间，而达到止吐、止血作用。

伏龙肝最早载《雷公炮炙论》："其伏龙肝是十年以来，灶额内火气积久自结，如赤色石，中黄，其形貌八棱取得研细，以水飞过用。"历代本草有所论述。《名医别录》云："主妇人崩中，吐血，止咳逆，止血，消痈肿毒气。"《日华子本草》云："治鼻洪，肠风，带下血崩，泄精尿血，催生下胞。"其性味辛，温。功能温中燥湿，止呕止血。主治呕吐反胃，腹痛泄泻，吐血衄血，便血尿血，妊娠恶阻，崩漏带下，痈肿溃疡。凡阴虚火旺及热证呕吐反胃者忌服。

简易疗法

1. 吐血便血：伏龙肝30克，生地黄15克，阿胶9克（烊化），槐花9克，地榆9克，水煎服。

2. 鼻衄不止：伏龙肝30克，白茅根60克，水煎取汁加蜜调和，分2次服。

3. 崩漏带下：伏龙肝50克，赤石脂15克，艾叶炭10克，芡实10克，炒山药10克，水煎服。

4. 妊娠恶阻：伏龙肝15克，姜半夏10克，生姜6克，竹茹6克，砂仁6克，水煎服。

5. 反胃呕吐：伏龙肝30克，研末，每次10克，生姜汤送下，日服3次。

6. 脾虚泻痢：伏龙肝30克，炒白术15克，肉豆蔻9克，诃子肉9克，炒山楂9克，水煎服。

7. 痈肿疮毒：伏龙肝20克，黄柏20克，青黛10克，黄连10克，研末，用清油调和外敷。

17. 自然铜

自然铜又名石髓铅，为硫化物类黄铁矿的矿石。全年均可在矿区捡取，除去杂石即得。药品多呈规则的方块形，大小不一，表面平坦，亮黄色，黄坚易砸碎，断面亮黄白色，无臭无味。以色黄亮、质重、表面光滑、断面白亮者为佳。敲碎或煅用。因其天然而得、色黄如铜，故而命名。苏颂云："自然铜有两三体：一体大如麻黍，或多方解，累累相缀，至如斗大者，色煌煌明烂如黄金、鍮石，入药最上；一体成块，大小不一，亦光明而赤；一体如姜、铁屎之类。又有如不冶而成者，形大小不定，皆出铜坑中，击之易碎，有黄赤，有青赤，炼之乃成铜也。”李时珍云：“自然铜生曾青、石绿穴中，状如寒林草根，色红腻，亦有墙壁。又一类似丹砂，光明坚硬有棱，中含铜脉，尤佳。又一种似木根，不红腻，随手碎为粉，至为精明，近铜之山则有之。”古代医家对此描述甚详，值得参考。

现代研究：主含二硫化铁，并含铜、镍、砷、锑、硅、钡、铅、钙、锌、锰等杂质。药理证实能加快骨痂的胶原体合成，促进钙磷沉积而达到使骨质愈合，还有散血止痛的作用。

自然铜最早载《雷公炮炙论》，历代本草皆有论述。《日华子本草》云：“排脓，消瘀血，续筋骨，治产后血邪，安心，止惊悸。”《开宝本草》云：“疗折伤，散血止痛，破积聚。”《本草经疏》云：“自然铜乃入血行血，续筋接骨之药也。凡折伤则血瘀而作痛，辛能散瘀滞之血，破积聚之气，则痛止而伤自和也。”其性味辛，平。功能散瘀止痛，接骨续筋。主治跌打损伤，筋伤骨折，瘀血肿痛，瘿瘤疮疡。凡阴虚火旺、血虚无瘀者忌服。

简易疗法

1. 跌打损伤，自然铜 3 克，当归 6 克，没药 6 克，乳香 6 克，土鳖虫 6 克，水煎调黄酒服。

2. 骨折瘀痛：自然铜 10 克，骨碎补 10 克，没药 10 克，血竭 10 克，甜瓜子 10 克，研末，每次 6 克，日服 2 次，温黄酒或童便送下。

3. 挫伤腰痛：自然铜 30 克，土鳖虫 30 克，研末，每次 5 克，日服 2 次。

4. 甲状腺肿：自然铜 6～8 千克，置于每立方米水中以改造水质，有防治作用。

5. 疮疡肿毒：自然铜 10 克，密陀僧 10 克（煅），黄柏 10 克，甘草 10 克，研末贮瓶内，取适量加水调和，外涂患处。

18. 阳起石

阳起石又名白石、石生、羊起石。为硅酸盐类矿物阳起石或阳起石石棉的矿石。常见于各种变质岩中。其石棉为纤维状，具有极好的平行构造，纤维长短不一，白色、浅绿或浅棕色，绢丝光泽，具有伸缩性和韧性，耐火性和抗酸性。采得后去净泥土、杂石即得。以针束状、灰白色、有光泽、易捻碎者为佳。砸碎或煅用。以其羊啃之善交接，而人服之能起阳得以命名。苏颂云："齐州惟一土山，石出其中，彼人谓之阳起山，其山常有温暖气，虽盛冬大雪遍境，独此山无积白，盖石气熏蒸使然也。""以白色明莹若狼牙者为上，亦有挟他石作块者不堪。"《庚辛玉册》称"齐州拣金山出者胜，其尖似箭镞者力强，如狗牙者力微，置大雪中倏然没者为真。"可见古人对其产地、性状及鉴别皆有所认识，堪供参阅。

现代研究：主含碱式硅酸镁、硅酸钙和硅酸铁，尚含锰、铝、钛、铬、镍等元素。药理证实能增加血中矿物质，兴奋生殖系统功能；但有致癌性。

阳起石最早载《本经》："主崩中漏下，破子脏中血，癥瘕结气，寒热腹痛，阳痿不足，补不足。"历代本草多有论述。"《名医别录》云："疗男子茎头寒，阴下湿痒，去臭汗，消水肿。"《本草述钩元》云："补命门不足，起阴痿，暖子宫，为男女下焦之圣药。"其性味咸，微温。功能温肾壮阳。主治肾阳不足之男子阳痿，遗精早泄，女子宫寒，崩漏不孕，下焦虚寒，腰膝冷痹。凡阴虚火旺者忌服。

简易疗法

1. 阳痿遗精，阳起石 20 克，仙灵脾 20 克，金樱子 20 克，锁阳 20 克，沙苑蒺藜 20 克，研末蜜丸，每次 9 克，日服 2 次，淡盐水送下。

2. 阳虚溏泄：阳起石 15 克，炒白术 30 克，炒山药 30 克，附子 5 克，干姜 10 克，研末，每次 5 克，日服 2~3 次，米粥调服。

3. 妇女崩漏：阳起石 20 克，阿胶 30 克，熟地黄 30 克，焦艾叶 20 克，鹿茸 10 克，研末，糯米粉为丸，每次 6 克，日服 2 次。亦用于宫寒不孕、带下。

4. 阴囊湿痒：阳起石 10 克，蛇床子 10 克，滑石 10 克，龙骨 10 克，黄柏 10 克，研末，撒布患处。

5. 痈肿丹毒：阳起石，煅后研末，加水或淡醋调涂患处，日数次。

19. 麦饭石

麦饭石又名长寿石、豆渣石、马牙砂。为中酸性火成岩类石英二成斑岩。为斑状结构；矿物组成主要为斜长石、钾长石及少量黑云母或角闪石等，后生矿物主要有高岭石、蒙脱石、绿泥石等。呈不规则致密块状，表面不平整，有黄白色、黄褐色及灰白色、暗灰黑色的斑点状花纹；明显可见灰白色大小不等的长石和石英的颗粒；后生矿物则分布在原生矿的表面及其晶粒之间，并可局部集中发育在岩石裂隙中；原岩石坚硬，因蚀变、风化而变疏松。产于内蒙古、吉林一带深山中，河流铺满大小不一的石头，状如米麦饭团，故而称之。由于住在此地的人大都长寿，年龄在80岁以上，而且从未患过传染病及癌症。经过反复调查，原来这里的人们饮用的水从山中流出，经过的河底有麦饭石，于是得知是长期饮用麦饭石浸过之水的缘故。从而中华麦饭石系列产品得以生产推广，服用有中和并吸附人体有害物质，调节新陈代谢，促进血液循环，而有利尿健胃、保肝、强身、美容等作用。

现代研究：主要成分为硅铝酸盐，系由二氧化硅、氧化铝、氧化铁、氧化亚铁、氧化镁、氧化钙、氧化钠、氧化钾、二氧化钛、五氧化二磷、氧化锰、二氧化碳、氟、硫和镍、锆、锶、钡、钴、铬、钇、钪、钒、锕、锌、铀、钍13种微量元素组成，包括人体必需的18种矿物质和微量元素，虽有8种有害元素，但对人体无影响。药理实验有增强免疫功能，促进生长发育，抗氧化、抗疲劳及耐缺氧，保肝抗毒、抗癌，促进骨折愈合等作用。

麦饭石最早载《本草图经》："大凡石类多主痈疽。世传麦饭石膏，治发背疮甚效，乃中岳山人吕子华秘方。"历代本草亦有论述。《本草纲目》云："麦饭石，处处山溪中有之。其石大小不等，或如拳，或如鹅卵，或如盏，或如饼，大略状如握紧一团麦饭，有粒点如豆如米，其色黄白，但于溪间麻石中寻有此状者即是。"又云："主治一切痈疽发背。"其性味辛，甘，温。功能活血解毒，祛风除湿，益肝健胃，补肾强身。主治慢性胃炎，慢性肝炎，胆结石，气管炎，糖尿病，高血压，风湿病，肿瘤，神经衰弱；外用防治痈疽疮疡，乳腺增生，痤疮，脚气，湿疹，痱子。

简易疗法

1. 慢性胃炎：麦饭石30～60克，浸泡于水4千克中，或用500克加水1000毫升浸泡8小时，即成矿物水，煮沸后常饮用。亦用于慢性肝炎，神经衰弱等病。

2. 心律不齐：麦饭石100克，研末，每次6克，日服3次。

3. 关节疼痛：麦饭石30克，老鹳草30克，豨莶草30克，鹿衔草30克，水煎服。

4. 痈疽发背：麦饭石120克，鹿角60克，白蔹60克，加水及米醋适量，敖成糊状药膏，涂纱布上贴于患处，每日换药1次。

5. 手足皲裂：麦饭石30克，当归15克，水煎后浸泡手足，日1～2次。

6. 雀斑痤疮：麦饭石50克，加水1000毫升，浸泡1小时，煎煮30

分钟，待温洗患处；或研末加水涂敷。有美容祛斑作用。

7. 脚气湿疹：麦饭石60克，苦参30克，黄柏30克，水煎外涂患处，日数次。

20. 花蕊石

花蕊石又名花乳石。为变质岩类岩石含蛇纹石大理岩的石块。主要为方解石颗粒组成，并含有蛇纹石，为较常见的一种大理石。药品为不规则的块状，大小不一，灰白色，有淡黄或黄绿色彩晕相间；表面不平坦，有棱角，对光照之有闪星状光亮；体重质坚，断面不整齐，无臭无味。采取后敲去杂石，选取有淡黄或黄绿色斑纹者为佳。敲碎或煅用。以其灰白石中有黄绿色彩晕如花而得名。古代医家对其独具心得：李时珍认为“其气平，其味涩而酸，盖厥阴经血分药也。其功专于止血，能使血化为水，酸以收之也。而又能下死胎，落胞衣，去恶血，恶血化则胎与胞无阻滞之患矣。”刘若金谓“其于血证，似以能化瘀为止。缪仲淳氏所云，吐血诸证，多因火炎迫血以上行，如斯药性非宜，亦是确论也。然有血证不尽因于阴虚者，则此味又为中的之剂也。”均经验之谈，值得深思。

现代研究：主含大量碳酸钙和含水硅酸镁，并含少量的铁盐、铝盐及酸不溶物；呈显碳酸盐与钙盐的各种反应。药理证实服后能增加血中钙离子浓度，有抗惊厥、促凝血作用。临床用于上消化道出血、肺结核及支气管咯血、氟骨症。

花蕊石最早载《嘉祐本草》：“主金疮止血，又疗产妇血晕，恶心。”历代本草亦有论述。《本草图经》云：“出陕州阌乡，体至坚重，色如硫黄，形块有极大者，陕西人镌为器用，采无时。”《玉楸药解》云：“功专止血。治吐衄崩漏胎产，刀杖一切诸血。”《医林纂要》云：“泻肝行瘀血，敛肺生皮肉。”其性味酸、辛，平。功能化瘀止血。主治吐血，衄血，咯血，便血，崩漏，产后血晕，死胎，胎衣不下，金疮出血。凡无瘀滞及孕妇忌服。

简易疗法

1. 咯血衄血：花蕊石9克，白及9克，血余炭6克，侧柏炭6克，三七粉6克（冲），水煎服。

2. 吐血便血：花蕊石15克，地榆炭10克，槐花10克，大黄6克，赤石脂6克，水煎服。

3. 产后血晕：花蕊石15克，研末，每次3克，童便调服。

4. 目生翳障：花蕊石15克，防风15克，菊花15克，川芎15克，牛蒡子15克，白附子15克，研末，每次3克，日服2次。茶清水送下。

5. 口唇生疮：花蕊石6克，孩儿茶6克，血竭6克，黄连3克，冰片0.3克，研末，撒敷患处。

6. 跌打损伤：花蕊石10克，煅硫黄20克，研末，取适量用黄酒调和后涂患处，日数次。

21. 赤石脂

赤石脂又名赤符、红土、赤石土、红高岭。为硅酸盐类矿物多水高岭土的一种红色块状体。挖出后选择红色块状，除去杂石泥土即得。药品为不规则块状，大小不一，表面粉红、红色至紫色，或有红白相间的花纹，光滑细腻，易砸碎，断面平滑，吸水性强。以色红、易碎光滑。细腻、舌舔之粘性强者为佳。碾粉醋和、搓条煅后干。以其色红滑腻如脂而得名。产于福建、河南、江苏、湖北、陕西、山东、山西、安徽等地的岩石风化壳和粘土层中。李东垣云："其用有二，因肠胃有收敛之能，下胎衣无推荡之峻。"李时珍云："五色脂，涩而重，故能收湿止血而固下。甘而温，故能益气生肌而调中，中者，肠胃肌肉惊悸黄疸是也。下者，肠澼泄痢崩带失精是也。"对其功效言之确凿合理。

现代研究：主要成分为含水硅酸铝，尚含铁、铬、锰、钙和镁的氧化物。药理证实内服能吸附消化道内有毒物质及食物异常发酵的产物，对发炎的胃肠粘膜有局部保护而达止泻作用，并对胃肠道出血有止血作用。

赤石脂最早载《本经》："主黄疸，泻痢，肠澼脓血，阴蚀下血赤白，邪气痈肿，疽痔恶疮，头疡疥瘙。"历代本草均有论述。《本草纲目》云："补心血，生肌肉，厚肠胃，除水湿，收脱肛。"《本草汇言》云："渗停水，去湿气，敛疮口，固滑脱，止泻痢肠澼，禁崩中淋带。"其性味甘、酸、涩，温。功能涩肠止泻，收敛止血，敛疮生肌。主治久泻久痢，便血，脱肛，崩漏，带下，遗精，疮疡不敛，溃疡不愈。孕妇慎用，有湿热积滞者忌服。

简易疗法

1. 胃脘疼痛：赤石脂10克，乌贼骨10克，干姜6克，延胡索6克，三七粉6克（冲），水煎服。亦用于糜烂性胃炎，消化性溃疡。

2. 慢性结肠炎：赤石脂30克，石榴皮9克，诃子、肉豆蔻、炮姜、肉桂各6克，水煎服。

3. 久泻久痢：赤石脂30克，禹余粮30克，罂粟壳10克，水煎服。

4. 赤白带下：赤石脂15克，红鸡冠花15克，败酱草15克，水煎服。

5. 胎死不下：赤石脂10克，益母草15克，当归10克，大黄6克，桃仁6克，水煎服。

6. 小儿脱肛：赤石脂10克，伏龙肝10克，均用煅品，研末，撒布患处，压迫还纳。

7. 臁疮不愈：赤石脂10克，煅龙骨10克，血竭10克，研末，加血余炭10克，用香油炸枯去滓，加黄蜡30克，白胶香10克，溶化尽离火，下药末搅匀成膏，涂敷患处，外用包扎。

8. 疮疽不敛：赤石脂10克，五倍子10克，煅龙骨10克，研末，撒布患处。

22. 皂　矾

皂矾又名青矾、黑矾、绿矾、绛矾，为硫酸盐类矿物水绿矾的矿石或化学合成品。常产于氧化带以下富含黄铁矿半分解矿石的裂隙中。采得后除去杂质，密闭贮藏，防止变色或受潮。药品为棱柱状结晶或颗粒，半透明，质较坚硬而脆，无臭，味涩而甜。以绿色、无杂质者为佳。煅红拌醋使呈绛色用。因其可以染布为皂色，加之其石色深而得名，皂即黑色。又因其色呈绿，称为绿矾。李时珍云其"酸涌涩收，燥湿解毒，化涎之功，与白矾同而力差缓。"并介绍《张三丰仙传方》伐木丸（苍术、皂矾、黄酒面曲，如法醋丸）治脾衰肝盛，肝乘脾土，病心腹中满，或黄肿如土色，服此能助土益元。曾"加平胃散治中腹胀满，果有效验。""既能入血分伐木，又能燥湿化涎，利小便，消食积，故腹胀、黄肿、疟痢、疳疾方往往用之。其源则自张仲景用矾石、消石治女劳疸方中变化而来。"刘禹锡《传信方》治喉痹，王焘《外台秘要》治甲疽，以及古代医家许多验方均说明其治疗范围较广，近年用于治贫血亦有良效。

现代研究：主要成分含硫酸亚铁，以及少量铜、铝、镁、锌等元素。药理证实内服对缺铁性贫血可增加红细胞和血红蛋白，能刺激胃壁感觉神经而反射至延髓呕吐中枢，可引起呕吐；外用对局部粘膜有腐蚀作用。

皂矾最早载《日华子本草》，历代本草皆有论述。《本草纲目》云："绿矾，晋地、河内、西安、沙州皆出之，状如焰消。其中拣出深青莹净者，即为青矾；煅过变赤，则为绛矾。"又云："消积滞，燥脾湿，化痰涎，除胀满黄肿，治甲疽肿痈出水。"《现代实用中药》云："用其小量，能补血，用于贫血及萎黄病，并治胃肠出血，配合他药为丸剂用之。生用大量作催吐剂。外用火煅透，治结膜炎，白癣，脓疱疹，腋臭等，系用本品之稀薄液，有收敛作用。”其性味甘、涩，凉。功能燥湿化痰，消积杀虫，止血补血，解毒敛疮。主治黄肿胀满，血虚萎黄，食积虫积，小儿疳积，久痢便血，湿疹疥癣，喉痹口疮，溃疡不敛。口服过量能引起呕吐腹痛，胃弱者慎用；孕妇忌服。服药期间忌饮茶。

简易疗法

1. 血虚萎黄：皂矾10克，当归30克，白术30克，陈皮20克，山楂20克，研末蜜丸，每次6克，日服3次，红糖水送下。

2. 钩虫黄胖：皂矾50克，黑豆25克，米醋25毫升，先将皂矾煅红用米醋淬2次，黑豆炒熟，共研细末，用米饭适量捣和搓丸，如黄豆大，焙干。成人每次1.8~2.4克，早晚各服1次，连服5~10日，休息数日再服，20日为1疗程。

3. 消化性溃疡：煅皂矾18克，胡桃肉12克，生栗子3克，大枣6克，共研糊状，加适量蜂蜜制成丸剂，每次2克，日服3次，45日为1疗程。服药期间忌食柿子、饮茶水。

4. 小儿疳积：皂矾研末，以猪胆汁和丸，如绿豆大，每次5~7丸，日服2次，米饭送下。

5. 赤白痢疾：皂矾10克，赤石脂10克，黄连10我，秦皮10克，研末，每次2克，日服2次。

6. 带下赤白：皂矾10克，百草霜10克，乌贼骨10克，白石脂10克，研末，以粟米饭和丸，如梧桐子大，每次15丸，日服2次，饭前黄酒送下。

7. 耳内生疮：皂矾包于大枣（去核）内煅焦，研末，加香油调和外涂。

8. 疥疮湿痒：皂矾10克，花椒10克，冰片3克，樟脑3克，将鸡蛋取清纳药入壳中，同煅成炭，研末撒敷，或调油外敷。

9. 水火烫伤：皂矾研末，加水调敷患处，每日换药1次，直至结痂。

23. 明　矾

明矾又名白矾、矾石、羽泽、涅石。为硫酸盐类矿石明矾石经加工提炼而成的结晶。常为碱性长石受低温硫酸盐溶液的作用变质而成，多产于火山岩中。采得后打碎溶解，蒸发浓缩冷却后析出结晶。药品为不规则的结晶体，大小不一，表面略平滑或凹凸不平，气微，味微甜而涩。以色白、透明、质硬而脆，无杂质者为佳。捣碎或煅用。以其色白透明而得名。李时珍云：“矾者，燔也，燔石而成也。”是指经加工而成。又云：“矾石之用有四：吐利风热之痰涎，取其酸苦涌泄也；治诸血痛脱肛阴挺疮疡，取其酸涩而收也；治痰饮泄痢崩带风眼，取其收而燥湿也；治喉痹痈疽中蛊蛇虫伤螫，取其解毒也。”对其功效概括甚详。近年用于治疗肺结核，传染性肝炎，细菌性痢疾，消化性溃疡，癫痫，精神分裂症等，外用治疗烧伤，头癣，内痔，脱肛，子宫脱垂，睾丸鞘膜水肿等，均有显著效果，值得深入研究。

现代研究：主含碱性硫酸铝钾，其中二氧化硫 38.6%，三氧化二铝 37.0%，氯化钾 11.4%，水 13.0%；白矾为硫酸铝钾。药理证实能使创面或粘膜表层细胞的蛋白质凝固，形成保护膜，使局部免受刺激，且可使局部血管收缩，减少充血、渗出而达收敛止血作用。亦对结核杆菌、金黄色葡萄球菌、变形杆菌、大肠杆菌、痢疾杆菌、伤寒杆菌、肺炎球菌、白喉杆菌等有抑制作用，尚能杀灭阴道滴虫，以及具有防腐、利胆、抗癫痫作用。

明矾最早载《雷公炮炙论》，历代本草多有论述。《新修本草》云：“矾石有五种：青矾、白矾、黄矾、黑矾、绛矾，然白矾多入药用。”《药性论》云：“治鼠漏，瘰疬，疗鼻衄，治齆鼻，生含咽津，治急喉痹。”《医学入门》云：“治耳卒肿出脓，目赤，目翳，胬肉，口舌生疮，牙齿肿痛出血，历久碎坏欲尽，急喉风痹，心肺烦热，风涎壅盛，作渴泄痢。”其性味酸、涩，寒，有毒。功能解毒消痈，收敛止血，涩肠退黄，祛除风痰。主治湿疹、疥癣，耳脓，疮疡，蛇虫咬伤，外伤出血，便血，崩漏，久泻痢疾，黄疸，痔疮，风痰癫痫，精神失常。由于明矾刺激性大，过量服用可引起口腔、喉头烧伤，呕吐、腹泻，甚至虚脱、死亡，中毒后用牛奶洗胃，并及时送医院抢救。凡阴虚胃弱、无湿热者忌服。

简易疗法

1. 肝炎黄疸：明矾研末，装入胶囊，每次 1 克，日服 3 次。或用枣泥 850 克，加甘油 500 毫升，捣成泥膏，再加明矾粉 500 克，制成丸剂，每日顿服 9 克；儿童可用 5% 明矾糖浆口服，按年龄酌减，10～30 日为 1 疗程。

2. 肺痨咯血：明矾 24 克，儿茶 30 克，研末，每次 0.1～0.2 克（最多 0.5～1 克），装入胶囊，日服 3～4 次，直到咯血停止。

3. 消化性溃疡：“204”胃药片（含枯矾、乌贼骨、元胡、蜂蜜），每片0.5克，每次5~7片，日服4次，3个月为1疗程。亦用于糜烂性胃炎。

4. 癫痫狂躁：明矾120克，冰糖120克，加水600毫升，煎成200毫升，每次100毫升，空腹服，日1次。或白矾研末，每次3克，日服2次，连服20日，或白金丸（成药），每次0.3克，日服1次。

5. 耳内流脓：枯矾8克，五倍子2克，冰片1克，研末，拭净外耳道分泌物，吹入耳内。

6. 头癣疥疮：枯矾10克，松香10克，硫黄10克，研细加凡士林100克，调成药膏，涂搽患处。

7. 烧伤感染：0.75%枯矾混悬液，浸渍纱布后敷于创面，加压包扎，第3日更换敷料，视病情采取包扎或暴露湿敷方法。对金黄色葡萄球菌、大肠杆菌、绿脓杆菌有抑制作用。

8. 内痔、脱肛：10%~18%明矾注射液注入痔核，或10%明矾注射液注入肛门周围（点状），每点0.5毫升，操作时按常规消毒，局部麻醉，由执业医师注射。

24. 金　箔

金箔又名金薄。为自然元素类铜族矿物金（生金）所锤成的纸状薄片。自然金分两种，脉金产于石英脉中，砂金产于冲积层中；等轴晶系，晶体呈八面体，但很少见，常见为颗粒状或树枝状的集合体；颜色金黄，条痕为光亮的金黄色；具极强的金属光泽，不透明，锯齿状断口，有高度的传热及导电性。加工锤成薄纸片状。内服入丸散，一般多作丸药挂衣，外用研末或入膏剂。黄金乃贵重金属，多用作首饰或物件镶嵌。入药开始用金屑或金器煎汤，由于其延展性极强，后来将其加工锤薄成纸状以治病，称为金箔。寇宗奭云："不曰金而更加屑字者，是已经磨屑可用之义，必须烹炼煅屑为箔，方可入药。"李时珍云："金有山金、沙金二种，其色七青、八黄、九紫、十赤，以赤为足也。""《宝货辨疑》云：马蹄金象马蹄，难得。橄榄金，出荆湖岭南；胯子金象带胯，出湖南北；瓜子金大如瓜子，麸金如麸片，出湖南及高丽；沙金细如沙屑，出蜀中；叶子金出云南。"可见以形命名，但以足赤为优。

现代研究：由于金的化学活性稳定，不溶于酸，即使高温下也不起化学变化，故人体基本上不吸收，也不会产生毒性。古代用于丸药挂衣，有发挥药性、表面美观、易于保存作用。

金箔最早载《本草蒙筌》:“除邪杀毒，却热驱烦，安魂魄，养精神，坚骨髓，和血脉，禁癫狂疾走，止惊痫风痫。”历代本草有所论述。《本草再新》云:“舒肝气，定心智，安魂魄，滋肾水，行经络，利关节，破积消疽，治小儿惊痫、痘疮诸毒。”《会约医镜》云:“能镇心辟邪。治癫狂惊悸，安魂魄，定风痫，坠痰涎，降邪火。”其性味辛、苦，平。功能镇心，安神，解毒。主治惊痫，癫狂，心悸，疮毒。风阳虚气陷、下利清冷者忌服。

简易疗法

1. 风邪发狂：金箔100片，朱砂15克，珍珠15克，琥珀15克，后三味研末，加金箔、牛乳3升，置鼎内慢火煨令乳汁成膏为度，每次0.5克，日服2次，薄荷汤送下。

2. 怔忡惊悸：胆南星30克，石菖蒲30克，珍珠母30克，研末蜜丸，金箔为衣，每次6克，日服2次。

3. 小儿食积：金箔5片，鸡内金30克，研末，水丸如绿豆大，每次2丸，日服2次，人参汤送下。

4. 疔疮发背：金箔30片，朱砂15克，硼砂15克，雄黄9克，火硝6克，青礞石3克，冰片3克，麝香3克，研末贮瓷瓶内封固，用时取少许以醋调敷。亦点眼治火眼；撒膏药贴脐部治痢疾；吹撒治喉蛾、牙痛；内服治腹痛、吐泻、中暑、中风等。有解毒辟秽，祛痰消肿之功。

25. 金精石

金精石又名蛭石、猫金。为硅酸盐类矿物水金云母。采得后除去泥沙、杂石，挑选纯净的块片。以块大、色金黄、质柔软、无杂质者为佳。研末或煅用。因其杂有金色麸片而得名。《福建续志》云:“永春州：金精石似铁礦而松，其色如金，可人眼药，出双髻山等处。”产于蚀变的含黑云母或金云母的岩石中，是黑云母和金云母变化的产物，分布于河南、山东、山西、四川等地。

现代研究：其成分含氧化镁14%～23%，氧化铁5%～17%，氧化亚铁1%～3%，氧化硅37%～42%，氧化铝10%～13%，水8%～18%及其它杂质。又北京市售品含大量铁离子，中等量亚铁离子、铅离子、硅酸根离子，小量镁离子、亚锰离子及痕迹量钾离子。药理证实有收敛、镇静作用。

金精石最早载《本草纲目》，称金星石，此后本草亦有论述。《本草纲目拾遗》云："去翳明目。"《四川中药志》云："镇惊安神，明耳去翳。治目疾翳障，心悸怔忡和夜不安眠。"其性味咸，寒，有小毒。功能去翳明目，镇惊安神，收敛止血。主治目疾翳障，心悸怔忡，失眠不安，创伤出血。内服入丸、散。

简易疗法

1. 心悸怔忡：金精石3克，珍珠母、五味子、菖蒲、远志各10克，水煎服。

2. 夜寐不宁：金精石6克，茯神、酸枣仁、丹参、知母各20克，共研细末，每次6克，日服2次。

3. 目生云翳：金精石10克，密蒙花、杭菊花各30克，白蒺藜、木贼各20克，研末水丸，每次6克，日服3次。

4. 外伤出血：金精石、生龙骨各等分，研为细末，高压消毒，外撒患处，加压包扎。

26. 炉甘石

炉甘石又名甘石、羊肝石、浮水甘石。为碳酸盐类矿物菱锌矿的矿石。采得后除去杂石、泥土即可。药品为不规则的块状，扁平或圆形，大小不一，表面白色或淡红色，有凹陷或小孔洞，显粉性，易碎，断面有细小孔隙，有吸湿性，气无，味微涩。以块大、白色或淡红色、质轻者为佳。打碎或煅用。炉甘石以其炉火煅冶而其味甘得名。常见于闪锌矿氧化带中，呈不规则白色块状物。李时珍称为"阳明经药也。受金银之气，故治目病为要药。"黄元御言"生金银矿，秉寒肃燥敛之气，最能收湿合疮，退翳除烂。"对其功效概括较全。

现代研究：主要成分为碳酸锌，尚含少量氧化钙、氧化镁、氧化铁、氧化锰等；煅后主含氧化锌。药理证实外用可抑制葡萄球菌，有防腐、收敛、止痒和保护创面作用，常用于治疗皮肤炎症或表面创伤，尤对皮肤有炎性渗出者，如慢性溃疡、下肢溃疡不易收口者，有吸湿、消炎、生肌之功；但含铅、镉等有毒性元素，对人体有害。

炉甘石最早载《外丹本草》，历代本草有所论述。《本草品汇精要》云："炉甘石，出川、广、池州山谷。其形腻软，棱层作块，大小不一，有粉红色如梅花瓣者，亦有青白色而挟石者，入药惟以纯白而腻者佳，余色粗砺为劣。"又云："主风热赤眼，或痒或痛，渐生翳膜，及治下部湿疮，调敷。"《本草纲目》云："止血，消肿毒，生肌，明目，去翳退赤，收湿除烂。”其性味甘，平。功能明目去翳，收湿敛疮。主治风眼肿痛，目赤翳障，皮肤湿疹，溃疡不敛。常作外用。

简易疗法

1. 目赤暴肿：炉甘石5克，风化消5克，研极细末，取少许加水化开后点眼。

2. 目生翳障：炉甘石5克，珍珠粉5克，食盐3克，研极细末，取少许用沸水化开，趁温点眼。

3. 视物昏花：炉甘石10克，硼砂10克，黄连5克，研末，加白沙蜜、水煮沸，浓缩成糊状点眼。

4. 宫颈糜烂：炉甘石10克，黄连10克，枯矾5克，冰片2.5克，研极细末，将阴道冲洗净后，撒敷患处，1~2日上药1次。

5. 皮肤湿疹：炉甘石10克，煅石膏10克，煅龙骨10克，冰片2克，研末，撒布患处。

6. 下肢溃疡：炉甘石15克，煅牡蛎15克，儿茶15克，研末，用麻油调和外敷患处。

27. 珊　瑚

珊瑚为矶花科动物桃色珊瑚等珊瑚虫分泌的石灰质骨胳。桃色珊瑚为水生群栖肠腔动物，呈树枝状，分枝扩展如扇，分歧甚细，其表面生有多数水螅体，称为珊瑚虫；虫体呈半球状，上有羽状的触手8条，触手中央有口，常以捕食微生物或生物之残片；虫体能分泌石灰质而形成骨胳，即“珊瑚”，表面红色，莹润，中轴白色，质坚硬，很美观。采集用网垂入海底打捞。多取自制作工艺品的残余碎块入药。药品一般均呈碎断短棒状，有分枝或小突起，周围有许多小孔，红色质坚，不易折断，气味均元。以内外皆红、体重、坚脆而粗壮者为佳。研细用。分布于东南沿海底的岩礁上，枝株成林，玲珑晶莹，红色美观，多制作工艺摆设品，苏颂云：“汉积翠池中，有珊瑚高一丈三尺，二本三柯，上有四百六十条，云是南越王赵佗所献，夜有光景。晋石崇家有珊瑚高六、七尺。今并不闻有此高大者。”可见古代已作为园林景观。实际为珊瑚虫分泌的石灰质骨胳所形成。

现代研究：主要含碳酸钙及镁、铁等元素。

珊瑚最早载《新修本草》：“今广州亦有，云生海底作枝柯状，明润如红玉，中多有孔，亦有无孔者，枝柯多者更难得，采无时。”又云：“去目中翳，消宿血。为末吹鼻，止鼻衄。”历代本草亦有论述。《海药本草》

云："主消宿血、风痫等疾。"《日华子本草》云："镇心，止惊明目。"其性味甘，平。功能安神镇惊，去翳明目。主治惊痫怔忡。吐血衄血，目生翳障，失眠心悸。

简易疗法

1. 小儿惊痫：红珊瑚3克，珍珠3克，琥珀3克，人参9克，胆南星9克，白术9克，当归9克，研末，每次1~3克，日服2次，灯心汤送下。

2. 目生翳障：红珊瑚研极细末，取少许点在翳障上，或加珍珠、石蟹、黄连各等分，研细点眼。

3. 心悸失眠：红珊瑚粉1克（冲），珍珠母12克，龙骨12克，丹参12克，酸枣仁12克，水煎服。

4. 吐血衄血：红珊瑚粉2克（冲），百合15克，藕节15克，白及10克，白茅根15克，水煎服。

28. 砒　石

砒石又名砒黄、信砒、人言。为氧化物类矿物砷华的矿石，目前多为毒砂、雄黄等含砷矿石的加工制成品。系由它种砷矿分解而成，纯粹者较少。采集少数选取天然矿石，多数为加工制成。药品分红、白两种，以前者为主，为不规则块状，大小不一，略透明或不透明，质脆，易砸碎。以块状、色红润，有晶莹直纹、无渣滓者为佳。煅红研粉用。以其性猛如貔而得名，产于信州，又称信石。文学影视作品中，常出现用砒霜谋杀而七窍流血的场面，其实这一描述并不确切，急性中毒症状为呕吐，淘米水样腹泻，蛋白尿，血尿，紫绀，晕厥，昏睡，惊厥，麻痹，以至死亡。由此可见为剧毒药，主要与含砷有关。砒霜为砒石经升华而得的精制品，其毒性更剧。《内科新说》认为"信石虽有大毒，少用些微入药，则大有功力。"近年上海将此制成"砷制剂"用以治疗白血病，使毒药成为治病良药，其观察1200多例，发现对急性早幼粒细胞白血病效果最好，总缓解率84%，存活时间5年以上者19例，10年以上者13例，最长达24年。这一成果在国际学术界引起轰动，显示中医药的巨大潜力，值得深入进行研究。

现代研究：主要成分为三氧化二砷或名亚砷酐，加热后升华为砒霜，成分相似。药理证实因含原生质毒，能杀灭细菌、原虫、螺旋体，对皮肤、粘膜有强腐蚀作用。毒性能使毛细血管麻痹或扩张，抑制含羟基酶的活体，并使肝脏脂变、肝小叶中心坏死，心、肝、肾、肠充血，上皮细胞坏死。其制剂临床用于肝癌，有抑制癌细胞作用。

砒石最早载《开宝本草》，历代本草亦有论述。《本草纲目》云："生砒黄以赤色者为良，熟砒霜以白色者为良。"又云："除齁喘，积痢，烂肉，蚀瘀腐，瘰疬。"《玉楸药解》云：砒霜"治寒痰冷癖，久疟积痢，疗痔漏瘰疬，心疼齁喘，蚀痈疽腐肉，平走马牙疳。"其性味辛、酸，热，有大毒。功能平喘杀虫，蚀疮去腐。主治寒痰哮喘，疟疾，休息痢，痔疮，瘰疡疬，走马牙疳，癣疮，痔漏，溃疡不愈，腐肉不脱。砒霜主治相同。内服每次 0.002～0.004 克，入丸散（需在医师指导下应用），外用适量。孕妇忌服。

简易疗法

1. 肺寒哮喘：砒石 0.9 克，枯矾 9 克，淡豆豉 9 克，研末，装入胶囊，每次 0.5 克，晚睡前凉开水送服。

2. 结核病：5% 红矾（红砒）溶液，用离子透入法直接透入患处，或加水煮沸，利用蒸气熏洗患处。用于肺结核、淋巴结核、骨关节结核、结核性瘘管有效。注意勿入口鼻部。

3. 皮肤癌：白砒 5 克，明矾 6 克，将其煅红至青烟尽，白烟出，冷却，马钱子 3 克，黄连素 1 克，普鲁卡因 2 克，共研为细末，瓶贮。先用 0.1% 雷夫奴尔或生理盐水洗净患处，取适量撒敷，外用油纱布覆盖包扎，1～2 日换药 1 次，直至坏死组织脱尽。

4. 汗斑癣疾：白砒 1 克，硫黄 10 克，密陀僧 10 克，研粉加姜汁和淡醋调成糊状，以鲜茄带蘸糊外涂患处。

29. 钟乳石

钟乳石又名留公乳、夏乳根、滴乳石、石钟乳。为碳酸盐类矿物钟乳石的矿石。常见于石灰岩山洞中，系含碳酸钙的水溶液从岩石裂隙滴下，经水分蒸发后淀积而成，自上向下逐渐增长，低垂于洞顶；采得后除去杂石即可。粗如酒杯称钟乳石，细如管状称滴乳石。以色白、有光泽者为佳。煅后研粉用。以石之精气钟聚成乳、滴溜成石而得名。魏晋南北朝服石成风，钟乳石乃五石散之一，士大夫争相服饵，以致发痈疽而死者不在少数。唐代柳宗元《与崔连州书》，论钟乳石甚详："草木之生也依于土，有居山之阴阳，或近木，或附石，其性移焉。况石钟乳直产于石，石之精粗疏密，寻尺特异，而穴之上下，土之厚薄，石之高下不可知，则其依而产者，固不一性。”精密者食之“寿考康宁”，粗疏者“色如枯骨”，崔连州即崔简字子敬，时任连州刺史，因服石不悟，病疡至死。可见不论石之精粗，其害大焉。无怪乎朱震亨称“为慓悍之剂;”缪希雍谓“自唐迄今，因服钟乳发病者不可胜记，服之而获效得力者不闻一二，其于事理，可以烛照。”皆言服石之弊，入药则另作别论。

现代研究：主要成分为碳酸钙，尚含少量铁、铜、钾、锌、锰、镁及极少量酸不溶性残渣。药理认为因其含有人体所需的微量元素，可能有抗衰老功效；而碳酸钙有中和胃酸、抗溃疡，兴奋交感神经等作用。

钟乳石最早载《本经》，历代本草有所论述。《本草纲目》云：“桂林接宜、融山洞穴中，钟乳甚多，仰视石脉涌起处，即有乳床，白如玉雪，石液融结成者，乳床下垂，如倒数峰小山，峰端渐锐，且长如水柱，柱端轻薄中空如鹅翎。乳水滴沥不已，且滴且凝，此乳之最精者……”《名医别录》云：“益气，补虚损，疗脚弱疼冷，下焦伤竭，强阴。”《医林纂要》云：“补命门，破痼冷，温脾胃，生气血。”其性味甘，温。功能温肺平喘，温肾助阳。主治虚劳气喘，肺寒咳嗽，阳痿遗精，腰膝冷痛，乳汁不通。凡阴虚火旺、肺热咳嗽者忌服。

简易疗法

1. 虚寒气喘：生钟乳粉150克，黄蜡90克，先将黄蜡溶化后投入钟乳粉搅匀，置饭甑内蒸熟，研为膏状，制丸如梧桐子大，每次2丸，日服2次，温水送下。

2. 肺寒咳嗽：钟乳石10克，杏仁10克，橘红10克，半夏10克，甘草6克，水煎服。

3. 吐血衄血：钟乳石30克，研末，每次6克，日服2次，糯米汤送下。

4. 肠寒泄泻：钟乳石30克，肉豆蔻15克，研末，煮枣肉为丸，如梧桐子大，每次30丸，日服2次，空腹米饮调服。

5. 腰膝冷痛：钟乳石10克，韭菜子10克，补骨脂10克，菟丝子15克，附子6克，水煎服。

6. 乳汁不通：钟乳石15克，漏芦15克，水煎加猪蹄汤调服。

30. 食　盐

食盐又名盐、咸鹾。为海水或盐井、盐池、盐泉中的盐水经煎晒而成的结晶。因来源、制法等的不同，夹杂物质的质与量，都有所差异。目前食盐中加碘、加锌、加硒等，主要为补充体内微量元素之不足，用于防治某些疾病。食盐乃生活中须臾不可缺少的物质，为维持生命的重要组成部分。血液中的氯化钠浓度经常保持于136～145mmol/L（0.6%）水平，对于维持细胞的兴奋性、神经肌肉的应激性乃必要条件，其生理盐水（0.9%）可补充血容量和钠离子，用于各种缺盐性失水症有良效。但盐的摄入量每日应控制在6克，过多易罹患高血压。盐有多种：井盐出于四川自贡；青盐出于青海湖；池盐出于宁夏、陕西；解盐出于山西解州；海盐出于沿海各地。为取井水、湖水、池水、海水煮晒而成。李时珍云："盐之气味咸腥，人之血亦咸腥，咸走血，血病无多食咸，多食则脉凝泣而变色，从其类也。""然盐为百病之主，百病无不用之，故服补肾药用盐汤者，咸归肾，引药气入本脏也；补心药用炒盐者，心苦虚以咸补之也；补脾药用炒盐者，虚则补其母，脾乃心之子也……"对其运用可谓得其要领也。

现代研究：主要成分为氯化钠，尚含氯化镁、硫酸镁、硫酸钠、硫酸钙及不溶物质等。药理证实有促进胃液分泌，增加胃酸而助消化，刺激肠管粘膜，利于排除大便；尚有利尿作用。临床加热外敷治疗尿潴留、胃脘痛等。

食盐最早载《名医别录》："主下部䘌疮，伤寒寒热，吐胸中痰癖，止心腹卒痛，坚肌骨。""大盐，主肠胃结热，喘逆，胸中满。"历代本草皆有论述。《日华子本草》云："暖水脏，（主）霍乱心痛，金疮，明目，止风泪，邪气，一切虫伤疮肿，消食，滋五味，长肉，补皮肤，通大小便，小儿疝气。"《本草纲目》云："解毒，凉血润燥，定痛止痒，吐一切时气风热、痰饮、关格诸病。"其性味咸，寒。功能涌吐，清火，凉血，解毒。主治食滞中脘，心腹胀痛，胸中痰癖，二便不通，齿衄牙痛，咽喉肿痛，目生翳障，疮疡不敛，毒虫螫伤。催吐炒黄用。凡水肿者忌服。

简易疗法

1. 食滞中脘：炒食盐30克，加温开水150毫升，分3次催吐。亦用于痰厥头痛，以吐出痰涎为度。

2. 牙龈出血：食盐粉，取适量早晚刷牙。

3. 风火牙痛：槐枝60克，煎汤，加食盐10克，溶化后漱口，日数次。

4. 目生翳障：食盐5克，硼砂5克，研末，取少许化水点眼。

5. 受寒腹痛：食盐50克，麸皮200克，同炒热置布袋中，热敷脐部。

6. 脚气硬茧：20%食盐热水，连续泡脚。

7. 毒虫蚊叮：食盐粉撒于伤处，按摩5分钟，可连续使用。

31. 禹余粮

禹余粮又名禹粮石、白余粮、太一余粮、为氧化物类矿物褐铁矿的一种矿石。采挖后去净杂石即可。药品为不规则的斜方块状，多凹凸不平；断面显深棕色或淡棕色相间的层次，深棕色质坚硬，但可砸碎，不整齐而光滑，浅棕色质较松，用指甲可以划动；有土腥气，味淡，嚼之无砂粒感。以整齐不碎、赭褐色、断面显层纹无杂石者为佳。煅用。因大禹治水时，所遗之粮化而为石得名。传说夏禹受舜帝治水之命、手执度天量地的玉简，背负生长不止的息壤，带着力大无比的应龙，骑头能漂洋过海的神龟，从黄河龙门开始出发，东到太阳出生的扶桑，南抵沸水横流的九阳山，西临餐风饮露的仙人乡，北达终年积雪的北海。在漫长的治水过程中，走遍了九州诸国，经历了千难万险。他三过其门而不入，一心扑在治水上，经常以高粱粉做食物，饥饿时拌冰霜雨雪以裹腹，为了及时向舜帝报告治水情况，走一处便将所余之粮抛在池沼或山谷间，日久此粮落地生根，在山间石头缝里生长，呈黄或褐色，并有光泽，后人便说此为夏禹所余之粮，故而称之。据现代考证，为褐铁矿的天然粉末，此矿可以产生在平地土中，也可以在池泽中或地层中，禹余粮是黄或紫色粉末，生于鹅、鸭卵形的甲壳中，重重甲错，和太一余粮的差别，只是一生池泽中，一生山谷中，均为黄粉末状褐铁矿，此粉末在褐铁矿的结核中常可见到。

现代研究：为沼铁矿，主要成分含三氧化二铁，但因含杂质不同，含量以20%～78%不等，又含多量磷酸盐。市售尚含铝、镁、钾、钠、过磷酸钙等。药理证实有收敛胃肠管壁粘膜，保护创面，抑制分泌，促进红细胞新生，以及止泻、止血作用。

禹余粮最早载《本经》："主咳逆，寒热烦满，下利赤白，血闭癥瘕，大热。"历代本草均有论述。《日华子本草》云："治邪气及骨节痛，四肢不仁，痔漏等疾。"《医林纂要》云："补脾，敛固胃气，泻肝，去瘀血，厚大肠。"其性味甘、涩，平。功能涩肠止泻，收敛止血。主治久泻久痢，崩漏带下，痔漏，瘕痕。凡实证及孕妇忌服。

简易疗法

1. 久泻久痢：禹余粮15克，赤石脂15克，水煎服。

2. 受寒腹痛：禹余粮9克，附子6克，吴茱萸6克，生姜6克，水煎服。

3. 崩漏带下：禹余粮9克，焦艾叶9克，煅牡蛎9克，煅龙骨9克，白石脂9克，水煎服。

4. 麻风疠疾：禹余粮50克，白矾25克，食盐25克，研末入罐内煅12小时，冷后埋土中3日，取出后每30克加九蒸九晒之胡麻末90克，搅匀，每次6克，日服2次，荆芥茶送下。

5. 祛除瘢痕：禹余粮10克，半夏10克，研末，用鸡子黄调匀，先将患处用布拭红后涂之，日2次。

32. 秋　石

秋石又名秋丹石。为人中白和食盐的加工品。制法有两种：淡秋石取漂净晒干的人中白、研成粉末，加白及浆水作辅料，拌和之后用模型印成小方块晒干；为灰白或淡红色小方块，表面不甚光滑，无光泽，质硬而脆，味淡；以块整、干燥，无咸臭味者为佳。咸秋石取人中石、食盐加洁净泉水煎煮、过滤，将滤液加热蒸发，干燥成粉霜，称为秋石霜，再将其放在有盖的瓷碗内，置炉火上煅2小时，冷却后即凝成块状固体，称盆秋石；为盆状或馒头状结晶块，洁白或淡黄色，有光泽，质硬，味咸；以色白、整块者为佳。内服入丸散或外用。在古代用童子尿、秋露水和石膏加工制成，其色白质坚似石而得名。现代则用年久沉结于尿壶或便桶内的尿垢，除去杂质，称人中白（这是由于人尿为酸性，经长时间放置而酸碱度发生变化，分解出氨及氢氧化铵，由酸性变为碱性，而产生沉淀物的缘故），将其和食盐加工而成。张璐认为：“秋石以秋命名，专取秋气下降之意。”黄宫绣谓“秋石，据书载能滋阴润脏，退黄软坚，治痨止嗽，通淋利便，涩精固气，且云经火煅炼，去其咸寒，转为温补，湿而不燥，润而不滞，清不损元，降不败胃，为滋阴降火之药。”但其终为寒性，温补之说则未免失之偏颇。

现代研究：淡秋石主要为尿酸钙与磷酸钙，咸秋石含氯、硫酸盐、钠、钾、钙，稀盐酸不溶物，此外尚含少量镁与硝酸盐，另谓主含氯化钠及硫酸钠。内服多用淡秋石，治疗口腔及咽喉慢性炎症；外用多选咸秋石，治疗口舌生疮及咽喉疮疡。

秋石最早载《本草品汇精要》，历代本草亦有论述。《本草蒙荃》云：“滋肾水，养丹田，安和五脏，润泽三焦，消咳逆稠痰，退骨蒸邪热，积块软坚，明目清心。”《医学入门》云：“治羸弱久嗽，眼昏头眩，腹胀喘满，腰膝酸疼，遗精白浊。”《本草纲目》云：“治虚劳冷疾，小便遗精，漏精白浊。”其性味淡或咸，寒。功能滋阴降火。主治骨蒸劳热，咳嗽咯血，遗精，白浊，膏淋，赤白带下，口疮，咽痛，凡脾胃虚寒者忌服。

简易疗法

1. 虚劳消瘦：秋石 30 克，山药 30 克，研末，另以山药酒调为糊和丸，如梧桐子大，每次 20 丸，日服 2 次，早晚温酒米饭送下。

2. 咳嗽咯血：秋石 9 克（后化），川贝母 9 克，炙百部 12 克，白及 9 克，百合 9 克，水煎服。

3. 肾阴亏虚：秋石 50 克，茯苓 50 克，山药 50 克，莲肉 50 克，小茴香 25 克，研末，密丸，每次 6 克，日服 2 次。

4. 遗精白浊：秋石 30 克，芡实 30 克，金樱子 30 克，锁阳 30 克，研末，蒸枣肉为丸，如梧桐子大，每次 30 丸，日服 2 次，空腹盐汤送下。

5. 小便频数：秋石 15 克，桑螵蛸 15 克，益智仁 15 克，台乌药 15 克，山萸肉 15 克，研末，每次 6 克，日服 2～3 次。

6. 赤白带下：秋石 30 克，赤石脂 30 克，研末，蒸枣肉和丸，每次 6 克，日服 2 次，淡醋送下。

7. 反胃噎食：秋石 15 克，硇砂 5 克，研末蜜丸，每次 2 次，日服 2 次。

8. 口舌生疮：秋石 5 克，青黛 5 克，研末，撒敷患处，日 2～3 次。

33. 胆　矾

胆矾又名石胆、铜勒、石液、蓝矾。为硫酸盐类矿物胆矾的晶体或人工制成的含水硫酸铜。采集于铜矿中选择蓝色透明的结晶或人工制品。药品为不规则的块状结晶体，大小不一，质脆易碎，碎块呈棱柱形，断面光亮，无臭味涩，能令人作呕，以块大、深蓝色、透明、无杂质者为佳。砸成小块用。以其色青碧如胆而形似矾得名。常产于铜矿的次生氧化带中，或用硫酸作用于铜片与氧化铜而人工制得。周密《齐东野语》云：“密过南浦，有老医授治喉痹极速垂死方，用真鸭嘴胆矾末，醋调灌之，大吐胶痰数升，即瘥。临汀一老兵妻苦此，绝水粒三日矣，如法用之即瘥，屡用无不立验，神方也。”古人亦用于治疗风痰，蛊胀、痈疮、肿毒等，皆有良效，值得借鉴。

现代研究：主要成分为硫酸铜，通常是带 5 分子结晶水的蓝色结晶（含水硫酸铜）。药理证实有收敛、腐蚀、抑菌、利胆作用，可用于磷中毒的催吐急救。口服过量可引起口腔、胃肠粘膜充血、水肿、溃疡，对心、肝、胃有直接毒性作用，亦对中枢神经系统影响较严重，还可致急性溶血性贫血（常用量0.3～0.6克），因此内服应慎重。

胆矾最早载《本草品汇精要》，历代本草亦有论述。《新修本草》云："此物出铜处有之，形似曾青，兼绿相间，味极酸苦，磨铁作铜色，此是真者。"《本经》云："主明目，目痛，金疮，诸痫痉，女子阴蚀痛，石淋寒热，崩中下血，诸邪毒气，令人有子。"《玉楸药解》云："治脚疽、痔瘘、杨梅、金疮、白癜，一切肿痛，带下、崩中，上气，眼疼弦烂，疯狗咬伤，百虫入耳，腋下狐臭。"其性味酸、辛，寒，有毒。功能催吐解毒，敛疮祛腐。主治风痰壅塞，喉痹，癫痫，误食毒物，风眼赤烂，胬肉攀睛，牙疳，口疮，痔疮，疮疡溃烂。凡体虚者忌服。

简易疗法

1. 风痰壅塞：胆矾5克，白僵蚕15克，研末，每次1克，日服2次。亦用少许吹入咽喉部治急性咽喉炎。

2. 小儿疳积：胆矾3克，皂矾30克，使君子60克，枳实30克，黄连30克，诸药炒黑，研末，熟枣取肉加水和丸，如绿豆大，每次10丸，日服2次，米饮送下。

3. 口舌生疮：胆矾3克，西瓜霜15克，青黛5克，研末，取适量加水调和外敷。

4. 风眼赤烂：胆矾6克，煅后研细，取少许泡汤洗患处。亦用点眼治疗胬肉攀睛。

5. 痈疽肿毒：胆矾10克，猪胆粉10克，研末，用蜂蜜水调和外涂。

6. 狂犬咬伤：胆矾研末，外敷伤处。

34. 姜　石

姜石又名砂姜、料姜石、华石猴。为土壤中等物质的负聚物黄土结核，形状大小不等，大的如瓮罐，小的似大豆，色灰白或灰黄，质硬而脆。全年可采集，洗净晒干用。以嚼得动，不碜牙的石块为佳。形如姜状，李时珍释云："姜石以形名，或作礓砾，邵伯温云：天有至戾，地有至幽，石类得之则为礓砾是也。"在黄土高原冲积土区和地下深层黄土中多见，由碳酸钙和土粒逐渐结合而成。

现代研究：主要含碳酸钙，其次有硅、铅、镁、钠、钾、铁、钡等十余种成分，其中以钛、锰、锶、钡的含量最高。药理证实单硅酸存在于血液中与衰老、心血管、骨骼疾患关系密切，因此有扶正祛邪、却病延年的作用；氟化锶有抗腐蚀及消炎作用。

姜石最早载《新修本草》，历代本草亦有论述。《本草衍义》云：“姜石所在有之，生土石间，状如姜。有五种：以色白而烂不碜者良，齐州历城东者好。采无时。”《本草纲目》云：“气味咸，寒，无毒。主治热豌豆疮，疔毒等肿。”《外台秘要》云：“乳痈肿大如碗肿痛，白姜石末，和鸡子清傅之，干即易。”其性味微咸，寒。功能行水消肿，软坚止痛。主治疔疮痈肿，关节肿痛，胃脘疼痛，顽癣，癌瘤，骨质增生。水煎或入丸散服，外用撒布或调膏敷。

简易疗法

1. 疔疮痈肿：姜石适量，研为细末，用鸡蛋清调如膏状，外敷患处。亦用于乳痈肿痛、关节肿痛等。

2. 慢性胃炎：姜石、代赭石各等分，共研细末，醋糊为丸，每次 6 克，日服 2 次。亦用于胃溃疡，嗳气呃逆。

3. 各种癌瘤：平消片（中成药，含姜石），主要治疗食管癌、胃癌、肺癌等恶性肿瘤，按说明服用。亦可用姜石适量，研为细末，每次 5 克，开水冲服，每日 2 次。或洗净，放入水缸中，饮用其水，有防治作用。

4. 脚气、顽癣：姜石、硫磺各等分，共为细末，撒布患处，或用凡士林调成 30% 软膏外涂包扎。

5. 跌打损伤：热敷药（含姜石，陕西省中医医院制剂），每次 1 包，蒸热外敷，每日 2 次，每次 30～60 分钟，每包可用 7 日。亦用于风湿性、类风湿性关节炎，软组织炎症，颈腰椎疼痛，骨质增生等。

35. 铁　落

铁落又名铁屑、铁花、铁蛾、生铁洛。为生铁煅至红赤时外层氧化被锤落的铁屑。采集其铁屑，去其煤土杂质，洗净，晒干，或煅后醋淬用。其治病由来已久，《黄帝内经素问·病能论》云：“帝曰：有病狂者，此病安生？岐伯曰：生于阳也。帝曰：阳何以使人狂？岐伯曰：阳气者，因暴折而难决，故善怒也，病名曰阳厥。帝曰：何以知之？岐伯曰：阳明者常动，巨阳少阳不动，不动而动大疾，此其候也。帝曰：治之奈何？岐伯曰：夺其食即已，夫食入于阴，长气于阳，故夺其食即已。使之服以生铁落为饮，夫生铁落者，下气疾也。”此为治狂之法，仅一味生铁落煎服。以达金以制木，木平火降而狂证消除。

现代研究：主含四氧化三铁，或名磁性氧化铁。药理证实有镇静、补血作用，可用于神经性心脏病、心动过速、失眠、癫狂等病。

铁落最早载《本经》：“主风热，恶疮，疡疽疮痂，疥气在皮肤中。”历代本草多有论述。《本草纲目》云：“平肝去怯，治善怒发狂。”《医林纂要》云：“宁心神，泻妄火，坠涌痰。”其性味辛，凉。功能平肝镇惊。主治惊痫癫狂，热病谵妄，心悸失眠，多梦易惊，疮疡肿毒。凡肝虚及中气虚寒者忌服。

简易疗法

1. 暴怒发狂：铁落30克，甘草10克，水煎取清液服。

2. 小儿惊痫：铁落10克，天竺黄3克，琥珀3克，胆南星3克，研末，每次2克，日服1~2次。

3. 关节疼痛：铁落50克，麸皮100克，炒热，外敷患处，日数次。

4. 疮疡疥疽：铁落30克，硫黄3克，水煎外洗患处，日2~3次。

36. 铅　丹

铅丹又名真丹、丹粉、铅华、黄丹。为用铅加工制成的四氧化三铅粉末。制法是将纯铅置于铁锅中加热，炒动，利用空气使之氧化，然后放在石臼中研成粉末，用水漂洗，将粗细粉末分开，漂出之细粉，再经氧化24小时，研成细粉过筛即得。药品为橙黄色或橙红色的粉末，光泽暗淡，不透明，质重，用手指搓揉，先有沙性触及，后觉细腻而染指橙黄色，有金属性辛味。以色橙红、细腻光滑、无粗粒、见水不成块状者为佳。以水漂澄、微炒用。铅为灰白色金属，切面有光泽，露置空气中则生氧化物薄膜，划于纸上则显黑色条纹，具延展性，产于湖南、四川、湖北、广西、云南、贵州、福建及东北等地的热液矿床中，常与闪锌矿共生。在工业上用途较广，入药有铅丹、铅粉、铅霜等，多作外用。李时珍云：“铅丹，体重而性沉，味兼盐、矾，走血分，能坠痰去怯，故治惊痫癫狂，吐逆反胃。能消积杀虫，故治疳疾、下痢、疟疾有实积。能解热拔毒，长肉去瘀，故治恶疮肿毒，及入膏药，为外科必用之药也。”此乃经验之谈，应予研究。

现代研究：铅的主要成分为四氯化三铅；铅霜为醋酸铅，粉锡为碱式碳酸铅。药理证实可直接杀来细菌及寄生虫，并能抑制粘液分泌。以外用为主，口服过量会出现口腔有金属味，流涎，口腔粘膜变白，恶心呕吐，阵发性腹痛，便秘或腹泻，头痛，痉挛，出汗，尿少，抽搐，严重者瘫痪，昏迷，循环衰竭，消化道出血等中毒症状，应先给牛乳、蛋白饮用，然后送医院抢救。

铅丹最早载《本经》："主吐逆胃反，惊痫癫疾，除热下气。"历代本草皆有论述。《药性论》云："治惊悸狂走，呕逆，消渴。煎膏用，止痛生肌。"《日华子本草》云："镇心安神，疗反胃，止吐血及嗽，敷金疮，长肉，及汤火疮，染须发，可熬膏。"其性味辛、咸，寒，有毒。功能解毒生肌，坠痰镇惊。主治痈疽，溃疡，口疮，目翳，烫伤，惊痫，癫狂，痢疾，疟疾，吐逆反胃。需在医师指导下使用。凡虚寒吐逆者忌服。

简易疗法

1. 惊痫癫狂：铅丹10克，白矾60克，煅透后研细末，每次0.9克，日服1~2次。

2. 心悸失眠：铅丹0.3克（分冲），柴胡9克，黄芩9克，龙骨9克，牡蛎9克，水煎服。

3. 赤白痢疾：铅丹0.5克（冲），黄连6克，生姜6克，甘草6克，水煎服。

4. 痈疽发背：铅丹210克，蜂蜡75克，白蔹60克，乳香60克，杏仁90克，黄连75克，麻油850毫升，如法制成膏药，摊于白布上，外敷患处。

5. 溃疡不愈：铅丹20克，海蛤粉20克，同炒令变色，研末，撒于患处。

6. 臁疮疥癣：铅丹15克，黄连15克，川芎15克，海螵蛸9克，龙骨9克，研末，加少量轻粉、潮脑共研，用凡士林调膏，外敷患处。

37. 海浮石

海浮石又名水花、海石、石花、水泡石。为火成岩类石浮石的块状物或胞孔科动物以上两种苔虫的骨胳。浮石为不规则块状，大小不一，表面粗糙，有多数大小不等的细孔，灰白或黄色，质硬而松脆，易砸碎，断面粗糙有小孔，在水中浮而不沉，气微弱味淡；以体轻、色灰白、浮水者为佳。石花为脊突苔虫骨胳呈珊瑚状不规则块状，体轻入水不沉，气微腥味微咸；瘤苔虫骨胳为不规则碎块状，表面灰黄或灰黑色，珊瑚状分枝短而较粗，先端钝圆，极少折断，气味同上。前者夏季易采集，后者6~10月捞出，除去杂质晒干。碾碎或煅后研粉用。分布于我国南方沿海各地，玲珑中空，飘浮海面，类似石块；亦有附着于岩礁上，呈树枝状，分为浮石和石花两种。李时珍云："浮石，乃江海间细砂、水沫凝聚，日久结成者，状如水沫及钟乳石，有细孔如蛀窠，白色体虚而轻。今皮作家用磨皮垢甚妙。海中者味咸，入药更良。”此说有误。实则为火山喷发出的岩石，主要由玻璃质构成，偶含少量结晶质矿物。寇宗奭云：“石花，白色，圆如覆大马杓，上有百千枝，每枝各槎牙分歧如鹿角，上有细文起。以指撩之，铮铮然有声，此石花也。多生海中石上，世亦难得，其体甚脆，不禁触击。”实则为脊突、瘤苔虫等的骨骼，常附着于海藻、柳珊瑚及岩礁上，形成囊或瘤状群体。两者均入药用。

现代研究：浮石主要含二氧化硅、三氧化二铝，尚含少量钙、钠、钾、镁、铁、锰、钨等多种元素；石花主要含碳酸钙，并含少量镁、铁及酸不溶物质。药理证实有促进支气管分泌物排出及尿液的形成、排泄作用；临床用于上呼吸道感染、淋巴结结核等。

海浮石最早载《本草从新》，历代本草亦有论述。《日华子本草》云：“止渴，治淋，杀野兽毒。”《本草衍义补遗》云：“清金降火，消积块，化老痰。”《本草纲目》云：“消瘿瘤结核，疝气，下气，消疮肿。”《本草正》云：“消食，消热痰，解热渴热淋，止痰嗽喘急，软坚，利水湿。”其性味咸，寒。功能清热化痰，软坚散结，利水通淋。主治肺热咳嗽，咯痰带血，瘰疬结核，瘿瘤，疝气，疮肿，目翳，小便淋涩。凡虚寒咳嗽者忌服。

简易疗法

1. 肺热咳嗽：海浮石12克，鱼腥草15克，瓜蒌12克，川贝母9克，炙百部9克，水煎服。

2. 痰喘咯血：海浮石15克，桔梗9克，远志6克，白及12克，黄芩9克，水煎服。

3. 瘰疬结核：海浮石15克，海藻9克，昆布9克，牡蛎9克，浙贝母9克，水煎服。

4. 疔疮发背：海浮石30克，没药12克，金银花30克，连翘30克，研末，醋糊为丸，每次9克，日服二次。

5. 小便不利：海浮石15克，滑石10克，白茅根15克，甘草10克，水煎服。

6. 疝气腹痛：海浮石12克，香附12克，川楝子9克，小茴香9克，延胡索6克，水煎服。

7. 耳内流脓：海浮石5克，枯矾5克，研末，先拭净外耳道，取少许吹入耳中。

38. 硇　砂

硇砂又名赤砂、黄砂、白硇砂、北庭砂。为卤化物类矿物硇砂的晶体或人工制成品。采得后除去杂质沙石即可，或由人工合成。药品为不规则块状或粒状，大小不一，质脆易碎，用指甲可刮下白色粉末，断面呈束针状纹理，有光泽，味咸苦而刺舌。以块整、色白、有光泽、无杂质者为佳。紫硇砂（红硇砂）亦药用。打碎或以醋制用。多产于青海、甘肃、新疆等地的火山熔岩之岩穴中，有时与石炭、石盐伴生，当石炭燃烧时也可产生，成壳皮状覆于岩石表面。张匡邺《行程记》载："高昌北庭山中，常有烟气涌起而无云雾，至夕光焰若炬火，照见禽鼠皆赤色，谓之火焰山。采硇砂者，乘木屐取之，若皮底即焦矣。北庭，即今西域火州也。"独孤滔《丹房镜源》载："硇砂性有大毒，为五金之贼，有沉冷之疾，则可服之，疾减便止，多服则成拥塞痈肿。"李时珍云："硇砂，大热有毒之物，噎膈反胃，积食内癥之病，用之则有神功。盖此疾皆起于七情饮食所致，痰气郁结，遂成有形，妨碍道路，吐食痛胀，非此物化消，岂能去之。"以上对其采集、毒性、功效论述精当。

现代研究：白硇砂主含氯化铵，紫（红）硇砂主含氯化钠。临床用于治疗食管癌，鼻咽癌，外用治疗翼状胬肉、鼻息肉及鸡眼等，有抗癌、消炎、腐蚀作用。

硇砂最早载《新修本草》，历代本草皆有论述。《本草图经》云："今西凉夏国及河东、陕西近边州郡亦有之。然西戎来者颗块光明，大者有如拳，重三、五两，小者如指面，入药最紧。边界出者，杂碎如麻豆粒，又夹砂石，用之须水飞澄去土石讫，亦无力，彼人谓之气砂。"《本草拾遗》云："主妇人丈夫羸瘦积病，血气不调，肠鸣，食饮不消，腰脚疼冷，痃癖，痰饮，喉中结气，反胃吐水，令人能食，肥健。"《日华子本草》云："补水藏，暖子宫，消冷癖瘀血，宿食不消，气块痃癖及血崩带下，恶疮息肉，食肉饱胀，夜多小便，女人血气心疼，丈夫腰胯酸重，四肢不任。"其性味咸、苦、辛，温，有毒。功能消积散结，蚀疮去腐。主治噎膈反胃，癥瘕结块，痈疽疔毒，息肉疣赘。需在医师指导下应用。凡体虚无实邪积聚者及孕妇忌服。

简易疗法

1. 噎膈反胃：细硇砂 0.3 克，用附子 21 克挖孔置于其中，外似饼裹之，慢火煨至焦黄，只用附子，木香 9 克，丁香 9 克，研末，面糊为丸，每次6克，日服2次。亦用于食管癌。

2. 食积腹痛：硇砂3克，丁香3克，附子10克，干姜10克，研末，每次2克，日服2次，温黄酒送下。

3. 闭经癥瘕：硇砂5克，干漆15克，桂心15克，没药15克，琥珀30克，研末蜜丸，每次3克，日服2次。

4. 目生翳障：硇砂0.3克，冰片0.5克，葳蕤仁3克，鸡蛋壳1个，研末，用牛乳调和，取少许点眼。

5. 鼻内息肉：硇砂3克，轻粉0.9克，雄黄0.6克，冰片0.2片，研末，加凡士林制膏，外涂患处。亦用于慢性鼻炎。

6. 痈疽肿毒：生硇砂3克，熟石灰15克，黄柏15克，山栀15克，研末，用凡士林制成软膏，外敷患处，纱布包扎。

39. 蛇含石

蛇含石又名蛇黄。为氧化物类矿物褐铁矿的结核。呈卵圆形或不规则的长圆形，大小不一；颜色黄棕或深棕色，表面粗糙，凹凸不平，外被一层粉状物，手染之成黄色；质坚硬，较难砸碎，断面黄白色，有金属光泽，与自然铜极相似；有的断面中央呈黄白色，边缘呈暗棕或深黄棕色。采得后除去泥土杂质即可。以铁黄色、形圆、体质坚重者为佳。砸碎用。因古人疑为蛇从口中吐出而得名。苏颂云："今医所用，云是蛇冬蛰时所含土，到春发蛰吐之而去，大如弹丸，坚如石，外黄内黑色，二月采之。"李时珍云："蛇黄生腹中，正如牛黄之意。世人因其难得，遂以蛇含石代之，以其同出于蛇故尔。"实则为褐铁矿的矿石，张璐谓"蛇含石，与代赭之性不甚相远，为小儿镇摄惊痫之重剂，脾风泄泻者宜之。"可资参阅。

现代研究：主要成分为含水三氧化二铁，质多不纯，含水量无一定，常夹有砂、粘土、锰、磷、钙、钒等。药理证实有镇静、止血作用。

蛇含石最早载《本草纲目》："广西平南县有蛇黄冈，土人九月掘下七、八尺，始得蛇黄，大者如鸡子，小者如弹丸，其色紫。"历代本草亦有论述。《新修本草》云："主心痛疰忤，石淋，难产，小儿惊痫。"《中药志》云："镇惊止痛。治惊痫、骨节酸痛。"其性味甘，寒。功能安神镇惊，止血定痛。主治心悸，癫痫，惊风，抽搐，骨节酸痛，肠风下血，赤痢不止。

简易疗法

1. 心悸不宁：蛇含石30克，朱砂10克，二味同研水飞，加天麻粉30

克，共研匀，每次2克，日服2次，薄荷汤送下。

2. 痰热癫痫：蛇含石30克，龙骨30克，天竺黄30克，琥珀30克，研末蜜丸，每次3克，日服2次。

3. 小儿惊风：蛇含石3克，僵蚕6克，蝉蜕6克，全蝎3克，郁金3克，水煎服。

4. 肠风下血：蛇含石10克，地榆30克，研末，每次3克，日服2次，米饮送下。

40. 铜　绿

铜绿又名铜青。为铜器表面经二氧化碳或醋酸作用后生成的绿色锈衣。制法是取铜器久置潮湿处，或用醋喷在铜器上，日久其表面产生青绿色的锈斑，刮取后干燥即得。此外尚有一种加工铜绿，采用铜绿粉或绿青（即天然产的碱式碳酸铜）与熟石膏加水拌和压扁，切成块状，喷以高梁酒，使表面产生绿色而成。药品为翠绿色粉末，质松，无臭，味微涩；加工者为长方形块状，外表绿色，里面土黄或淡绿色，质硬而脆，无臭无味。外作外用。陈藏器云：“生熟铜皆有青，即是铜之精华，大者即空绿，以次空青也。铜青则是铜器上绿色者，淘洗用之。”李时珍云：“近时人以醋制铜生绿，取收晒干货之。”可见古人已知有自然生成与人工制成两类。

现代研究：主含铜氧化生成的碱式碳酸铜和碱式醋酸铜。药理证实对动物肝癌细胞实体癌、腹水癌有一定抑制作用。以外用为主；口服过量会引起剧烈呕吐，腹痛，血痢，痉挛等中毒症状，严重者可致虚脱（常用量0.3~0.6克）。

铜绿最早载《本草纲目》：“治恶疮，疳疮，吐风痰，杀虫。”历代本草亦有论述。《本草拾遗》云：“妇人血气心痛，含金疮止血，明目，去肤赤息肉。”《本经逢原》云：“为散疗喉痹牙疳，醋调揩腋下治狐臭，姜汁调点烂弦风眼。”其性味酸、涩，平，有毒。功能去腐敛疮，解毒杀虫，涌吐风痰，消退翳障。主治鼻生息肉，眼睑赤烂，喉痹，痈疽，顽癣，痔疮，臁疮，风痰卒中，突然昏厥，目生翳障。凡体弱血虚者忌服。

简易疗法

1. 风痰壅盛：铜绿5克，海浮石15克，姜半夏15克，陈皮15克，胆南星10克，研末，每次5克，日服2次。

2. 眼赤翳障：铜绿3克，食盐3克，硼砂3克，冰片0.5片，研末，取少许以乳汁调后点眼。

3. 口鼻疳疮：铜绿3克，枯矾5克，黄连5克，研末，取少许用水调和外涂。

4. 口舌溃疡：铜绿1克，西瓜霜10克，青黛5克，龙骨5克，研末，取少许撒布患处。

5. 臁疮顽癣：铜绿2克，黄蜡30克，加热熬化成膏，摊于厚纸上外敷患处。

6. 痈疽肿毒：铜绿3克，芒硝10克，鲜地丁草30克，共捣如泥，敷于患处。

41. 银　箔

银箔又名银薄。为用自然银锤成的纸状薄片。自然银（生银）为等轴晶系，晶体呈八面体或六方晶体，惟不多见，通常多成粒状、块状、鳞片状，有时亦成网状、丝状或树枝状；颜色银白，表面常变为棕红黑或灰黑色，条痕银白色，或光亮之铅灰色；金属状光泽，不透明，断口锯齿状；富延展性，有良好的传热及导电性。产于热液矿脉中，矿脉氧化带也有存在。将其加工锤成薄纸片状药用。多入丸散或作丸药挂衣用。白银亦为贵重金属，常作为首饰佩戴。入药用其加工锤成纸状薄片，称为银箔，常与金箔配伍，因其功效相似，同用药力更佳。苏颂云："银在矿中与铜相杂，土人采得，以铅再三煎炼方成，故为熟银。生银则生银矿中，状如硬锡。其金坑中所得，乃在土石中渗漏成条，若丝若发，土人谓之老翁须，极难得。"李时珍云："闽、浙、荆、湖、饶、信、广、滇、贵州、交趾诸处，山中皆产银，有矿中炼出者，有沙土中炼出者。其生银，欲称银笋、银牙者也，赤曰出山银。""入药只用银箔易细，若用水银盐消制者，反其毒矣。"对其产地、采集及形态描述甚详，值得参考。

现代研究：银箔与金箔其性质大致相同，药理证实有镇静作用。

银箔最早载《本草蒙荃》："除谵语恍惚不睡，止热狂惊悸发痫，定志养神，镇心明目，安五藏，并用服之，功胜紫雪。"历代本草亦有论述。《本草述》云："主治与金箔不远，同能平肝。"《本草再新》云："舒肝气，定心志，滋肾水，行经络，利关节，破积消疸，治小儿惊痫，痘疮诸毒。"其性味大寒，无毒。功能安神，镇惊。主治心神恍惚，夜不安寐，癫狂，惊痫，目暗。

简易疗法

1. 心悸失眠：银箔50片，金箔50片，茯神45克，人参45克，麦冬

45克，龙齿45克，炙甘草15克，研末蜜丸，或用银箔、金箔挂衣，每次6克，日服2次。

2. 癫狂惊痫：银箔50片，金箔50片，胆南星30克，琥珀20克，朱砂5克，研末，每次3克，日服2次，竹沥水送下。

3. 小儿潮热：银箔10片，青黛10克，胡黄连10克，银柴胡10克，青蒿10克，研末，每次2克，日服2次，薄荷汤送下。

4. 视物昏花：银箔10片，野菊花15克，茺蔚子15克，草决明15克，研末，每次5克，日服2次。

42. 密陀僧

密陀僧又名炉底、金池、银炉底、金陀僧。为粗制的氧化铅。现今制法是将铅熔融后，用长铁棍在熔铅中旋转几次，部分熔铅粘附于铁棍上，然后取出浸入冷水中，熔铅冷却后变成固体即得。药品为不规则的块状，大小不一；橙红色，镶嵌着具有金属光泽的小块，对光照之闪闪发光；表面粗糙，有时一面呈橙黄色而略平滑；质硬体重，易砸断，断面红褐色，粉末黄色。以色黄有光泽、内外一致、体坚重者为佳。研为细粉用。因其出波斯国梵语没多僧之音得名。从前在中岳嵩山中有一樵夫，一日进山砍柴，忽遇一只恶狼向他扑来，好在他眼急腿快，拼命奔逃而回。但因惊吓过度得一怪病，失语多日不愈。忽遇一僧人路过，自称能治此病。那僧人取出一块似铜非铜、似金非金的东西，研末后让樵夫用茶水调服。樵夫服药后便感觉浑身轻松，症状随即消失。樵夫向那僧人询问药名，那僧人并不作答，只是连声念起“阿密陀佛！阿密陀佛！”后来，樵夫在一家银匠家里发现炼银炉底的残渣很象那僧人给他治病的药，便也试着给人治病，果然也有效果，别人问他这药的名字，他一时无言以对，因想起僧人给他治病时口念“密陀”，便灵机一动，说这药名叫“密陀僧”。实则为提炼银铅时，沉积于炉底之物。李时珍云：“密陀僧原是取银冶者，今既难得，乃取煎销银铺炉底用之。”将其来源、制作表达得明白无误。洪迈《夷坚志》载：惊气入心络，喑不能言语者，用密陀僧末一匕，茶调服，即愈。昔有人伐薪，为狼所逐，而得是疾，或授此方而愈。又一军校采藤逢恶蛇病此，亦用之而愈。此乃惊则气乱，密陀僧之重以去怯而平肝也。说明其功效确凿，值得深思。

现代研究：主要含氧化铅，尚含砂石、金属铅及二氧化铅等少量夹杂物；露置空气中则徐徐吸收二氧化碳气而变成碱式碳酸铅（铅粉）。药理实验能收缩粘膜和溃疡处血管，使分泌物减少，同时可与血细胞化合成蛋白化铅，使形成一层薄膜与空气隔离，以免除腐烂，有防止感染、消肿、去斑作用；水浸剂在试管内对多种皮肤真菌有抑制作用，2% 软膏对共心性毛癣菌、堇色及红色毛癣菌、铁锈色小芽胞菌能抑制，4% 浓度时对絮状表皮癣菌、石膏样、足趾、趾间毛癣菌及许兰氏黄癣菌与蒙古变种菌均呈抑制作用，可减轻炎症。

密陀僧最早载《本草纲目》："疗反胃，消渴，疟疾，下痢。止血，杀虫、消积。治诸疮，消肿毒，除胡臭，染发。"历代本草亦有论述。《日华子本草》云："镇心，补五脏，治惊痫咳嗽，呕逆吐痰。"《本草正》云："治汗斑，收阴汗、脚气。"其性味咸、辛，平，有毒。功能燥湿杀虫，坠痰镇惊，敛疮消皯。主治疥疮，顽癣，湿疹，痔疮，溃疡，肿毒，口疮，面部皯斑，粉刺，狐臭，久痢，惊痫。以外用为主；内服慎用（0.3~0.9克），凡体虚者忌服。因含大量铅，以致铅中毒，应用时需审慎。

简易疗法

1. 久痢、惊痫：密陀僧 10 克，煅至黄色，研末，每次 0.5 克，以醋茶水调服。

2. 湿疹疥癣：密陀僧 5 克，黄柏 10 克，木槿皮 10 克，冰片 1 克，研末，取适量用香油调和外涂。

3. 脚气痒痛：密陀僧 5 克，枯矾 5 克，熟石膏 5 克，研末，湿则撒布，干则用香油调涂。

4. 疮疡不敛：密陀僧适量，加香油在粗碗内磨汁，摊于油纸上贴敷。

5. 面部黑斑：煅密陀僧 2 克，白芷 10 克，研细末，加入 200 克护肤霜中，涂搽患处。

6. 腋下狐臭：煅密陀僧 1 克，生大蒜 3 克，共捣如泥状，摊纱布上外贴，包扎。

43. 琥　珀

琥珀又名虎珀、虎魄、江珠、琥魄。为古代松科植物的树脂埋藏地下经久凝结而成的碳氢化合物。产生粘土层、砂层、煤层及沉积岩内。采得后除去砂石、泥土及杂质即可。药品分两种：琥珀为不规则块状、颗粒块或多角形，大小不一，血红色或黄棕色，表面不平，有光泽，质松脆，捻之即成粉末，气无味淡，燃之有松香气。煤珀为多角形不规则的块状物，少数呈滴乳状，大小不一，表面棕色至乌黑色，略有光泽，除去黑色则呈透明或半透明玻璃样体，质坚硬，不易碎。以色红、明亮、块整齐、质松脆、易碎者为佳。研粉用。其名得于传说，古时候老虎被打死之后，其魂魄潜入地下，化为石块，称为虎魄。由于琥珀其状类似，也像玉石，故改称之。还传说有一天孙思邈外出行医，看见一行出殡的队伍迎面走来。他停在路边观看，忽然上前按住棺材大喊：且慢！且慢！送殡的人要赶走他。他说人还没有死！众人不信。他说人要死了，血会凝固的。你们看棺材底下正在滴鲜血，怎么说人死了呢？众人一看，果然有细细一道血丝向外流，就打开棺材请他看。只见一个妇人面黄如纸，小腹很高，下半身向外渗着鲜血。丈夫哭着说：我们结婚十年没有生育，这次怀孕几月，昨天才觉胎动，不料人却死了。孙思邈试了病人的鼻息和脉象，以红花烟熏死者鼻孔，又急取琥珀粉灌服，孕妇很快苏醒过来。又送给病家一剂药、一幅图，嘱咐赶快把病人抬回去，喝下这副药，再按图接生，保证母子平安。结果病人顺利地生下一个胖娃娃，众人把孙思邈当成了神仙，一齐跪下磕头，孙思邈道：此乃琥珀之功也。古人对其探究较多，曹昭《格古论》载："琥珀出西番、南番，乃枫木津液多年所化。色黄而明莹者名蜡珀，色若松香红而黄者名明珀，有香者名香珀，出高丽、倭国者色深红。"有蜂、蚁、松枝者尤好。亦有血珀、西珀、金珀、香珀、蜡珀、明珀之分，但以血珀、西珀为佳。

现代研究：主要含二松香醇酸的聚酯化合物和挥发油，聚酯化合物的分解产物有琥珀酸、龙脑等，还含镁、钙、铁等无机盐。药理实验琥珀酸对动物听源性及电休克惊厥有对抗作用，并有镇静、降低体温、镇痛、兴奋呼吸、升高血压等作用。

琥珀最早载《雷公炮炙论》，历代本草多有论述。《海药本草》云："琥珀是海松木中津液，初若桃胶，后乃凝结。复有南珀，不及舶上来者。"《日华子本草》云："壮心，明目退翳，止心痛、癫邪，破结癥。"《玉楸药解》云："凉肺清肝，磨障翳，止惊悸，除遗精白浊，下死胎胞衣，敷疗拔毒，止渴除烦，滑胎催生。"其性味甘，平。功能镇惊安神，散瘀止血，利尿通淋。主治心悸，失眠，惊痫，闭经，癥瘕，血淋，石淋，小便不利，痈疽肿毒，金疮出血，跌打损伤。凡阴虚内热及无瘀滞者忌服。

简易疗法

1. 虚烦失眠：琥珀 10 克，珍珠 10 克，朱砂 5 克，黄连 20 克，炙甘草 10 克，研末蜜丸，每次 6 克，日服 2 次，麦冬煎汤送下。

2. 心悸健忘：琥珀 10 克，茯神 30 克，龙齿 30 克，远志 20 克，研末蜜丸，金箔为衣，每次3克，日服2次，灯心汤送下。

3. 心绞痛：琥珀10克，三七10克，藏红花5克，研末，装入胶囊，每次1克，日服2~3次。

4. 湿热黄疸：琥珀、明矾各0.3克，青黛、芒硝各0.2克，研末，温水1次冲服，有退黄作用。

5. 小儿惊风：琥珀1克（研末冲），天竺黄3克，胆南星3克，僵蚕3克，全蝎1克，水煎服。

6. 血瘀经闭：琥珀3克（冲），当归10克，赤芍10克，桃仁6克，水蛭3克，水煎服。

7. 小便淋痛：琥珀3克（冲），海金沙15克，生蒲黄10克，金钱草15克，白茅根15克，水煎服。

8. 跌打肿痛：琥珀15克，蒲黄15克，乳香10克，没药10克，血竭5克，研末，每次3克，日服2次，温黄酒送下。

9. 目赤生翳：琥珀3克，炉甘石6克，硼砂3克，冰片0.5克，研末，取少许点眼。

44. 硝　石

硝石又名苦消、火消、焰消、化金石。为矿物硝石经加工炼制而成的结晶。多产于污秽之地，常覆于地面、墙脚或岩石表面，在石灰岩、盐沼地带及沙漠地区多见。制法为取含硝土块，击碎置桶内，加水浸泡调匀，经过多次过滤澄清，置蒸发锅内加热蒸去水分，取出冷却即析出结晶。药品为无色透明六角斜六形的柱状晶体，或为白色晶状粉末，质脆易断，味咸且凉，易溶于水，易熔融，燃烧有爆炸性。研细或水制、火制用。以其能消化诸石而得名。李时珍云："硝石，丹炉家用制五金八石，银工家用化金银，兵家用作烽燧火药，得火即焰起，故有诸名。"《本经》无芒消，只有硝石；《名医别录》乃出芒消，功同硝石；晋宋古方多用硝石，少用芒消；而近代医家，则多用芒消，少用硝石。《金匮要略》有硝石矾石散、大黄硝石汤治黄疸，显然与《伤寒论》中承气汤用芒消有别。笔者业师用硝石治胆石症亦沿袭此论，所以两药不可混淆。

现代研究：主要成分为硝酸钾，常有氯化钠、水等夹杂物。药理证实其所含的钾内服后，能使胃肠分泌增多，由肠壁进入血中，能增加血液碱性，延缓悸动之心脏，减退原有的体温；由血中游离至肾脏，能使肾脏充血，迅速排出过量之水分而达到利尿作用；外用可调节局部渗透压而补钾。内服应审慎，过量易酿成肠胃炎。

硝石最早载《本经》：“主五脏积热，胃胀闭，涤去蓄结饮食，推陈致新，除邪气。”历代本草多有论述。《名医别录》云：“疗暴伤寒，腹中大热，止烦满消渴，利小便及瘘蚀疮。”《本草纲目》云：“治伏暑伤冷，霍乱吐利，五种淋疾，女劳黑疸，心肠绞痛，赤眼肿痛，牙痛。”其性味苦、咸，温，有毒。功能破坚散积，利水通淋，解毒消肿。主治伏暑伤冷，痧胀吐泻，心腹冷痛，黄疸，淋病，便秘，水肿，痈疽疔疮，癥瘕结块，咽喉肿痛，目赤翳障。凡体弱及孕妇忌服。

简易疗法

1. 中暑吐泻：硝石 3 克，滑石 9 克，甘草 6 克，藿香 9 克，生姜 9 克，水煎服。

2. 黄疸腹胀：硝石 10 克，白矾 10 克，研末，装入胶囊，每次 1 克，日服 2 次，饭后服。

3. 赤白痢疾：硝石 3 克（冲），黄连 6 克，地锦草 9 克，马齿苋 30 克，水煎服。

4. 小便淋痛：硝石 10 克，研末，每次 2 克，日服 2 次，白茅根 30 克煎汤送下。

5. 目赤涩痛：硝石 2 克，炉甘石 5 克，食盐 5 克，研末，取少许加水点眼。

6. 咽喉红肿：硝石 2 克，硼砂 5 克，僵蚕 10 克，冰片 1 克，研末，取少许吹入咽部。

45. 硫　黄

硫黄又名昆仑黄、石流黄、石留黄、黄硇砂。为硫黄矿或含硫矿物冶炼而成。将泥块状的硫黄及矿石，在坑内以素烧罐加热熔化，取其上层溶液倒入模型内，冷却后取出即得。以色黄、光亮、松脆、无杂质者为佳。砸块或与豆腐同煮制用。因含硫气而色黄得名。李时珍云：“秉纯火石之精气而结成，性质通硫，色赋中黄，故名硫黄。”产于各地的温泉、喷泉、火山口区域，沉积岩中亦常见之。寇宗奭云：“今人治下元虚冷，元气将绝，久患寒泄，脾胃虚弱，垂命欲尽，服之无不效。”《夷坚志》载：唐与正亦治医，能以意治疾。吴巡检病不得溲，卧则微通，立则不能涓滴，遍用通利药不效。唐闻其平日自制黑锡丹常服，因悟曰：此必结砂时，硫飞去，铅不死，铅砂入膀胱，卧则偏重，犹可溲；立则正塞水道，故不通。

取金液丹（笔者注：含硫黄）三百粒，分为十服，煎瞿麦汤下。铅得硫气则化，累累水道下，病遂愈。可见硫能化铅，故而获效甚捷。

现代研究：纯品主含硫及少量碲、硒、砷等。药理实验能使支气管慢性炎症细胞浸润减轻，并能促进分泌增加而具有镇咳、消炎、祛痰作用；在体可转变为硫化氢，能刺激肠壁增加蠕动而缓泻，与皮肤接触可杀灭疥虫、细菌和霉菌；尚能加强氯丙嗪及硫贲妥钠的中枢抑制作用。硫化氢中毒轻则出现上呼吸道及眼粘膜刺激症状，重则出现头晕、心悸、谵妄、惊厥，甚至昏迷、呼吸麻痹而死亡。因此使用时须审慎。

硫黄最早载《本经》：“主妇人阴蚀，疽痔恶血，坚筋骨，除头秃。”历代本草亦有论述。《药性论》云：“除冷风，顽痹。生用治疥癣及疗寒热咳逆，炼服主虚损泄精。”《本草纲目》云：“主虚寒久痢滑泄，霍乱，补命门不足，阳气暴绝，阴毒伤寒，小儿慢惊。”其性味酸，温，有毒。功效温肾助阳，杀虫止痒，解毒疗疮。主治虚寒泻痢、便秘，阳痿，阴部瘙痒，疥癣湿疹。以外用为主。凡阴寒火旺者及孕妇忌服。

简易疗法

1. 阳痿腰痛：硫黄 10 克，附子 15 克，肉桂 15 克，仙灵脾 50 克，肉苁蓉 30 克，研末蜜丸，每次 3 克，日服 2 次，淡盐水送下。

2. 支气管扩张：硫磺 9 克，肉桂末 1.5 克，冰片 4.5 克，生姜汁调成糊状，外敷涌泉穴。

3. 宫寒不孕：磺黄 30 克，赤石脂 60 克，乌贼骨 60 克，附子 30 克，禹余粮 60 克，研末，醋糊为丸，如梧桐子大，每次 20 丸，日服 2 次。

4. 老人便秘：半硫丸（成药），每次 3 克（水丸），日服1～2 次。用于阳虚面色无华，四肢不温，腹中冷痛，小便清长，大便不通者。

5. 阴部瘙痒：硫黄 3 克，用棉花搓成捻子，蘸油少许，插入硫黄中点燃，烟熏阴部。

6. 疥疮顽癣：硫黄 3 克，轻粉 3 克，铅丹 3 克，石灰 10 克，冰片 1 克，研末，取少量加香油调和，涂搽患处。

7. 湿疮皮炎：硫黄 20 克，雄黄 20 克，大黄 20 克，研末，加凡士林 300 克制成软膏，外敷患处。

46. 雄　黄

雄黄又名石黄、天阳石、黄金石、鸡冠石。为硫化物类矿物雄黄的矿石。雄黄在矿中质软如泥，见空气则坚硬，采集时用竹刀剔取熟透部分，除去杂质泥土即得。药品为不规则块状，大小不一，表面覆有橙黄色粉末，体重质松易碎，在特殊臭气，燃之有蒜臭味。以色红、块大、质松、无石者为佳。研粉或水飞用。因其生山之阳，而为丹之雄得名。产于湖南、湖北、贵州、云南、四川等地的低温热液矿脉内，温泉及火山附近亦有存在，常与雌黄、辉锑矿等共生。农历五月初五为端阳节，是我国沿袭二千多年的习俗，每逢此日家家户户挂艾叶菖蒲，吃粽子，佩香囊，饮雄黄酒，据说此酒有辟百邪、杀百毒的作用。还有将雄黄末涂于口鼻旁，以防止虫蛇伤人。李时珍认为“乃治疮毒要药也，而入肝经气分，故肝风，肝气，惊痫，痰涎，头痛眩晕，暑疟泄痢，积聚诸病，用之有殊功；又能化血为水。”缪希雍称“为疮家要药。”以上可知其治疗范围。另有雌黄与此性状相似，区别在于雌黄为黄色，而雄黄为红色或橘红色，功效略同，多作外用。

现代研究：主要含三硫化二砷，并含硅、铅、铁、钙、镁等杂质。药理实验对多种常见的致病性真菌有抑制作用，并有抗血吸虫、疟原虫、结核杆菌及肿瘤（肉瘤S180）的作用。临床用于慢性气管炎及支气管哮喘、热带嗜伊红细胞增生症、带状疱疹、翳状胬肉、破伤风、流行性腮腺炎等。需在医师指导下应用。中毒症状与砒石相同。

雄黄最早载《本经》，历代本草皆有论述。《名医别录》云：“疗疥虫，䘌疮，目痛，鼻中息肉及绝筋破骨，百节中大风，积聚，中恶腹痛，杀诸蛇虺毒，解藜芦毒。”《汤液本草》云：“搜肝气，泻肝风，消涎积。”《本草纲目》云：“治疟疾寒热，伏暑泄痢，酒饮成癖，惊痫，头风眩晕，化腹中瘀血，杀劳虫疳虫。”其性味辛、苦，温，有毒。功能解毒杀虫，燥湿祛风。主治疥癣，痈疡肿毒，带状疱疹，蛇虫螫伤，破伤风，哮喘，喉痛，惊痫，虫积腹痛。凡阴虚血亏者及孕妇忌服。

简易疗法

1. 虫积腹痛：雄黄0.3克（冲）槟榔6克，使君子6克，南瓜子6克，苦楝皮6克，水煎服。

2. 惊痫昏迷：雄黄1克，朱砂1克，胆南星10克，郁金10克，石菖蒲10克，研末，每次1~2克，日服2次。

3. 咳嗽哮喘：雄黄100克，研末，加糯米汁糊丸200粒，每次1粒，日服3次，温开水送下。

4. 治腮腺炎：雄黄5克，明矾5克，大黄10克，山栀10克，研末，取适量淡醋调和，外敷患处。

5. 带状疱疹：雄黄粉50克，加入75%酒精100毫升，混合均匀，搽涂患处，每日2次。

6. 皮肤瘙痒：雄黄10克，蛇床子、苦参、百部各60克，水煎30分钟，用软毛巾溻洗患处。

7. 疥癣毒疮：雄黄末5克，猪胆汁20毫升，共调为糊状，外敷患处。

47. 紫石英

紫石英又名萤石、氟石。为卤化物类矿物萤石的矿石。大多染成黄、浅绿、浅蓝、紫色或紫黑色，以浅绿、紫黑和紫色为最常见，采得后选紫色入药，除去外砂砾及粘土。以色紫、质坚者为佳。砸碎或煅用。以其属石英类而色紫得名。产于浙江、江苏、辽宁、黑龙江、河北、湖南、湖北、甘肃等地的热液脉矿中。《岭表录异》载："泷州山中的紫石英，其色淡紫，其质莹澈，随其大小皆五棱，两头如箭镞，煮水饮之，暖而无毒，比之北中白石英，其力倍矣。"《太平御览》载：自大岘至太山，皆有紫石英。太山所出，甚瑰玮。平氏阳山县所出，色深特好。乌程县北垄山所出，甚光明，但小黑。东莞县爆山所出，旧以贡献。江夏矾山亦出之。永嘉固陶村小山所出，芒角甚好，但小薄尔。李时珍认为"手少阴、足厥阴血分药也。上能镇心，重以去怯也。下能益肝，湿以去枯也。心生血，肝藏血，其性暖而补，故心神不安，肝血不足，及女子血海虚寒不孕者宜之。"以上论述皆有参考价值。

现代研究：主要成分为氟化钙，纯品含钙51.2%，氟48.8%，尚含氧化铁和稀土元素等杂质。药理证实有兴奋中枢神经、促进卵巢分泌作用。过量服用其氟化钙对牙齿、骨骼、心肾、神经系统及甲状腺有损害作用。

紫石英最早载《本经》："主心腹咳逆邪气。补不足，女子风寒在子宫，绝孕十年无子。"历代本草多有论述。《名医别录》云："疗上气，心腹痛，寒热邪气，结气，补心气不足，定惊悸，安魂魄，填下焦，止消渴，除胃中久寒，散痈肿。"《本草便读》云："温营血而润养，可通奇脉，镇冲气之上升。"其性味甘，温。功能镇心安神，定惊降逆，温肾暖宫。主治虚劳惊悸，心神恍惚，失眠不安，癫痫瘛疭，寒嗽虚喘，女子宫寒不孕，崩漏带下，男子肾阳不足，头目眩晕。凡阴虚火旺者忌服。

简易疗法

1. 虚劳惊悸：紫石英12克，研末，粳米100克，加水煮粥食用。

2. 失眠怔忡：紫石英12克，当归12克，酸枣仁12克，柏子仁9克，远志9克，黄连3克，水煎服。

3. 咳逆上气：紫石英10克，炙杏仁10克，苏子10克，莱菔子6克，旋覆花6克（包煎），水煎服。

4. 癫痫抽搐：紫石英15克，龙骨12克，牡蛎12克，桂枝6克，天麻6克，水煎服。

5. 宫寒不孕：紫石英30克，香附45克，当归45克，川芎45克，白术45克，枸杞子30克，熟地黄30克，研末蜜丸，每次9克，日服2次，温黄酒送下。

6. 崩漏带下：紫石英15克，赤石脂15克，乌贼骨10克，鹿角霜10克，茜草炭10克，水煎服。

7. 痈肿疮毒：紫石英20克，研末，用生姜、米醋煎汤，外涂患处，日数次。

48. 鹅管石

鹅管石为腔肠动物树珊瑚科栎珊瑚的石灰质骨骼或矿物钟乳石的细长尖端部分。栎珊瑚又名珊瑚鹅管石，滴乳石又名钟乳鹅管石，广西地区尚有用核珊瑚科核珊瑚的石灰质骨骼作鹅管石使用，主要特征是单体，柱锥状，个体内部的隔壁三列以上，具瘤结状的轴帮构造。命名取其中空如鹅羽之管状也。栎珊瑚全年可采，除去杂石，洗净，晒干。钟乳石全年可采，选择细如管状的滴乳石。

现代研究：主含钙离子类。药理证实有广谱抗菌、镇痛、镇静及平喘作用。

鹅管石最早载《本草图经》："生岩穴阴处，溜山液而成，空中相通，长者六、七寸，如鹅翎管状，色白微红。"历代本草亦有论述。《名医别录》云："益气，补虚损，疗脚弱疼冷，下焦伤竭，强阴。"《千金要方》云："治风虚劳损，腰脚无力，补益强壮。"其性味甘，温。功能温肺，壮阳，通乳。主治肺痨咳喘，胸闷，阳痿，腰膝无力，乳汁不通。内服煎汤，或研末服。

简易疗法

1. 劳嗽痞满：鹅管石、金沸草、款冬花、炙百部、川贝母各10克，水煎服。

2. 咳喘咯血：鹅管石、白及各15克，研为细末，每次10克，糯米熬粥冲服。

3. 久泻不止：鹅管石、赤石脂各15克，肉豆蔻、诃子各10克，水煎服。

4. 乳汁不通：鹅管石研末，每次6克，用漏芦、通草各6克，水煎冲服。

49. 滑　石

滑石又名共石、液石、脆石、画石。为硅酸盐类矿物滑石的块状体。采得后去净泥土、砂石即可，或粉碎成粉。以整洁、色青白、滑润、无杂石者为佳。砸块或研粉、水飞用。因其软滑可供写画之石得名。产于江西、山东、江苏、陕西、山西、河北、福建、浙江、广东、广西、辽宁等地的变质岩、石灰岩、白云岩、菱镁矿及页岩中。古人用其裱画代粉刷纸，今人亦用于作赋形剂。对其药用，李时珍云："故滑石上能发表，下利水道，为荡热燥湿之剂。发表是荡上中之热，利水道是荡中下之热；发表是燥上中之湿，利水道是燥中下之湿。热散则三焦宁而表里和，湿去则阑门通而阴阳利。"概括堪称精当。

现代研究：主要为含水硅酸镁，尚有铁、钠、钾、钙、铝等元素。药理证实由于其颗粒小，总面积大，能吸着大量化学刺激物或毒物，对皮肤、粘膜有保护作用，并能保护发炎的胃肠粘膜而发挥镇吐、止泻作用，还能阻止毒物在胃肠道中的吸收；对伤寒和副伤寒甲杆菌、脑膜炎球菌有抑制作用。但腹部、直肠、阴道等内膜长期接触易引起肉芽肿，应予重视。

滑石最早载《本经》："主身热泄，女子乳难，癃闭，利小便，荡胃中积聚寒热，益精气。"历代本草皆有论述。《本草衍义拾遗》云："燥湿，分水道，实大肠，化食毒，行积滞，逐凝血，解燥渴，补脾胃，降心火之要药。"《本草再新》云："清火化痰，利湿消暑，通经活血，止泻痢呕吐，消水肿水毒。"其性味甘、淡，寒。功能清热解暑，利水通淋，渗湿敛疮。主治暑热烦渴，小便不利，湿热泄泻，黄疸，水肿，湿疹，痱子，脚气，皮肤湿烂，疮毒溃疡。孕妇忌服。

简易疗法

1. 暑热烦渴：滑石90克，炙甘草15克，研末，每次9克，日服3次。

2. 湿温胸闷：滑石30克，白蔻仁30克，薏苡仁30克，研末，每次6克，日服2次，薄荷汤送下。

3. 湿热泄泻：滑石15克，生石膏15克，寒水石15克，水煎服。

4. 赤白痢疾：滑石15克，马齿苋30克，车前子10克（包），地锦草

10 克，水煎服。

5. 小便淋痛：滑石 60 克，白茅根 120 克，研末，每次 12 克，日服 2～3 次，加水浸泡后服。

6. 肾盂肾炎：滑石 15 克，益母草 15 克，车前草 15 克，生蒲草 9 克，黄芩 9 克，水煎服。

7. 膀胱结石：滑石 18 克，硝石 18 克，琥珀 6 克，甘草 6 克，研末，每次 3 克，日服 2 次，鸡内金汤送下。

8. 产后淋病：滑石 10 克，车前子 10 克（包），冬葵子 10 克，益母草 10 克，水煎服。

9. 湿疹、痱子：滑石粉 10 克，炉甘石 10 克，煅石膏 10 克，冰片 1 克，研末，外撒患处。亦用于脚气湿烂。

50. 寒水石

寒水石又名水石、冰石、盐根、盐精石。为硫酸盐类矿物红石膏及碳酸盐类矿方解石的矿石。采得后除去泥土杂石即可。以色白、透明、易碎者为佳。洗净砸块用。因其性冷又能凝水而得名。李时珍云："拆片投水中，与水同色，其水凝动；又可夏月研末，煮汤入瓶，倒悬井底，即成凌冰，故有凝水、白水、寒水、凌水诸名。""生于卤地积盐之下，精液渗入土中，年久至泉，结而成石，大块有齿棱，如马牙消，清莹如水精，亦有带青黑色者，皆至暑月回润，入水浸久亦化。"可见历代本草均以天然芒硝晶体为寒水石，但近代商品有二种，北方多用红石膏，南方多用方解石。石膏已有前文，此文以方解石为主。

现代研究：红石膏含硫酸钙或碳酸钙，方解石含碳酸钙。药理证实具有解热、抗炎、杀菌及促进肌肉组织修复作用。

寒水石最早载《吴普本草》，历代本草有所论述。《本草经集注》云："常山属并州，中水县属河间郡，邯郸即赵郡，并属冀州城，此处地皆咸卤，故云盐精，而碎之亦似朴硝，此石末置水中，夏月能为冰者佳。"《本经》云："主身热，腹中积聚邪气，皮中如火烧，烦满，水饮之。"《医林纂要》云："除妄热，治天行大热及霍乱吐泻，心烦口渴，湿热水肿。"其性味辛、咸，寒。功能清热降火，消肿利尿。主治时行热病，积热烦渴，吐泻，水肿，尿闭，齿衄，风热火眼，丹毒，烫伤。凡脾胃虚寒者忌服。

简易疗法

1. 时行热病：寒水石 15 克，滑石 15 克，大青叶 15 克，金银花 15

克，甘草6克，水煎服。适于时疫发热，烦渴咽燥，咳嗽鼻塞等症。

2. 伤寒发狂：寒水石15克，黄连6克，大黄6克，甘草6克，水煎服。

3. 小便不利：寒水石10克，滑石10克，白茅根15克，甘草10克，水煎服。

4. 齿龈出血：寒水石10克，生龙骨10克，炉甘石10克，研末，撒于患处。

5. 丹毒痈肿：寒水石15克，研末，用猪胆汁调和，外涂患处。

6. 水火烫伤：寒水石20克，青黛10克，地榆20克，研末，用香油调和，涂敷患处。

51. 硼　砂

硼砂又名鹏砂、蓬砂、盆砂、月石。为矿物硼砂经精制而成的结晶。采集多于8－11月间挖矿砂，将其溶于沸水中，滤净后倒入缸内，缸上放数条横棍，系数条麻绳使垂直沉入溶液内，冷却后绳与缸底均有结晶析出，取出干燥即可。药品呈菱形、柱形或粒状晶组成的不整齐块状，体轻质脆易碎。以无色、透明、洁净者为佳。研粉或煅用。因其蓬松如砂而得名。产于青海、西藏、云南、新疆、四川、陕西、甘肃等地的干涸的含硼盐湖中。分为两种：结晶硼是有光泽的灰色晶体，很坚硬；非结晶硼是暗棕色粉末。工业上用于制造珐琅、玻璃等的原料，亦用于制含金钢、原子反应堆材料；医药上用于作消毒防腐剂，用途较广。李时珍云："硼砂，味甘微咸而气凉，色白而质轻，故能去胸膈上焦之热。""其性能柔五金而去垢腻，故治噎膈积聚，骨哽结核、恶肉阴㿉用之者，取其柔物也；治痰热、眼目障翳用之者，取其去垢也。"可资临证参考。

现代研究：主要成分为四硼酸钠。药理证实因其为弱碱性，可防尿路感染，还可抗惊厥，抑制氟在肠道吸收而减轻氟中毒所致继发性甲状旁腺亢进；对皮肤、粘膜有收敛、保护、防腐及较弱的抑菌作用，可抑制大肠杆菌、绿脓杆菌、炭疽杆菌、痢疾杆菌、伤寒和副伤寒杆菌、变形杆菌、葡萄球菌、白色念珠菌及白喉杆菌、牛型布氏杆菌、肺炎双球菌、脑膜炎球菌及溶血型链球菌及皮肤癣菌等。久用则引起胃肠道刺激、皮疹及实质脏器损害或衰竭。因此内服宜慎，多作外用。

硼砂最早载《日华子本草》："消痰止嗽，破癥结喉痹。"历代本草亦有论述。《本草衍义》云："含化咽津，治喉中肿痛，膈上痰热。"《本草纲目》云："治上焦痰热，生津液，去口气，消障翳，除噎膈反胃，积块结瘀肉，阴㿉，骨哽恶疮及口齿诸病。"其性味甘、咸，凉。功能清热消痰，解毒防腐。主治咽喉肿痛，口舌生疮，目赤翳障，肺热痰咳，骨哽噎膈。

简易疗法

1. 咽喉肿痛：硼砂 15 克，元明粉 15 克，冰片 1.5 克，朱砂 1.5 克，研末，吹于咽喉部，日 2－3 次。

2. 痰热咳嗽：硼砂 1 克（冲），瓜蒌 15 克，浙贝母 10 克，桔梗 10 克，杏仁 10 克，水煎服。

3. 癫痫发作：硼砂研末，缓解期每次 0.3 克，发作期 0.5 克，大发作 1 克，装入胶囊，日服 3～4 次。

4. 泌尿系结石：硼砂 1 克（冲），琥珀 6 克，冬葵子、海金沙各 15 克，陈皮 10 克，水煎服。

5. 口舌生疮：硼砂 18 克，煅石膏 18 克，冰片 1 克，研末，撒于患处。

6. 目赤翳障：硼砂 10 克，炉甘石 10 克，食盐 10 克，冰片 0.5 克，研末，取少许水化点眼。

7. 妇女黄带：硼砂 16 克，冰片 0.5 克，研末，先洗净阴道，将药加 50%～60% 冷霜调匀，装入栓剂中纳入，日 1 次，5 日为 1 疗程。

52. 磁　石

磁石又名玄石、慈石、吸铁石、吸针石。为氧化物类矿物磁铁矿的矿石。开采后除去杂石，选择吸铁能力强者（活磁石或灵磁石）入药，但采集日久会磁性减退，应用铁屑包埋，或与活磁石放在一起而恢复磁性。以黑色、有光泽、吸铁能力强者为佳。砸碎或煅用。以其具有磁性而能吸铁得名。产生各地的许多岩浆岩和变质岩中，海滨沙中也常存在。《南州异物志》载：涨海崎头水浅多慈石，徼外大舟以铁叶固之者，至此皆不得过。李时珍云："慈石法水，色黑而入肾，故治肾家诸病而通耳明目。一士子频病目，渐觉昏暗生翳。时珍用东垣羌活胜风汤加减法与服，而以慈朱丸佐之，两月遂如故。"说明确有明目功效。

现代研究：主要成分含四氧化三铁，少数变种含氧化镁、三氧化二铝等；市售品尚含锰、钙、硅酸盐等杂质。药理证实有镇静、抗惊厥作用，对缺铁性贫血有补血作用。

磁石最早载《本经》："主周痹风湿，肢节中痛，不可持物，洗洗酸消，除大热烦满及耳聋。"历代本草多有论述。《日华子本草》云："治眼昏，筋骨羸弱，补五劳七伤，除烦躁，消肿毒。"《玉楸药解》云："治阳痿，脱肛，金疮，肿毒，敛汗止血。"其性味辛、咸，平。功能重镇安神，平肝潜阳，滋益肝肾，纳气平喘。主治心悸怔忡，神志不宁，失眠，惊痫，肝阳上亢，头目眩晕，耳鸣耳聋，视物模糊，肾虚气喘，面色萎黄。

简易疗法

1. 心悸失眠：磁石30克，琥珀15克，珍珠母25克，丹参30克，五味子20克，研末蜜丸，每次6克，日服2次。

2. 眩晕头痛：磁石10克（先煎），石决明15克，菊花15克，天麻10克，川芎10克，水煎服。

3. 耳鸣目暗：磁石10克（先煎），朱砂2克（冲），神曲15克，枸杞子10克，野菊花10克，水煎服。

4. 肾虚腰痛：磁石15克，肉苁蓉30克，巴戟天30克，补骨脂20克，沙苑蒺藜25克，研末，每次6克，日服2次，温黄酒送下。

5. 肺肾虚喘：磁石10克（先煎），熟地15克，核桃仁15克，五味子10克，沙参10克，水煎服。

6. 痈疽肿毒：磁石粉10克，鲜蒲公英30克，鲜地丁草30克，共捣如泥状，外敷患处包扎。

53. 礞　石

礞石又名青礞石、金礞石。为变质岩类岩石绿泥石片岩或云母片岩的石块或碎粒。绿泥石片岩入药称青礞石，以色青、块整、断面有星点、无泥土夹杂者为佳。云母片岩主要由云母属矿物组成，入药称金礞石，带有耀眼的金黄色光泽，以色金黄、块整、无杂质者为佳。采得后拣净杂石泥土即可。煅后研粉用。以其色蒙蒙然而得名。李时珍云："江北诸山往往有之，以盱山出者为佳。有青、白二种，以青者为佳。坚细而青黑，打开中有白星点，煅后则星黄如麸金，其无星点者不入药用。"又云："青礞石，其性下行。肝经风木太过，来制脾土，气不运化，积滞生痰，壅塞上中二焦，变生风热诸病，故宜此药重坠。"亦有"治惊利痰之圣药"之说。

现代研究：青礞石主要成分为镁、铝、铁硅酸及结晶水，为一种形似云母的含水硅酸盐矿物，因含显著量的低铁而呈绿色；金礞石主要成分为黑、白云母与石英，亦即主含钾、镁、铝、硅酸与结晶水，亦可含钡（白云母的成分)。药理证实有化痰利水作用；临床应用有镇惊、化痰作用。

礞石最早载《嘉祐本草》：“治食积不消，留滞在脏腑，宿食块久不瘥，及小儿食积羸瘦，妇人积年食，攻刺心腹。”历代本草多有论述。《医学入门》云：“得焰消，能利湿热痰积从大肠而出，因湿热盛而皮肤生疮者，一利即愈。”《本草纲目》云：“治积痰惊痫，咳嗽喘急。”其性味甘、咸，平。功能消痰下气，镇肝定惊。主治顽痰壅盛，咳嗽气喘，癫狂惊痫，食积瘕。需在医师指导下应用。凡脾胃虚弱者及孕妇忌服。

简易疗法

1. 热痰咳喘：煅礞石20克，胆南星20克，川贝母20克，黄芩20克，杏仁20克，研末蜜丸，每次6克，日服2次。

2. 痰涎壅盛：礞石滚痰丸（成药），每次6克，日服1~2次。用于实热顽痰所致的癫狂惊悸，咳喘胸闷，痰多黄稠、大便秘结等症。

3. 癫狂惊痫：清心滚痰丸（成药，含礞石），每次3克，日服2次。用于本症所致狂言骂詈，抽搐吐涎，或抑郁痴呆等。

4. 饮食积滞：礞石3克（冲），大黄6克，山楂9克，麦芽9克，槟榔6克，水煎服。

5. 癥瘕积聚：礞石10克，硝石10克，赤石脂20克，枳实20克，白术20克，研末，每次3克，日服2次，米饮送下。

【附录】

秦岭中草药研究

新年伊始，央视十套《探索发现》栏目播出由陕西省媒体联合摄制的8集系列片《大秦岭》，赢得广大观众好评如潮。其中既有秦岭深厚的历史积淀，博大的人文荟萃，又有和谐的人与自然，壮美的山水风光，浓墨重彩地突出秦岭是一座伟大的文化名山。并提到古代医药学奠基者孙思邈在太白山完成其重要著作《千金方》，以及秦岭是天然生物药用资源宝库之内容。为此我想从秦岭中草药研究予以论述。

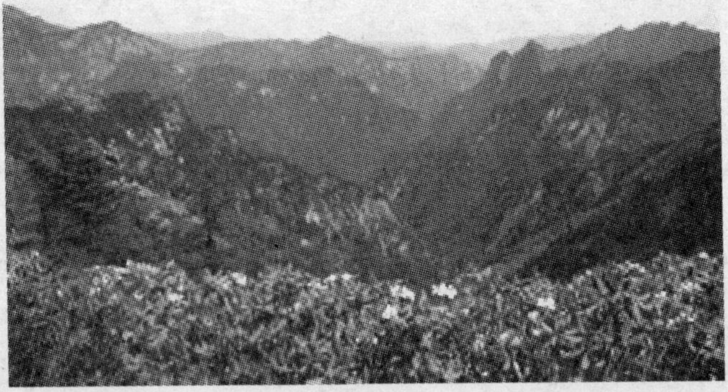

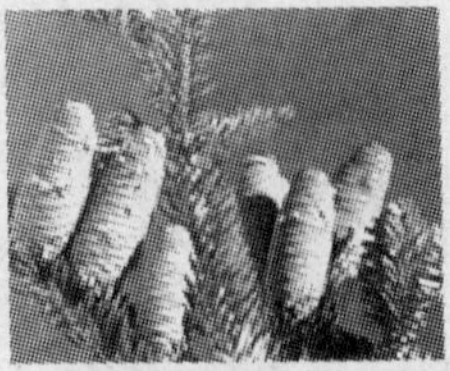

秦岭冷杉

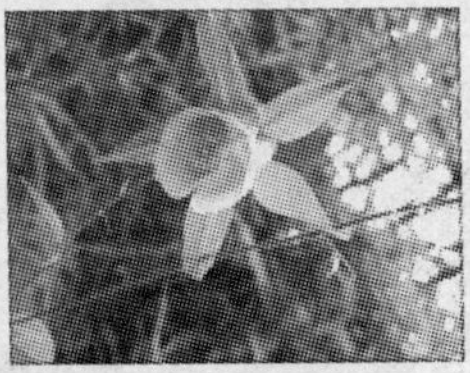

秦岭耧斗菜

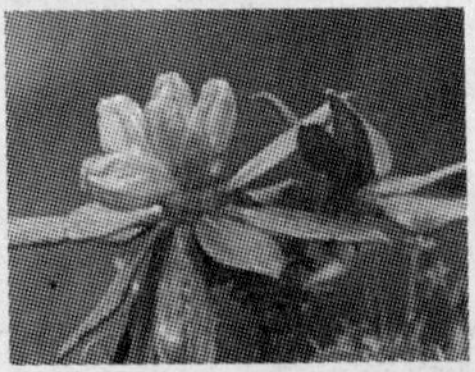

金背杜鹃

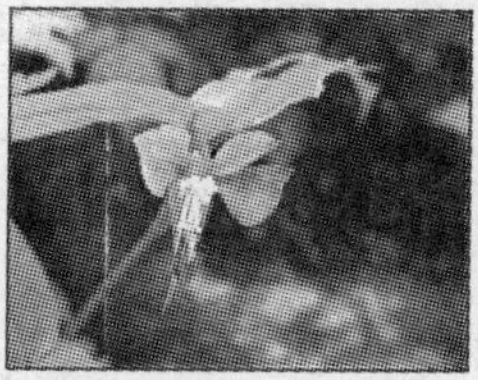

鸭跖草

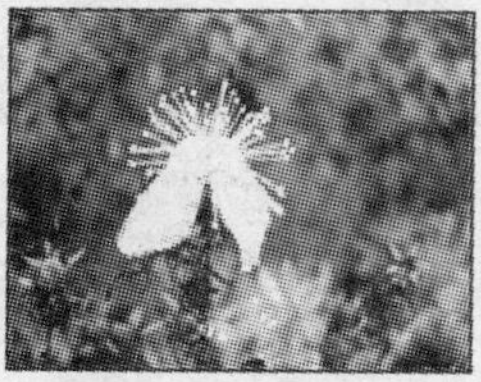

贯叶连翘

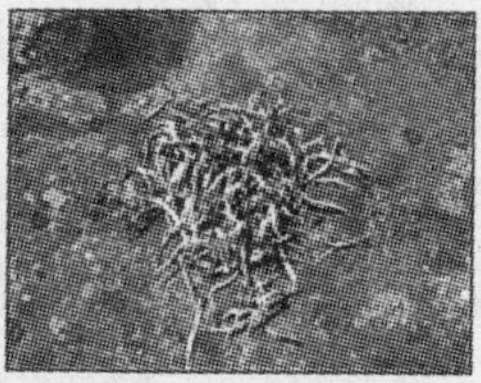

太白茶

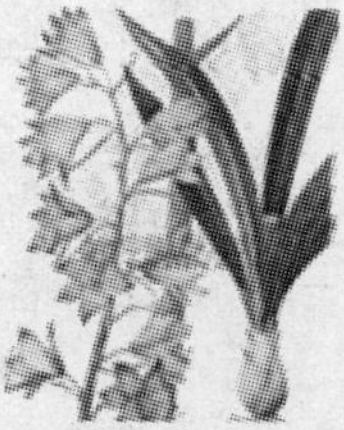

太白米

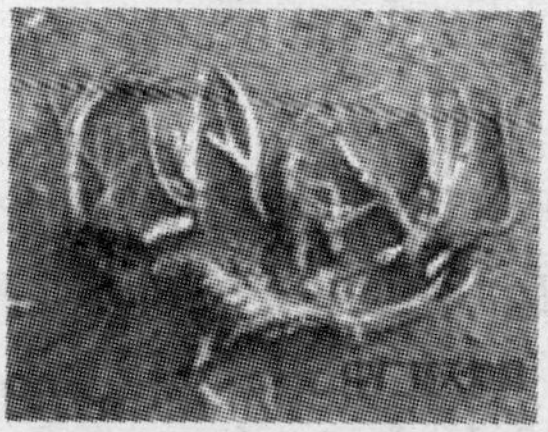

太白参

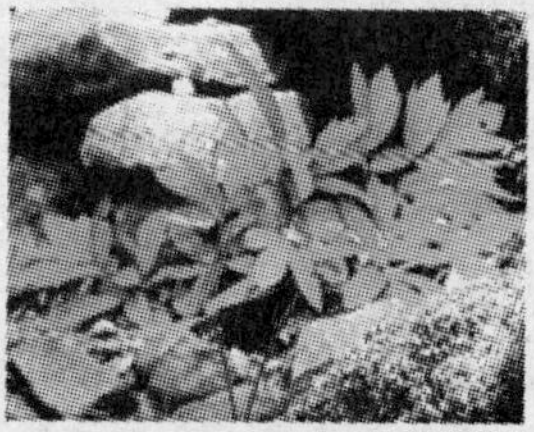

红毛七

一、资源概述

秦岭在我国版图正中央，是自西向东最高的一座山脉，全长1600公里，海拔2000~3700米。西起甘肃省临潭县白石山，向东经天水的麦积山进入陕西，向南跨越宝鸡、咸阳、西安、商洛、汉中、安康地区，一直延伸至湖北郧县。在陕西境内分东西两翼：西翼为大散岭、凤岭和紫柏山；东翼为华山、蟒岭山、流岭和新开岭；主体山脉有太白山（3767米）、鳌山（3476米）、首阳山（2720米）、终南山（2604米）、草链岭（2646米）。

秦岭既是中国南北地理分界线、气候分界线，又是大江大河的分水岭，也是全国闻名的“生物资源基因库”，野生植物种类繁多。据统计有种子植物3400余种，蕨类植物100多种，苔藓类植物300余种，属国家和陕西省重点保护的珍稀野生植物达64种。主要的乔木有油松、山杨、侧柏、漆树、红桦、糙皮桦、麻栎、栓皮栎、锐齿栎、辽东栎、短柄枹栎、盐肤木、青肤杨、鹅耳枥、大果榆、兴山榆、连香树、野核桃、铁杉、太白红杉、巴山冷杉、华西枫杨等；灌木有香柏、榛子、箭竹、胡枝子、六道木、高山柳、头花杜鹃、金背杜鹃、高山绣线菊、华西银腊梅，忍冬类、蔷薇类等；木质藤类有葛藤、清风藤、串果藤、南蛇藤、铁线莲、三叶木通、盘叶忍冬、中华猕猴桃、华中五味子等；主要的草本有禾本科、莎草科、伞形科、菊科，并有升麻、柳兰、细辛、麦冬、地榆、鹿蹄草、梅花草、青藏乌头、山地虎耳草、五脉绿绒槁、高山唐松草，凤仙花类、苔藓和蕨类。

秦岭有“中药材之乡”的美誉。相传上古时代的“神农尝百草，一日遇七十毒”就发生在秦岭北坡一带；唐代著名的上林苑既是皇家种药狩猎的场地，也生长着许多疗效独特的药用植物，就在终南山沿山一带；还有孙思邈在太白山脚下采药、治病，度过了48年的漫长时光，被中国道教尊为医圣，他的隐居动因也被披上了神秘的色彩。

陕西有句名言云“秦地无闲草”，一是说明秦岭的一草一木都有药用价值，二是说明千百年来人类同疾病作斗争和对草药深入研究的成就。而且陕西是中草药材大省，产量一直居全国前五位，产地主要在秦巴山区，据《陕西中草药》（1970）载有650种，《陕西中药名录》（1985）载有2619种，《华山药物志》（1985）载有926种，《秦岭巴山天然药物志》（1987）载有1235种，《太白山本草志》（1993）载有1412种，加上“文革”期间开展中草药运动各地所编的很多资料，可见秦岭中草药蕴藏量很大。

秦岭中草药资源丰富，若按分布环境来论，如生长在海拔3000米以上的有太白米、狮子七、太阳神针、九牛七、猴娃七、鸡心七、毛果七、白蝎子七等；在树干上的有头发七、金刷巴、金丝带、天蓬草、云务七、海风藤、石豇豆、桑寄生、秋蒜苔等；在石头上的有白石霜、黄石霜、红石耳、黑石耳等；在山崖上的有石韦、石斛、石防风、尖刀七、晒不死、白三七、罗汉七、石寄生、盘龙七、爬山虎、三桷枫、一口血、景天三七、棉还阳草、地柏还阳草、单支还阳草等；在河道水溪旁的有一碗水、一支箭、夏枯草、水芹菜、二叶草、水玉簪、水龙骨、水灯心、水金钗、水紫菀、水扬梅、水蜈蚣、水胡芦七等；在山体上的有葛根、木通、香薷、牡丹、芍药、细辛、山药、柴胡、贯众、黄芩、秦艽、寸节七、白毛七、透骨消、天王七、五花七、猫儿七、碎米七、红苕七、竹根七、八月瓜、上天梯、桃儿七、五转七、黑三七、太白艾、三钻风、三颗针、半支莲、人头七、窝儿七、五味子、长胜七、老虎七、蝎子花、冷水丹、飞天蜈蚣七等。

秦岭中草药多年来已形成两个民间“圣地”，都集中在秦岭山脉：一是秦东牛背梁（商洛），中草药应用习惯上以“丹”字命名，含道家丹药之意：如散血丹、破血丹、索骨丹、闭火丹、老君丹、黑接骨丹、黄接骨丹、白接骨丹、红接骨丹、百步还阳丹等。这些称为“丹”的药有148种，性多寒凉，有清热解毒、消肿止痛功效，治疗火热病症为其特长。

二是太白山中草药，既可单味治病，也可复方组合，疗效非常独特，以攻邪扶正、通络活血、消肿散瘀为主，长于治疗风寒湿痹、跌打损伤。其命名颇具特色：以颜色命名的有红三七、黑三七、黄三七、白三七；以金属命名的金刷巴、银柴胡、铜棒锤、铁牛七等；以四季命名的有春白皮、夏枯草、秋菊花、冬青；以数字命名的一支箭、二色补血草、三角枫、四大天王、五股牛、六月霜、七叶一支花、八角莲、九斤锤、十大功劳、百步还阳丹、千里光、万年青等；以动物命名的有龙葵、盘龙七、虎杖、羊膻七、牛毛七、象树枝、蛇倒退、鸡尿藤、青蛙七、狗骨头、鱼腥草、鸭跖草、马牙七、猪苓、蝎子七、狮子七、兔儿伞、蚂蝗七等；以形态命名有的卷柏、窝儿七、红毛七、盘龙七、石豇豆、铁丝七、四块瓦、竹根七、偏头七、云雾七、石霜、天蓬草、金丝带、独叶草、红石耳、黑石耳、爬山虎、四季青、上天梯、叶上珠、空洞参、老龙皮、还阳草等；以特殊疗效命名的有接骨丹、润喉丹、止血丹、补血草、追风七、伸筋草、偏头七、尿溜溜、活血丹、见肿消等；以神话传奇命名的有刘寄奴、白马桑、捆仙绳、大救驾、百步接骨丹等。而且习惯以“七”字命名，含类似三七而治七伤、如漆粘物之意。常用的药有149种，如铁牛七、灯台七、桃儿七、头发七、红毛七、朱砂七、荞麦七、葫芦七、钮子七等。可见太白山到处是天然的中草药宝库。

二、药物研究

1. 特色中草药　秦岭中草药别具特色，可以说为道地药材，分别以秦岭、太白（另作论述）、华山、安康等冠名，而商洛地区将中草药则以“丹”命名，因此别具特色。按功能可分为：补气养血、保肝健脾、理气和胃药；散寒疏风、祛风除湿，通经活络药；养血熄风、理气化痰、软坚散结药；活血化瘀、祛瘀生新、透骨止痛药；补肾壮阳，填精益髓、强筋除痹药等，是治疗各种疑难病症的特效药。现择其要简介如下：

（1）秦岭龙胆：为龙胆科植物秦岭龙胆的全草。夏、秋花期采收。性味苦，平。功能调经活血，清热明目，利尿。主治月经不调，痛经，头晕失眠，小便不利，淋症，崩漏，白带，痢疾，腹痛。用量6～9克；煎汤或研末内服。

（2）秦岭党参：为桔梗科植物秦岭党参的根。性味甘，平。功能补中益气，止渴生津。主治脾胃虚弱，气血两亏，体倦乏力，食少口渴，久泻脱肛等。用量15~30克，煎汤或入丸散服。现代研究含各种糖类、淀粉、皂苷、微量生物碱等；药理证实有补血、升糖、降压等作用。

(3) 秦岭冷杉：又名蒲松果、冷杉果、松梅。为松科植物秦岭冷杉的球果。性味甘，平。功能调经，止血，消炎，止痛。主治月经不调，崩中带下，头痛眩晕及虚弱等症。用量6~9克煎服，孕妇慎用。

(4) 秦岭楼斗菜：又名银扁担、灯笼草。为毛茛科植物秦岭楼斗菜的根。性味辛微苦，平，有小毒。功能祛瘀生新，镇痛祛风。主治跌打损伤，内有瘀血等。用量3~6克，煎汤或浸酒内服。

(5) 秦岭岩白菜：为虎耳草科植物岩白菜的全草。性味甘，平。功能滋阴强壮，止血止咳。主治虚弱头晕，劳伤咳嗽，吐血咯血，男子淋浊，女子白带，无名肿毒等。用量30~60克煎服；外用鲜品捣烂贴敷。现代研究含有岩白菜素、儿茶素、熊果苷和没食子酸等多酚有机酸类和其他无机物质；药理证实有抗菌、消炎、收敛作用，可用于消化系统炎症及宫颈糜烂等。

(6) 华山参：为茄科植物漏斗泡囊草的根。性味甘微苦，温，有毒。功能温肺祛痰，止咳平喘。主治体虚痰喘，寒咳，哮喘，虚寒腹泻，失眠等。用量0.1~0.2克煎服，制片或制成喷雾剂吸入。不宜多服久服以免中毒，孕妇慎用。现代研究含东莨菪素、莨菪碱、东莨菪碱、天仙子碱及山莨菪碱等，水溶性以胆碱为主等；药理证实其莨菪亭能增加酚红的排出，降低痰液粘性和痰内嗜中性细胞数而有祛痰作用，其粉剂和粗提物亦有镇咳、平喘作用。

(7) 华山矾：又名白花丹。为山矾科植物华山矾的枝叶。性味苦，凉，有小毒。功能清热利湿，止血生肌。主治痢疾，泄泻，创伤出血，水火烫伤，溃疡等。用量15~30克捣汁煎服，外用研末调敷。

(8) 活血丹：又名连钱草、见肿消、白透骨消。为唇形科杆物白透骨消的全草。性味辛，温。功能祛风活血；利湿解毒。主治风湿痹痛，跌打损伤，肺痈，黄疸，急性肾炎，尿道结石，痄腮等。用量15~60克煎服。

(9) 壮筋丹：又名鹅肠草、鸡卵菜。为石竹科植物牛繁缕的全草。性味酸，平。功能清热解毒，活血消肿。主治肺炎，痢疾，高血压，月经不调，牙痛，痈疽痔疮等。用量6~15克煎服；外用煎水熏洗。

(10) 破血丹：又名血见愁、活血龙。为茜草科植物茜草的根茎。性味苦，寒。功能行血止血，通经活络，止咳祛痰。主治吐血衄血，尿血便血，血崩闭经，风湿痹痛，跌打损伤，黄疸咳嗽等。用量6~9克，煎汤或入丸剂服。现代研究含紫茜素、茜素、茜草色素等；药理证实有增强子宫收缩、止咳祛痰、抗结核杆菌、消炎、利尿作用。

(11) 散血丹：又名土三七、菊叶三七。为菊科植物三七草的根。性味甘苦，温。功能破血散瘀，止血消肿。主治跌打损伤，创伤出血，吐血咯血，癥瘕包块，产后腹痛等。用量3~9克，煎汤或研末服；外用捣敷。

(12) 水接骨丹：又名九牛造、水兰花。为柳叶菜科植物柳叶菜的全草。性味淡，凉。功能活血止血，消炎止痛，祛腐生肌。主治跌打损伤，各种骨折，月经过多，疮疖痈肿，烫伤等。用量6~9克煎服；外用捣敷患处。现代研究其叶有抑制金黄色葡萄球菌作用，亦有过量致中毒的报道。

(13) 白接骨丹：又名脱力草。为石竹科植物蝇子草的全草。性味辛涩，凉。功能清热利湿，补虚活血。主治尿路感染，白带，痢疾，病后体虚，扭伤挫伤等。用量30~60克煎服；外用捣敷患处。现代研究含生物碱、皂苷、鞣质和淀粉等。

(14) 红接骨丹：又名瞿麦、竹节草。为石竹科植物瞿麦的全草。性味苦，寒。功能清热利水，破血通经。主治小便不通，淋病水肿，闭经，目赤，痈肿等。用量9~12克煎服；外用研末调敷。现代研究皂苷、糖类、维生素A、生物碱等；药理证实有利尿、兴奋肠管、杀灭血吸虫作用。

(15) 黄接骨丹：又名狭叶石竹。为石竹科植物石竹的全草。其它同上。

(16) 黑接骨丹：又名土香薷、野荆芥。为唇形科植物牛至的全草。性味辛，凉。功能活血祛瘀，止痛生肌，通窍利膈。主治跌打损伤，各种骨折，胸膈胀满，崩漏，白带等。用量9~15克煎服；外用煎水洗。现代研究含百里香酚、香荆芥酚等；药理证实发汗、利尿、祛痰、健胃、抗真菌作用。

(17) 大叶接骨丹：又名水五加。为山茱萸科植物齿叶叨里木的叶、根。性味苦辛微麻，平。功能活血祛瘀，舒筋接骨。主治跌打损伤，各种骨折，劳伤哮喘，扁桃体炎等。用量9~15克煎服；外用捣敷患处。

(18) 百步还阳丹：为兰科植物兜被兰的带根全草。性味甘，平。功能强心兴奋，活血散瘀，接骨生肌。主治外伤性昏迷，跌打损伤，骨折等。用量1.5~3克研细冲服，外用研末调敷。

(19) 八角莲：又名叶下花、独角莲。为小檗科植物八角莲的根茎。性味苦辛，平，有毒。功能清热解毒，化痰散结，祛瘀消肿。主治痈肿，疔疮，瘰疬，喉蛾，跌打损伤，蛇咬伤等。用量6~12克煎服；外用研末调敷。现代研究含鬼臼毒素和脱氧鬼臼毒素等；有类似足叶草素的抗癌作用。

(20) 大救驾：又名见血散、飞龙掌血。为芸香科植物飞龙掌血的根。性味辛苦，温。功能祛风镇痛，散瘀止血。主治风湿疼痛，胃痛吐血，衄血，闭经，痛经，跌打损伤，外伤出血等。用量10～30克煎服；外用研末调敷。现代研究含白屈菜红碱、二氢白屈菜红碱、茵芋碱、小檗碱等生物碱；药理证实白屈菜红碱为神经肌肉毒，对心脏有抑制作用。

(21) 化香树：又名花木香、山栲树。为胡桃科植物化香树的果序。性味辛，温。功能顺气祛风，消肿止痛，燥湿杀虫。主治内伤胸痛，筋骨疼痛，腹痛，痈肿，湿疮，疥癣，鼻窦炎等。用量9～18克煎服；外用煎水熏洗。

(22) 石寄生：为石蕊科植物东方衣的地衣体。性味涩苦，微寒。功能凉血，止血。主治吐血，衄血，高血压病。用量9～12克煎服。现代研究含一种多糖；煎剂有抗结核杆菌作用。

(23) 老龙皮：又名石龙衣。为牛皮叶科植物肺衣的全体。性味淡微苦，平。功能健脾利水，祛风止痒。主治消化不良，小儿疳积，蛔虫腹胀，肾炎水肿，水火烫伤，皮肤瘙痒，无名肿毒等。用量9～15克煎服，外用研末调敷。

(24) 金丝带：又名金腰带。为松萝科植物绿树发的丝状体。性味甘苦，平。功能活血止痛，祛风镇静。主治腰腿疼痛，外伤出血，月经不调，头晕目眩，半身不遂，惊悸发狂等。用量9～12克煎服。

(25) 金刚藤：又名金刚刺。为百合科植物短梗菝葜的根茎。性味苦辛，平。功能祛风除湿，活血解毒，镇惊抗癌。主治风湿痹痛，腰腿疼痛，小儿惊风，肠炎，疮疖，瘰疬，癌症等。用量6～9克，煎汤或浸酒服。

(26) 金荞麦：又名野荞麦、开金锁。为蓼科植物金荞麦的根茎。性味甘涩、微苦，凉。功能清热解毒，消痈利咽，祛风利湿。主治肺痈咳吐脓血，咽喉肿痛，肺热咳嗽，风湿痹痛，头风，痈疮，瘰疬，胃痛，痢疾，白带过多等。用量9～15克，煎汤或入丸散服；外用鲜品调撒。现代研究含双聚原矢车菊苷元等；药理证实有抑制多种致病菌及祛痰作用，临床用于治疗肺脓肿。

(27) 铁扁担：又名青木香。为马兜铃科植物马兜铃的根。性味辛苦，寒。功能行气解毒，祛风消肿。主治胸腹胀痛，肠炎痢疾，跌打损伤，高血压病，痈肿疔疮，毒蛇咬伤，皮肤瘙痒等。用量6～9克，煎汤或研末服。现代研究含马兜铃酮、青木香酸等；药理证实由降压、催吐、止痛等作用。

(28) 捆仙绳：又名黄水芋。为罂粟科植物血水草的根茎。性味行气，活血，解毒。主治跌打损伤，劳伤腰痛，小儿疮癣、胎毒等。用量6～15克，煎汤或浸酒服。

(29) 倒挂牛：又名牛王刺、朝天子。为豆科植物多毛叶云实的根茎。性味涩，热，有小毒。功能解表发汗，止痛。主治伤风感冒，风寒头痛，跌打损伤，筋骨疼痛等。用量9～15克，煎汤或浸酒服。

(30) 祖师麻：为瑞香科植物黄瑞香的根茎。性味辛苦，温，有小毒。功能祛风除湿，止痛散瘀。主治风湿痹痛，腰腿疼痛，四肢麻木，半身不遂，头痛，胃痛，跌打损伤等。用量3～6克，煎汤或研末冲服。现代研究证实对皮肤、粘膜有穿透力，因此制成硬膏外用治疗关节炎、肌肉痛、腰痛等。

(31) 獐牙菜：又名当药。为龙胆科植物瘤毛獐牙菜的全草。性味苦，寒。功能清热利湿，健胃止痛。主治消化不良，胃炎肠炎，湿热黄疸，口舌生疮，牙痛，火眼等。用量3～6克煎服，或1.5克研末服。现代研究含当药苦苷、当药素、黄色龙胆根素等；药理证实有保护肝损害、促进皮肤氧化、扩张毛细血管等作用。

(32) 大对经草：又名老君茶、大叶刘寄奴。为藤黄科植物突脉金丝桃的全草。性味苦微辛，平。功能活血调经，止血止痛。主治月经不调，小便不利，跌打损伤，骨折，毒蛇咬伤等。用量15～18克煎服；外用研末撒敷。

(33) 金背杜鹃：又名金背枇杷。为杜鹃花科植物陇蜀杜鹃的果实。性味苦，平。功能镇咳祛痰，清肺和胃，降气消暑。主治肺热咳嗽，中暑呕吐，口渴咽干等。用量6～9克煎服。

另外，尚有一枝蒿、马鞭草、龙葵草、百里香、手掌参、地锦草、羊红膻、罗布麻、伸筋草、鬼针草、绞股蓝、翻白草、马尾连、朱砂莲、红景天、楮实子、金莲花、七叶一枝花等，书中已有专文论述。

2. 太白山中草药　太白中草药在我国民间已有几千年历史，可分为以太白命名和“七药”命名两类，均具有鲜明的地域特点。据统计“七药”有149种隶属于102属45科，涉及地衣、苔藓、蕨类及种子植物四大门类。对于命名，李时珍云：“言其叶左三右四，故名三七”。太白山“七药”则赋予许多形象生动的名字，如清热解毒的寸节七、螺丝七、五花七、马牙七；化痰止咳平喘的水葫芦七；健脾化湿的盘龙七；消食导滞的青蛙七；渗湿利水的蜈蚣七等。其理论认为发病有七因：风、寒、暑、湿、郁、损、衰；治疗有七法：补、泻、宣、通、理、散、收；配伍有四梁八柱等特点；多具有活血止痛、抗癌消肿、祛瘀除痹等功效。这些理论既来源于实践，又用以指导临床实践。

(1) 太白米：又名假百合。为百合科植物假百合的小鳞茎。性味辛，微甘苦，温。功能宽胸利气，健胃止呕，镇痛止咳。主治胃痛腹胀，胸闷，呕吐反胃，风寒咳嗽，小儿惊风。用量1.5~6克，煎汤或研末服。现代研究从中分离出6个酚酸类成分，有对香豆酸甲酯、对甲氧基肉桂酸、对香豆酸、阿魏酸咖啡酸乙酯、1-0-咖啡酰甘油酯等。

(2) 太白艾：为菊科植物太白艾的全株。性味辛微苦，平。功能祛风镇静，清热解毒。主治小儿惊风，风湿麻木，阑尾炎等。每次3~6克煎服。

(3) 太白花：为石蕊科植物雀儿石蕊的枝状体。性味平，淡。功能平肝，健胃，调经，止血。主治高血压病，头晕目眩，偏头痛，目疾，虚劳，鼻衄，白带，月经不调等。用量9~15克煎服。现代研究成分含无羁萜、珠光酸、岩表酸、松萝酸等。药理证实松萝酸有抗菌作用，特别是抗结核杆菌作用。

(4) 太白参：又名太白洋参、黑洋参。为玄参科植物大卫马先蒿、粗野马先蒿、邓氏马先蒿、美观马先蒿等的根茎。性味甘微苦，温。功能滋阴补肾，补中益气，健脾和胃。主治身体虚弱，肾虚骨蒸潮热，关节疼痛，不思饮食等。用量9~15克（大剂量30~60克）煎服，或炖肉服。

(5) 太白菊：又名肺经草。为菊科植物太白菊酌全草。性味苦微辛，凉。功能清热解毒，止咳明目。主治肺痈，肺炎，肺结核，百日咳，目疾等。用量6~9克煎服。

(6) 太白树：又名云茶、石花、石蕊花。为石蕊科植物石蕊的全株（枝状体）。性味甘，凉。功能清热，化痰，凉肝，止血。主治烦热，口疮，咳血，吐血，偏正头痛，目翳昏花，热淋，黄疸，刀伤出血等。用量9~15克，开水冲服或入丸散剂；外用研末贴敷。现代研究成分含黑茶渍素、反丁烯二酸原冰岛衣酸酯。

(7) 太白茶：又名雪茶、地茶，生长于海拔4000米以上的雪域高山苔藓植物带，不能人工栽培。性味凉，甘。功能生津止渴，清热解毒，平肝降火，滋阴润肺。主治虚劳骨蒸，肺炎咳嗽，癫痫狂躁，神经衰弱，口渴咽干，头晕目眩，高血压，咽喉炎等。用量9~15克煎服，或开水冲泡代茶饮。现代研究富含雪茶酸、鳞片酸、羊角衣酸、D-阿糖醇、甘露醇、氨基酸，多种维生素和微量元素。

(8) 太白三七：为伞形科植物红花芹的根。性味甘微苦，平。功能止血镇痛，话血散瘀，祛风湿，强筋骨。主治跌打损伤，外伤出血，崩漏，风湿性腰腿及周身疼痛，劳伤等。用量6~9克煎服，研末或泡酒服；外用研末调敷。

(9) 太白贝母：别名尖贝。为百合科植物太白贝母的鳞茎。性味苦甘，微寒。功能润肺，化痰，止咳。主治肺热咳嗽，支气管炎，咳痰不利等。用量6~9克煎服。现代研究成分含生物碱等。

(10) 太白鹿角：又名太白针、地蓬草、细石蕊。为石蕊科植物匙石蕊的地衣体。性味苦，平。功能通淋利尿，消肿解毒，止血生肌。主治膀胱炎，小便不利，目疾，鼻衄，吐血，黄水疮等。用量6~9克煎服；外用煎水洗或研末调敷。

(11) 太白紫菀：为菊科植物垂头菊的全株。性味辛苦，平。功能化痰止咳，宽胸利气。主治痰喘咳嗽，气管炎，肺结核，肺痈，劳伤，头痛等。每次6~12克煎服。

(12) 七叶树：又名娑罗子。为七叶树科植物七叶树的果实。性味甘，温。功能理气，宽中，杀虫。主治胃脘疼痛，脘腹胀满，疳积虫症，痢疾，疟疾等。用量3~9克煎服，或烧炭研末冲服。现代研究含玉蕊醇、七叶树苷元、油酸和硬脂酸等。

(13) 七星剑：为水龙骨科植物石韦的叶。性味苦甘，凉。功能利水通淋，清肺泻热。主治热淋尿血，尿路结石，肾炎，痢疾，肺热咳嗽，金疮，痈疽等。用量6~9克，煎汤或研末冲服。

(14) 九牛七：又名九牛造。为大戟科植物九牛造的根。性味甘苦，温，有毒。功能通便利水，破瘀止痛。主治二便不通，胸腹胀满，消化不良，跌打损伤，瘀血作痛等。用量1.5~3克煎服。

(15) 马牙七：又名大仙茅、九子连。为兰科植物流苏虾脊兰的假鳞茎。性味辛苦，凉，有毒。功能清热解毒，镇痛散瘀。主治瘰疬，慢性咽炎，小儿疳积，牙痛，劳伤，胸胁损伤等。用量1.5~3克，煎服或入敢剂；外用捣敷。

(16) 云雾七：为毛茛科植物秦岭翠雀花的根。性味辛，温。功能活血止痛。主治头痛，腰背痛，腹痛，劳伤等。用量3~9克，或入丸剂，泡酒冲服。

(17) 牛毛七：为曲尾藓科植物山毛藓的全草。性味辛，温。功能养阴清热，安神定志，祛风除湿，止血镇痛。主治风湿痹痛，骨蒸潮热，神经衰弱，癫狂，外伤出血等。用量12~15克煎服；外用研末调敷。

(18) 牛尾七：又名芋儿七。为百合科植物延龄草的根茎。性味甘辛，温。功能祛风舒肝，活血止血。主治眩晕头痛，高血压病，腰腿疼痛，跌打骨折，外伤出血等。用量6~9克煎服。现代研究含延龄草苷、薯蓣皂苷等；药理证实有镇痛、降压作用。

(19) 阿儿七：又名窝儿七、山荷叶。为小檗科植物山荷叶的根茎。性味苦，寒，有毒。功能祛风除湿，活血散结，止痛解毒。主治风湿痹痛，腰腿疼痛，骨蒸劳热，跌打损伤，月经不调，痈肿疮疖，毒蛇咬伤等。用量3~6克，煎汤或浸酒服。现代研究含山柰酚、槲皮素、鬼臼素、山荷叶素等；药理证实其鬼臼素有类似秋水仙碱作用，虽可抗癌，但毒性太大，只能用其衍生物制剂。

(20) 飞天七：又名百足草、蜈蚣草。为天南星科植物细叶藤桔的茎叶。性味辛，温。功能消肿止痛。主治跌打损伤，骨折，痈肿疮毒，目生翳膜等。用量15~30克，煎汤或泡酒服。

(21) 长春七：又名长虫七。为伞形科植物长春七的根。性味辛甘，温。功能祛风镇痛，发散风寒，健胃止咳。主治风湿痹痛，关节肿痛，跌打损伤，感冒风寒，咳嗽头痛，胃脘疼痛等。用量6~9克，煎汤或浸酒服。

(22) 头发七：又名黑丝草。为松萝科植物亚洲树发的丝状体。性味淡，平。功能滋阴补肾，利水明目。主治肾虚体弱，头晕头痛，心悸盗汗，遗精淋浊，水肿，目疾等。用量9~15克，煎服或研末冲酒服。

(23) 凤尾七：为景天科植物小丛红景天的根。性味甘涩微苦，温。功能补肾明目，养心安神，调经活血。主治虚劳体弱，骨蒸潮热，头晕目眩，月经不调等。用量12~15克煎服，或研末黄酒冲服。

(24) 羊角七：又名火焰子、蔓乌药。为毛茛科植物松潘乌头的根。性味辛，温，有毒。功能祛风除湿，活血镇痛。主治风寒湿痹，关节肿痛，跌打损伤，痈肿疔毒，无名肿毒等。用量1~1.5克煎服，或0.3克研末服。

(25) 灯台七：又名蚤休、螺丝七。为百合科植物七叶一枝花的根茎。性味苦辛，寒。功能清热解毒，平喘止咳，熄风定惊。主治痈肿疔疮，无名肿毒，咳嗽痰喘，惊风抽搐，瘰疬，蛇虫咬伤等。用量3~9克，煎服或研末冲服。现代研究含蚤休苷、薯蓣皂苷、薯蓣皂苷元等多种皂苷；药理证实有止咳平喘、消炎抗菌作用。

(26) 朱砂七：又名黄药子、血三七。为蓼科植物毛脉蓼的块根。性味苦、微涩、凉。功能行气活血，凉血止血，镇静止痛。主治扁桃体炎，肠炎，痢疾，胃炎，溃疡病，胆道蛔虫，外伤感染，泌尿系感染，月经不调，崩漏，外伤出血，跌打损伤等。用量6~9克，煎汤或研末冲服。现代研究含朱砂莲甲素（大黄素）、乙素（大黄素甲醚）；药理证实对金黄色葡萄球菌、大肠杆菌、绿脓杆菌、福氏痢疾杆菌有抑制作用，并有广谱抗病毒作用。过量服用可出现头晕、腹胀、恶心、呕吐、手麻等中毒反应，停药后即可消失。

(27) 竹节七：又名小万年青。为百合科植物搜山虎的根茎。性味苦微甘，寒，有毒。功能清热解毒，活血止痛，利水消肿。主治咽喉红肿，风湿痹痛，跌打损伤，骨折肿痛，肾炎水肿等。用量3~6克煎服，外用捣敷。

(28) 竹根七：又名牛尾七、万年青。为百合科植物开口箭的根茎。性味甘微苦，寒。功能除风祛湿，滋阴泻火，活血调经，镇痛止血。主治关节肿痛，腰腿疼痛，跌打损伤，骨蒸劳热，月经不调等。用量6~9克，煎汤或研末冲服。现代研究含木兰花碱、三萜皂苷、威岩仙皂苷等；药理证实有收缩平滑肌、血管及抗结核杆菌作用。

(29) 红三七：又名蜈蚣七。为蓼科植物支柱蓼的根茎。性味苦涩，凉。功能收敛止血，活血调经，止痛生肌。主治跌打损伤，外伤出血，痢疾便血，淋证，崩漏，月经不调等。用量9~15克，煎汤或浸酒服。现代研究含大黄素、大黄酸、大黄酚等。

(30) 红毛七：又名金丝毛。为小檗科植物类叶牡丹的根茎。性味苦辛，温，有小毒。功能祛风通络，活血调经。主治风湿痹痛，跌打损伤，月经不调等。用量9~15克，煎汤或浸酒服。

(31) 红苕七：又名慕荷、秤杆七、老蛇盘、索骨丹。为虎耳草科植物鬼灯擎的根茎。性味涩微甘，平。功能清热化湿，止血生肌。主治湿热泻痢，吐血，衄血，便血，崩漏带下，月经不调，金疮出血，水火烫伤等。用量6~9克，鲜品加量；外用捣敷。现代研究含蒽醌苷、强心苷、鞣质及淀粉、糖类等；药理实验有抗病毒作用。

(32) 钮子七：又名珠儿参、雪三七。为五加科植物大叶三七的根茎，性味苦甘，寒。功能养阴清肺，散瘀止痛。主治热病烦渴，阴虚咳嗽，吐血，衄血，关节疼痛，跌打损伤，肿毒恶疮等。用量6~9克，煎汤或入丸散服。现代研究有抗炎、止血作用，临床用于风湿性关节炎及各种出血。

(33) 钉耙七：为眼子菜科植物眼子菜的根。性味苦，寒。功能理气，止痛，止血。主治气痞腹痛，腰腿疼痛，痔疮出血等。用量9~15克，煎汤或研末服。

(34) 金毛七：又名红升麻。为虎耳草科植物多花落新妇的根茎。性味辛微涩，平。功能祛风，发表，镇痛。主治伤风感冒，头痛身痛等。用量6~9克煎服。

(35) 狗牙七：又名金毛狗脊。为鳞毛蕨科植物华北鳞毛蕨的根茎。性味涩苦，平。功能祛风强筋，解毒降压。主治脊柱疼痛，头晕目眩，高血压病等。用量15~30克煎服。

(36) 荞麦七：又名白药子、石天荞。为蓼科植物翼蓼的块根。性味酸苦，寒。功能凉血止血，除湿解毒。主治吐血衄血，痢疾，崩漏，风湿寒痹，腰腿疼痛，疮疖，烧伤等。用量6~9克，煎汤或研末服。

(37) 桃儿七：又名桃耳七、铜筷子、小叶莲、鸡素苔。为小檗科植物鬼臼的根及根茎。性味苦，温，有小毒。功能祛风除湿，止咳镇痛。主治风湿疼痛，咳喘，胃痛，跌打损伤等。用量1.5~3克，煎汤或研末服。果实称八月瓜，主治痢疾腹痛，劳伤咳喘，月经不调，胎气不安。现代研究从根中分离到四种成分鬼臼毒素、槲皮素、飞燕草素等；药理证实鬼臼毒素对动物肿瘤有明显抑制作用，临床用其衍生物鬼臼酸乙肼，毒性较小，对造血系统没有损害，可用于乳癌、膀胱癌及皮肤癌，副作用为对骨髓的抑制。

(38) 铁牛七：又名铁棒锤。为毛茛科植物铁棒锤的块根。性味苦辛，热，有大毒。功能活血祛瘀，祛风止痛。主治风湿疼痛，关节肿痛，跌打损伤，食积腹痛，牙痛，痛经，痈肿等。用量0.6克，煎汤或研末服；外用磨汁调敷。

(39) 铁丝七：又名铜丝七。为铁线蕨科植物掌叶铁线蕨的全株，性味甘微涩苦，平。功能利水除湿，调经止痛。主治小便不利，淋病，血尿，痢疾，风湿肿痛，月经不调，崩漏带下等。用量9~15克煎服。现代研究含羊齿烯、铁线蕨酮等三萜类；临床用于治疗淋巴结结核。

(40) 扇子七：又名老虎七。为兰科植物扇脉杓兰的根。性味涩辛，平，有毒。功能祛风解毒，活血镇痛。主治皮肤瘙痒，无名肿毒，月经不调，劳伤，疟疾等。用量1.5克研末服；外用煎水洗或调敷。

(41) 追风七：又名见肿消、五气朝阳草。为蔷薇科植物水杨梅的全草及根。性味甘辛，平。功能祛风除湿，活血消肿。主治腰痛痹痛，跌打损伤，咽喉肿痛，痢疾，崩漏，白带，小儿惊风，痈疽疮疡，瘰疬等。用量6~12克，煎汤或鲜品捣汁服。

(42) 狮子七：为景天科植物狭叶红景天的根茎。性味涩，温。功能止血镇痛，破坚消积。主治跌打损伤，腰腿疼痛，胃痛吐血，痢疾腹痛，崩漏白带，月经不调等。用量9~12克煎服。

(43) 铜骨七：又名白接骨连。为毛茛科植物西南银莲花的根茎。性味苦，温。功能活血止痛，消肿解毒。主治跌打损伤，风湿疼痛，无名肿毒，口疮等。用量9~12克煎服；外用研末调敷。

(44) 葫芦七：又名荷叶七。为菊科植物肾叶橐吾的根茎。性味甘辛，温。功能活血止痛，镇咳祛痰。主治跌打损伤，腰腿疼痛，劳伤，咳嗽气喘，肺痈咯血，百日咳等。用量3~6克，煎汤或研末服。现代研究含异戊烯酸、呋喃橐吾酮等；药理证实有止痛作用。

(45) 猪鬃七：又名猪毛七。为铁线蕨科植物铁线蕨的全草。性味苦，凉。功能清热祛风，利尿消肿。主治咳嗽吐血，风湿痹痛，痢疾，淋浊，带下，风痒湿疹等。用量15~30克，煎汤或浸酒服。现代研究含挥发油、黄酮类、糖类及鞣质；药理证实有祛痰作用，故用于治疗慢性支气管炎。

(46) 蚂蟥七：又名石螃蟹。为苦苣苔科植物睫萼长蒴苣苔的根茎。性味微苦，凉。功能健脾止咳，消肿镇痛。主治胃脘疼痛，痢疾，疳积，跌打损伤，骨折等。用量6~12克煎服；外用捣敷。

(47) 蝎子七：又名猴子七。为蓼科植物大叶蓼的根茎。性味苦涩，凉。功能活血止血，固涩收敛。主治吐血衄血，崩漏带下，痢疾泄泻，跌打损伤等。用量9~15克，煎汤或浸酒服。

(48) 盘龙七：又名白药子、老虎姜。为百合科植物卷叶黄精的根茎。性味补肺润脾，滋阴补肾，行气活血，收敛解毒。主治脾虚少食，肺虚咳嗽，头昏体倦，遗精盗汗，崩漏白带，外伤出血，痈肿瘰疬等。用量6~15克，煎汤或浸酒服。

(49) 藤三七：为落葵科植物藤三七的珠芽。性味微苦，温。功能滋补壮腰，消肿散瘀。主治腰膝痹痛，病后体弱，跌打损伤，各种骨折等。用量30~60克，加水炖肉服。

(50) 大人血七：又名野人血草、大金盆。为罂粟科植物人血草的带根全草。性味苦涩，平。功能活血调经，行气散瘀，止血止痛。主治跌打损伤，外伤出血，劳伤，月经不调，疮疖等。用量3~6克煎服；外用捣敷或晒干研末调敷。

3. 现代研究进展　近年来，由于各种疑难杂症以及慢性疾病的蔓延、老年病的骤升、合成药品的昂贵等因素，现实和需求唤起人们对中草药的重新估价，同样时代也考验了秦岭中草药，经过广大医药人员长期的临床应用，证实其确有显著疗效：如西安神龙医院研制的舒胃康、胃炎康等；商洛地区生产的香菊片、盘龙七片等，都是在验方的基础上，然后立题进行研究的；另如采用卷柏蜜浆治疗老年慢性气管炎；朱砂莲治疗小儿中毒性消化不良；接骨草药秘方龙藤须片治疗骨折；土大黄、地榆等鲜品制成祛湿油膏治疗急性湿疹、皮炎（渗出糜烂型）；千里光、土大黄、地榆、枯矾、鱼石脂等制成泥膏治疗脓疱疮；米口袋、大丁草、麻黄煎服治急性支气管炎；文冠果、凤仙草、野豌豆、景天三七煎服治风湿性关节炎；清瘟解毒汤（大青叶、板蓝根、野菊花、紫花地丁、蒲公英）治流感；公英流浸膏（蒲公英、白屈菜、苦参）治胃痛呕吐；地锦草散（地锦草、椿根皮、三颗针）防治菌痢；血见愁散（血见愁、大蓟根、茜草根）治出血疾患；单味当药丸治痢疾、肝炎；止泻散（薏米、生山药、赤石脂）治小儿腹泻；健胃散（地椒、苦参）治疗消化不良；以上制剂内服均有显著疗效。另外尚有许多临床报道见诸书刊，不再枚举，可以参考阅读。

与此同时，有关中草药成分、药理方面的研究，也取得了显著进展：如野葛含黄豆苷元和葛根素，有降压、解痉作用；天麻含香荚兰醇等，有抗惊厥作用；红豆杉含紫杉醇，有抗癌作用；桃儿七含足叶草树脂、足叶草毒等，有抑制癌细胞的作用；穿心莲含穿心莲内酯等，有解热、抗炎作用；鹿蹄草含鹿蹄草素，有抗菌作用；马齿苋含黄酮、多糖类和维生素C、维生素E等，有降糖、降脂、降压、抗衰老作用；祖师麻含香豆素化合物，有镇痛、镇静作用等。还有与东北人参媲美的绞股兰；含有人参皂苷元的红景天；以及治疗克山病羊红膻，治疗肝炎的水飞蓟；治疗高血压的罗布麻；治疗骨折的百步还阳丹；治疗咳喘的华山参；健胃抗癌的黄底石耳；清热明目的满天星等。这些中草药的深入研究，均有非常广阔的前景。

对于中草药的作用机理，研究认为：补气养血、保肝健脾、理气和胃药物能使肝脾条达、食欲增加，气血汪盛，精力充沛，精神焕发；散寒疏风、祛风除湿，通经活络药物具有消炎镇痛、消肿散结、扩张血管、促进血液循环、降低血粘度、缓解血管及平滑肌痉挛；养血熄风、理气化痰、软坚散结药物能增强全身的血液供应，增强血管壁的弹性，改善微循环，降低全血粘度，改善脑缺血状态；活血化瘀、祛瘀生新、透骨止痛药物能使病灶局部血液循环及新陈代谢得到改善，瘀血及肿胀消退，病损组织得到修复；补肾壮阳，填精益髓、强筋除痹药物可从本质上抑制骨刺生长，有效的解除疼痛，缓解或消除临床症状。现代医学认为：以芳香、补气、补阳、补阴药物为主，可促进中枢神经，增强抗病能力；以散寒疏风、祛风除湿、通经活络、活血化瘀药物为主，可促进新陈代谢，提高机体免疫功能；以补肾壮阳、填精益髓药物为主，可补充人体所需要的营养，养颜美容延缓衰老；以强筋壮骨、健脾益气药物为主，可使精力充沛、精神旺盛，食欲及性功能增进；以保肝护肝药物为主，可降低血中乙醇浓度，并能加速乙醇代谢，有解酒醒神等作用，亦用于治疗酒精肝、脂肪肝等。

目前，中医药已在世界范围内得到接受和认可，并且影响逐步扩大，中草药也陆续进入国际市场，人们越来越追求自然养身和自然疗法等（包括食用植物药），并在癌症、艾滋病等治疗上发挥了积极的作用。美国早在1953年就将太白“七药”的桃儿七提纯制成药品用于抗癌，并载入美国《药典》，放开了对中草药的限制；巴西政府和医药研究中心开始重视对植物药的研究和开发工作，其中对太白山中草药的研究也开展的有声有色；欧共体、加拿大、澳大利亚等国将植物药的地位合法化，由此带来国际市场对植物药的需求迅速增长，国际中药市场蕴涵着巨大的潜力。但我们更应该看到，目前国内生产销售的成千上万种药品，绝大部分在标准、质量、剂型、包装等方面存在着较大差距，要开拓国际市场，我们首先应该按照国际市场的需求和要求配制资源，组织研发和生产。

随着人们生活水平的提高，卫生条件的改善，人们寿命的相应延长，因此对防衰老药、强壮药、减肥药的需求日益增加，而这类药物来源于天然药物，故而在国内外引起人们的普遍重视，这主要是由于目前对人类威胁严重的某些病症的药物疗效难度愈来愈大，而天然药源丰富，取之不尽，显示了得天独厚的优越性。可以说中草药事业仍以她的独特性和天然性，受到世界人民的青睐，因此应用中草药防病治病，必然是人类健康的最佳选择。

三、歌赋选录

中草药的研究虽然受到某些影响，但一直未曾停止。2008年5月在西安召开了“文革”期间中草药运动学术研讨会，现根据其“论文集”有关内容，归纳为两部分：一是侯天民提供的上世纪50年代由著名草药专家李白生编写的《太白草药药性赋》和《太白草药歌诀》（有修改）；二是笔者在秦岭以北的长武县工作过，曾于70年代编写的《长武中草药歌》。借此可以了解当时中草药的发展概况，也可供有志者参阅。

1.《太白草药药性赋》

七药性烈效最猛，草药亦然应背诵。临床配伍需加减，以症审识防意外。七有七二逐陈述，望君牢牢记在心。桃耳七主疗伤劳，尸儿七专治腰痛。长春七除风湿痹，金牛七疗打损伤。朱砂七治胃清血，太白三七治腰腿。红毛七治妇诸痛，钮子七疗痛蒸烦劳。盘龙七除湿补脾胃，竹根七去骨中寒热。凤尾七补虚补阴，蜈蚣七治风湿腰疼。蝎子七止痢吐血，青蛙七攻积除癥。阿儿七去骨中风火，猪鬃七补肾治淋。狮子七止血疗崩，追风七消肿止痛。螺丝七敷瘰肿疮，黄三七泻火止疼。人头七补脏清心，偏头七头风多服。荞麦七除湿止崩，金毛七表散风寒。葫芦七治劳伤咳嗽，牛毛七变换阴阳。飞天蜈蚣七补虚消肿，飞地蜈蚣七消肿去风。铁牛七治筋骨疼，头发七补肾治晕。红三七专治腰疼，汉三七诸痛有效。白三七能赶风寒，黑三七止吐衄血。疙瘩七化气消疼，云苓七化血顺气。七子七专过百节，无娘七打伤有功，牛尾七专治心疼，马尾七疗筋骨痛伤。猪心七七窍可通，羊子七专治左瘫右痪，熊掌七补脾固气，雄黄七坠胎化结。寸节七生筋连皮，桂花七通关过节。云南七化结破瘀，螃蟹七专治腰疼。猴儿七止泻治烧伤，鸡心七补心血不足。拐爪七治风湿虚火，大九甲通窍去风，金腰带去风湿腰疼，九连环除湿治瘰。九牛造破气消坚，太白米顺气宽膈。太白茶去心火疗狂，太白花治白带头痛。枇杷玉破气除胀，鹿寿茶明目清火。太白参补肾去火，手掌参补精益气。茱苓草散血调经，瑞苓草治妇人诸病。空筒参宽肠下乳，铜棒捶可治劳伤。石耳子杀虫消积，老龙皮除胀利水。八爪龙开喉泻火，见血飞散瘀效奇。石霜生肌止痛外用，灵寿茨杀虫消臌。桦灵芝破血消积，独角连敷痛疗肿。还魂草补阴易阳，活血丹去风除痹。狗心草清热解毒，地仙桃跌打要药。透骨消去骨中风湿，隔山撬补虚劳痼疾。铁扁担腰痛有功，破血丹破血散瘀。六月寒通窍发汗，百花根补虚止痢。二百草治白带虚羸，对经草疗妇女经血。攀倒挣解热散瘀，八月瓜疗疝膀胱。石豇豆健脾消积，金刚藤去筋骨风痛。过山龙疗淋调经，伸筋草通筋治麻木。筋骨草治筋骨疼痛，老鸡蒜能消去毒肿。天蓬草明目退雾，神砂草消瘀散血。对经草活血除风湿。地蓬草治头痛有功。共有草药百味，只占秦药十之一。

2.《太白草药歌诀》

桃耳七苦，专治劳伤。调和百药，解毒尤良。尸儿七甘，疗腰腿疼，生肌止血，劳伤通用。长春七辛，除风湿痹，身疼劳伤，用之可以。金牛七辛，有毒慎用，跌打消肿，马上成功。朱砂七涩，治痢泻崩，跌打伤损，肚痛用灵。甜七甘温，专补五劳，功同三七，腰腿痛要。红毛七苦，专泻血热，活血生血，妇人诸血。钮子七苦，功泻诸热，惊风骨蒸，伤劳用灵。盘龙七涩，专补脾胃，带崩痢疾，除湿力强。竹根七苦，专走筋骨，风寒骨蒸，劳伤当服。凤尾七湿，补虚补阴，镇心养神，妇科用灵。蜈蚣七苦，除风湿用，逐气横行，跌打通用。蝎子七涩，治痢特良，吐衄血崩，功效最奇。青蛙七苦，攻藏积聚，疗疟治痢，营伤兼治。阿儿七苦，凉血骨蒸，腰疼腿痛，跌打有功。猪鬃七淡，利肠补肾，治淋劳伤，白带可治。狮子七涩，功止诸血，红白痢疾，用之最切。追风七辛，活血去风，散瘀消肿，又治喉风，螺丝七甘，治损劳伤，瘰疬肿毒，血症尤良。黄三七苦，泻上焦火，凉血定痛，骨蒸变可。人头七甘，生津解渴，补藏清心，乌须奇果。偏头七甘，主补筋骨，除风湿痹，头风多服。荞麦七涩，止血凉血，痢疾崩症，除风湿热。金毛七甘，止痛除风，头痛风湿，杀菌有功。葫芦七辛，咳嗽风湿，五劳七伤，妇人气滞。飞蜈蚣七，除风补虚，痈疽肿毒，跌打消瘀。牛毛七甘，变换阴阳，除风湿热，金疮用良。铁牛七辛，有毒留心，跌打伤损，功用最灵。头发七淡，补阴补肾。头疼眩晕，明目治淋。大九甲香，通窍去风，劳伤诸痛，经血有功。金丝带甘，补藏镇经，劳伤风湿，腰腿痛行。九连环苦，功除风湿，疗瘰鼠疮，劳伤堪治。九牛造甘，有毒不守，消积破坚，功同牵牛。太白米温，顺气宽膈，止痛调经，风寒亦治。太白茶甘，专去心火。能治颠狂，代茶亦可。枇杷玉苦，顺气止嗽，肚胀胃痛，劳伤可用。鹿寿茶香，清心明目，凉血代茶，妇女多用。太白洋参，补气和胃，虚劳复元，功同人参。手掌参甘，补精壮神，益元生肌，劳伤堪行。太白花甘、补虚祛风，偏正头痛，白带有功。茱苓草苦，散寒去风，调经经血，多用妇中。瑞苓草甘，益肝去风，治妇诸病，头疼明目。空筒参苦，治肺调经，宽肠利便，下乳敷疮。铜棒捶辛，除湿除风，劳伤诸病，金疮气疼。石耳子甘，杀虫宽胸，健脾克食，消积清热。老龙皮淡，败毒去风，利水消胀，石耳同功。天蓬草苦，去风清热，明目退雾，金疮止血。八爪龙辛，泻上焦炎，开喉最力，伤劳用可。见血飞苦，专治血症，跌打功雄，调妇经血。石霜性平，生肌止痛，痈疽金疮，外用奇功。灵寿茨酸，消肿杀虫，风毒臌症，外用成功。桦灵芝涩，和血破血，女人经病，包块力猛。独角莲辛，只限外用。疗肿疮毒，解毒消肿。还魂草辛，补阴易阳，清血调红，止血最良。活血丹苦，和血散瘀，风湿麻痹，打伤用奇。狗心草酸，解毒补藏，痈肿崩带，除风消胀。神砂草辛，去风除湿，透骨治痛，打伤活血。隔山撬寒，补腰固肾，痨疾劳伤，除风湿热。铁扁担香，跌打腰疼，通窍风湿，功效最灵。破血丹甘，破血散瘀，调经和血，跌打用之。小六月寒，通窍发汗，除湿伤损，功效可谈。百花根臭，专走血分，补虚疗血，治妇诸病。祖师麻辛，通窍止痛，除风抽麻，顺气通用。鸡头参甘，补五藏阳，润肺填精，益气可佳。大头翁甘，利膈除积，敷肿恶疮，破气消积。索骨丹涩，吐血咯血，痢疾诸崩，金疮止血。二白草咸，补肾壮阳，白带腿痛，治淋虚劳。对经草苦，疗女经血，活血消毒，除风湿热。攀倒挣甘，去风解热，跌打损伤，散瘀止痛。八月瓜涩，生津止渴，疗疝膀胱，癃淋要药。太白草药，性能奇特，与其官药，不可比拟。五劳七伤，跌打损伤。筋骨疼痛，诸般杂症。疑难大病，西医不行。中医难医，草药就灵。即就癌症，草药救命。太白草药，一千余种。各自医家，殊有奇能。为了患者，各献其能。打破保守，献为公有。救苦救难，积德长寿。有识之士，注重秦药。科学研究，大力开发。掌握规律，自由王国。太白宝山，长寿源泉。造福人类，攀登医冠。

3.《长武中草药歌》

(1) 解表药：有发汗作用，适用于风寒、风热引起的感冒。

土细辛温，发表散寒，祛风止痛，宣肺祛痰。云实涩温，解表发汗，伤风身痛，跌打效验。麻黄辛温，发表平喘，又能利尿，祛除风寒。紫苏辛温，解表散寒，梗能理气，籽平痰喘。荆芥辛温，解表祛风，利咽消肿，治头目痛。白芷辛温，发表散风，消肿止痛，医痈痒症。西河柳平，疏表透疹，解毒利尿，风湿尤欣。地蚕甘辛，解表选用，风热感冒，咳嗽能平。野薄荷凉，风热能散，止痛透疹，消肿利咽。金棒锤辛，发表止嗽，块根补肾，生津亦优。土桔梗苦，解热发表，利咽止痛，虚热有效。柴胡苦平，清热镇痛，疏肝解郁，阳气可升。牛蒡子辛，风热可散，解毒透疹，通结利咽。苍耳草辛，解表散风，祛除风湿，又能镇痉。桑叶苦寒，除热清肝，止咳用皮，祛风枝攀。木贼甘苦，疏散风热，目疾流泪，能退翳遮。

(2) 清热药：能清热解毒，具有抗菌消炎作用。

野菊花寒，清热消肿，凉血解毒，降压适用。苦荬菜凉，解毒消肿，疖疮痈疽，干鲜均用。山苦菜凉，清热泻火，解毒凉血，湿疹亦可。苦苣性寒，清热解毒，菌痢肝炎，服后病除。米口袋苦，清热去毒，治疗疮痈，上感可服。布氏紫堇，苦寒清热，消炎利水，疸痢均涉。蒲公英苦，清热凉血，治痈疔毒，消炎散结。紫花地丁，苦辛寒性，清热解毒，消炎散肿。金银花寒，清热消炎，治疮痈肿，血痢炒炭。板蓝咸寒，抗病毒先，清热凉血，根叶可选。黄花败酱，解毒消炎，活血排脓，妇外科先。遏兰菜苦，抗菌消炎，排脓散肿，疗疮最验。疔毒草苦，清热消肿，活血解毒，抗荨疗痈。鬼针草苦，消炎抗菌，散瘀治血，红肿伤损。蜀葵微寒，解毒排脓，活血利尿，花治带症。土大黄寒，清热散瘀，凉血导滞，烫疡可备。三颗针苦，抗菌消炎，肝炎痢疾，痈疮可敛。黄芩苦寒，清热泻火，止血燥湿，安胎亦可。黄柏苦寒，清热燥湿，泻火解毒，虚热病适。唐松草苦，解毒消炎，皮肤湿疹，出血堪选。马尾黄连，抗菌消炎，清热燥湿，泻火除烦。土贝母苦，消炎排脓，解毒散结，肿瘤乳痈。委陵菜苦，疗疮疔痈，解毒止血，肠炎痢症。三叶委陵，苦寒清热，气喘胸痛，感冒可御。翻白草苦，治痢首选，子宫出血，药用炒炭。地锦草辛，消炎利湿，解毒止血，疸痢泻赐。辣蓼辛平，解毒效良，止血利尿，崩漏疹痒。当药苦寒，清热除湿，健胃利胆，肝胃炎适。铁苋菜辛，清热止血，医治泻痢，湿疹可却。反枝苋凉，清热效强，解毒祛湿，止痢厚肠。大头翁苦，性温有毒，清热燥湿，凉血可服。马齿苋酸，清热消炎，治疗疮痈，菌痢首选。白头翁苦，解毒消肿，止血治痢，肠炎堪用。半枝莲寒，解毒消炎，清热散肿，止痛抗癌。龙葵苦寒，清热利尿，抗癌散结，咽痛有效。猪殃殃辛，活血通络，利尿止血，疮癌亦可。白屈菜苦，消肿杀虫，淋巴结核，疥癣胃痛。一支蒿苦，解毒消肿，活血止血，蛇伤首用。铁杆蒿辛，利湿除风，治疗肝炎，潮热骨蒸。角蒿苦凉，清热止痛，散风祛湿，肝硬化用。银柴胡寒，治虚热患，亦能凉血，可疗肝炎。草木樨辛，散结消暑，健胃祛湿，胸闷可除。秋蒿苦寒，清热解暑，胸闷腹痛，虚热即除。青蒿苦寒，祛暑除热，骨蒸虚劳，疟疾尤涉。芦根甘寒，清热除烦，胃呕肺痈，效果更添。白扁豆温，解毒祛暑，补脾益气，又能除湿。玉簪甘寒，解毒消肿，止痛散结，溃疡疖痈。蔷薇涩寒，清热消炎，解毒收敛，烧伤敷验。木槿花甘，湿热能祛，痢疾腹泻，白带效奇。白刺花苦，清热凉血，消肿解毒，药用根叶。马蔺甘平，消炎有功，急性咽炎，肝炎可宁。丹皮辛苦，营热能清，凉血止血，发斑骨蒸。芍药苦寒，活血消肿，白可柔肝，赤去瘀痛。小凤尾凉，解毒效良，清热利湿，外治烫伤。射干辛苦，清热解毒，利咽祛痰，咳逆可服。仙人掌凉，解毒散结，健胃内服，消炎外贴。路边菊辛，抗炎止痢，祛瘀健胃，出血最宜。苦参性寒，清热祛风，除湿利尿，杀虫外用。蚤缀淡平，清热疏肝，结膜咽炎，诸证可痊。了哥王苦，抗菌消炎，止咳平喘，瘰疬痹患。漏芦咸寒，清热消肿，解毒排脓，下乳堪用。生地甘寒，滋阴养血，清热利咽，润便通结。玄参苦咸，养阴生津，泻火解毒，更治斑疹。地柏淡凉，清热消肿，镇咳祛痰，蜂螫鲜用。天兰苜蓿，甘涩平缓，清热利湿，凉血止喘。珍珠菜酸，解毒清热，调经活血，淋证可摄。点地梅苦，清热消肿，咽炎红眼，头牙皆痛。锦灯笼酸，咽痛首选，镇咳化痰，肺热亦关。荠菜甘凉，清热止血，平肝降压，健胃功捷。水芹菜辛，清热消肿，凉血止血，降压镇痛。猪毛菜酸，降压清热，功效平肝，头痛亦可。骆驼蓬酸，解毒祛风，治瘙痒症，外洗有功。野亚麻甘，养血润燥，解毒除风，炎症可疗。

（3）止咳药：具有止咳化痰作用，适用于气管炎、肺炎之咳嗽、痰多等。

鼠曲草苦，润肺止咳，除湿降压，化痰尤可。老头草寒，清热止咳，亦能利水，肾炎适合。白茎鸦葱，苦凉平喘，解毒活血，久病尤验。甜葶苈辛，平喘利水，治气管炎，胸满可兑。沙参甘寒，清热化痰，补阴生津，烦渴能安。前胡苦辛，止咳化痰，肺热咳嗽，气喘有验。百合甘平，补阴润肺，体虚久嗽，失眠亦兑。瓜蒌苦寒，清肺祛痰，宽胸理气，润肠利咽。款冬花辛，润肺化痰，咳嗽带血，气喘即安。马兜铃苦，止咳清肺，藤祛风湿，理气根配。旋覆花咸，化痰下气，治气管炎，平胃恶噫。萝摩辛温，茎藤补肾，果壳止咳，痰喘能宁。远志苦温，祛痰安神，咳嗽多痰，失眠尤欣。半夏辛温，利痰制呕，下气散结，呃逆即投。苦葶苈寒，祛痰定喘，泻肺利水，治胸膜炎。白芥子辛，利气豁痰，消肿止痛，开胃散寒。地椒辛温，止咳化痰，健胃制呕，腹痛可痊。洋金花叶，咳喘最宜，辛温有毒，可兑烟吸。

(4) 利湿药：具有渗湿利水作用，适用于湿热及水湿停滞体内之证。

百蕊草苦，清热利湿，肝炎浮肿，胆病最适。问荆苦辛，清热利尿，止血活血，消肿有效。大丁草平，利水消炎，乳痈疔疮，尿路感染。水车前辛，湿热能利，降压镇咳，消肿治痢。白蒿苦寒，清热解暑，骨蒸劳热，疟温可除。茵陈微寒，湿热首选，退黄治疸，疗胆囊炎。白茅根寒，清热利尿，凉血止血，肾炎亦疗。冬葵甘寒，利水润肠，治尿道炎，通乳效良。乌蔹莓甘，利尿消肿，兼祛风湿，胃呕亦用。萱草根凉，湿热能清，消肿止血，失眠可宁。狗尾草凉，清热明目，利尿消胀，疳热应服。楸苔苦温，利尿清热，膀胱感染，解毒亦涉。地肤苦寒，湿热能利，治淋消肿，湿疹尤宜。扁蓄苦凉，清热消炎，利尿杀虫，治淋疥癣。瞿麦苦寒，除热利尿，活血散瘀，痈肿效好。玉米须甘，利水消肿，降压降糖，黄疸可用。牵牛子寒，利水泻下，消积导滞，杀虫最佳。甘遂苦寒，逐水消肿，散结通便，瘰疬外用。芫花有毒，辛温逐水，止咳祛痰，虫积可兑。

(5) 理气药：具有行气解郁作用，适用于肝郁气滞之证。

赤包酸苦，理气祛痰，治疗咳嗽，反胃吐酸。马矢花涩，降气散寒，食滞积聚，风湿瘫痪。玫瑰花苦，顺气活血，胃炎胀痛，扭伤功捷。香附辛苦，理气解郁，调经止痛，疏肝最宜。薤白辛温，通阳降气，胸痹疼痛，泻痢效奇。

(6) 理血药：具有止血活血作用，适用于出血及血瘀所致疾患。

紫荆皮苦，活血行气，解毒消肿，止痛有力。夏至草苦，活血通经，贫血头晕，利水亦用。益母草寒，活血化瘀，调经解毒，利尿可备。泡桐根皮，消肿散瘀，活血止痛，化腐生肌。王不留行，活血通经，消肿止痛，下乳催生。红花辛温，养血少用，多量活血，祛瘀止痛。三棱苦辛，破血行气，软坚化结，胃痛堪予。血见愁苦，活血止血，崩漏首选，宫癌亦可。麦瓶草凉，活血调经，吐衄崩漏，止血可用。八角藜甘，活血通络，止血治崩，调经更妥。刺儿菜凉，止血清热，吐衄外伤，痈肿能彻。水苦荬凉，清热降压，活血消肿，疼痛堪加。仙鹤草苦，凉血止血，鼻衄咯呕，崩带效偕。香滨草苦，止血尤选，专治血证，全草煎安。茜草酸苦，止血调经，散瘀镇痛，藤能祛风。大蓟小蓟，性味甘凉，止血散瘀，配伍适量。槐花槐角，味苦性寒，清热凉血，痔痢效显。侧柏苦涩，止血效好，籽仁甘平，安神润燥。艾叶辛温，暖经散寒，止血镇痛，除湿可啖。

(7) 祛风药：具有祛除风湿作用，适用于风湿引起的肌肉关节疼痛。

文冠果甘，药用枝茎，能除风湿，治关节痛。棉铁线连，辛咸温性，祛风活络，除湿止痛。五加皮辛，祛风壮筋，强心利尿，寒湿痹欣。牛膝酸平，强筋壮骨，腰肌劳损，闭经应服。老鹳草苦，除湿祛风，活血通络，兼治痢证。鹭嘴草辛，祛风通络，治疗湿痹，肢麻亦可。野西瓜苗，甘寒除风，关节疼痛，热咳有功。茅莓根苦，活血消肿，清热解毒，跌打伤用。附地菜辛，驱风镇痛，肢体麻木，胸胁疼宁。透骨草温，风湿首用，左右瘫痪，腰腿疼痛。徐长卿辛，通络祛风，镇静利尿，解毒消肿。莛草辛苦，风湿应配，活血散瘀，消炎健胃。枫杨辛温，祛风除湿，解毒杀虫，疥疮可施。威灵仙辛，活络祛风，除湿通痹，治腰肢痛。野豌豆甘，祛湿散风，筋骨拘挛，活血止痛。三叶豆甘，祛瘀止痛，清热利湿，跌伤痢用。篱天剑甘，理气健脾，利湿清热，活血最宜。蒌蒿苦辛，祛风散寒，除湿理气，腿痛效显。凤仙花辛，治风湿病，关节肿痛，跌打瘀宁。荨麻苦辛，风湿堪用，镇痉活血，疹痒可用。羊角天麻，祛风镇痉，头晕目眩，寒湿痹证。刺蒺藜苦，舒肝开郁，散风明目，止痒亦宜。丝瓜络平，通经活络，关节疼痛，胁腰闪挫。

(8) 健胃药：具有健胃消食作用，适用于消化不良等症。

山蒜辛温，健胃理气，除湿消胀，止痛治痢。水菖蒲辛，功能开胃，脘腹胀满，纳差可兑。铁扫帚温，健胃消积，利湿逐水，蛊带均宜。莱菔辛温，化痰消积，食滞咳嗽，又兼下气。小香辛温，理气止痛，胃寒腹胀，疝气可平。谷麦芽平，消食化积，养胃益脾，回乳效奇。鸡内金甘，消食磨积，固精缩尿，化石最力。

(9) 安神药：具有镇静安神作用，适用于失眠、心悸、热烦等症。

景天三七，甘酸平具，安神补血，止血散瘀。黄瓜茎藤，性味苦平，镇痉祛痰，癫痫可宁。酸枣仁平，养肝宁心，安神敛汗，除烦生津。莨菪子温，镇痉安神，止痛制泻，有毒须慎。柏子仁甘，安神养心，虚烦失眠，便秘可润。小麦微寒，甘归心经，神志失常，治脏躁症。

（10）固涩药：具有收敛固脱作用，适用于汗、泻、带、漏、脱证。

鸡眼草涩，收敛功最，治疗脱肛，阴挺可配。椿根皮苦，止带制泻，涩肠燥湿，杀虫治血。凤眼草涩，清热燥湿，涩肠止泻，带血可治。紫茉莉根，收敛效佳，清热活血，利尿酌加。鸡冠花甘，能止血带，崩漏肠风，淋痢效快。胡桃夹涩，苦平归肾，腰膝酸痛，遗精噎证。

（11）补益药：具有补气养血作用，适用于气血虚弱之症。

仙茅参甘，补气健脾，生津解毒，治虚劳疾。党参甘平，补益中气，生津祛痰，和胃健脾。黄芪甘温，益气升阳，固表止汗，排脓最良。土黄芪甘，补中益气，托疮利尿，通乳扶虚。苇毛木兰，滋阴补肾，益气摄血，久病适用。山药甘平，健脾益肾，津亏泄泻，虚劳带症。白术甘温，除湿健脾，胀满泻证，安胎汗疾。白首乌温，补肝益肾，强筋壮骨，体虚有功。枸杞甘平，补益肝肾，养血润肺，根治骨蒸。天门冬寒，滋阴润燥，清肺止咳，烦渴能疗。野毛豆甘，滋阴强壮，身体虚弱，多汗堪尝。列当甘温，强筋润肠，可助消化，洗足效良。菟丝甘温，益精补肾，健脾壮阳，肝养目明。故纸辛苦，补肾壮阳，温中止泻，腰膝痛尝。蛇床子辛，温补肾阳，散寒祛风，收湿止痒。熟地甘温，补血益肾，填精养肝，虚弱诸证。韭菜子辛，性味甘温，补肾壮阳，萎软遗精。甘草甘平，益气祛痰，清热解毒，止咳平喘。大枣甘温，补中益气，养血安神，缓和药力。沙苑蒺藜，甘温补肾，养肝明目，精亏腰痛。鳖甲咸平，归肝脾肾，滋阴潜阳，散结消癥。

（12）其它

花椒辛温，暖胃散寒，杀虫止痒，腹痛能安。鹤虱苦平，驱蛲蛔虫，食积腹痛，服后安宁。飞燕草寒，泻火止痛，杀虫灭虱，蛀牙外用。毛茛淡温，降压消肿，除翳消炎，外洗有功。

以上对秦岭中草药从资源概述、药物研究、歌赋选录三方面进行了论述，目的使人们了解中草药发展状况。随着时代的发展，人们崇尚回归自然，采用天然药物治疗疾病已成为一种趋势，从而使中草药的需求量逐渐增加，这就造成许多野生中草药几乎濒临灭绝的境地，因此呼吁要保护好现有中草药资源，进行合理的开发利用，从而为子孙后代着想，这是我们义不容辞的责任。